国家卫生健康委员会"十四五"规划教材

全国高等学校教材

供八年制及"5+3"一体化临床医学等专业用

预防医学

Preventive Medicine

第4版

主　　审　凌文华　孙志伟

主　　编　郝元涛

副 主 编　陈　瑞　陈　杰　张正东

数 字 主 编　郝元涛

数字副主编　陈　瑞　陈　杰　张正东

人民卫生出版社
·北京·

图书在版编目（CIP）数据

预防医学 / 郝元涛主编 . —4 版 . —北京：人民
卫生出版社，2023.9
全国高等学校八年制及"5+3"一体化临床医学专业
第四轮规划教材
ISBN 978-7-117-34839-3

Ⅰ. ①预…　Ⅱ. ①郝…　Ⅲ. ①预防医学 – 高等学校 –
教材　Ⅳ. ①R1

中国国家版本馆 CIP 数据核字（2023）第 097528 号

人卫智网	www.ipmph.com	医学教育、学术、考试、健康，购书智慧智能综合服务平台
人卫官网	www.pmph.com	人卫官方资讯发布平台

预 防 医 学
Yufang Yixue
第 4 版

主　　编：郝元涛
出版发行：人民卫生出版社（中继线 010-59780011）
地　　址：北京市朝阳区潘家园南里 19 号
邮　　编：100021
E - mail：pmph @ pmph.com
购书热线：010-59787592　010-59787584　010-65264830
印　　刷：保定市中画美凯印刷有限公司
经　　销：新华书店
开　　本：850×1168　1/16　印张：24
字　　数：710 千字
版　　次：2005 年 8 月第 1 版　　2023 年 9 月第 4 版
印　　次：2023 年 9 月第 1 次印刷
标准书号：ISBN 978-7-117-34839-3
定　　价：96.00 元
打击盗版举报电话：010-59787491　E-mail：WQ @ pmph.com
质量问题联系电话：010-59787234　E-mail：zhiliang @ pmph.com
数字融合服务电话：4001118166　E-mail：zengzhi @ pmph.com

编 委

（以姓氏笔画为序）

王　帆（哈尔滨医科大学公共卫生学院）

王　慧（上海交通大学公共卫生学院）

王素青（武汉大学公共卫生学院）

匡兴亚（同济大学附属杨浦医院）

刘晓云（北京大学中国卫生发展研究中心）

孙鲜策（大连医科大学公共卫生学院）

李宁秀（四川大学华西公共卫生学院）

杨　燕［中山大学公共卫生学院（深圳）］

吴思英（福建医科大学公共卫生学院）

吴息凤（浙江大学公共卫生学院）

张　波（南方医科大学公共卫生学院）

张正东（南京医科大学公共卫生学院）

张志红（山西医科大学公共卫生学院）

陈　杰（中国医科大学公共卫生学院）

陈　瑞（首都医科大学公共卫生学院）

林　茜（中南大学湘雅公共卫生学院）

郑频频（复旦大学公共卫生学院）

练雪梅（重庆医科大学公共卫生学院）

郝元涛（中山大学公共卫生学院）

姚　武（郑州大学公共卫生学院）

骆文静（空军军医大学）

徐　坤（吉林大学公共卫生学院）

陶芳标（安徽医科大学公共卫生学院）

黄国伟（天津医科大学公共卫生学院）

潘　安（华中科技大学同济医学院公共卫生学院）

编写秘书

王　琼（中山大学公共卫生学院）

数字编委

（数字编委详见二维码）

数字编委名单

3

融合教材阅读使用说明

融合教材即通过二维码等现代化信息技术,将纸书内容与数字资源融为一体的新形态教材。本套教材以融合教材形式出版,每本教材均配有特色的数字内容,读者在阅读纸书的同时,通过扫描书中的二维码,即可免费获取线上数字资源和相应的平台服务。

本教材包含以下数字资源类型

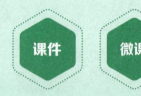 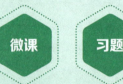

课件　微课　习题　文档

本教材特色资源展示

获取数字资源步骤

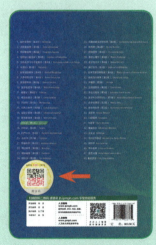 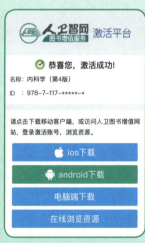 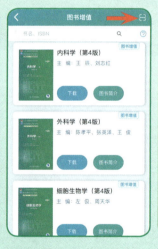 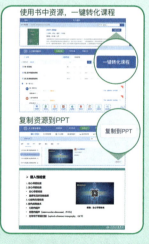

①扫描教材封底二维码(箭头所示),激活获得授权。

②下载 APP 和电脑客户端。

③使用 APP 扫码功能(箭头所示),扫描书中二维码浏览资源。

④认证教师后,通过电脑客户端使用书中资源快速创建课程,或将资源复制到 PPT 中教学使用。

APP 及平台使用客服热线　　400-111-8166

读者信息反馈方式

欢迎登录"人卫 e 教"平台官网"medu.pmph.com",在首页注册登录(也可使用已有人卫平台账号直接登录),即可通过输入书名、书号或主编姓名等关键字,查询我社已出版教材,并可对该教材进行读者反馈、图书纠错、撰写书评以及分享资源等。

全国高等学校八年制及"5+3"一体化临床医学专业第四轮规划教材 修订说明

为贯彻落实党的二十大精神,培养服务健康中国战略的复合型、创新型卓越拔尖医学人才,人卫社在传承20余年长学制临床医学专业规划教材基础上,启动新一轮规划教材的再版修订。

21世纪伊始,人卫社在教育部、卫生部的领导和支持下,在吴阶平、裘法祖、吴孟超、陈灏珠、刘德培等院士和知名专家亲切关怀下,在全国高等医药教材建设研究会统筹规划与指导下,组织编写了全国首套适用于临床医学专业七年制的规划教材,探索长学制规划教材编写"新""深""精"的创新模式。

2004年,为深入贯彻《教育部 国务院学位委员会关于增加八年制医学教育(医学博士学位)试办学校的通知》(教高函〔2004〕9号)文件精神,人卫社率先启动编写八年制教材,并借鉴七年制教材编写经验,力争达到"更新""更深""更精"。第一轮教材共计32种,2005年出版;第二轮教材增加到37种,2010年出版;第三轮教材更新调整为38种,2015年出版。第三轮教材有28种被评为"十二五"普通高等教育本科国家级规划教材,《眼科学》(第3版)荣获首届全国教材建设奖全国优秀教材二等奖。

2020年9月,国务院办公厅印发《关于加快医学教育创新发展的指导意见》(国办发〔2020〕34号),提出要继续深化医教协同,进一步推进新医科建设、推动新时代医学教育创新发展,人卫社启动了第四轮长学制规划教材的修订。为了适应新时代,仍以八年制临床医学专业学生为主体,同时兼顾"5+3"一体化教学改革与发展的需要。

第四轮长学制规划教材秉承"精品育精英"的编写目标,主要特点如下:

1. 教材建设工作始终坚持以习近平新时代中国特色社会主义思想为指导,落实立德树人根本任务,并将《习近平新时代中国特色社会主义思想进课程教材指南》落实到教材中,统筹设计,系统安排,促进课程教材思政,体现党和国家意志,进一步提升课程教材铸魂育人价值。

2. 在国家卫生健康委员会、教育部的领导和支持下,由全国高等医药教材建设研究学组规划,全国高等学校八年制及"5+3"一体化临床医学专业第四届教材评审委员会审定,院士专家把关,全国医学院校知名教授编写,人民卫生出版社高质量出版。

3. 根据教育部临床长学制培养目标、国家卫生健康委员会行业要求、社会用人需求,在全国进行科学调研的基础上,借鉴国内外医学人才培养模式和教材建设经验,充分研究论证本专业人才素质要求、学科体系构成、课程体系设计和教材体系规划后,科学进行的,坚持"精品战略,质量第一",在注重"三基""五性"的基础上,强调"三高""三严",为八年制培养目标,即培养高素质、高水平、富有临床实践和科学创新能力的医学博士服务。

4. 教材编写修订工作从九个方面对内容作了更新:国家对高等教育提出的新要求;科技发展的趋势;医学发展趋势和健康的需求;医学精英教育的需求;思维模式的转变;以人为本的精神;继承发展的要求;统筹兼顾的要求;标准规范的要求。

5. 教材编写修订工作适应教学改革需要,完善学科体系建设,本轮新增《法医学》《口腔医学》《中医学》《康复医学》《卫生法》《全科医学概论》《麻醉学》《急诊医学》《医患沟通》《重症医学》。

6. 教材编写修订工作继续加强"立体化""数字化"建设。编写各学科配套教材"学习指导及习题集""实验指导/实习指导"。通过二维码实现纸数融合,提供有教学课件、习题、课程思政、中英文微课,以及视频案例精析(临床案例、手术案例、科研案例)、操作视频/动画、AR模型、高清彩图、扩展阅读等资源。

全国高等学校八年制及"5+3"一体化临床医学专业第四轮规划教材,均为国家卫生健康委员会"十四五"规划教材,以全国高等学校临床医学专业八年制及"5+3"一体化师生为主要目标读者,并可作为研究生、住院医师等相关人员的参考用书。

全套教材共48种,将于2023年12月陆续出版发行,数字内容也将同步上线。希望得到读者批评反馈。

全国高等学校八年制及"5+3"一体化临床医学专业第四轮规划教材 序言

"青出于蓝而胜于蓝",新一轮青绿色的八年制临床医学教材出版了。手捧佳作,爱不释手,欣喜之余,感慨千百位科学家兼教育家大量心血和智慧倾注于此,万千名医学生将汲取丰富营养而茁壮成长,亿万个家庭解除病痛而健康受益,这不仅是知识的传授,更是精神的传承、使命的延续。

经过二十余年使用,三次修订改版,八年制临床医学教材得到了师生们的普遍认可,在广大读者中有口皆碑。这套教材将医学科学向纵深发展且多学科交叉渗透融于一体,同时切合了"环境-社会-心理-工程-生物"新的医学模式,秉持"更新、更深、更精"的编写追求,开展立体化建设、数字化建设以及体现中国特色的思政建设,服务于新时代我国复合型高层次医学人才的培养。

在本轮修订期间,我们党团结带领全国各族人民,进行了一场惊心动魄的抗疫大战,创造了人类同疾病斗争史上又一个英勇壮举!让我不由得想起毛主席《送瘟神二首》序言:"读六月三十日人民日报,余江县消灭了血吸虫,浮想联翩,夜不能寐,微风拂煦,旭日临窗,遥望南天,欣然命笔。"人民利益高于一切,把人民群众生命安全和身体健康挂在心头。我们要把伟大抗疫精神、祖国优秀文化传统融会于我们的教材里。

第四轮修订,我们编写队伍努力做到以下九个方面:

1. 符合国家对高等教育的新要求。全面贯彻党的教育方针,落实立德树人根本任务,培养德智体美劳全面发展的社会主义建设者和接班人。加强教材建设,推进思想政治教育一体化建设。

2. 符合医学发展趋势和健康需求。依照《"健康中国2030"规划纲要》,把健康中国建设落实到医学教育中,促进深入开展健康中国行动和爱国卫生运动,倡导文明健康生活方式。

3. 符合思维模式转变。二十一世纪是宏观文明与微观文明并进的世纪,而且是生命科学的世纪。系统生物学为生命科学的发展提供原始驱动力,学科交叉渗透综合为发展趋势。

4. 符合医药科技发展趋势。生物医学呈现系统整合/转型态势,酝酿新突破。基础与临床结合,转化医学成为热点。环境与健康关系的研究不断深入。中医药学守正创新成为国际社会共同的关注。

5. 符合医学精英教育的需求。恪守"精英出精品,精品育精英"的编写理念,保证"三高""三基""五性"的修订原则。强调人文和自然科学素养、科研素养、临床医学实践能力、自我发展能力和发展潜力以及正确的职业价值观。

6. 符合与时俱进的需求。新增十门学科教材。编写团队保持权威性、代表性和广泛性。编写内容上落实国家政策、紧随学科发展,拥抱科技进步、发挥融合优势,体现我国临床长学制办学经验和成果。

7. 符合以人为本的精神。以八年制临床医学学生为中心，努力做到优化文字：逻辑清晰，详略有方，重点突出，文字正确；优化图片：图文吻合，直观生动；优化表格：知识归纳，易懂易记；优化数字内容：网络拓展，多媒体表现。

8. 符合统筹兼顾的需求。注意不同专业、不同层次教材的区别与联系，加强学科间交叉内容协调。加强人文科学和社会科学教育内容。处理好主干教材与配套教材、数字资源的关系。

9. 符合标准规范的要求。教材编写符合《普通高等学校教材管理办法》等相关文件要求，教材内容符合国家标准，尽最大限度减少知识性错误，减少语法、标点符号等错误。

最后，衷心感谢全国一大批优秀的教学、科研和临床一线的教授们，你们继承和发扬了老一辈医学教育家优秀传统，以严谨治学的科学态度和无私奉献的敬业精神，积极参与第四轮教材的修订和建设工作。希望全国广大医药院校师生在使用过程中能够多提宝贵意见，反馈使用信息，以便这套教材能够与时俱进，历久弥新。

愿读者由此书山拾级，会当智海扬帆！

是为序。

中国工程院院士
中国医学科学院原院长　　刘德培
北京协和医学院原院长
二〇二三年三月

主 审 简 介

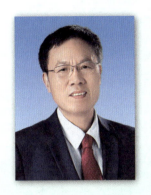

凌文华

1993年在东芬兰大学获博士学位,1993—1997年分别在加拿大不列颠哥伦比亚大学、麦吉尔大学从事博士后研究工作。1997年为中山大学公共卫生学院营养学教授,博士研究生导师。长期从事营养代谢与心血管疾病防治研究。国家杰出青年科学基金获得者;国务院学位委员会第六、七届学科评议组成员,全国专业学位研究生教育指导委员会委员(2011—2021年);全国优秀教师,全国百篇优秀博士学位论文获得者的博士研究生导师;2021年获首届教育部全国教材建设先进个人称号。现任中国营养学会副理事长,广东省营养学会理事长。

主持科技部重大专项(1项)、"十一五"国家科技支撑计划(1项)、"973"课题(1项),国家自然科学基金重点项目(4项)、国家自然科学基金面上项目(7项)等多项科研项目。已发表SCI论文260余篇,并以通信作者或第一作者在 *Circulation*、*Circ Res*、*J Hepatology*、*Hepatology*、*Diabetes Care*、*JCI*、*AJCN* 等国际权威学术刊物发表研究论文。研究成果以第一完成人获"广东省科学技术奖一等奖"1项(2009年)、"教育部自然科学奖一等奖"2项(2009年、2021年),"中华医学科技奖二等奖"2项(2009年,2016年);主编全国高等医药教材6部。

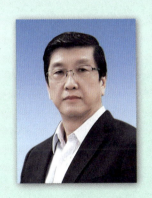

孙志伟

首都医科大学公共卫生学院教授、博士研究生导师,一级学科带头人,环境毒理学北京市重点实验室主任。现为预防医学专业国家级一流本科专业建设点负责人,兼任教育部高等学校公共卫生与预防医学专业教学指导委员会委员、中国毒理学会呼吸毒理专业委员会主任委员、中华预防医学卫生毒理专业委员会名誉主任委员、中国毒理学会常务理事、中国医疗保健国际交流促进会公共卫生与预防医学分会副主任委员、中国毒理学会遗传毒理学专业委员会副主任委员、中国毒理学会纳米毒理专业委员会副主任委员。

从事公共卫生与预防医学教学工作30余年,培养了大批优秀公共卫生专业人才。长期从事大气污染健康效应和机制相关的环境毒理学及流行病学研究,承担国家重点研发计划、中英重大国际合作项目、国家自然科学基金重点项目等国家级和省部级以及国际合作项目共20余项,发表学术论文400余篇,其中,在 *Redox Biology*、*J Pineal Res*、*Autophagy*、*Biomaterials*、*Part Fibre Toxicol* 等学术期刊发表SCI论文240余篇,主编副主编教材专著10余部。荣获国务院政府特殊津贴、卫生部突出贡献中青年专家、教育部骨干教师、宝钢优秀教师、中国毒理学杰出贡献奖、北京市属高等学校人才强教深化计划创新人才、北京市属高等学校人才强教深化计划创新团队负责人等多项荣誉称号。

主 编 简 介

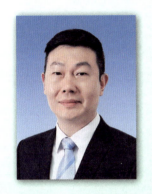

郝元涛

教授,博士研究生导师。担任教育部高等学校公共卫生与预防医学专业教学指导委员会副主任委员、中华预防医学会生物统计分会主任委员、中华预防医学会公共卫生教育分会副主任委员、第四届中国全球健康大学联盟主席。曾经担任中山大学公共卫生学院党委书记、院长,中山大学教务部质量处处长,中山大学教师发展中心主任,现任北京大学公众健康与重大疫情防控战略研究中心执行主任。

长期从事疾病监测数据的时空统计分析方法及其应用、健康与疾病负担测量方法及其应用、基于社区的重大传染病防控等研究,作为课题负责人主持多项科研课题,包括"十二五""十三五"国家科技重大专项课题、国家自然科学基金课题等。以通信作者发表高水平学术论文60余篇。作为第一完成人获得广东省科学技术奖二等奖1项。

作为负责人主持国家级一流课程3门,主持教育部首批虚拟教研室"医学统计学"建设,主编、副主编教材或专著8部,获得广东省教育教学成果奖(高等教育)一等奖1项。先后被评为国家"万人计划"教学名师、南粤优秀教师和广东省高等学校教学名师。

副主编简介

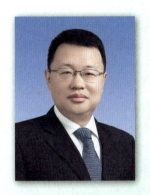

陈　瑞

教授,博士研究生导师,首都医科大学公共卫生学院院长。国家杰出青年科学基金获得者,青年北京学者。2007—2011 年先后在纽约大学医学院环境医学研究所、美国得克萨斯大学西南医学中心从事博士后研究工作;2011—2014 年任美国得克萨斯大学西南医学中心心脏学系助理教授;2014 年回国任职。担任国家自然科学基金评审专家、国家重点研发计划评审专家,兼任中华预防医学会卫生毒理学分会副主任委员、中国环境诱变剂学会理事、中国毒理学会呼吸毒理专业委员会副主任委员。

长期从事环境化合物有害健康效应及机制研究,主持国家自然科学基金重点项目、国家自然科学基金国际合作项目、国家自然科学基金重大研究计划集成项目子课题、培育项目、国家自然科学基金面上项目、科技部重点研发计划(子课题)等科研项目。取得一系列原创性研究成果,以第一作者和通信作者在 *Science*、*Nature Medicine*、*Advanced Science*、*Hepatology*、*Nano Today*、*PNAS*、*Cancer Research* 等发表 SCI 收录论文 50 余篇。获得国内发明专利授权 4 项。

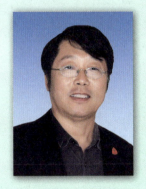

陈　杰

二级教授、中国医科大学公共卫生学院博士研究生导师,国务院政府特殊津贴获得者,曾任学校科研处处长,公共卫生学院党总支书记兼副院长。1997—1999 年获卫生部 WHO 奖学金纽约大学医学院环境医学研究所访问学者。担任国家卫生和计划生育委员会“十三五”预防医学专业规划教材《职业卫生与职业医学》第 8 版副主编,国家卫生和计划生育委员会“十二五”临床医学专业规划教材《预防医学》第 3 版副主编等。任教育部高等学校公共卫生与预防医学专业教学指导委员会委员、中华医学会医学科学研究管理学分会常委、中国毒理学会免疫毒理专业委员会副主任委员、中国环境诱变剂学会环境与神经退行性疾病专业委员会副主任委员、中国毒理学会神经毒理专业委员会常委等。

主要研究方向为职业性肺疾病、尘肺流行病、神经毒理。先后主持国家自然科学基金项目 8 项,辽宁省高等学校创新团队支持计划、辽宁特聘教授支持计划、辽宁省“兴辽英才计划”科技创新领军人才支持计划等省部级课题 10 余项。获国家科学技术进步奖二等奖 1 项(第五完成人),以第一完成人获教育部科学技术进步奖二等奖 2 项、中华医学科技奖三等奖 1 项、中华预防医学会科学技术奖三等奖 1 项、辽宁省科学技术进步奖二等奖 2 项、辽宁省科学技术进步奖三等奖 3 项。以通信作者在 *Autophagy*、*Theranostics* 等杂志发表 SCI 源期刊论文 102 篇。培养的博士生中,8 人获学校优秀博士学位论文,其中 4 人获辽宁省优秀博士学位论文,2 人获辽宁省优秀博士学位论文提名。

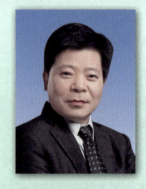

张正东

医学博士,二级教授,南京医科大学公共卫生学院博士研究生导师,兼任现代毒理学教育部重点实验室主任,历任公共卫生学院副院长、党委书记、校科技处处长等职务。先后入选江苏省有突出贡献中青年专家、江苏省六大人才高峰(A类)计划、江苏省"333工程"二层次培养对象、江苏省高等学校优秀科技创新团队带头人等。南京医科大学特聘教授、教学名师、十佳研究生导师。担任《分子毒理学》《预防医学》等国家卫生健康委员会"十三五"规划教材副主编。兼任中国毒理学会表观遗传毒理专业委员会副主任委员、中国毒理学会遗传毒理学专业委员会常务委员、中国环境诱变剂学会理事、江苏省环境诱变剂学会副理事长、江苏省预防医学会环境卫生专业委员会副主任委员、江苏省预防医学会劳动卫生专业委员会常务委员、南京市预防医学会环境卫生专业委员会主任委员等学术任职。

主要研究方向为环境相关重大疾病病因学及机制研究。先后主持国家自然科学基金重点项目、面上项目、国家重点研发计划课题等国家级项目30余项,在国际知名期刊发表高水平通信作者论文150余篇,高被引3篇,入选爱思唯尔"中国高被引学者"和中国公共卫生与预防医学领域学术影响力百强。获教育部自然科学奖二等奖、中华医学科技奖三等奖等科研奖项。

前　言

预防医学是关于疾病预防和健康促进的科学,是现代医学的重要组成部分。它以人类群体为研究对象,应用多学科的理论与方法,探索疾病发生与分布规律及其影响因素,制定政策和措施,达到预防疾病、促进健康、提高生命质量之目的。2019 年底开始蔓延全球的新型冠状病毒感染(COVID-19)大流行,凸显预防医学的重要性,"医防协同"体系的建设更加迫切。"医防协同"是我国深化医改的一条重要路径,也是我国实施健康中国战略,强调从"治病为中心"转为"以人民健康为中心"的基础保障。八年制及"5+3"一体化临床医学专业的教学目标是培养具有医学博士专业学位的高层次、高素质的临床和科研人才,该专业的学生不仅要掌握治疗疾病的知识和技能,更需要具备"防病于未然"的预防医学理念、知识和技能。

为适应人才培养目标与模式的转变,全国高等医药教材建设研究会于 2004 年决定组织编写一套全国高等学校八年制临床医学专业规划教材,并于 2005 年正式出版,《预防医学》是其中一部。2009 年 6 月及 2015 年 4 月分别修订出版了第 2 版、第 3 版《预防医学》。为进一步反映预防医学的思想、理论、知识和技能的新进展,适应新时代"医防融合"的要求,提升人才培养质量,全国高等医药教材建设研究会和人民卫生出版社于 2021 年 5 月启动了第 4 版教材的修订编写工作。

经过一年半的修订编写,《预防医学》第 4 版终于成稿。全书包含 10 章内容。绪论概述了预防医学的概念、主要任务、发展简史、三级预防的定义与特色,明确了目前预防医学所面临的挑战以及临床医学生学习预防医学的意义。第一至五章主要论述环境因素与健康及疾病的关系,在第 3 版《预防医学》的基础上删减了"人类和环境"这一章节,保留了上一版中生活环境、职业环境、食物、社会因素和心理行为因素与健康的关系,并适度增加了相关领域的新进展。第六至九章重点介绍预防保健策略、健康教育与健康管理、社区卫生服务、疾病预防与控制等领域的基本理论和方法。第十章是本版教材新增的内容,重点介绍传染病监测预警的体系及其理论和方法等。本教材力求教学材料丰富,在修订纸质教材的同时,配套编写了融合教材数字内容,包括 PPT 课件、习题、思考题解题思路以及部分章节的英文微课。此外,本版教材的各个章节自然融入了课程思政内容。

本版教材在传承与创新前三版的内容与形式方面努力达到和谐统一,同时体现近年来预防医学的进展,突出理论与实践的结合。

本教材的编写得到了中山大学领导的高度重视,中山大学教务部和公共卫生学院给予了大力支持。本教材第 1 版、第 2 版的主编孙贵范教授、第 3 版的主编凌文华教授和孙志伟教授对教材的编写提供了指导。本教材的全体编委相互协作、竭尽所能,努力确保和提升教材的质量,并希望有所创新。本教材的编写秘书中山大学的王琼副教授在联络编委、筹备会议及教材定稿编排等方面做了大量细致的工作,中山大学的博士研究生张昱勤、陈世瑞协助主编做了大量的校对和编排工作。在此,谨向上述提及的、未曾提及的各位领导、前辈、同行和学生致以衷心的感谢。

囿于能力和时间,错误和疏漏难免,恳请广大读者批评指正。

郝元涛

2023 年 5 月

目　录

绪　论

【学习要点】

1. 预防医学的概念、特点、主要任务。
2. 预防医学的发展历史。
3. 疾病的三级预防概念。
4. 临床医学生学习预防医学的意义。

医学是人类在生存和发展的过程中,与危害其健康的各种因素斗争中产生和发展起来的。促进健康,防治疾病,保障繁衍是医学追求的目的,也是人类发展的永恒主题以及科技进步和社会发展的不竭动力。随着人类的进步和科学技术的发展,医学的内涵更为丰富,从治疗疾病发展到预防疾病,从维持人群健康到更主动地促进健康、延年益寿。现代医学按其研究对象和任务的不同,可分为基础医学、预防医学、临床医学和康复医学几个主要部分。他们在整个医学科学的发展中,既有区别又相互联系、相互渗透,都是医学不可分割的重要组分。本书主要介绍预防医学的知识、理论和相关技能。

一、预防医学的概念

预防医学(preventive medicine)是现代医学的重要组成部分,是从医学中分化出来的一个综合性的、独立的学科群。它以人类群体为研究对象,应用生物医学、环境科学和人文社科等多学科的理论与方法,宏观与微观相结合地研究疾病发生与分布规律以及影响健康的各种因素,制定对策和措施,达到预防疾病、促进健康和提高生命质量的目的。预防医学的理论、方法和技能形成来源于人类与疾病斗争的过程,并在实践中不断充实、完善和发展。

预防医学以人群的疾病预防和健康保护为目标,它主要关注与人群疾病发生的各种相关危险因素,包括环境、社会、心理、行为等因素。预防医学的主干学科包括流行病学与卫生统计学、环境与职业卫生学、营养与食品卫生学、妇幼与儿少卫生学和老年保健学等,此外,预防医学也需要社会医学、卫生政策与管理等学科的支撑,以满足疾病预防政策、策略与措施的形成与实践的要求。

预防医学的主要特点为:①研究对象既包括个体又包括群体,主要着眼于健康者、无明显临床症状的患者;②既着眼于促进健康,又关注健康向疾病发展的过程,重点研究影响健康的因素,并针对危险因素采取积极的预防措施和策略,因此可产生广泛的健康效应;③在生物-心理-社会医学模式的指导下研究自然、社会和心理行为因素对人类的身心健康的影响,探讨人类与各种环境因素相互依存的关系;④研究方法注重微观与宏观相结合,侧重于影响健康的因素及其与人群健康的关系,着重以流行病学与卫生统计学的原理和方法,客观定量地描述和分析各种因素对健康的影响与规律,以获得对健康与疾病本质的认识;⑤从群体的角度进行疾病预防和控制,制定卫生政策,将临床医疗与预防保健相结合,提供社区预防和干预的卫生服务。

随着社会和经济发展,预防医学的概念和内容也经历了一个不断发展和完善的过程。早期人们认为疾病是自然环境因素引起的,包括人们接触的被污染的环境和不洁净的食物等,因而产生了卫生学(hygiene)的概念。卫生学最初是研究外界自然环境因素与人群健康的关系,阐明自然环境因素对人群健康影响的规律,提出利用有益环境因素、控制有害环境因素的卫生要求及预防对策的理论根据和实施原则,以达到预防疾病、促进健康、提高生命质量的一门科学。从卫生学发展的历史来看,其长期以来以研究自然环境为主,并人为地将其划分为生活环境(空气、水、食物及地质与土壤)和职业环境。随着科学的发展和医学模式的转变,人们逐渐认识到,除了环境因素,心理和社会因素也是导致疾病的重要原因,因此卫生学进一步发展演变为预防医学。预防医学主要研究和揭示环境-社会-心理因素对健康和疾病影响的规律。随后人们进一步认识到,预防医学研究所提出的健康措施,非常需要全社会和政府的实践,同时预防医学的发展需要多学科的交叉合作,于是预防医学进一步发展成目前所认同的公共卫生或公共卫生与预防医学。

公共卫生始于19世纪末20世纪初。人类在长期积累了战胜天花、霍乱、鼠疫、白喉等烈性传染病经验之后,逐步认识到以群体为对象预防疾病收效显著,加之免疫接种、隔离检疫、消杀病媒动物、处理垃圾粪便、消毒饮用水等技术方法的开发和完善,使得个体防疫扩大为社会预防。公共卫生(public health)是针对人群中疾病发生和发展规律,运用多学科的理论、知识和技能,研究社会和自然环境中影响健康和造成疾病的主要因素的学科,其探求病因和分析这些致病因素的作用规律,并通过公共措施实施预防和治疗,以达到保护和促进健康的目的。20世纪20年代美国学者C.-E.A. Winslow曾经将公共卫生定义为:"公共卫生是通过有组织的社会努力,来达到疾病预防、延长寿命、促进身心健康和工作效率的科学和艺术"。世界卫生组织(WHO)于1952年采用这一定义,沿用至今。现代公共卫生的定义可诠释为:公共卫生是以保障和促进公众健康为宗旨的公共事业。通过国家和社会的共同努力,预防和控制疾病与伤残,改善与健康相关的自然和社会环境,发展公共卫生政策,提供基本医疗卫生服务,培养公众健康素养,创建人人享有健康的社会。

公共卫生有以下几个特点:社会的组织和参与,与政府功能紧密相连,以多学科交叉为基础,关注人群的健康和疾病预防,强调社会实践。2020年以来,在抗击新型冠状病毒感染的过程中,公共卫生有了新的定位,人们认为公共卫生是国民健康的卫士,是健康中国建设的基石;公共卫生在经济社会发展中具有基础性、战略性、全局性地位;公共卫生是国泰民安、国家安全与社会稳定的重要保障;公共卫生综合能力是政府现代化疾控体系建设和社会精细化管理的重要标志。随着时代的发展,公共卫生也发展出新的理念,如健康一生、生命全过程预防保健的理念,融健康于万策的理念,人类健康命运共同体的理念,人-动物-环境的同一健康概念,以及基于大众生态健康模型基础上的、中国特色的爱国卫生运动健康促进实践理念等。

二、预防医学的主要任务

预防医学的重要任务是在个体和群体水平阐明环境因素对健康影响的规律,提出利用有益环境因素和控制有害因素的原则和措施,以达到促进健康、预防疾病和提高生命质量的目的。

(一)研究环境因素对健康的影响

对人类生存而言,环境(environment)是指人类赖以生存的空间及其所包含的各种因素,包括自然环境和社会环境。自然环境是指围绕着人群的空间中可直接或间接影响到人类生活的各种因素,可分为大气环境、水环境、土壤环境、生物环境和地质环境等。按环境属性,可将自然环境因素分为化学因素、物理因素和生物因素。社会环境是指人类在自然环境的基础上,通过长期有意识的社会劳动所创造的人工环境,可分为居住环境、交通环境和文化环境等。

人的健康除了与环境有关系,也与其自身的遗传因素有关。尽管遗传因素在人类生命活动中具有重要的调节作用,但是研究发现人类在进化过程中,细胞核DNA自发突变率每百万年只有0.5%,现今人类的基因与4 000万年前旧石器时代祖先的基因很相似,因此基因的变化较少。相对而言,人类赖以生存的环境却在不断地变化,这些环境因素的变化在更大程度上引起了人类疾病的发生和发展。

危害人类健康的疾病主要分为传染性疾病和慢性非传染性疾病。目前认为环境因素是传染性疾病和慢性非传染性疾病的主要危险因素。在人类历史上,中世纪时期的鼠疫、霍乱、麻风、结核等传染病蔓延欧洲各国,导致成千上万的人死亡。近年来,新发传染病和死灰复燃的传染病仍然是危害人类健康的重要问题,如艾滋病、结核、SARS以及2019年底开始蔓延全球的新型冠状病毒肺炎,这些传染病都是由自然环境和生物环境中的病原微生物引起的。

20世纪以来人类基本上控制了病原微生物引起的传染病造成的危害。但随着生活方式的改变和科技的进步,慢性非传染性疾病(non-communicable diseases,NCDs),包括肿瘤,心血管疾病和糖尿病等,也在严重危害人类的健康。最近WHO报告,全球每年超过4 100万人死于NCDs,占全球总死亡人数的71%,心血管疾病、癌症、呼吸系统疾病和糖尿病是主要死因。其中30~69岁年龄段死于NCDs的人数超过1 500万,77%是低收入和中等收入国家的居民。2019年世界统计失能调整生命年(disability adjusted of life years,DALY)中,因NCDs所致的生命年损失比例从1990年的43%增加至64%。根据2019年WHO统计,中国人群NCDs引起的死亡占总死亡人数的89%,其中心血管疾病死亡数占全部死亡的43%,而癌症、慢性呼吸系统疾病、糖尿病分别占23%、9%、2%。美国NCDs死亡人数占其总死亡人数的88%,其心血管疾病、癌症、慢性呼吸系统疾病和糖尿病的死亡人数分别占总死亡人数的30%、22%、9%、3%。在NCDs中,近年来我国糖尿病发病率的上升异常迅速,而且是亚洲糖尿病发病率最高的国家,也是世界上发病绝对数量最多的国家。2021年中国糖尿病患者估计超过1.4亿,到2045年估计超过1.74亿。因糖尿病死亡的人数由2011年的113.39万增加到2021年的139.67万。2018年,中国成人总体糖尿病患病率约为12%,糖尿病前期的患病率约为38%。糖尿病患者中32%得到了治疗,但其中只有50%的血糖得到有效控制。

从上述的数据可以看出,NCDs是目前危害人类健康的主要卫生问题,发病率高居不下,并且处在快速上升期。WHO指出,NCDs的危险因素主要是吸烟、酗酒、不良饮食和缺乏体育运动等。因此可以认为,环境、社会心理行为因素在这类疾病发生和发展过程中发挥着极其重要的作用,改善环境因素和社会心理行为因素将成为降低NCDs的主要策略。

随着基因组和后基因组研究的深入,人类对疾病的认识进入了新的阶段。人们逐渐认识到,人类的疾病,特别是NCDs,主要是环境因素和基因相互作用的结果。近几十年来,基因和环境相互作用对健康和疾病的影响研究已经成为医学领域研究的热点和重点,也取得了重大的进展。在相同的环境中,不同的个体对同一环境因素的反应不同,患病的危险性差异很大。这种个体对疾病易感性的差异主要是环境因素和基因相互作用的结果。例如,高脂膳食一般被认为是心血管疾病的危险因素,但不同的个体对高脂膳食的反应是不同的。有研究发现,在肝脂酶(hepatic lipase,HL)-514T等位基因的CC型个体中,随着膳食脂肪摄入的增加,血HDL升高,TT型个体则相反,随着膳食脂肪摄入的增加血HDL降低,CT型个体膳食脂肪摄入增加而血HDL没有明显改变,因此提示TT型个体应严格控制膳食脂肪的摄入。这一研究说明不同基因多态性与膳食脂肪交互作用对血脂代谢的影响不同。除了基因多态性外,表观遗传调控的个体差异也是易感性不同的原因之一。随着基因和环境相互作用影响疾病的研究不断深入,未来的预防医学将会进一步地提升群体预防的水平,也会推动群体预防向个体预防的转化,预防将更有针对性。

人类在预防疾病的过程中,控制环境因素的可行性或有效性远远大于控制遗传因素,因此阐明环境对健康及疾病的影响以及控制不利的环境因素,是促进健康最可行和最有效的途径。人类在控制与环境因素有关的疾病方面所取得的伟大成就,已经体现了预防医学-公共卫生措施的威力。例如,20世纪50年代开始,西方发达国家的心血管疾病发病率开始升高。大量的研究证实不合理的膳食、能量和饱和脂肪酸摄入过多、过量饮酒、身体活动减少和吸烟是其重要的危险因素。通过改变环境因素,包括膳食、行为、药物等干预,实现了心血管疾病的发病迅速下降。美国最近报告在2000年至2019年期间,年龄调整的心脏病死亡率下降了37%。此外,通过干预,癌症的死亡率也大幅度降低,年龄调整的癌症死亡率下降了27%。由于NCDs是多因素引起的慢性疾病,其病理机制至今没有完全阐明,NCDs的防治依然是非常艰巨的任务。面对当前慢性病高发的现状,人类已经清醒地认识到,单靠临床的个体治疗不可能真正降低或控制这类慢病的发生。因此,重视预防、防治结合才是攻克NCDs的唯一途径。

研究环境因素对健康和疾病影响的规律,首先是研究疾病的分布、基本特征和变化趋势;然后是研究影响健康和疾病的环境因素的性质、效应、剂量和强度、持续时间、联合作用等;另外还要研究个体特征对环境因素的反应变异性,包括健康状况、年龄、性别、生理生化功能和遗传等特征。阐明上述问题,需要有流行病学和卫生统计学的基础、科学的人群研究设计和大样本资料的收集与分析。在环境因素影响的健康效应方面既需要结合各自学科(环境、职业、膳食和营养与健康等)的特点,也需要利用毒理学的原理和方法,研究毒物对机体损害作用的生物学机制,以及建立危险度评价和危险度管理体系,制定相关卫生标准。

(二)制定疾病预防控制和健康促进的策略和措施

在环境与健康研究的基础上,预防医学的研究将提出疾病预防控制以及健康促进的策略和措施,加强社区医疗卫生服务。通过在社区、医院等场所对病患及其危险因素进行评价,开展社区诊断,制定社区疾病预防干预措施,进行健康教育和健康促进,并评价其干预效果,从而推行与预防一体化的卫生服务,推进健康的生活方式,提升人群的健康水平。当前,这种服务越来越多地受到重视,已成为医学发展的一个趋势。

除了一般人群外,脆弱人群,如妇女、儿童和老人的健康问题和保健问题尤其需要关注。在强调群体健康观念的基础上,应该根据个体的易感性差异,制定个体疾病预防和健康促进的策略和措施,后者也是未来预防医学的重点工作。

预防医学的另一项重要任务是研究卫生政策的制定、实施以及效果评价,研究卫生服务的可及性,研究卫生服务资源分配策略,以及研究社会经济、文化、卫生和环境条件对卫生政策的影响等。

三、预防医学的发展简史

(一)古代预防医学

公共卫生与预防医学学科并非无源之水、无本之木。它产生于人类与疾病斗争过程中的经验总结、知识凝练,发展于社会、经济进步对公共卫生与预防医学的巨大支持。中国古代对疾病的最早记录文字见于甲骨文中。在殷墟出土的甲骨文里,与疾病有关的记录有 300 多片,记载了 20 多种疾病,包括疾首(头痛)、疾目(眼病)、疾耳(耳病)、疾自(鼻病)、疾齿(牙病)、疾腹(腹部疾病)、疾止(脚部疾病)、疾子(小儿病)、疾育(产科病)等,这可以视为我国流行病与卫生统计学的早期记录。《黄帝内经》提到,"圣人不治已病治未病""夫病已成而后药之,乱已成而后治之,譬犹渴而穿井,斗而铸锥,不亦晚乎!";《韩非子·喻老》提到,"故良医之治病也,攻之于腠理。此皆争之于小者也。夫事之祸福亦有腠理之地,故曰:圣人蚤从事焉";唐代孙思邈提出,"上工治未病之病,中工治欲病之病,下工治已病之病"等,均是中国古代公共卫生与预防医学思想精髓。

西方在古希腊时期就提出疾病的原因包括了气候和物理环境在内的自然因素。素有医学之父之称的古希腊医生希波克拉底(Hippocrates)在其《论空气、水、土壤》和《流行病》等著作中,强调了在疾病发生的环境因素中,空气、水和土壤的重要性,并通过大量临床经验的积累,阐述了疾病的流行消长和外界环境的关系。

古罗马医师盖伦努斯(Galenus)继承和发扬了希波克拉底的医学思想,撰写了大量的科学论文,在解剖学、生理学、诊断、治疗法、药物调剂和卫生学等方面从外因到内因,从肉体到精神,论述了疾病的发生发展过程,以及和环境因素的关系,成为古罗马帝国时期最伟大的医师。同时,也是他以古希腊健康女神海吉亚(Hygeia)之名命名了卫生学。

古罗马以后,欧洲进入了黑暗的统治时代,医学的发展受到严重阻碍,卫生生活设施恶劣,卫生状态恶化。公元 7 世纪左右,伊斯兰教教徒在非洲、远东和巴尔干等地传教,去往圣地迈加朝圣的巡礼团发现霍乱在沿途的村镇到处流行。此后,十字军东征,霍乱、腺鼠疫、麻风病蔓延到欧洲各国。传染病中,腺鼠疫的流行最为严重,特别是欧洲-远东-中国之间的贸易使其蔓延更加迅速,流行地域不断扩大。腺鼠疫于 14 世纪蔓延到欧洲,并在 6 年间造成约 2 500 万人死亡。这场瘟疫一直持续到 17 世纪,这一时期,由于传染病流行带给人类灾难,医院、大学、预防医学及公共卫生机构及制度相继在欧洲建立起来。例如,为了控制传染病的流行,意大利于1348年在威尼斯首先建立了检疫站(quarantine),对来自疫情地区人员、船以及货物进行30~40天的隔离检查以及处理。检疫站控制传染病的模式后被欧洲以及世界各国采用。在职业环境方面,拉马齐尼(Ramazzini)在《劳工者疾病》一书中,详细描述了矿山、电镀、面包制造、油漆和陶工等42种不同职业工人健康和发病状况,指出一些疾病的发生与不同职业暴露有关,在第二版又增加了印刷、纺织、研磨和凿井等12个工种,从而诞生了劳动卫生和职业保健科学,他也成为劳动卫生学的最早创始人。英国的格伦特(Graunt)于1662年发行《关于死亡表的自然及政治观察》一书,明确论述寿命受到空气、水、土壤及职业的影响,并编制了寿命表,成为卫生统计学的雏形。

另外,英国医生佩蒂(Petty)考虑到防治传染病和降低婴儿死亡率可以防止人口减少,因此提议在伦敦设置1 000张床位的传染病医院,并计算所需医护人员数。他根据计算鼠疫带来的经济损失,提议专门建立鼠疫患者隔离病院,还强调根据不同职业研究全人口的患病和死亡的重要性。这些都为以后的人口统计学、流行病学以及卫生管理学的发展奠定了基础。

(二)欧洲的科学革命和工业革命时代

人类的物质文明在过去的200多年中发生的变化远甚于前5 000年。18世纪时,人类的生活方式与古埃及人和美索不达米亚人的生活方式相同。人类用同样的材料建造房屋,同样的牲畜驮运人和物,同样的帆和桨驱动船只,同样的纺织材料缝制衣服,同样的蜡烛和火炬照明。然而今天,金属和塑料补充了石材和木头;火车、汽车和飞机取代了牛、马和驴;蒸汽机、原子动力和核力代替了风和人力驱动船只;电取代了蜡烛,并已经成为只需按一下开关便可做许多事的动力之源。这一伟大的变革都源于欧洲的科学革命和工业革命。

欧洲的文艺复兴和工业革命推动了自然科学的发展,带来了社会和医学的新变革。物理学、化学、解剖学、生理学等理论知识的发展,显微镜、望远镜、温度计、气压计等的技术发明,使得人类对疾病的发生有了新的认识,医学包括预防医学进入了变革时期。18世纪后半叶开始的工业革命席卷欧洲,工业经济的兴起,使工业集中,人口都市化。环境破坏、工人贫困和城市居民公共卫生状况恶化成为这一时期的突出特点。工业革命是以牺牲工人的自由和健康为代价的,在英国,12~14岁的儿童成为童工,每天进行15~18小时的单调劳动。在英国扫烟囱的童工中,时有因劳累过度掉入烟囱中被烧伤或烫伤者。而由于缺乏洗浴卫生设施,发生了在历史上轰动一时的扫烟囱工阴囊癌事件。由于工人生活贫困,营养不良,居住环境卫生条件恶劣,霍乱、结核等传染病在城市流行,居民死亡率迅速增加。1842年在英国工人的孩子中有一半活不满5岁,伦敦工人、商人和贵族的平均死亡年龄分别为22、33、44岁。为改变这种状况,1848年英国设立了全国卫生局,并制定了世界上最早的卫生立法《公共卫生法》(Public Health Art)。立法规定,城市必须设立上下水道,组织专家参与地方卫生行政部门管理。在1858—1871年,英国实行全国卫生状态年报,其中包含霍乱、痢疾、结核和职业性肺疾病的发病状况、居民的饮食、住房及医院卫生状况。英国的公共卫生理论和实践影响了整个欧洲和美国。德国立法规定禁止雇佣14岁以下童工,限制危险工作的劳动时间,保护孕妇,进行车间通风,预防工业毒物中毒,并规定了全国统一的医师选拔方法。

1851年在巴黎召开了第一次世界卫生大会,有12国出席,当时疾病分类尚不明确。19世纪后半叶,霍乱、结核等许多危害人类的传染病的病原体陆续被发现。公共卫生以应用微生物学为实践,卫生学则以研究病原微生物为主流,使得细菌学和免疫学成为卫生学的一个分支,而寄生虫学和寄生虫病学从卫生学中分化出来。

在这一时期,德国慕尼黑大学教授佩滕科弗(Pettenkofer)于1866年首次开办了卫生学讲座,他以调查和实验的方法,研究社会环境对健康的影响,风俗习惯、社会经济、政治体制和健康与疾病的关系,成为实验卫生学的创始人。其后在欧洲多国的大城市都设立了卫生研究所,推动了卫生、预防医学和公共卫生的研究,食品工业、环境卫生学、营养与食品卫生学及学校卫生学逐渐形成和发展,成为独立的学科。

（三）第一次卫生革命

19世纪末到20世纪初，通过长期积累的战胜天花、霍乱和鼠疫等烈性传染病的经验，以及针对工业革命的人口城市化、人口增长、环境污染所造成的卫生问题的总结，人类逐渐认识到，针对个体的疾病预防效益不高，必须对整体进行预防才能取得显著效益。此外，还认识到在改善环境和劳动条件的同时，还要注意保护易感人群，控制病因。而在实践中，人类不仅已经积累了免疫接种、隔离检疫、消杀病媒生物、处理垃圾粪便、重视食品和饮用水卫生的经验，还认识到国家在城市规划中，应首先考虑上下水道、工厂的卫生设施，以及环境卫生和卫生立法等管理问题。由此才真正地把卫生学概念扩大至公共卫生，由个体预防扩大到社会性群体预防，这就是医学史上著名的第一次卫生革命。这次卫生革命，使预防医学形成了较完善的体系，特别为当时降低严重威胁人类健康的各种传染病和寄生虫病的发病和死亡作出了重大贡献，使人类平均期望寿命提高了20~30岁。

（四）第二次卫生革命

第二次世界大战结束至20世纪60年代，世界上大多数国家，尤其是工业化国家的经济发展速度超过了历史上任何时期。伴随着工业快速发展和技术进步，人口也迅速增长，人类对能源的需求随之增加，各种工业产品及其副产品大量生产。与此同时，环境污染和生态破坏也达到了人类历史上前所未有的程度。另一方面，人们的生活方式也随着科技的进步和物质文明的发展发生了重大变化：人口大都市化、工作紧张、社会竞争激烈、体力劳动负荷减轻、摄入能量过剩、运动减少、吸烟和酗酒等不良生活方式流行，疾病的发生由过去的生物医学模式转变为生物-心理-社会医学模式。疾病谱和死亡谱发生了重大变化，心脏病、脑血管病、恶性肿瘤发病率显著上升，而传染病发病率则锐减。这种变化使人们认识到，环境污染、社会压力、心理承受能力及不良生活方式和行为与慢性非传染性疾病关系密切，疾病预防不能光靠生物医学手段，而要靠改善社会环境、社会行为和生活方式，依靠社会大卫生才能有效预防这些构成主要疾病谱的慢性非传染性疾病，这就是医学史上的第二次卫生革命。这次革命使人们对预防医学的认识更加深刻，预防医学扩大到社会医学、行为医学和环境医学的社会预防阶段。

（五）第三次卫生革命

由于人类面临的健康危险因素是由多层面交互而成，解决这些危险因素远远超出了传统医疗或公共卫生机构的能力范围，必须加强非卫生部门和机构对健康问题的认识，通过政府创造一个部门间协调合作的机制以形成一个相互贯穿的合作与网络系统，使其作用于影响健康的危险因素，因而发展了强调通过社会生态学模式的综合干预措施来提高人群健康和生活质量的第三次卫生革命，又称为"新公共卫生运动"。这是一种注重部门合作、社会参与和个体健康生活方式的健康促进运动，其目的是使居民的关注点从健康的传统理解转向健康的生命质量，同时提高整个社会对健康活动的参与意识。其实质是使得医学目标从以疾病为中心转向以健康为中心，社会发展从经济发展转向了以健康为中心的健康社会模式，以实现提高生命质量、促进全人类健康长寿，以及WHO倡导的"人人享有卫生保健"的目标。疾病对人类健康的威胁不分地域、民族和国家，因此医学的发展早已跨越国界，卫生保健更是一个全球性的问题。因此，为促进人类的全面健康，要求实现全球范围的合作，以提高整个人类的身心健康水平。随着预防医学和公共卫生的发展，人们提出"固有的全球健康问题"（inherently global health issues）的新概念，即将健康研究的重点从针对个别疾病扩大到关注可能影响许多疾病发生的政治、文化和经济因素。这就要求我们不仅只针对个别疾病进行干预，还要站在全球高度重新认识和更加关注决定健康效应的根本问题。

四、健康和三级预防策略

（一）人类对健康的认识

健康与疾病是医学理论和实践研究最基本的问题。健康观是建立在医学模式基础上的对健康和疾病的本质认识。人类对健康的认识是随着时代变化和医学发展而逐步深入的。在生物医学模式下,健康观认为"无病即是健康",即无病、无伤、无残就是健康。随着医学模式的转变,健康的概念具有更广泛的内涵。WHO宪章对健康定义如下:健康(health)不仅是指身体没有疾病或虚弱,而是要有更健全的机体、精神状态及社会适应能力(Health is a state of complete physical,mental,and social-well being and not merely the absence of disease or infirmity)。健康的基本要求是指其体魄、精神和智力都应当与其所处的年龄、性别、文化、社会和地域环境相称,其功能和对环境中各种因素变化的应变能力都处在正常范围内,并且彼此之间处于平衡和自控状态。这种积极的健康观从人类生命的生理、心理和社会三个维度界定健康,避免了将躯体同精神和社会错误的分离,更全面地考虑到生物、心理与社会因素对健康和疾病的作用,从而对健康有了更全面的理解和追求。强调了人类对心身健康的综合要求,这是人类在健康认识上的一次飞跃。

WHO提出衡量健康的10项标准是:①精力充沛,能从容不迫地应付日常生活和工作;②处事乐观,态度积极,乐于承担任务,不挑剔;③善于休息,睡眠良好;④适应环境,应变能力强;⑤对一般感冒和传染病有一定抵抗力;⑥体重适当,身材匀称;⑦眼睛明亮,反应敏捷,眼睑不易发炎;⑧牙齿清洁,无缺损,无疼痛,牙龈颜色正常,无出血;⑨头发有光泽,无头屑;⑩骨骼健康,肌肉、皮肤有弹性,走路轻松。

疾病(disease)是当机体受到病原生物、物理和化学等有害物质侵袭,以及面对社会和心理压力时,机体内部环境平衡失调,适应和应激能力下降,导致全身、局部或器官的功能失常或结构损害。疾病一般发展到表现出临床症状或体征时才被认识,此时常将其称为疾患(illness)。

作为生命过程中的一种特定的状态,无论是躯体、心理还是社会适应,健康和不健康的因素既是共存的,也是一个渐进变化的过程。即健康与疾病之间具有连续性,从理想健康到疾病到生命终结是逐渐变化的连续过程。良好的健康在一端,生命终结在另一端,每个人都在健康和疾病这个连续统一体两端之间的某一个位置,而且在不断的动态变化之中,其间并无明显界线。一个外表健康的人并不意味着真正的健康,机体可能正处于既不属于健康状态也不属于疾患状态的第三状态,包括疾病潜伏期、疾病前期和康复期。在这个动态的过程中,健康危险因素的分布从无到有,从弱到强,最终导致疾病的发生。当健康受到损害,人体从正常到异常,从急病到慢病,从轻病到重病,其发展是一个连续过程。一般来说,躯体上的疾病容易被认识,心理和精神上的疾病有时不容易被认识,而适应社会环境变化和人际交往方面的健康与不健康之间的界限则更难划定。

(二) 疾病的三级预防

一个人从健康(无病)到发病,从发病到功能障碍,其发生发展都有一定的规律。针对无病期、发病期及功能障碍期开展的疾病预防,称为疾病的三级预防。

第一级预防(primary prevention)也称病因学预防,主要针对无病期,目的是采取各种措施消除和控制危害健康的因素,增进人群健康,防止健康人群发病。对某些致病原因明确的传染病、职业病和地方病等,开展以消除病因为主的预防措施。例如通过免疫接种预防传染病,通过改善环境、消除污染,贯彻执行环境和劳动卫生标准和法规等措施预防地方病和职业病。

第二级预防(secondary prevention)也称临床前期预防,即在疾病的临床前期做好早期发现、早期诊断、早期治疗的"三早"预防措施,以预防疾病的发展和恶化,防止复发和转变为慢性非传染性疾病等。对于致病因素不完全明确或致病因素经过长期作用而发生的慢性非传染性疾病,如肿瘤、心血管疾病等,应以二级预防为重点。达到"三早"的根本方法是向群众宣传、提高医务人员诊断水平和开发微量、敏感、实用的诊断方法和技术。某些疾病普查、高危人群筛检以及特定人群的定期健康检查等是二级预防的有效措施。

第三级预防(tertiary prevention)又称临床预防,主要是对已患病者进行及时治疗,防止恶化,预防并发症和伤残,促进康复等恢复劳动和生活能力的预防措施。

预防疾病不仅是预防医学工作者的目标,也是临床医学工作者的职责所在。医务人员是贯彻三级预防策略的主体。世界上多数国家都是通过全科(家庭)医学来实现三级预防。在我国,除疾病控制、妇幼保健系统的医务人员及近年来培养的全科医生外,在卫生队伍中占绝对优势的临床医生也是一支重要力量,需要他们共同协作,以期在实施三级预防策略中发挥更大的合力作用。临床医生在医疗服务进程中,不仅是治疗疾病,更要做好第二、三级的预防工作,同时还应积极参与第一级预防工作,以促进健康、预防和控制疾病并提高生命质量。

五、21 世纪我国公共卫生问题与挑战

进入 21 世纪以来,我国社会经济发展异常迅猛。同时,随着社会经济的发展,我国的疾病谱、死因谱逐渐发生变化,医疗卫生保健工作面临着新的挑战。目前,我国人群的主要健康问题包括:感染性疾病、慢性非传染性疾病、环境与健康问题、食源性疾病和老年健康问题等。

1. 传染性疾病　自新中国成立以来,我国的传染病疫情得到了有效的控制,多种烈性传染病发病率急剧降低或几被消灭。但近年来,由于自然和社会环境的变化以及人们生活方式的改变等原因,多种传染病的总体发病水平出现上升趋势,新发传染病(emerging infectious diseases)不断出现。

(1)新发传染病:近三十年来,全球新发现的传染病达 40 余种,平均每年发现一种以上的新发传染病;其中,大部分在我国都有病例发生或造成流行,如艾滋病、O139 霍乱、O157∶H7 大肠埃希菌肠炎、SARS、H5N1 和 H7N9 禽流感等,尤其是 2019 年底开始蔓延全球的新型冠状病毒感染。这些新发传染病对于我国人民的健康和生命构成了很大威胁,同时也对我国的政治、经济、社会安定等造成了一定的影响。

(2)再燃传染病(re-emerging infectious diseases):由于社会发展较快、人口流动加剧和卫生保健工作不完善等原因,当前有多种传染病呈现“再燃”趋势,包括结核病、性传播疾病、血吸虫病、布鲁氏菌病等。例如,20 世纪 80 年代中期以来,结核病疫情在全球范围内出现 20 世纪第 3 次回升或失控态势,1993 年 WHO 宣布“全球进入结核病紧急状态”。据 WHO 估计,目前全球大约 1/3 的人感染了结核分枝杆菌,而 95% 的结核病患者和 98% 的结核病死亡病例发生在发展中国家。中国属于全球22 个结核病高流行负担国家之一,每年新发结核病 100 余万人,死亡 25 万人,且主要为中青年。结核病已再次成为我国的重大公共卫生问题。我国 20 世纪 60 年代,基本消灭了性病,但在 20 世纪末,性病在我国的发病也迅速上升。

(3)常见多发传染病:除“新现”和“再燃”传染病带来的公共卫生问题以外,常见和多发的传染病目前仍是我国主要的健康重要问题,包括如病毒性肝炎、霍乱、痢疾、感染性腹泻、手足口病、流感和疟疾等。疟疾、登革热和肾综合征出血热等在部分地区的流行形势依然严峻。

2. 慢性非传染性疾病　随着我国人群生活方式的变化,老龄化的加剧,慢性非传染性疾病已成为影响我国人民健康并造成死亡的首要原因。我国人群心脏病、脑血管病、癌症、糖尿病和高血压等慢性非传染性疾病的患者人数持续增加,因慢性非传染性疾病导致的死亡占全死因死亡人数的 80%以上。同时,我国全死因死亡人数的前四位均为慢性非传染性疾病,分别为恶性肿瘤、脑血管病、呼吸道病和心脏病;如果将脑血管病和心脏病合并为心脑血管疾病,则该病种位居第一位。

3. 伤害　伤害(injury)是指由于运动、热量、化学、电或放射线的能量交换,导致机体组织无法耐受而造成的组织损伤和由于窒息而引起的缺氧,以及由此引起的心理损伤。WHO 已将感染性疾病、慢性非传染性疾病、伤害列为危害人类健康的三大疾病负担。在我国,伤害主要包括:交通事故、自杀、意外坠落、中毒、他杀、溺水、火灾和烧伤等。伤害可造成大量的残疾和早死,消耗巨大的医疗费用和资源。

4. 环境与健康问题　我国近 40 年来粗放式经济发展的生产方式,导致资源和能源过度消耗,导致我国生态环境的承载能力已经接近并即将超过临界线,引发了一连串的环境问题,如近年来各主要城市 $PM_{2.5}$ 严重污染导致了多方面健康损害,尤其是呼吸系统和心血管系统健康。工业革命伴随的大量温室气体排放导致了全球气候变暖,极端天气事件的频率和强度不断增加。气候变化被认为

是 21 世纪全球人类最大的健康威胁。我国是受气候变化影响的敏感地区和影响显著地区,气候变化及相关极端事件(如热浪、极端降水、台风)等严重威胁我国人群的健康。另外,职业环境也堪忧,由于产业技术水平仍然较低,职业防护的意识较差,同时新工种、新行业及新毒物不断出现,使得我国的职业性危害现状严峻。尘肺、职业性中毒等仍然是影响我国人群健康特别是劳动力健康的严重公共卫生问题。近年来,食源性疾病越来越受到重视,食品安全已经列入我国公共卫生和农业的重要工作内容。

5. **老龄化问题**　我国在 20 世纪末,60 岁以上老年人口占总人口的比例已超过 10%,即开始进入老龄化阶段。进入 21 世纪后,我国人口老龄化速度不断加快。预计到 2040 年,我国老年人口将超过 4 亿,占总人口的比例为 27%,占全世界老年人口的比例为 22%;特别是 80 岁以上的老龄人口,将由 1 300 万增加到 7 400 万,这表明我国将很快进入高龄化社会。老年人口的增加,使得慢性非传染性疾病、心理健康、伤害以及传染病的发生水平都将随之升高。老年人的健康问题将成为一个非常突出的公共卫生和社会问题。如何在老年人口基数增大、人口老龄化加快且地区间发展不平衡的情况下,促进老年人的健康,提高其生活质量,并保证社会经济的持续发展是我国将面临的重大挑战。

六、临床医学生学习预防医学的意义

预防医学是公共卫生的基础,也是医学的一个重要部分。预防医学和临床医学两者的目标是一致的,但各有其侧重点。预防医学主要关注的是人群的健康,预防疾病;而一旦个体失去健康,患有疾病,临床医学将通过个体医治的技能促进患病个体向健康转化,救死扶伤。预防医学和临床医学在促进健康、医治患者、救死扶伤和延长寿命等方面是相互支撑,不可分割的。临床医学生学好预防医学的课程,将有利于以下几个方面能力的提高。

1. **树立预防为主的医学观念**　防为本,治为标,防治结合,医防融合,能真正发挥医学作用,提高效率。目前危害人群健康的主要是慢性非传染性疾病,如肿瘤、心血管疾病和糖尿病等,这些疾病的危险因素主要是生活行为方式和环境因素,仅仅靠治疗是解决不了这些问题的,必须以生物-心理-社会医学模式为指导,防治结合,才能有效降低人群的发病率和由此引起的死亡率。

2. **从整体观加强对疾病的认识**　临床医学主要关注的是个体、病因、发病机制、临床表现、诊断和治疗;而预防医学主要关注的是群体、疾病谱、流行规律和预防措施。通过预防知识的学习,可以提高临床医学人员对疾病的全面认识,从环境因素到疾病机制全方位地了解疾病的病因以及影响疾病转归的所有因素,对临床的诊断和治疗有较大的帮助。

3. **改善医学思维的方法**　临床医学常从个体角度深层次考虑和分析问题,而预防医学主要是从宏观角度看待问题;临床医学主要考虑疾病的生物学变化,而预防医学强调社会心理因素对疾病的影响。因此,加强预防医学的学习能够帮助临床医疗人员更好地应用宏观和微观结合的方法去考虑、分析和处理临床问题,有利于提高分析和解决问题的能力,同时有利于临床人员重视社会和心理因素对疾病的影响,提高对患者的人文关怀。

4. **提高突发公共卫生事件的处理能力**　临床医生由于工作的特殊性,常常可能首先接触到突发公共卫生事件。我国近年来的几起重要的传染病和公共卫生事件的发生都是临床医生首先发现的,如 2003 年的 SARS,2008 年的"三聚氰胺奶粉"和 2019 年底开始的新型冠状病毒感染。这些事件的控制凸显了临床医生掌握预防知识对疾病控制的重要性。

5. **有利于临床医生提升研究能力**　临床医生在疾病诊治方面积累了大量的资料,如何设计临床研究和分析临床资料需要预防医学、流行病学的方法和统计学的知识,因此,掌握预防医学的知识将有助于提升临床医生的研究能力和促进临床研究的转化。

（郝元涛）

小结

　　本章第一部分介绍了预防医学的定义、特点,比较了预防医学与临床医学的区别和联系,并介绍了预防医学与卫生学、公共卫生的关联性。第二部分介绍了预防医学的主要任务,重点阐述预防医学研究环境因素和社会心理因素对健康的影响,也讨论了环境和基因相互作用与健康和疾病的关系,并阐述了疾病控制、社区医学、卫生政策研究是预防医学的重要内容。第三部分介绍了预防医学的发展史。第四部分阐述了健康的概念,以及根据健康到疾病自然发展不同阶段而相应建立的三级预防策略,详细介绍了其内容、策略和实施原则。第五部分阐明了我国公共卫生与预防医学目前面临的主要挑战。第六部分提出了临床医学生学习预防医学的价值和意义。

思考题

　　1. 什么是预防医学,其与临床医学的区别是什么,与卫生学和公共卫生的关系是什么?

　　2. 预防医学的特点和主要任务是什么?

　　3. 什么是疾病的三级预防?

第一章
生活环境与健康

扫码获取
数字内容

随着人们生活水平的提高和对健康需求的日益增加,生活环境因素的变化及其对人群健康的影响备受关注。其中,空气、水和土壤作为构成生活环境的基本要素,是人类和其他生物生存所必需的自然资源。一方面,清洁卫生的生活环境对维护生态平衡、促进人类正常生理功能和维持健康状态具有十分重要的作用;另一方面,自然或人为因素导致的生活环境条件的改变和破坏,造成空气、水和土壤污染,以及健康相关元素的过量或缺乏,是引起许多急慢性中毒、公害病、地球化学性疾病、寄生虫病、癌症及其他慢性病的主要危险因素,呈现出多介质污染、多途径暴露、多种污染物联合作用和复杂健康风险的特征。因此,通过识别、鉴定和评价空气、水和土壤中有害的因素,制订相应的卫生标准和管理策略,是保护和净化生活环境、预防控制疾病发生和提高人群健康素质的有效措施。

第一节　空　气

【学习要点】

1. 大气的物理性状及其卫生学意义。
2. 大气污染的直接危害和间接危害。
3. 室内空气污染的主要来源及其主要污染物。

大气圈(atmosphere)是指环绕在地球表面很厚的并随地球旋转的空气层,其厚度约为 1 000km 以上,没有明显的上界。大气是一切生命活动的必要条件,供给地球上生命体营养物,并保护它们免遭来自外层空间的有害影响,是人类生存不可或缺的环境要素之一。一个成年人每天呼吸约 2 万多次,吸入 $10\sim15m^3$ 的空气。因此,空气的理化性状及其清洁程度与人类健康密切相关。

一、大气的特征及其卫生学意义

(一)大气的结构

随着距地面高度不同,大气层的物理和化学性状会发生很大变化。通常按气温的垂直变化特点,将大气层自下而上分为对流层、平流层、中间层、热成层和逸散层。

1. 对流层　对流层(troposphere)是大气圈中最靠近地表的一层,平均厚度约12km。对流层空气密度最大,集中了占大气总质量75%的空气和几乎全部的水蒸气,是天气变化最复杂的大气层。云、雾、雨、雪等主要大气现象都发生在该层。对流层的特点有:①气温随着高度的增加而降低(即气温垂直递减):这是因对流层的大气不能直接吸收太阳辐射的能量而能吸收地面反射的能量所致,通常,高度每增加100m气温下降0.65℃;②空气存在强烈的对流运动,包括垂直对流和水平对流。如近地表的空气接受地面的热辐射后温度升高,上部的冷空气下降形成空气的垂直对流。人类活动排入大气的污染物绝大多数聚集在对流层。因此,对流层对人类生活和生态平衡的影响最大,与人类生命活动的关系最密切。

2. 平流层　平流层(stratosphere)位于对流层之上,直至距地表约55km处。在平流层的上层,即30~35km以上,温度随高度增加而升高。而在30~35km以下,温度随高度的增加变化不大,气温

恒定在 −60~−50℃，故该亚层又称同温层（isothermal layer）。平流层的特点是：该层空气以水平流动为主。在高约 15~35km 处有厚约 20km 的臭氧层（ozone layer），其分布有季节性变动。臭氧层能吸收太阳辐射的短波紫外线和宇宙射线，使地球上的生物免受这些射线的危害。平流层内空气稀薄，水汽很少，但可有少量大气污染物进入该层。污染物一旦进入平流层则不易被去除。

3. 中间层　从平流层顶至 85km 处为中间层。该层空气更稀薄，气温随高度的增加而迅速降低。因此，该层也存在明显的空气垂直对流运动。

4. 热成层　位于中间层之上到 800km 高度。该层的气温随高度增加而急剧升高。在宇宙射线和太阳紫外线的作用下，热成层大气中的氧和氯分子被分解为离子，使大气处于高度电离状态，故又称为电离层。电离层能反射无线电波，对于无线电通信具有重要意义。

5. 逸散层　热成层之上，即 800km 高度以上的大气层统称为逸散层，是大气圈的最外层，其气温随高度的增加而升高。由于空气极为稀薄，气温高，分子运动速度快，该层气体分子受地球引力作用较小。

（二）大气的化学组成

自然状态下的大气是无色、无味、无臭的混合气体。一般情况下，空气的各组分几乎是恒定的。氮气、氧气、氩三种组分占大气总量的 99.96%。此外，空气中还含有微量的其他气体，如二氧化碳、氖、氦、甲烷、氪、一氧化二氮、臭氧等。空气中还存在一定的水蒸气和悬浮颗粒，水蒸气含量一般在 4% 以下。空气中氧气含量与机体健康密切相关，当氧气含量降至 12% 时，人体会发生呼吸困难；降至 10%，可发生智力活动减弱；降至 7% 以下危及生命。

（三）大气的物理性状

大气物理性状主要包括太阳辐射、空气离子化和气象因素等。

1. 太阳辐射　太阳是巨大的热核反应堆，在反应过程中产生大量辐射能。太阳辐射（solar radiation）是产生各种天气现象的根本原因，也是地表上光和热的源泉。太阳辐射由紫外线、可见光与红外线组成。当太阳辐射透过大气层时，由于大气层中灰尘、雾、水汽等能吸收一部分太阳辐射，仅有大约 43% 的辐射能量到达地面。太阳辐射中波长小于 290nm 的一切射线几乎全部被臭氧层吸收而不能到达地表，避免了宇宙射线、短波紫外线等有害射线对地球表面生物的杀伤作用。

（1）紫外线：太阳辐射中波长小于 400nm 的称为紫外线（ultraviolet，UV）。按其不同波长的生物学效应，紫外线可分为：UV-A（320~400nm）、UV-B（290~320nm）和 UV-C（200~290nm）。UV-A 可穿过大气层到达地表，而全部 UV-C 以及 90% 以上的 UV-B 可被大气平流层中的臭氧所吸收。

适量的紫外线照射对机体是有益的。其有利的生物学作用表现为：

1）色素沉着作用（pigmentation effect）：又称晒黑作用，是机体对光刺激的一种防御性反应，主要由 UV-A 引起，可使人皮肤细胞中的黑色素原通过氧化酶的作用，转变成黑色素而沉着于皮肤中，使太阳辐射被皮肤表面吸收而不致透入深层组织。

2）红斑作用（erythema effect）：指皮肤被紫外线照射后，局部出现潮红现象。这是人体对 UV-B 的特异反应。根据红斑出现的时间可分为原发性红斑和继发性红斑。原发性红斑指在紫外线照射后立即发生的红斑；继发性红斑指紫外线照射后 6~8h 发生的红斑。红斑反应是由于皮肤的上皮棘细胞在紫外线照射下释放出组织胺或类组织胺，后者刺激神经末梢，反射性引起皮肤毛细血管扩张，血管壁通透性增加，导致皮肤发红、水肿。

3）抗佝偻病作用（anti-rachitic effect）：是指在 UV-B 作用下，皮肤和皮下组织中的麦角固醇和 7-脱氢胆固醇形成维生素 D_3，经肝脏羟化酶作用而生成 $25(OH)_2-D_3$，后者在甲状旁腺辅助下转化为活性 $25(OH)_2-D_3$，以维持正常钙磷代谢和骨骼的正常生长发育。

4）杀菌作用（germicidal effect）：UV-C 能使细胞中 DNA 单核苷酸之间的磷脂键和嘌呤、嘧啶间的氢链破坏，核蛋白变性而致细菌死亡。不同细菌对不同波长紫外线的敏感性不同，紫外线波长愈短，杀菌效果愈好。

5）其他:长波紫外线还具有免疫增强作用,通过刺激细胞及体液免疫活性而增强机体的免疫反应,提高人体的抗感染能力。紫外线可提高组织的抗氧化过程,加速酶促反应,增加血红蛋白,使血液中红细胞和白细胞数量增多,有助于创伤愈合。紫外线还可兴奋交感神经系统,上述作用均可增强机体的抗病能力。

长期过强的紫外线照射对机体可造成危害,严重者可致日光性皮炎和电光性眼炎,甚至白内障和皮肤癌等。

1）紫外线眼损伤:长波紫外线可穿透眼角膜,被晶状体吸收而致晶状体混浊,引起白内障。250~320nm 波长的紫外线直接照射眼睛,可引起急性角膜结膜炎,如电弧光发出的紫外线照射可致电光性眼炎;冬季太阳光被积雪反射形成的紫外线照射眼睛可导致雪盲(snow blindness)。

2）紫外线皮肤损伤:紫外线过度照射皮肤,可致光照性皮炎,皮肤出现红斑、水疱、水肿等。若皮肤接触光变应性物质,在一定波长紫外线照射下,可发生光感性皮炎,皮肤出现红斑、水肿或疱疹、湿疹样症状。长期过量紫外线照射还可增加基底细胞癌、鳞状细胞癌和恶性黑色素瘤等皮肤癌的发病率。

3）紫外线还与大气中某些二次污染物的形成有关,例如光化学烟雾和硫酸雾等,对人体造成危害。

（2）可见光:波长为 400~760nm 的太阳辐射是可见光(visible light)。可见光通过视觉器官改变人体的紧张及觉醒状态,使机体的代谢、体温、睡眠和觉醒等生理现象发生节律性变化,是生物生存的必需条件。适宜的照度可预防眼睛疲劳和近视,改善情绪和提高劳动效率。光线不足可引起视觉器官过度紧张与疲劳,易引起近视。

（3）红外线:波长 760nm~1mm 的太阳辐射是红外线(infrared ray),其生物学作用的基础是热效应,故又称热射线。机体通过皮肤吸收适量红外线后,局部温度升高、血管扩张、血流速度加快,可促进新陈代谢及细胞增生,并具有消炎和镇痛作用。临床上用以治疗冻伤、慢性皮肤疾病和神经痛等。红外线还可加强紫外线的杀菌作用。但过强的红外线照射可引起组织损伤。当红外线照射使皮肤温度升高达 44~45℃时,可引起皮肤烧伤。红外线照射眼睛可致角膜热损伤和充血性瞳孔缩小。短波红外线可引起视网膜散在的热损伤,可引起视力下降和晶状体混浊即白内障。过强的红外线照射机体,可使体温调节发生障碍,引起热射病和日射病。

2. 空气离子化　空气中的各种分子和原子,在某些外界因素如宇宙射线、紫外线等的作用下,或在雷电、瀑布、喷泉及海浪的冲击下,其外层电子逸出而形成阳(正)离子,游离电子与另一中性分子或原子结合成为阴(负)离子。使空气中性分子或原子形成正、负离子的过程称为空气离子化(air ionization)。每个阳离子或阴离子能将周围 10~15 个中性分子吸附在一起而形成轻阳离子(n^+)或轻阴离子(n^-);这种轻离子再与空气中的悬浮颗粒物或水滴等结合,形成直径更大的重阳离子(N^+)或重阴离子(N^-)。空气中的重离子过多,表明空气污浊。一般空气中重离子数与轻离子数之比 <50 时,表明空气较为清洁。

一般认为,空气负离子在一定浓度下对机体健康有促进作用,包括调节中枢神经系统功能,增加视觉敏感度;降低血压;刺激骨髓造血功能,使血液成分趋于正常;促进组织细胞生物氧化与还原过程;促进纤毛运动,改善肺部的换气功能。在空气阴离子较多的情况下,还可提高注意力和工作效率等。而正离子对机体的作用则相反,有诸多不良作用。临床上采用空气离子疗法来辅助治疗高血压、支气管炎、支气管哮喘等疾病。空气负离子还具有清洁空气、改善微小气候的作用。海滨、森林公园、瀑布附近等环境中,大气中负离子含量较多,有利于改善环境空气质量,使人感到空气新鲜,有舒适感。而在闹市区或拥挤的公共场所,易感胸闷、头昏、头痛等,则与空气中的正离子及重离子增多有关。值得指出的是,当浓度大于 10^6 个/m^3 时,无论是正离子或负离子均可对机体产生不良影响。

空气中离子浓度及重、轻离子的比例,可作为衡量空气清洁新鲜程度的标志和评价环境空气质量的参考指标之一。目前,我国提出清洁空气中负离子数要求在 10^3 个/cm^3 以上,重、轻离子数之比应小于 50。

3. 气象因素　气象因素（meteorological factor）包括气温、气湿、气流、气压等。气象因素与太阳辐射综合作用于机体，对机体的冷热感觉、体温调节、心脑血管功能、神经系统功能、免疫功能和新陈代谢等多种生理活动发挥综合调节作用。

（1）气温：气温是重要的气象因素。机体对气温变化有一定的适应性，但当短时间内气温变化较大时，则可能引起人体的体温调节系统紧张，甚至使机体正常的生理生化功能发生障碍。劳动环境或生产过程中的高温可导致机体中暑；低温条件特别是同时伴有高湿度时，机体易发生感冒、关节炎等。气温还对某些传染病的流行有明显影响。

（2）气湿：气湿是指空气中的含水量，常用相对湿度（%）表示。相对湿度是指绝对湿度（即实际湿度）与饱和湿度的比值，用百分数表示。气湿对人体的影响与气温有关。湿度大的环境中细菌、霉菌等病原微生物易于繁殖与扩散，导致疾病流行，同时机体容易发生呼吸道感染或风湿性疾病；但湿度过低，如低于 20% 时可使口腔黏膜与皮肤干燥或破裂。

（3）气流：气流状态通常用"风速"与"风向"表示。人体的体温调节在风速为 0.5m/s 时就开始受到明显影响，30℃以下，气流可使体表对流的散热加强而影响体温调节；但气温达 34℃时，这种作用就不明显。

（4）气压：气压的微小变化一般对健康人影响不大，但某些患者如风湿性疾病患者可能比较敏感。气压较大的变化可对健康产生影响，人在较低气压环境中工作，如高山作业与航空飞行等可分别引起高山病和航空病；在高气压下工作，如潜水作业可引起潜涵病（减压症）。

（5）天气和气候：天气是指一定地区在一定时间内各种气象因素的综合表现。主要为气温、气湿、气压、风、云、雨、雪等大气状态在短时间内的变化。气候是指某地区长期天气变化情况的概括，即最常见的具有代表性的天气特征。

天气和气象可影响人体的健康，其变化也常常是一些疾病的促发和加重因素，并与某些特定的损害和疾病有关。如果气候条件变化过于激烈（包括酷暑、严寒和暴风雨等），超过人体的代偿能力，可使机体代偿能力失调，引起心脑血管疾病、呼吸系统疾病和关节疾病等，并与居民的超额死亡有关。例如，心肌梗死的急性发作常受高气压、气温变化、大风等的影响；高血压、脑溢血死亡多发生在寒冷季节、气象多变的时日；冠心病患病率及死亡率在 1~2 月较 7~8 月高，因为血管弹性、血液黏度、凝血时间和毛细血管脆性等均与气候有关。肺炎死亡多见于 12 月~次年 3 月；支气管哮喘的发生与雷雨、台风、日温差较大等有关；风湿性关节炎、肌肉痛和偏头痛等受天气变化的影响更大，被许多人称为"天气痛"。

（6）室内微小气候：住宅的室内由于屋顶、地板、门窗和墙壁等围护结构以及室内的人工空气调节设备等综合作用，形成了与室外不同的室内气候，称为室内微小气候（indoor microclimate），主要由气温、气湿、气流和热辐射（周围墙壁等物体表面温度）四个气象因素组成。良好的小气候是维持机体热平衡，使体温调节处于正常状态的必要条件。相反，不良的小气候可影响人体热平衡使人体体温调节处于紧张状态，并影响机体其他系统的功能，如皮肤、免疫系统、呼吸系统、神经系统等。长期处于不良小气候中，使机体抵抗力下降，引发皮肤病、关节炎、风湿病、慢性呼吸道炎症等疾病。

二、大气污染对人体健康的危害

（一）大气污染的来源

大气污染（air pollution）是指由于自然或人为因素，使一种或多种污染物混入大气中，并达到一定浓度，超过大气的自净能力，致使大气质量恶化，对居民健康和生活条件造成了危害，对动植物产生不良影响的空气状况。大气污染包括自然污染（natural pollution）和人为污染（anthropogenic pollution）两大类。自然污染主要源于自然因素如火山爆发、森林火灾及植物花粉（pollen）、霉菌孢子和某些植物分泌的挥发性物质等。人为污染是人们在生产和生活活动中产生的各种废气造成的，可分为固定污染源(如烟囱、工业排气管等)和流动污染源(如汽车、火车等各种机动交通运输工具)。由于人为污染的来源更多,范围更广,相比之下更加受到人们的重视。

1. 工农业生产　工业企业如电力、冶金、机械、化工、轻工等生产以及农业生产均可排出有害物质,造成大气污染。工业企业排放的污染物主要来源于燃料燃烧和工业生产过程。据统计,2017年,全国大气污染物排放量:二氧化硫696.32万吨,其中工业来源的为529.08万吨;氮氧化物1 785.22万吨,其中工业来源的为645.90万吨。农业生产中农药的喷洒、化肥的施用以及秸秆燃烧也会造成大气污染。

(1)燃料燃烧:我国是能源生产大国,也是能源消耗大国。目前主要的工业燃料是煤,其次是石油。用煤量最大的企业是火力发电、冶金、化工、机械、建材和轻工等。这些企业的用煤量占煤炭总消耗量的70%以上。煤炭中的主要杂质是硫化物,此外还含有氟、砷、镉等化合物。石油及其制品如汽油、煤油、柴油等的主要杂质是硫化物和氮化物,也含少量的有机金属化合物。

燃料燃烧过程中产生的污染物种类和排放量除了与燃料中所含杂质的种类和含量有关外,还受燃料燃烧状态的影响。燃料燃烧完全的产物主要有CO_2、SO_2、NO_2、水汽和灰分等。燃烧不完全的产物通常含有CO、SO_X、NO_X、醛类、碳粒和多环芳烃等。

(2)工业生产过程的排放:在工业生产过程中,由原料到产品的各个环节都可能有污染物排出。工业企业的性质、规模及其工艺不同,所排放污染物的种类也不同。常见的污染物有烟尘、SO_2、CO_2、CO、氮氧化物、多环芳烃以及各种有机和无机化合物等。

2. 生活炉灶和采暖锅炉　采暖锅炉主要以煤或石油产品为燃料。生活炉灶使用的燃料主要是煤,其次是液化石油气、煤气和天然气。如果燃烧设备效率低、燃烧不完全、烟囱低矮或无烟囱,可造成烟尘、二氧化硫、一氧化碳、多环芳烃等大量污染物低空排放,尤其是冬季采暖时,污染物的排放量显著增加。

3. 交通运输　主要指汽车、火车、摩托车、飞机和轮船等机动交通运输工具。这些交通运输工具绝大多数使用汽油、柴油等液体燃料,这些石油制品燃烧后能产生大量的氮氧化物、一氧化碳、多环芳烃、醛类等有害物质。汽车尾气成分复杂,其中气态物质包括一氧化碳、氮氧化物、碳氢化合物、醛类等,颗粒物含有碳黑、焦油、多环芳烃,以及四乙基铅等污染物。截至2022年底,全国机动车保有量为4.17亿辆,其中汽车为3.19亿辆。因此,城市机动车排放污染问题将日益突出。

4. 其他　火灾、工厂爆炸、油田失火、井喷事故、化学战争、秸秆燃烧、垃圾焚烧等都可对大气造成严重污染。秸秆燃烧时可产生大量的含碳颗粒物、SO_2、NO_2等污染物,甚至会促进雾霾天气的形成。地面尘土、垃圾随风将铅、农药等化学污染物及结核分枝杆菌、粪链球菌等生物性污染物传入大气。垃圾焚烧特别是废旧塑料和电子垃圾焚烧过程中可产生诸多有害物质如二噁英(dioxin)类等。水体和土壤中的挥发性化合物如持久性有机污染物(persistent organic pollutants,POPs)、挥发酚、硫化氢等在某些条件下也易进入大气而造成污染。沥青路面由于车辆轮胎摩擦可以扬起多环芳烃和石棉等有害物质进入大气。

(二)大气污染物的种类

大气污染物(air pollutant)按其属性,一般分为化学性、物理性(如噪声、电磁辐射、电离辐射等)和生物性(经空气传播的病原微生物和植物花粉等)三类,其中以化学性污染物种类最多、污染范围最广。

大气污染物按其形成过程可分为一次污染物(primary pollutant)和二次污染物(secondary pollutant)。由污染源直接排入大气环境中,其物理和化学性质均未发生变化的污染物称为一次污染物,如SO_2、H_2S、NO、CO、CO_2、颗粒物、碳氢化合物等。排入大气的污染物在物理、化学等因素的作用下发生变化,或与环境中的其他物质发生反应形成的理化性质不同于一次污染物的新的、毒性更大的污染物,称为二次污染物,如SO_3、H_2SO_4、NO_2、HNO_3、醛类等。一般二次污染物对环境和人体的危害要比一次污染物大。

NOTES

根据污染物在大气中的存在状态,可将其分为气态和气溶胶。气溶胶体系中分散的各种微粒也常被称为大气颗粒物(particulate matter)。

1. 气态污染物　包括气体和蒸汽。气体是某些物质在常温、常压下所形成的气态形式。蒸汽是某些固态或液态物质受热后,固体升华或液态挥发而形成的气态物质。气态污染物主要可分为五大类:①含硫化合物:包括 SO_2、SO_3 和 H_2S 等;②含氮化合物:主要有 NO、NO_2 和 NH_3 等;③碳氧化合物:主要是 CO 和 CO_2;④碳氢化合物:包括烃类、醇类、酮类、酯类及胺类;⑤卤素化合物:包括含氯和含氟化合物,如 HCl、HF、SiF_4 等。

2. 大气颗粒物　大气中呈颗粒状态的物质统称为颗粒物,包括固体颗粒和液体颗粒。颗粒物按粒径大小可分为:①总悬浮颗粒物(total suspended particulates,TSP):指粒径≤100μm 的颗粒物,包括液体、固体或液体和固体结合存在的,并悬浮于空气介质中的颗粒;②可吸入颗粒物(inhalable particulates,IP,PM_{10}):指粒径≤10μm 的颗粒物,因其能进入人体呼吸道而命名之。不同粒径的 IP 滞留在呼吸道的部位不同。大于 5μm 的颗粒物多滞留在上呼吸道;小于 5μm 的多滞留在细支气管和肺泡;③细颗粒物(fine particulates,$PM_{2.5}$):指粒径≤2.5μm 的颗粒物。细颗粒物粒径小,在空气中悬浮的时间更长,易滞留在终末细支气管和肺泡中,其中某些较细的组分还可穿透肺泡进入血液。$PM_{2.5}$更容易吸附各种有毒的有机物和重金属元素,因而对人体健康的危害极大。颗粒越小对人体健康的危害越大,而且 $PM_{2.5}$能飘到较远的地方,因此影响范围较大。

(三) 大气污染对人体健康的直接危害

1. 急性危害　大气污染物的浓度在短期内急剧增高,使周围人群吸入大量污染物可引起急性中毒,多发生于大气污染事件和严重的生产性事故情况下。按其发生原因可分为烟雾事件和生产事故两大类。

(1)烟雾事件:是大气污染造成急性中毒的主要类型,根据烟雾形成的原因,可分为煤烟型烟雾事件和光化学烟雾事件。

1)煤烟型烟雾(coal smog)事件:是由于燃煤产生的大量污染物排入大气,在不良气象条件下难以充分扩散所致。从 19 世纪末开始,世界各地曾经发生过 20 多起烟雾事件,如比利时马斯河谷事件、美国多诺拉事件、英国伦敦烟雾事件等。近百年来,英国伦敦等大城市曾发生十多次煤烟型烟雾事件,其中以 1952 年 12 月发生的震惊世界的伦敦烟雾事件最为严重(表 1-1)。由于家庭采暖壁炉及工业燃煤排出大量 SO_2、烟尘与浓雾混合,停滞于城市上空,使整个城市被浓烟吞没。数千市民感到呼吸困难,并出现胸闷、咳嗽、咽痛、呕吐等症状,以此症状患者为主的死亡人数骤增,4 天内死亡 4 000 多人,死者以老人居多,死因主要为呼吸系统疾病和心脏病。在此后两个月内,还陆续有 8 000 人死亡。

在此类烟雾事件中,引起人群健康危害的主要大气污染物是烟尘、SO_2 以及硫酸雾。烟尘含有的 Fe_2O_3 等金属氧化物,可催化 SO_2 氧化成硫酸雾,而后者的刺激作用约为前者的 10 倍。

2)光化学烟雾(photochemical smog)事件:是汽车尾气中的氮氧化物(NO_X)和碳氢化合物在强烈日光紫外线照射下,发生一系列光化学反应所产生的刺激性很强的浅蓝色烟雾所致,其主要成分是臭氧、醛类和过氧酰基硝酸酯(peroxyacyl nitrates,PANs),统称为光化学氧化剂(photochemical oxidants)。其中,臭氧约占 90% 以上,PANs 约占 10%,其他物质的比例很小。由于臭氧是光化学烟雾的主要成分,当大气中臭氧浓度升高(超过 $0.21mg/m^3$)时,可视为光化学烟雾形成的信号。PANs 中主要是过氧乙酰硝酸酯(PAN),其次是过氧苯酰硝酸酯(PBN)和过氧丙酰硝酸酯(PPN)等。醛类化合物主要有甲醛、乙醛、丙烯醛等。

光化学型烟雾最早出现在美国的洛杉矶(表 1-1),该城市三面环山,西面临海,夏秋季节市区日光紫外线照射强烈。至 1952 年,洛杉矶各种汽车已增加到 250 万辆,每天消耗汽油 1 892.7 多万升,向大气排出大量的 NO_X、VOCs 和 CO 等废气,造成大气严重污染。自 1943 年起,之后的十多年中几乎每年洛杉矶都出现光化学烟雾,其中以 1955 年最为严重。这次光化学烟雾事件持续一周以上,当时气温高达 37.8℃,致使很多居民出现眼和呼吸道刺激症状,哮喘和支气管炎流行,65 岁及以上人群的死亡率升高,平均每天死亡 70~317 人。光化学烟雾在美国的纽约,日本的东京、大阪、川崎,澳大利亚的悉尼,印度的孟买以及我国的兰州、成都、上海、北京等地也有发生。

表 1-1 大气污染的两种代表烟雾事件特征

	煤烟型烟雾事件	光化学烟雾事件
代表事例	伦敦烟雾事件	洛杉矶烟雾事件
发生时间	1952 年 12 月	先后于 1943 年、1946 年、1954 年、1955 年发生,1955 年最严重
污染来源	家庭及工业燃煤	石油制品燃烧(汽车尾气)
主要污染物	二氧化硫、一氧化碳、烟尘	臭氧、甲醛、过氧酰基硝酸酯类等
发生季节	冬季	夏秋季
发生时间	早晨	中午或午后
气象条件	气温低、气压高、无风、湿度大、盆地、逆温	气温高、风速低、湿度低、天气晴朗、紫外线强烈
症状	咳嗽、喉痛、胸痛、呼吸困难,伴有恶心、呕吐、发绀等,死亡原因多为支气管炎、肺炎和心脏病	眼睛红肿流泪、咽喉痛、咳嗽、喘息、呼吸困难、头痛、胸痛、疲劳感和皮肤潮红等,严重者可出现心肺功能障碍或衰竭
易感人群	老年人、婴幼儿以及心、肺疾病患者	老年人、婴幼儿以及心、肺疾病患者
健康影响	2 周内有 4 000 人超额死亡,此后 2 个月内陆续有 8 000 人死亡	65 岁及以上人群的死亡率升高,平均每日约死亡 70~317 人

(2)事故性排放引发的急性中毒事件:生产事故造成的急性中毒事件虽不经常发生,但一旦发生则后果严重、危害极大,代表性事件有印度博帕尔毒气泄漏事件和前苏联切尔诺贝利核电站爆炸事件。

1)印度博帕尔毒气泄漏事件:美国联合碳化物公司博帕尔农药厂建在印度博帕尔市北部人口密集区,工厂设备年久失修。1984 年 12 月 3 日凌晨,该厂的一个储料罐进水,罐中的化学原料发生剧烈的化学反应,储料罐爆炸,41 吨剧毒异氰酸甲酯及其水解产物泄漏直接排入大气,毒气迅速向下风向扩散,共波及 11 个居民区、65km² 的市区,致使 52 万多人受到严重损害。此事件共造成 15 万多人中毒,其中有 5 万多人失明,2 500 人因急性中毒死亡。至今当地居民的患癌率及儿童死亡率,仍然因这场灾难远高于印度其他城市。

2)苏联切尔诺贝利核电站爆炸事件:1986 年 4 月 26 日凌晨,苏联切尔诺贝利核电站 4 号机组发生爆炸,造成自 1945 年日本广岛、长崎遭原子弹袭击以来世界上最为严重的核污染。事故所产生的放射性尘埃,比广岛原子弹爆炸造成的辐射强 400 倍。周围环境中的放射剂量为人体允许剂量的 2 万倍。此次核事故造成 13 万居民急性暴露,31 人死亡,233 人受伤,经济损失达 35 亿美元。3 年后的调查发现,距核电站 80km 的地区,人群中皮肤癌、舌癌、口腔癌及其他癌症患者增多,儿童甲状腺病患者剧增,畸形家畜也增多。据有关报道称,全球共有 20 亿人受切尔诺贝利事故影响,27 万人因此患上癌症,其中致死 9.3 万人。

2. 短期危害 短期危害主要指污染物短期内作用于人体产生的危害。如大气污染对呼吸系统和心血管系统等疾病发病率、死亡率、呼吸科和心内科门急诊住院人数的影响等。国内外已有不少研究者采用不同流行病学方法对大气污染物(如 $PM_{2.5}$、PM_{10} 和 O_3 等)的短期健康危害进行了研究。我国北京、上海、天津、苏州、石家庄、太原、沈阳等地的资料显示,$PM_{2.5}$、PM_{10} 或 O_3 浓度的升高,均可导致人群每日肺炎、心血管疾病住院率、心肺疾病死亡率和总死亡率等增加。短期空气污染暴露造成的健康危害应引起高度重视。

3. 慢性危害 长期吸入低浓度的大气污染物可引起机体慢性中毒或诱发感染,引起呼吸道炎症、心血管疾病发病率和死亡率增加、降低机体免疫功能等。

（1）影响呼吸系统功能：大气中的SO_2、NO_2、硫酸雾、硝酸雾及颗粒物等不仅能产生急性刺激作用，还可长期反复刺激机体引起咽喉炎、眼结膜炎和气管炎等。呼吸道炎症反复发作，可造成气道狭窄，气道阻力增加，肺功能不同程度下降，最终形成慢性阻塞性肺疾病（chronic obstructive pulmonary disease，COPD）。COPD是具有气流阻塞特征的慢性支气管炎和/或肺气肿，其主要病理生理变化是以呼出气流速率降低为主的通气功能障碍。患者的气流阻塞呈进行性发展，但部分有可逆性，可伴有气道高反应性。

瑞士的一项研究发现，大气NO_2、SO_2和PM_{10}浓度与人群肺功能降低以及慢性支气管炎发病率增高有关。加拿大、美国等地对儿童的研究也得出同样的结论，而且研究还提示，大气颗粒物污染可阻碍儿童肺功能的发育。我国上海、沈阳、重庆等城市的调查都发现，大气污染与呼吸系统症状以及慢性支气管炎、肺气肿等疾病的发生有明显的相关关系。北京和上海的研究还发现，大气污染可影响儿童的一些肺功能指标，如用力肺活量（forced vital capacity，FVC）、最大呼气流速（peak expiratory flow，PEF）、第1秒最大呼气量（forced expiratory volume within 1 second，FEV_1）等。

（2）影响心血管系统：空气污染与各类心血管疾病发病风险增加相关，长期暴露后会发生炎症反应、氧化应激及血管内皮功能紊乱，造成血栓形成、血压升高、动脉粥样硬化、代谢综合征及其他心脏疾病。

一项美国哈佛六城市队列研究首次提出，长期暴露于大气污染与心血管疾病死亡率增加有关。美国50个州近50万成年人死亡数据的研究发现，在控制饮食和污染物联合作用等混杂因素后，$PM_{2.5}$年平均浓度每增高$10\mu g/m^3$，心血管疾病患者死亡率增加6%。同样，我国部分地区调查表明，长期暴露于大气颗粒物与人群心血管疾病死亡率的增加有关。

（3）降低机体免疫力：大量研究资料表明，大气污染可使机体的免疫功能降低，易患非特异性疾病。如在大气污染严重地区，居民唾液溶菌酶和分泌型免疫球蛋白A（secretory immunoglobulin A，SIgA）的含量均明显下降，血清中的其他免疫指标也有下降。污染地区儿童上呼吸道疾病的检出率明显高于清洁地区。大气污染物能削弱肺部的免疫功能，增加儿童呼吸道对细菌、病毒等的易感性。大气$PM_{2.5}$的日平均浓度每升高$20\mu g/m^3$，急性下呼吸道感染的危险将增加8%。动物实验表明，大气污染物如SO_2、NO_X、O_3、颗粒物、香烟烟雾等能明显增加动物对细菌感染的易感性。

（4）引起变态反应：大气中某些污染物如颗粒物、SO_2、NO_2、O_3、甲醛以及某些石油制品的分解产物等可通过直接或间接的作用引发机体的变态反应。"四日市哮喘"是发生在日本四日市的一起环境公害事件，该事件是环境污染物诱发机体变态反应性疾病的典型例证。四日市位于日本伊势湾西岸，曾因每隔四天有一次集市而得名。1955年开始修建炼油厂、发电厂等石油联合企业，因燃用中东高硫重油，工厂排出大量SO_2和粉尘，1960年开始工厂附近居民出现哮喘病，1961年大量出现，到1970年四日市哮喘病达到500多人，死亡36人。此外，空气中的花粉和真菌孢子也是重要的变应原，易引起鼻部和肺部的变态反应。

（5）其他：大气颗粒物中含有多种有毒元素如铅、镉、铬、氟、砷、汞等。美国28个大城市的调查发现，大气中镉、锌、铅以及铬浓度的分布与这些地区的中枢神经系统疾病、慢性肾炎等疾病的分布有明显的关联。使用含铅汽油可污染公路两旁大气及土壤，致使当地儿童铅负荷增高。当血铅浓度超过$100\mu g/L$时，对儿童的正常发育和中枢神经系统功能等可产生危害。也有报道指出，铝厂、磷肥厂和冶炼厂排出的废气中高浓度氟可引发当地居民慢性氟中毒。此外，一些研究提示，严重的大气污染还可导致低出生体重、宫内发育迟缓、早产甚至出生缺陷等不良妊娠结局。

4. 肺癌 近几十年来，国内外许多研究已经表明，大气污染程度与肺癌的发生率和死亡率呈正相关。大城市居民肺癌发病率比中小城市高，城市肺癌发病率比农村高，提示大气污染是肺癌发生的危险因素之一。城市空气中的悬浮颗粒物含有致癌作用的苯并（a）芘［B（a）P］、砷、铍、铬等，其中以B（a）P的致癌作用最强。一些研究发现城市市区空气中主要由机动车产生的颗粒物含有大量的

$PM_{2.5}$,可吸附多环芳烃及其硝基衍生物等污染物,后者作为一类可吸收的高活性的遗传毒物,进入机体后可直接或经代谢形成亲电基团,与肺组织DNA反应,形成DNA加合物造成遗传物质损害。上海、沈阳等大城市居民肺癌死亡率与大气中可吸入颗粒物和B(a)P的浓度密切相关。空气中砷、B(a)P等污染物已被毒理学或流行病学研究证实具有致癌作用。还有研究提示,吸烟与大气污染可能具有协同作用,即在大气污染严重的地区,吸烟者的肺癌危险度比非吸烟者更高。

(四)大气污染对人体健康的间接危害

1. 温室效应 由于人为活动使大气中某些能吸收红外线等长波辐射的气体浓度大量增加,直接影响地表热量向大气中释放,而使地球表面气温升高的现象,称为温室效应(greenhouse effect)。这些气体统称为温室气体(greenhouse gas),主要包括CO_2、甲烷(CH_4)、氧化亚氮(N_2O)和氯氟烃(chlorofluorocarbons,CFCs)等。研究表明,各种温室气体对温室效应的贡献率不同,CO_2为55%、CFCs为24%、CH_4为15%、N_2O为6%。可见,大气中CO_2增加是造成全球变暖的主要原因。联合国政府间气候变化专门委员会(IPCC)发布了第六次气候变化评估报告(AR6),指出过去十年(2011—2020年)较工业化前(1850—1900年)增暖了1.09℃(0.95~1.20℃)。从未来20年的平均温度变化来看,全球温升预计将达到或超过1.5℃,温室气体高排放情景下,2100年和2150年全球海平面上升幅度甚至可能高达2m和5m。

气候变暖对人类健康会产生多种有害影响。使受温度影响较大的病媒昆虫栖息范围扩大,活动时间延长,传播人类疾病的机会明显增加。例如以蚊子为主要传播媒介的疟疾、乙型脑炎、登革热、黄热病等的发病范围和发病率将会因气候变暖而大大增加。气候变暖还有利于病原体等生物的繁殖,可造成某些传染病、寄生虫病、食物中毒等发病率的明显上升。高温热浪对健康最直接的影响是导致与暑热相关疾病的发病率和死亡率升高,以65岁以上老年人死亡率增加更为明显。此外,气候变暖可使两极冰川融化,海平面上升,沿海低地被淹没,陆地面积减少。还可对陆地和海洋生态系统产生影响,使植物群落、浮游生物发生改变。

2. 酸雨 酸雨(acid rain)指pH值小于5.6的酸性降水,包括雨、雪、雹、雾等所有降水。酸雨形成的主要前体物质是大气中的SO_2和NO_x,这些硫氧化物、氮氧化物等通过化学转化而生成各类成酸物质,遇水即可形成酸雨。一般地,SO_2形成的硫酸对酸雨的贡献率约为70%,NO_x形成的硝酸为30%。酸雨污染受多种因素影响,在世界上范围越来越大,酸度也不断增加。2020年,我国465个监测降水的城市中,出现酸雨的城市比例为34%。全国酸雨分布区域集中在长江沿线及中下游以南,主要包括江西、福建、湖南、重庆的大部分地区,以及长三角、珠三角和四川东南部地区。酸雨区面积约占国土面积的10.6%。

酸雾可进入呼吸道,引起呼吸道刺激并发生慢性炎症,特别对婴幼儿影响更大。土壤酸化可使土壤中的营养元素如钾、钠、钙、镁溶出,导致土壤贫瘠,农作物减产,并使土壤生态环境遭受破坏,影响森林植被的正常生长,严重时可使森林大片死亡。土壤酸化还可使重金属在土壤中溶解性增加,加速有毒金属进入农作物而使人体摄入增加。水体酸化使水生生物生长受到影响,造成水生生物种群和数量减少,严重时可使鱼类绝迹。水生植物也受到影响,并影响水体自净。酸雨还可腐蚀建筑物、文物古迹,破坏输水管网,使水质恶化。

3. 臭氧层破坏 臭氧层位于平流层中,分布不均匀,低纬度处较少,高纬度处较多。臭氧层几乎可全部吸收来自太阳的短波紫外线和宇宙射线,使人类和其他生物免遭紫外线辐射的危害。大气中存在氯氟烃化合物(如氟利昂)和溴氟烷烃类(如哈龙,halons)时,则可破坏臭氧层,使臭氧层变薄,甚至形成臭氧空洞(ozone hole)。20世纪50年代观察到臭氧层中的臭氧减少,70年代后臭氧减少加剧,并于1985年首次在南极上空发现臭氧空洞,后来在北极也观察到这一现象。这种臭氧层空洞不是固定在某一地区,而是每年都在移动,面积不断增大。虽然臭氧层耗损的原因和过程还有待进一步阐明,但人们普遍认为,人类大量使用氯氟烃类化合物是导致臭氧损耗的重要原因。CFCs在工业上用作制冷剂、气溶胶喷雾剂、发泡剂以及氟树脂生产的原料。此外,N_2O、CCl_4、CH_4等也能消耗平流层中的臭氧。

臭氧层被破坏形成臭氧空洞以后,减少了臭氧层对短波紫外线和其他宇宙射线的吸收和阻挡功能,造成人群皮肤癌和白内障等发病率的增加,对地球上的其他动植物也有杀伤作用。据估计,平流层臭氧浓度减少 1%,UV-B 辐射量将增加 2%,人群皮肤癌的发病率将增加 3%,白内障的发病率将增加 0.2%~1.6%。因此,限制或减少臭氧消耗物质的排放已成为人们的共识。

4. 大气棕色云团　大气棕色云团(atmospheric brown clouds,ABC)是指以 $PM_{2.5}$ 为主,悬浮于大气对流层的大片污染物。其成分主要包括颗粒物、煤烟、硫酸盐、硝酸盐和飞灰等。从工业企业、机动车、木材燃烧或以牲畜粪便为燃料的厨灶中排放的废气,在大气层中积聚,最终形成有害的棕色云团。ABC 的棕色就是黑炭、飞灰、土壤粒子以及二氧化氮等对太阳辐射的吸收和散射所致。目前,世界上已有 13 座“超大城市”被确认为棕色云团热点城市,它们分别是:泰国曼谷,埃及开罗,孟加拉国达卡,巴基斯坦卡拉奇,伊朗德黑兰,尼日利亚拉各斯,韩国首尔,印度的加尔各答、新德里和孟买,以及我国的北京、上海和深圳。

ABC 的多种组分对人群健康的危害很大,联合国环境规划署报告指出,大气中 $PM_{2.5}$ 年均浓度上升 $20\mu g/m^3$,中国和印度每年会因此增加 34 万人死亡。因为大气中的细小颗粒物不仅可以进入血液,影响肺部组织,诱发慢性呼吸系统疾病,甚至还可能致癌。此外,ABC 中的颗粒物可吸收太阳的直射光或散射光,影响紫外线的生物学活性,导致儿童佝偻病的发病率增高,某些通过空气传播的疾病易于流行。ABC 的组分除了直接影响人体健康外,还会影响水资源、农业生产和生态系统,从而威胁人类的生存环境。

(五) 大气中几种常见污染物对人体健康的影响

1. 二氧化硫　二氧化硫(sulfur dioxide,SO_2)是一种有刺激性的无色气体,易溶于水。一切含硫燃料的燃烧都能产生 SO_2。火力发电厂的燃煤污染,有色金属冶炼、钢铁、化工、炼油、硫酸制造等工业生产过程是大气中 SO_2 的主要来源。SO_2 在大气中可被氧化成 SO_3,溶于水蒸气形成硫酸雾,也可先溶于水蒸气而生成亚硫酸,再氧化成硫酸雾。硫酸雾是 SO_2 的二次污染物,对呼吸道的附着和刺激作用更强。

SO_2 易被上呼吸道黏膜的湿润表面吸收,生成亚硫酸和硫酸,故 SO_2 对眼和上呼吸道有强烈刺激作用。SO_2 被呼吸道吸收后,约有 40% 进入血液。气管、肺、肺门淋巴结和食管中含量最高,其次是肝、肾、脾等。SO_2 在体内代谢,最终以硫酸盐的形式随尿排出。

SO_2 可刺激呼吸道平滑肌内的末梢神经感受器,使气管或支气管收缩,气道阻力和分泌物增加。因此,人在暴露于较高的 SO_2 后,很快会出现喘息、气短等症状。长期接触则可诱发慢性鼻炎,慢性支气管炎和肺气肿等慢性阻塞性肺部疾病。但是,个体对 SO_2 的耐受性差异较大,一般哮喘患者对 SO_2 比较敏感。SO_2 与烟尘共存时,可产生联合作用,其毒作用比 SO_2 单独存在时的危害作用大,吸附在含有三氧化铁等金属氧化物悬浮颗粒物上的 SO_2,可被催化形成硫酸雾,其刺激作用比 SO_2 大 10 倍。吸附 SO_2 的颗粒物,被认为是一种变态反应原,能引起支气管哮喘,如日本的四日市哮喘。SO_2 与 B(a)P 联合作用时,可能对后者有促癌作用。

我国《环境空气质量标准》(GB 3095—2012)中规定环境空气中 SO_2 1 小时平均浓度为 $500\mu g/m^3$ (二级标准),日平均浓度为 $150\mu g/m^3$ (二级标准)。

2. 氮氧化物　大气中的氮氧化物(nitrogen oxides,NO_X)主要指二氧化氮(nitrogen dioxide,NO_2)和一氧化氮(nitrogen monoxide,NO)等含氮气体化合物的总称。各种矿物燃料的燃烧过程均可产生 NO_X。煤和石油为燃料的火力发电厂、化工厂、工业锅炉是 NO_X 的主要来源,机动车尾气也是城市大气 NO_X 污染的主要来源之一。NO 在空气中易被氧化为 NO_2,NO 不具刺激性,被氧化为 NO_2 后才产生刺激作用。NO_2 的生物活性大,毒性为 NO 的 4~5 倍。NO_X 是光化学烟雾形成的重要前体物质,有刺激性,与烃类共存时,在强烈日光照射下,可以形成光化学烟雾。

吸入低浓度 NO_2 可引起呼吸道阻力增加,纤毛运动减弱,肺吞噬细胞吞噬能力降低,对感染的敏感性增高。长期吸入可出现上呼吸道黏膜刺激症状。NO_2 主要作用于深部呼吸道、细支气管及肺泡。因其较难溶于水,故对上呼吸道和眼睛的刺激作用较小。进入深部呼吸道的 NO_2 能缓慢地溶解于肺泡表面的液体中,逐渐形成亚硝酸及硝酸,对肺组织产生强烈的刺激与腐蚀作用,使肺毛细血管通透性增加,导致肺水肿。亚硝酸根进入血液后可引起高铁血红蛋白症和血管扩张,引起组织缺氧,出现发绀、呼吸困难、血压下降及中枢神经损害。NO_2 与支气管哮喘的发病也有一定的关系,其慢性毒作用主要表现为神经衰弱综合征。

我国《环境空气质量标准》(GB 3095—2012)中规定环境空气中 NO_x 1 小时平均浓度为 $250\mu g/m^3$(二级标准),日平均浓度为 $100\mu g/m^3$(二级标准)。NO_2 1 小时平均浓度为 $200\mu g/m^3$(二级标准),日平均浓度为 $80\mu g/m^3$(二级标准)。

3. 颗粒物　大气中的颗粒物可来自自然界的风沙尘土、火山爆发、森林火灾和海水喷溅等。人类生产和生活活动中使用的各种燃料如煤炭、石油、煤气、液化石油气和天然气的燃烧,以及钢铁厂、有色金属冶炼厂、水泥厂等工业生产过程构成了大气颗粒物的重要来源。

大量的颗粒物进入肺部对局部组织有堵塞作用,可使局部支气管的通气功能下降,细支气管和肺泡的换气功能减弱。吸附有害气体的颗粒物可以刺激或腐蚀肺泡壁,长期作用可使呼吸道防御功能受到损害,发生支气管炎、肺气肿和支气管哮喘等。调查发现,大气中 PM_{10} 和 $PM_{2.5}$ 浓度增高,人群中心血管疾病发病率与死亡率增高。可能由于颗粒物干扰了自主神经系统功能,颗粒物直接进入循环系统诱发血栓形成、刺激呼吸道产生炎症并释放促炎症因子,后者通过引起血管损伤、导致血栓形成等机制对心血管系统产生有害影响。大量研究表明,颗粒物的有机提取物具有遗传毒性,颗粒物中还含有多种致癌物和促癌物。颗粒物的致癌活性与其多环芳烃含量有关。流行病学调查研究表明,城市大气颗粒物中的多环芳烃与居民肺癌的发病率和死亡率呈明显正相关关系。

细颗粒物($PM_{2.5}$)对人体健康的危害要更大,因为直径越小,进入呼吸道的部位越深,$2\mu m$ 以下的颗粒物可深入到细支气管和肺泡。细颗粒物进入人体到达肺泡后,直接影响肺的通气功能,使机体容易处在缺氧状态。据悉,全球每年约有 210 万人死于 $PM_{2.5}$ 等颗粒物浓度的上升。2013 年 10 月 17 日,国际癌症研究机构发布报告,首次认定 $PM_{2.5}$ 致癌。颗粒物的长期暴露可引发心血管疾病和呼吸道疾病以及肺癌。当空气中 $PM_{2.5}$ 的浓度长期高于 $10\mu g/m^3$,将增大死亡的风险。空气 $PM_{2.5}$ 浓度每增加 $10\mu g/m^3$,总死亡风险上升 4%,心肺疾病的死亡风险增加 6%,肺癌死亡风险增加 8%。此外,$PM_{2.5}$ 极易吸附多环芳烃等有机污染物和重金属,使致癌、致畸、致突变的概率明显升高。

我国《环境空气质量标准》(GB 3095—2012)中规定环境空气中总悬浮性颗粒物(TSP)日平均浓度为 $300\mu g/m^3$(二级标准),可吸入颗粒物(PM_{10})日平均浓度为 $150\mu g/m^3$(二级标准),细颗粒物($PM_{2.5}$)日平均浓度为 $75\mu g/m^3$(二级标准)。

4. 光化学烟雾　光化学烟雾是二次污染物,主要由汽车尾气排出的 NO_x 和碳氢化合物在太阳紫外线作用下发生光化学反应所产生的刺激性很强的浅蓝色混合烟雾。其主要成分是臭氧、醛类和过氧酰基硝酸酯类(PANs)等,这些物质统称为光化学氧化物。

光化学烟雾是强氧化剂,主要危害是对眼睛具有强烈的刺激作用,引起眼睛红肿、流泪。主要作用物质是臭氧、PANs、甲醛、丙烯醛、各种自由基及过氧化物等。其中 PAN 是极强的催泪剂,催泪作用相当于甲醛的 200 倍。而 PBN 的催泪作用更强,比 PAN 大约强 100 倍。光化学烟雾对鼻、咽、喉、气管和肺等呼吸器官也有明显的刺激作用,可引起急性咽喉炎,气管炎,严重者可致肺水肿。臭氧对呼吸道以至肺泡都有刺激作用,可发生肺水肿;对眼结膜也有轻度刺激作用。美国洛杉矶曾多次发生光化学烟雾事件,纽约、东京、大阪、悉尼、孟买等城市也发生过光化学烟雾污染。

由于光化学烟雾的主要成分是臭氧,所以一般用它作为代表。我国《环境空气质量标准》(GB 3095—2012)中规定,臭氧 1 小时平均浓度限值为 $160\mu g/m^3$(一级标准),$200\mu g/m^3$(二级标准)。

5. 多环芳烃　大气中多环芳烃化合物(polycyclic aromatic hydrocarbon,PAH)是含有两个或两个以上苯环并以稠环形式连接的芳香烃类化合物的总称。大气中的 PAH 主要来源于各种含碳有机物的热解和不完全燃烧,例如煤、木材、烟叶以及石油产品的燃烧,烹饪油烟,以及各种有机废弃物的焚烧等。天然环境中的PAH含量极微,仅由火山爆发、森林火灾以及细菌分解有机物的过程产生。

至今已发现的PAH化合物有100多种,其中有一部分具有致癌性。由于B(a)P是第一个被确认的环境化学致癌物,且其致癌性很强,故经常以B(a)P作为PAH的代表。B(a)P占环境中全部致癌多环芳烃的1%~20%,在空气中的浓度大致为0.001~10μg/100m³。流行病学研究显示,肺癌死亡率与空气B(a)P浓度呈显著的正相关。美国学者研究报道大气中B(a)P浓度每增加0.1μg/100m³,肺癌死亡率增加5%。我国研究也发现,云南宣威肺癌高发的主要危险因素是燃烧烟煤所致的室内空气B(a)P污染。

我国《环境空气质量标准》(GB 3095—2012)中规定,B(a)P 24h平均浓度限值为0.002 5μg/m³(一级标准和二级标准)。

三、室内空气污染与健康危害

现代人一生中有2/3以上的时间是在室内度过的,尤其是婴幼儿、少年儿童和老弱病残者在室内活动的时间更长。因此,室内空气污染对健康的影响更值得人们关注和重视。近几十年来的调查研究显示,与大气污染相比,室内空气污染与健康的关系更为直接和密切。

(一)室内空气污染的来源

1. 燃料燃烧和烹调油烟　生活炉灶和采暖使用的燃料大多为煤、煤气、液化气、天然气、木材、农作物秸秆等,其燃烧产物(combustion products)含有CO、CO_2、NO_X、SO_2、颗粒物等。有些地区出产的烟煤在燃烧过程中产生的烟尘,可含有较高浓度的多环芳烃,对人体健康造成很大威胁。例如,云南宣威许多农户长期燃用烟煤,造成室内空气中化学致癌物B(a)P浓度高达626μg/m³,远远超过我国环境空气质量标准,且已发现室内空气中B(a)P浓度与居民肺癌死亡率呈明显的剂量-反应关系。有些地区农户燃用含氟量很高的劣质煤(含氟达3 000mg/kg以上),加之燃烧方式落后,将煤直接在室内敞开燃烧,室内空气氟浓度可高达0.5mg/m³,污染室内存放的粮食如玉米等而引起当地人群地方性氟中毒的发生。烹调油烟(cooking fume)是室内空气污染的重要来源之一它是烹调油温达250℃及以上时产生的一组混合性污染物,约有200余种成分。研究表明,烹调油烟冷凝物具有致突变性,并成为诱发肺癌的重要危险因素。油烟中的致突变物质来源于油脂中不饱和脂肪酸的高温氧化和聚合反应。

2. 室内活动　人体排出的代谢废弃物以及谈话、咳嗽时喷出的飞沫等都是室内空气污染物的来源。人的呼出气中主要含有CO_2、水蒸气及一些氨类化合物等内源性气态物质,可使空气中氧含量减少。呼出气中还含有CO、甲醇、乙醇、苯、二硫化碳、三氯甲烷、氯仿、硫化氢等数十种有害气态物质。另外,人们谈话、咳嗽、喷嚏时,随飞沫可排出呼吸道黏膜表面的病原微生物,污染室内空气。此外,人的皮肤、衣物及卫生用品,可产生各种不良气体与碎屑。在炎热季节人体出汗可散发出多种不良气味,在狭小的居室内造成的污染尤为严重。人的走路及其他动作可使地面、墙壁上的灰尘、微生物等散播到空气中。吸烟产生的烟气也是造成室内空气污染很重要的来源烟草烟气中至少含有3 800种成分,其中致癌物质不少于44种,包括10多种如B(a)P等极强的致癌物。

3. 建筑材料和装饰材料　建筑材料指用于建筑物的承重和建造围护结构的材料,如砖、石、水泥、钢筋等;装饰材料主要指用于建筑材料表面起保护、防护或美化作用的材料,如涂料、粘胶剂、石灰浆、地板砖等。建筑材料如矿渣砖、瓦、水泥等及装修材料如各种石材等可释放出有害的放射性元素、氡及其子体和其他衰变产物。各种装饰材料如油漆、黏合剂、人造板材等在加工过程中加入的多种助剂释放出多种有机化合物,统称为挥发性有机化合物(volatile organic compounds,VOCs),是一类重要的室内空气污染物,含有300多种成分,如甲醛、苯、甲苯、二甲苯、三氯乙烯、三氯甲烷、二异氰酸、甲苯酯、萘等。甲醛(formaldehyde)是生产树脂如脲醛树脂、酚醛树脂等的重要原料,这类树脂通常作为黏合剂用于各种人造板材的黏合制造。家具的制作、墙面、地板的装饰铺设等也都要使用黏合剂,

NOTES

这些黏合剂中的甲醛会缓慢释放出来,因此凡大量使用黏合剂的环节都会有甲醛释放。此外,化纤地毯、塑料地板砖、油漆涂料等也可含有一定量的甲醛。目前,甲醛等挥发性有机物是当前我国室内空气中的主要污染物。在房屋建筑中为隔热、防火,室内板壁及管道常广泛使用石棉,从而使室内空气可受到石棉纤维的污染。

4. 家用化学品　家用化学品是指用于家庭日常生活和居住环境的化工产品。随着该领域化学工业的发展,以及人们生活水平的提高和需求量的增加,家用化学品不断进入千家万户。如化妆品、洗涤剂、消毒剂、黏合剂、涂料、家用杀虫(驱虫)剂等。由于这些家用化学品中含有挥发性和非挥发性的、有机和无机的有毒物质,当贮存、使用、管理不当时,或由于居室温度的变化等诸多因素,常造成家用化学品对居室空气的污染。

5. 家用电器　室内大量使用的家用电器如电视机、电磁炉、微波炉、冰箱、烤箱、电脑、打印机、手机等,导致人们接触电磁辐射的机会大大增加,由此产生的健康影响问题正受到人们越来越多的关注。

6. 室内生物性污染　在室内环境中,呼吸道传染病患者或病原携带者可通过谈话、咳嗽、喷嚏等将病原体随飞沫喷出,污染室内空气,特别是在通风不良、人员拥挤的情况下,空气中的病原体如流感病毒、SARS 病毒、结核分枝杆菌、链球菌等可存活较长时间而使易感人群发生感染。家庭花卉释放的花粉、宠物粪便、毛屑、昆虫鳞片、尘螨、真菌孢子等均可成为生物性变应原,使易感者发生过敏反应。此外,广泛存在于土壤、水体中的军团菌,也可出现于贮水槽、输水管道、冷却塔、加湿器水槽等处。这种细菌可通过淋浴喷头、各种喷雾设备等途径,随水雾喷入室内空气中,人一旦吸入即可感染该菌,严重时可患军团病(legionnaires disease)。

7. 室外大气污染　工业企业、交通运输工具产生和排放到大气中的污染物如 SO_2、NO_x、CO、铅、颗粒物及扬尘等,可随空气流动进入室内而造成污染。不合格生活用水可能含有的致病菌如军团菌,或化学污染物如苯等也可随淋浴、冷却空调、加湿空气随水雾进入室内空气。

(二) 室内空气污染引起的健康危害

由于室内空气污染物种类繁多,效应各异,且单一污染物的室内浓度一般并不太高,短时间内对健康的影响不易觉察,而往往表现为慢性、潜在的不良影响。此外,居室空气中往往同时存在多种有害因素(包括物理性、化学性和生物性),可综合作用于机体而产生不良影响。因此,室内空气污染对健康的危害多种多样、十分复杂。现就几类重要污染物的健康危害简要介绍。

1. 化学性污染物

(1)二氧化碳和一氧化碳:居室内的 CO_2 主要来自人体呼气、含碳物质的燃烧及动植物新陈代谢的排出。当 CO_2 浓度 <0.07% 时,人体感觉良好;浓度为 0.1% 时,个别敏感者有不舒适感;浓度为 0.15% 时,不舒适感明显;达到 3% 时,使人的呼吸程度加深;达 4% 时,使人感觉头晕、头痛、耳鸣、眼花、血压升高;达 8%~10% 时,呼吸困难,脉搏加快,全身无力,肌肉抽搐甚至痉挛,神志由兴奋转向抑制;达 30% 时可致死亡。生活灶具和燃气热水器等使用过程中产生的 CO 达到一定浓度时可引起中毒。当血液中的碳氧血红蛋白浓度达 10%~20% 时,可引起头痛、恶心、呕吐、四肢无力等轻型 CO 中毒症状,脱离中毒环境后症状迅速消失,一般不留后遗症;血液中碳氧血红蛋白浓度占 30%~40% 时,达到中型 CO 中毒,可出现虚脱或者昏迷,如果抢救及时,可迅速清醒,数天内完全恢复,亦不留后遗症;血液中碳氧血红蛋白浓度在 50% 以上,达到重度 CO 中毒,可出现深度昏迷,呼吸急促,伴有脑水肿、心肌损害,甚至造成死亡。

(2)燃烧产物:各种燃料以及烟草等在燃烧后会产生多种多样的污染物。

这些燃烧产物对人体产生的危害主要有:①燃料所含杂质的污染,如氟、砷含量高的煤燃烧造成的室内空气污染,引起氟中毒、砷中毒;②燃烧产物 SO_2、NO_x 可对机体皮肤、黏膜具有刺激作用,进入肺组织的颗粒物除引起肺通气功能下降和肺泡换气功能障碍外,附着于颗粒物上的致癌物如多环芳烃类还具有致癌作用;③烟草燃烧产物对机体呼吸、神经、循环、内分泌、生殖系统以及免疫功能均有明显的损伤作用。吸烟还是引起肺癌的主要原因。此外,吸烟还与喉癌、咽癌、口腔癌、食管癌等癌症的高发有关。

(3)烹调油烟:烹调时,随温度的升高油烟生成量显著增加。烹调油烟是肺鳞癌和肺腺癌的危险因素。多种致突变实验如微核试验、大鼠气管上皮细胞转化试验、DNA 合成抑制试验等,均表明烹调油烟冷凝物具有致突变性。目前认为,含较多不饱和脂肪酸的菜油、豆油等具有致突变性,而不饱和脂肪酸含量较低的猪油等则无致突变性。

(4)甲醛及其他挥发性有机物:甲醛污染对室内居住者的影响主要是对眼和呼吸道黏膜的刺激作用,引起眼红、流泪、咽干发痒、咳嗽、气喘、胸闷、皮肤干燥发痒等。长期接触低浓度甲醛除引起神经衰弱、肺功能降低外,对人体还具有致突变和致癌作用。当室内甲醛浓度达到 0.12mg/m³ 时可引起儿童气喘,达到 30mg/m³ 会致人死亡。除甲醛外,常见的挥发性有机物还有苯、甲苯、三氯乙烯、三氯甲烷、萘、二异氰酸酯类等。这些物质有臭味,还有一定的刺激作用,主要影响中枢神经系统和消化系统,严重时可造成肝脏和造血系统损害,并可诱发变态反应等。常见的症状有头晕、头痛、嗜睡、乏力、胸闷、食欲不振、恶心等。苯在高浓度时主要引起中枢神经系统损害,在低浓度长期作用下主要损害造血系统,可发生白细胞减少、再生障碍性贫血、白血病等。

2. 物理性污染物

(1)放射性污染危害:氡及其子体是室内最常见的放射性污染物,我国有些地区用石煤渣制成碳化砖用于建筑材料,以致室内氡浓度高达 300Bq/m³ 以上,氡子体浓度达 0.06 工作水平(WL),1WL 相当于 1×10^{-10}Ci/L。氡经呼吸道进入体内对人体健康的主要危害是引发肺癌,其潜伏期约为 15~40 年。据不完全统计,全世界非吸烟肺癌患者中 20% 是由于氡辐射所致,肺癌死亡者的 8%~25% 是由于吸入空气中的氡所致。

(2)非电离辐射危害:主要来自各种家用电器发射出的电磁波。非电离辐射对健康的危害具有多样性,当强度大于 10mW/cm² 时引起机体体温升高,呈现致热效应。强度较弱时,对血液、免疫等系统都有一定的影响。流行病学研究发现,长期接触电磁辐射的人群易出现头晕、疲乏、记忆力衰退、食欲减退、烦躁易怒、血压变化、白细胞减少等症状。女性可发生月经不调,个别男性有性功能衰退。高强度的非电离辐射如微波对实验动物也可引起多种不良影响,并对雄性生殖功能有严重损害。

3. 生物性污染危害
由于生物性致病因素不同,其造成的危害各异。呼吸道传染病如流感、麻疹、结核等,患者通过呼吸、谈话、咳嗽、喷嚏等方式污染室内空气,使其他健康人受到感染。室内存在的尘螨、宠物的排泄物和毛屑、昆虫鳞片、花粉等都可成为变应原,使敏感个体发生过敏反应。

(1)军团菌:1976 年,在美国费城召开的第 58 届退伍军人年会期间,与会者中爆发流行了一种不明原因的急性发热性肺部疾病。经调查,该病是一种细菌性肺炎,其致病菌为一类革兰氏阴性、无芽孢、有鞭毛、需氧水生菌群。由于发病者多为退伍军人,故将引起该病的细菌命名为军团菌,将该病称为"军团菌病"。空调系统(主要通过冷却塔水)带菌是引起军团菌病发生和流行的常见原因。现已发现有 50 种 70 多个血清型,以嗜肺军团菌最常见。军团菌是一类水生菌群,在蒸馏水中可存活 139 天,在自来水中可存活 1 年左右。当水温在 31~36℃之间且水中含有丰富有机物时,军团菌可长期存活。这种细菌主要存在于现代建筑物的贮水器水、冷却塔水、冷凝水、温水箱水和空气调湿器的水中。人主要通过呼吸道感染军团菌,机体受感染后,轻者一般无明显临床症状;重者引起军团菌病,主要表现为以肺部感染为主要特征的全身性损害。军团菌病在我国城市时有发生,随着我国高层住宅和高级宾馆中空调系统的广泛使用,军团菌病的发病率有明显增加的趋势,值得人们密切关注。

(2)尘螨:尘螨属于节肢动物。居家灰尘样品中可检出尘螨,称为屋尘螨。其成虫约 0.2~0.3mm,生存环境最适温度为 23~27℃,最佳湿度为 80%,在潮湿、阴暗、通风条件差的环境中易孳生。在床垫、被褥、枕头、地毯、沙发罩等纺织物内极易孳生,尤其在床褥和纯毛地毯下面尘螨孳生最多。尘螨及其分泌物和排泄物均为室内重要的生物性变应原,可通过空气传播进入人体。反复接触此类变应原,可发生过敏性哮喘、过敏性鼻炎等,有时也可出现皮肤过敏。尘螨引起的哮喘是以肺内嗜酸性粒细胞聚集、黏液过度分泌、气道高反应性为特点的IgE介导的Ⅰ型变应性疾病,其发生是遗传因素与环境因素共同作用的结果。

四、空气污染的卫生防护

大气污染的程度受到能源结构、工业布局、交通管理、人口密度、地形、气象和植被等自然因素和社会因素的影响。因此,针对大气污染必须坚持综合防治的原则。

(一) 大气污染的卫生防护

坚持预防为主,防治结合、全面规划、合理布局、综合治理的方针,坚持谁污染谁治理的原则。

1. 合理安排工业布局　工业区一般应配置在城市的边缘或郊区,居住区内不得修建有害工业企业。工业区的位置应考虑当地长期的风向和风速资料,配置在当地最大频率风向的下风侧。此外,考虑到事故性排放发生的可能和风向的变化,在工业企业与居民区之间还应设置一定的卫生防护距离。

2. 改革生产工艺和节约能源　改革工艺过程,采取无毒或低毒原料代替毒性大的原料,减少污染物的排放。淘汰不达标的用能设备、生产工艺。实行有利于节能和环境保护的产业政策,限制发展高耗能、高污染行业,发展节能环保型产业。开发和利用新能源、可再生能源,开发清洁燃料技术如核电和太阳能技术等。

3. 加强污染源治理和生产管理　推行清洁生产和高效消烟除尘、脱硫型煤等预防污染和治理污染的技术措施。生产过程中加强管理,消除跑、冒、滴、漏和无组织排放,杜绝事故性排放。

4. 加强城市绿化　城市绿化是城市生态系统的重要组成部分。种植树木花草不仅能美化环境,还能调节气候,阻挡、滤除和吸附灰尘,吸收大气中有害气体等,对于改善城市的大气环境质量、缓解城市热岛效应有重要作用。

5. 强化环境管理　积极贯彻环境保护的有关法律,如《中华人民共和国环境保护法》《中华人民共和国大气污染防治法》《环境空气质量标准》(GB 3095—2012)等,严格执行环境质量标准,加强环境治理执法力度。

(二) 室内空气污染的防护措施

1. 减少室内污染来源　选用绿色环保的建筑材料和装饰材料;慎重使用家用化学品;保持良好的个人卫生习惯;定期清洁空调系统;科学饲养宠物;控制室内湿度,减少霉菌、细菌滋生。

2. 改善室内空气质量　采取通风换气、消毒和新型净化技术等措施,降低室内空气污染物浓度。

3. 合理利用生活能源　鼓励城市居民使用天然气,农村大力发展沼气,减少燃烧煤炭、稻草、秸秆等造成的室内空气污染。

(张志红)

第二节　水

【学习要点】

1. 水资源的种类与卫生学特征。
2. 水体污染对健康的危害。
3. 饮用水净化消毒的流程、影响因素以及不同消毒手段的优缺点。

水是地球上不可代替的自然资源,是构成环境的基本要素。水也是构成机体的重要成分,是一切生命过程必需的基本物质,人体一切生理活动和生化反应都需要在水的参与下完成。正常成人体内的水分约占体重的65%,儿童体内的水分可达体重的80%。当机体丢失水分达到20%的时候就会危及生命。成年人每天生理需水量约 2.5~4.0L,体内的水分参与调节体温、运送养分、排除废物、为机体提供维持健康必需的矿物质和微量元素等。水不仅孕育了生命,而且在改善生活居住环境、保持个人卫生、促进人体健康、发展国民经济等人类生活和生产活动中具有极其重要的作用。国际上已把城市人均耗水量作为衡量一个国家、城市居民生活水平和市政公共设施完善程度的重要标志。

水在地球上分布很广泛,约占地球总面积的 70%。虽然地球上的总水量较丰富,但河流、湖泊和浅层地下可利用的淡水储量仅占总储水量的 2.53%,且分布不均匀。我国水资源占全球总资源的6%,仅为世界人均水资源的 1/4,被联合国列为贫水国家。

一、水资源的种类与卫生学特征

水资源(water resources)是指全球水量中可供人类生存、发展可用的水量,主要是指逐年可以得到更新的淡水量。

地球上的天然水资源分为降水、地表水和地下水三类。

(一) 降水

降水(precipitation)是指雨、雪、冰雹等降落到地面的水。降水的特点为水质较好、矿物质含量较低,但水量无保证。降水的水质主要受大气质量和降水来源地的影响,若大气被污染,降水的水质也会受到相应的污染。如大气受 SO_2、NO_X 等污染,降水中就会含有硫酸、硝酸等物质从而形成酸雨。水源地环境对降水水质也有一定的影响,如沿海地区的降水就会含有较多的氯化钠等。

(二) 地表水

地表水(surface water)是降水在地表径流和汇集后形成的水体,包括江河水、湖泊水、水库水等。地表水以降水为主要补充来源,此外与地下水也有补充关系。

地表水按水源特征可分为封闭型和开放型两大类。封闭型水体四周封闭,水无法流动,又称为"死水",如湖泊水、水库水等;开放型水体四周未完全封闭,依靠水位的落差,水自高处向低处流动,又称为"活水",如江河水等。

地表水水质一般较软,含盐量较少。但因流经地区的地质环境条件、人类活动等因素的差异,地表水的化学特征也有所不同。由于地表水与当地地质长期接触,地表土壤中的物质溶解在地表水中,如富硒地质环境中,地表水中的硒含量增高;江、河水在涨水期或暴雨后,水中常含有大量泥沙及其他杂质,使水混浊或带色,细菌含量增高,但盐类含量较低。湖水和水库水由于流动较慢,湖岸冲刷较少,水中的杂质沉淀较完全,因此水质一般较清,但往往有大量浮游生物生长、繁殖,使水着色并带有臭味。

(三) 地下水

地下水(underground water)是由降水和地表水经土壤地层渗透到地表以下而形成。地层由透水性不同的黏土、砂石、岩石等构成,分为透水层和不透水层。透水层是由颗粒较大的砂、砾石组成的,能渗水与存水;不透水层则由颗粒细小致密的黏土层和岩石层构成。根据地下水所处地层的位置不同,又将其分为浅层地下水、深层地下水和泉水。

浅层地下水是指潜藏在地表以下第一个不透水层上的地下水,其水质的物理性状较好,细菌数较地表水少,但在流经地层和渗透过程中,可溶解土壤中各种矿物盐类使水质硬度增加,水中的溶解氧(dissolved oxygen,DO)因被土壤中生物化学过程消耗而减少。

深层地下水是指在第一个不透水层以下的地下水,因通过的不透水层较厚,水质的物理性状更优于浅层地下水,水质无色透明,水温恒定,细菌含量很少,但矿物质含量高,硬度大。由于深层地下水水质较好,水量较稳定,常被用作城镇或企业集中式供水的水源。

泉水是地下水通过地表缝隙自行涌出的地下水,浅层地下水由于地层的自然塌陷或被溪谷截断而使含水层露出,水自行外流即为潜水泉,其水质水量的特点与浅层地下水相似;深层地下水由不透水层或岩石的天然裂隙中涌出,称自流泉,其水质水量的特点与深层地下水相似。

二、水污染及对人体健康的危害

水污染（water pollution）是指人类活动产生的污染物进入水体,其数量超过了水体的自净能力,使水和水体底质的理化特性和水环境的生物学特性、组成等发生改变,从而影响水的使用价值,造成水质恶化,乃至危害人体健康或破坏生态环境的现象。造成水污染的原因是多方面的,其中主要为人类的生产和生活活动。

（一）水污染的主要来源

1. 工业生产　在工业生产中,因热交换、产品输送、产品清洗和管理、选矿、除渣、生产反应等过程可能产生大量废水,称为工业废水,如水力选矿废水、冷却水、洗涤废水、水力除渣废水、生产浸出液等。

工业废水的水质和水量因产品种类、生产工艺和生产规模等不同而有显著差别。即使在同一工厂,不同车间的废水数量和性质也会有明显差异,生产同类产品的工业企业,其废水的质量也因原料、药剂、工艺过程、生产用水的质量等条件不同而有很大差别。钢铁厂、焦化厂排出的废水以酚和氰化物为主;化工、化纤、化肥、农药厂等排出的废水以砷、汞、铬等有害物质为主;造纸厂可排出含大量有机物的废水;动力工业等排出的高温冷却水可造成热污染而改变水体的理化性质。对水体污染影响较大的工业废水主要来自冶金、化工、电镀、造纸、印染、制革等工业企业。工业废水排放量大,且排放集中,容易造成环境严重污染而引起公害事件。

2. 农业生产　农牧业生产可排出污水,降水或灌溉水流过农田或经农田渗漏也可排出污水,称为农业污水。随着化肥、农药的大量使用,残存的农药和化肥通过农田的径流进入地表水,形成了以化肥农药及分解产物为主要污染物的水体污染。农业污水主要含有化肥（氮、磷、钾等）、农药、粪尿等有机物及人畜肠道病原体等。农药造成的水体污染具有长期性和全球性,20 世纪 60 年代,农业大量使用的有机氯农药六六六和 DDT,由于其稳定性,导致南北极极地的积雪、珠穆朗玛峰顶的积雪以及全球各地都能检测到有机氯农药,特别是土壤中存在的高残留、高毒性农药引起的水质污染对水生态环境的影响及对人类健康的潜在危害已引起人们的高度关注。

3. 居民生活　居民生活可产生污水,称为生活污水,如洗涤废水、厨房废水、粪尿污水等。生活污水具有特殊臭味,水中含有大量有机物如纤维素、淀粉、糖类、脂肪、蛋白质及微生物,包括肠道致病菌、病毒、寄生虫卵等。由于水中含有大量有机物,其氧化分解时会消耗大量的氧而使水中溶解氧降低,继而发生厌氧分解生成甲烷、氨、硫化氢、硫醇、吲哚等气体,并使水发黑发臭。近年来,由于大量使用合成洗涤剂及人畜粪尿的排放,使污水中磷、氮含量显著增加,为水生植物提供充足的营养物质,导致湖泊、水库水质富营养化。

由于降水洗淋城市大气污染物和冲洗建筑物、地表、废渣、垃圾而形成的城市地表径流也是生活污水的组成部分。来自医疗单位的污水,包括患者的生活污水和医疗废水,含有大量的病原体及各种医疗、诊断用物质,是一类特殊的生活污水,对健康的主要危害是引起肠道传染病。由于人口不断增多,城市的范围不断扩大,生活污水的排放量已超过工业废水的排放量,成为水污染的重要来源。除此之外,大气污染,石油开采及航海船只产生的废弃物,工农业生产、生活产生的各种固体废弃物等都可污染水源。

（二）水中主要污染物

通过各种途径进入水体的污染物种类繁多、性质各异,按其性质一般可分为物理性污染物、化学性污染物和生物性污染物。

1. 物理性污染物　最常见的是热污染（主要为工业冷却水）和放射性污染。主要来自核医疗、核电站动力电站、冶金等。

2. 化学性污染物　是目前水污染中最重要的环境污染物,包括无机物和有机物两大类,最常见的无机污染物如铅、汞、镉、铬、砷、氮、磷、氰化物及酸、碱、盐等;有机污染物如苯、酚、石油及其制品等。

3. 生物性污染物　主要来自生活污水、医院污水、畜牧和屠宰场废水及食品加工企业废水等。此外,生活垃圾浸出液和地表径流都可能带有大量病原体和其他微生物而对水体造成生物性污染。生活污水中的磷、氮等污染物引起水体富营养化而导致藻类污染也属于生物性污染。

水中主要污染物参见表1-2。

表1-2　水污染分类、污染标志及来源

污染类型	污染物	污染标志	废水来源
物理性污染			
热污染	热的冷却水	升温、缺氧或气体饱和、热富营养化	动力电站、冶金、石油、化工等
放射性污染	铀、钚、锶、铯	放射性沾污	核研究、生产、试验,核医疗、核电站
表观污染	泥、沙、渣、屑、漂浮物	混浊	地表径流、农业排水、生活污水、大坝冲沙、工业废水
	腐殖质、色素、染料、铁、锰	染色	食品、印染、造纸、冶金等工业污水和农田排水
	酚、氨、胺、硫醇、硫化氢	恶臭	污水、食品、制革、炼油、化工、农药
化学性污染			
酸碱污染	无机或有机酸碱	pH 异常	矿山、石油、化工、化肥、造纸、电镀、酸洗等工业、酸雨
重金属污染	汞、镉、铬、铅、锌等	毒性	矿山、冶金、电镀、仪表颜料等工业的排水
非金属污染	砷、氰、氟、硫、硒等	毒性	化工、火电站、农药、化肥等工业
需氧有机物污染	糖类、蛋白质、油质、木质素等	耗氧、缺氧	食品、纺织、造纸、制革、化工等工业、生活污水、农田排水
农药污染	有机氯农药、多氯联苯、有机磷农药等	严重时水中无生物	农药、化工、炼油等工业、农田排水
易分解有机物污染	酚类、苯、醛类	耗氧、异味、毒性	制革、炼油、化工、煤矿、化肥等工业、污水及地面径流
油类污染	石油及其制品	漂浮和乳化、增加水色	石油开采、炼油、油轮等
自然污染	氟、砷	生物地球化学性疾病	地壳表面化学元素分布不均
生物性污染			
病原体污染	各种病原体	水体致病性	医院、屠宰、畜牧、制革等工业、生活污水、地面径流
真菌污染	真菌毒素	毒性、致癌	制药、酿造、食品、制革等工业
藻类污染	磷、氮	富营养化、恶臭	化肥、化工、食品等工业、生活污水、农田排水

(三)水污染对健康的危害

自然或人为因素引起的水及水底质某些成分的改变,不仅影响水的饮用,而且还会对人体健康产生危害,如:受磷、氮污染的富营养化水体中的藻类及其毒素,不仅会破坏水生态环境,也可通过摄食引起人体中毒,甚至死亡;水体受到有毒化学物质污染时,可使接触人群发生急慢性中毒,甚至引起公害病,有的可诱发癌症。

1. 生物性污染的危害　水生物性污染的范围很广泛，但和人类关系较密切的是水被生物病原体污染和水的富营养化导致水体中藻类的大量繁殖。

（1）介水传染病：水被生物性污染后，进入水体的主要病原体有以下4种。①致病细菌：如伤寒沙门菌、副伤寒沙门菌、霍乱弧菌、志贺菌属、沙门菌属等；②致病病毒：胃肠炎病毒、脊髓灰质炎病毒、甲型和戊型肝炎病毒、腺病毒等；③寄生虫：隐孢子虫、蛔虫、蓝氏贾第鞭毛虫、血吸虫；④其他：包括沙眼衣原体、钩端螺旋体、寄生虫虫卵等。如被这些病原体污染的水体未经消毒或消毒不彻底就作为饮用水水源，则可导致介水传染病（water-borne infectious disease）。介水传染病是指通过饮用或接触受病原体污染的水，或食用被这种水污染的食物而传播的疾病，又称水性传染病。最常见的介水传染病包括霍乱、伤寒、痢疾、甲型病毒性肝炎、隐孢子虫病等肠道传染病及血吸虫病、贾第虫病等寄生虫病。

介水传染病的流行特点是：①水源一次大量污染后可出现暴发流行，绝大多数病例的发病日期集中在该病最短和最长潜伏期之间，如水源经常被污染，则病例终年不断；②病例的分布与供水范围一致，绝大多数患者都有饮用同一水源水的历史；③一旦对污染源采取治理措施，加强饮用水的净化和消毒后，疾病的流行能迅速得到控制。

（2）藻类及其毒素污染：藻类的过度繁殖可引起水体富营养化（eutrophication），即水体中磷、氮含量过高，使藻类等浮游生物获得丰富营养而大量繁殖、生长、死亡，以致水质恶化，生物种群组成发生改变，生态环境受到破坏，甚至危及水生生物和人群健康。

藻类的生长和种群组成，根据水体富营养化的程度不同而变化，蓝绿藻（blue-green algae）是富营养化水域中较为普遍的藻类，在代谢过程中产生的藻毒素有肝毒素、脂多糖毒素、神经毒素三种，最常见的是肝毒素，而贝类（蛤蚌、蚌等）能富集这些毒素，人食用毒化了的贝类后可发生中毒甚至死亡。流行病学研究发现，长期饮用含有大量有毒的铜绿微囊藻（M. aeruginosa）的水可引起居民血清酶增高，出现轻度可逆的肝脏损害。

藻类毒素污染水源后，一般的净化处理方法和家庭煮沸并不能使其全部失活。为此，藻类毒素对水体的污染是一个全球性的环境卫生问题，特别是藻类毒素对健康的危害已受到人们的高度重视。

2. 化学性污染的危害　水化学性污染引起的卫生问题，主要是由于机体长期暴露于有害化学物质所致的慢性中毒和远期危害（致突变、致癌和致畸），很少引起急性中毒。污染水源的主要化学物质有汞、砷、铬、酚、氰化物、硝酸盐、多氯联苯及农药等。

（1）汞（mercury）：常见的汞污染源为工业企业，如化工、仪表、冶炼、灯泡等工业废水，此外，医院废水、使用含汞农药也是常见的污染源。

汞在环境中可被甲基化成为甲基汞，甲基汞进入机体后，在机体组织内分布很广，除肾、肝等脏器蓄积外，尚可通过血脑屏障在脑组织内蓄积，也可透过胎盘屏障进入胎盘组织发挥胚胎毒性，已有调查报告显示，被甲基汞污染的地区其畸胎率及染色体畸变率增加。

世界各地曾有多起汞污染水源导致人群发生甲基汞中毒的公害事件，其中最具代表性的是20世纪50年代初期在日本熊本县水俣湾发生的水俣病（minamata disease）。主要由于位于熊本县的氮肥厂长期将未经处理的工业废水排放到水俣湾中，使水体受到汞的严重污染，水中鱼贝等水生生物通过食物链和生物富集作用使体内的甲基汞含量严重超标，当地居民长期食用含甲基汞严重超标的海产品引起慢性甲基汞中毒。Hunter-Russel综合征是水俣病最典型的特异性体征，包括末梢感觉减退、向心性视野缩小，共济运动失调以及听力和语言障碍。我国《生活饮用水卫生标准》规定饮用水中汞的含量不得超过0.001mg/L。

（2）氰化物（cyanide, HCN, free cyanide）：氰化物是一类含有氰基（CN⁻）的化合物，包括简单氰化物、氰络合物和有机氰化物，广泛应用于工业生产，是常见的水体污染物。水源中的氰化物主要来自电镀、选矿、炼焦及合成纤维等工业废水的排放。不同氰化物的毒性大小取决于其在体内是否易于生成游离的氰基,常见的氰化物如氰化氢(HCN)、氰化钾(KCN)和氰化钠(NaCN)等都极易溶于水,在体内解离出游离氰基,对人体毒性非常大。人口服氰化钠的致死量约为 1~2mg/kg。

氰化物易被皮肤、消化道吸收,经口摄入的氰化物,在胃酸的作用下形成氰氢酸进入血液。其毒作用机制主要是由于游离的氰离子与细胞色素氧化酶中的 Fe^{3+} 结合,形成氰化高铁细胞色素氧化酶,使细胞色素氧化酶失去传递电子的能力,导致呼吸链中断,细胞内氧化代谢过程受阻,造成组织细胞内窒息。

氰化物急性中毒主要表现为中枢神经系统的缺氧症状和体征,主要表现为呼吸困难、痉挛、呼吸衰竭等。临床上可分为前驱期、呼吸困难期、惊厥期和麻痹期,严重时可突然昏迷死亡;慢性中毒主要表现为神经衰弱综合征、运动肌的酸痛和活动障碍等。长期饮用富含氰化物的水,还可出现头痛、头晕、心悸等神经细胞退行性变的症状。尿液和唾液中硫氰酸根的含量是评价外源性氰化物中毒的重要指标。我国《生活饮用水卫生标准》规定氰化物的含量应低于为 0.05mg/L。

(3)铬(chromium):含铬的工业废水(如电镀废水)和废渣(如铬盐生产性废渣)是水体铬污染的主要来源。铬化合物的毒性以六价铬为最大,六价铬的毒性高于三价铬的数十倍,体内的六价铬可影响物质的氧化还原和水解过程,并可与核酸、蛋白结合影响其正常功能的发挥;它可干扰多种重要酶的活性,影响物质氧化、还原和水解过程,并能与核酸、核蛋白结合,也可诱发癌症;六价铬还可促使维生素 C 氧化,阻止半胱氨酸酶的催化作用;六价铬可使血红蛋白转变为高铁血红蛋白,影响红细胞的携氧能力,造成机体缺氧。此外,六价铬还具有致突变和致癌作用。经口摄入含铬量很高的水可引起口腔炎、胃肠道烧灼,并出现恶心、呕吐、腹痛、腹泻、便血,常伴有头痛、头晕、烦躁不安、呼吸急促、肌肉痉挛、口唇指甲青紫等表现。严重时可发生休克、发绀、呼吸困难,也可能发生急性肾衰竭等。我国《生活饮用水卫生标准》规定饮水中六价铬的含量不得超过 0.05mg/L。

(4)氯化消毒副产物(chlorinated disinfection by-products,CDBPs):是指采用氯消毒剂对饮用水进行消毒过程中,氯和水中的有机物反应所产生的卤代烃类化合物。由于水中有机物的种类和数量不同,所产生的氯化消毒副产物的种类和数量也不相同。目前已确定的氯化消毒副产物分为两大类:①挥发性卤代有机物,主要有三卤甲烷(trihalomethanes,THMs),包括氯仿、溴仿、一溴二氯甲烷、二溴一氯甲烷;②非挥发性卤代有机物,主要有卤代乙酸(haloacetic acids,HAAs),如:二氯乙酸、三氯乙酸、溴氯乙酸、溴乙酸等,另外还有卤代氰、卤代酮、卤代醛、卤代酚等。动物实验证明很多氯化消毒副产物具有致突变性、致癌性。例如氯仿、三氯甲烷、一溴二氯甲烷等可引起人和动物的肝硬化、肝肾坏死、肝肾及肠道肿瘤。世界卫生组织已将三氯甲烷、一溴二氯甲烷和二氯乙酸作为有致癌性的物质列在《饮用水水质标准》中,并确定了其致癌危险性水平的限制。

(5)环境内分泌干扰物(environmental endocrine disruptors,EEDs):是指存在于环境中,对人类和动物体内的激素产生影响,干扰机体正常内分泌物质的合成与代谢,激活或抑制内分泌系统功能的外源性化学物质。内分泌干扰物可通过多种方式污染水体。目前初步证实的内分泌干扰物已达数百种。调查研究资料显示,在我国很多地区的地表水、自来水中均可检出邻苯二甲酸酯类、壬基酚、有机锡、有机农药六六六、金属镉等多种内分泌干扰物。

3. 物理性污染的危害   物理性污染主要包括热污染和放射性污染。

(1)热污染:是指天然热能或人类的生产和消费活动过程中产生的废热进入水体造成的污染。主要来源于火力发电厂、核电站、冶金、石油、化工等企业的冷却水,大量热废水排入自然界的水体,可使水温升高,使化学反应和生化反应速度加快,水中溶解氧减少,影响水中鱼类和生物的生存和繁殖。

(2)放射性污染:水中的放射性污染主要来源于各种核试验、核燃料再生及各种放射性核素在应用中产生的"三废"。这些放射性物质通过雨水冲刷、沉降、溶解、渗透等多种途径进入水体。水中放射性物质可通过饮水、摄取各种被放射性污染的食物进入机体,并通过食物链和生物富集作用使其在体内蓄积、浓度逐渐增高。

NOTES

4. 其他饮水卫生问题的危害

（1）高层二次供水：高层二次供水又称高层建筑二次加压供水，它是指供水单位将来自集中式供水或自备水源的生活饮用水，贮存于水箱或贮水池中，再通过机械加压或凭借高层建筑形成的自然压差，二次输送至水站或用户的供水系统。随着人们生活水平的提高，城市高层建筑不断增加，高层二次加压供水已经成为城市居民主要的供水方式。据报道，我国高层建筑二次供水的卫生质量有 80% 以上不符合饮用水卫生标准，严重危害着饮用者的健康与安全，其主要问题有：

1）二次供水设施设计不合理：部分高位水箱容积过大，储水量过多，超过用户正常需水量，使水在水箱中滞留时间过长，余氯消耗殆尽，水的一些化学指标发生改变，微生物繁殖，成为夏秋季传染病暴发流行的隐患；有的低位水箱（池）设在地下室或庭院，水池口无盖无锁，甚至无排气孔和防虫鼠网；有的水池（箱）无卫生防护措施，与污水管、排水管相连接缺少防倒灌措施，污水、雨水极易流入引起水质污染。

2）水池材料和结构不符合卫生要求：地下蓄水池大都采用混凝土建造，混凝土中的钡、铬、镍、镉等金属易渗出造成水质污染，同时也可增大水的硬度和 pH；水箱、管道壁的腐蚀、结垢、沉积物沉积造成水质污染，管道内壁防腐涂料等不符合卫生要求，防腐衬里中有害物质的溶出，涂料的脱落，致使某些元素含量升高，水质恶化。

3）高层水箱二次供水卫生管理制度不完善：预防性卫生监督工作滞后，水箱无定期清洗消毒制度，无专人管理，防护措施不落实等。据调查，二次供水每年至少清洗消毒一次的仅有约 40%，设专人管理的不足 30%，有二次消毒设施的不足 50%。

（2）桶装水：为了提高饮水质量，满足广大城市居民确保健康需要，以自来水为水源，经各种深度净化工艺处理的桶装水应运而生。在某些经济发达的城市，饮用桶装水的人口已达 10% 以上。桶装水的类型有：纯水、净水。

1）纯水：是以自来水为水源，主要采用反渗透、电渗析、蒸馏等方式，此工艺处理的结果是除水分子外，基本上没有其他化学成分。市场上称纯净水、太空水、蒸馏水等的就是这类纯水。纯水由于在去除细菌、杂质的同时，也去除了对人体有益的微量元素和无机矿物质，所以不适合长期饮用。

2）净水：是以自来水为水源，通过吸附、超滤去除水中有害物质而保留水中原有的化学特征，即保留原水中的溶解性矿物质。

（3）天然矿泉水：是储存于地下深处自然涌出的泉水或人工采集的未受污染且含有一种或多种以上微量元素达到限量值的泉水，经过过滤等工艺加工而成。它除含有偏硅酸、锶、锌、溴等特定的元素外，还含有较多的溶解性矿物质。

近年来，桶装矿泉水出现沉淀的报道屡见不鲜。出现沉淀的原因包括生物性和非生物性两大类。生物性沉淀是由微生物引起，主要是曲霉和枝孢霉菌属，也常见于术霉、青霉、镰刀菌。非生物性沉淀主要由于矿泉水中的金属盐类和矿物质发生化学反应或溶解度下降所致。

理想的饮用水应保留天然化学特性，即含有适量的矿物质和微量元素，如水中构成硬度的钙、镁含量太高，长期饮用易患结石症，而含量太低则是心血管疾患的危险因素；氟化物含量高可导致氟斑牙甚至氟骨症，含量太低可引发龋齿。

三、水的净化与消毒

无论哪一种天然水源，都含有各种各样不同程度的杂质、细菌、病毒等，不能满足生活用水水质卫生标准的要求，为此需要净化和消毒处理后才能饮用。饮用水的常规净化工艺过程包括混凝沉淀（或澄清）、过滤、消毒。目的是除去原水中的悬浮物质、胶体颗粒和细菌等，改善水的感官性状。如果水中有异味或含有过量的铁、铜及氟等，则可采取特殊处理。

（一）混凝沉淀

混凝沉淀（coagulation and precipitation）。天然水中常含有各种悬浮物和胶体物质，由于重力作用某些悬浮物可以下沉,使水混浊程度降低,称为自然沉淀。但天然水中的细小颗粒,特别是胶体微粒,难以自然沉淀,因此,需加入适当的混凝剂才能将细微颗粒凝聚成较大颗粒而沉降,此过程称混凝沉淀。

1. 常用的混凝剂　常用的混凝剂有金属盐类混凝剂(如铝盐和铁盐等)和高分子混凝剂(如聚合氯化铝和聚丙烯酰胺)两类。①铝盐:铝盐是最常用的混凝剂,其中有铝酸钠、明矾、硫酸铝、氯化铝等,其优点是:腐蚀性小,使用方便,混凝效果好,对水质无不良影响;缺点是:水温低时,絮凝体形成慢且松散,混凝效果不如铁盐。②铁盐:铁盐也是最常用的混凝剂,包括三氯化铁和硫酸亚铁等,其优点是:适应的 pH 范围较广(pH 在 5~9),絮凝体大而紧密,对低温、低浊水的混凝效果较铝盐好;其缺点是:腐蚀性强,易潮湿,水处理后含铁量高。③聚合氯化铝:我国常用的是聚合氯化铝和碱式氯化铝,其优点是:对低浊度水、高浊度水、严重污染的水和各种工业废水都有良好的混凝效果,适用的 pH 范围较广(pH 在 5~9),凝集速度非常快,凝聚颗粒大,沉淀速度快,过滤效果好,用量比硫酸铝少,腐蚀性小,成本较低;但产品多为土法生产,质量不易保证。④聚丙烯酰胺:它是一种非离子型线型高分子聚合物,具有吸附架桥作用,加碱水解,可形成阴离子型聚合物,一般认为水解度在 30%~40% 之间有利于黏土胶体的絮凝而加速混凝沉淀的速度,其优点是:对低浊和高浊水混凝沉淀的效果都好;其缺点是价格昂贵,产品中常含有微量未聚合的单体,其毒性很高。所以,建议每年使用聚丙烯酰胺 1 个月以上时,饮水中丙烯酰胺的浓度不应超过 0.01mg/L;不经常使用时,饮水中丙烯酰胺的浓度不应超过 0.1mg/L。

2. 影响混凝效果的因素　①水中微粒的性质和含量:水中微粒越均匀、越细,越不利于混凝;②水温:水温低时,絮凝体形成慢且细小、松散;③水的 pH:在不同 pH 下,铝盐和铁盐的水解、缩聚产物不同,因而对其混凝效果影响较大,而高分子混凝剂受 pH 影响较小;④水中有机物和溶解盐含量:水中有机物对混凝有阻碍作用,溶解性盐类对铝盐的混凝有促进作用;⑤混凝剂的种类和用量、混凝剂的投加方法、搅拌强度和反应时间等都会影响混凝效果。

(二) 过滤

过滤(filtration)是用有孔隙的粒状滤料层,如石英砂等,除去水中的杂质而使水澄清的工艺过程。集中式供水系统中使用的过滤装置是砂滤池;分散式供水的过滤装置可因地制宜、就地取材,有砂滤井、砂滤池和砂滤缸等。

1. 过滤的目的　①过滤后使水的浊度达到生活饮用水水质标准的要求;②去除水中大部分病原体,如致病菌、病毒、寄生原虫和蠕虫等;③水经过滤后,残留的微生物失去了悬浮物的保护作用,为过滤后消毒创造了条件;因此,在饮用水的净化中过滤是不可缺少的。

2. 滤料的卫生要求　①滤料化学性质稳定,本身无毒无害,长期浸泡不应溶解出任何有毒有害物质;②滤料不应与水中任何化学物质反应而产生有毒物质;③滤料要有良好的机械强度,使用时不易磨损和碎裂;滤料不能被微生物利用和分解;④滤料颗粒粒度应比较均匀,有一定的级配和适当的孔隙率。

3. 影响过滤效果的主要因素　①滤层厚度及粒径的大小:滤层过薄水中悬浮物会穿过滤料层而影响过滤效果,滤层过厚会延长过滤时间;滤料粒径大,筛滤、沉淀杂质的作用就小,滤料粒径小,筛滤、沉淀杂质的作用就大。②滤速:是指水流通过过滤层整个面积的速度(单位为 m/h),滤速过快会影响过滤效果,滤速过慢过滤效果好,但会影响出水量。③水质、水的混浊度、色度:水中含有的有机物、藻类等对过滤效果影响很大,其中水的混浊度对过滤效果影响最大,一般要求水的混浊度应低于10 度过滤效果比较好。

(三) 消毒

水经过净化处理后,不能保证去除全部病原微生物而达到饮用水的卫生学要求。所以,为了使水质达到饮用水各项细菌学指标,防止介水传染病的发生和传播,对净化处理后的水必须进行消毒。消毒方法可分为化学消毒法和物理消毒法,化学消毒方法有氯化消毒剂、臭氧(O_3)、碘和高锰酸钾消毒等。物理消毒方法有煮沸、紫外线、超声波消毒等。目前我国饮用水消毒方法主要有氯化消毒,二氧化氯(ClO₂)消毒、紫外线消毒和臭氧消毒等,其中常用消毒方法是氯化消毒。

1. 氯化消毒　氯化消毒(chlorination)是指用氯或氯制剂进行饮水消毒的一种方法。

目前,饮用水消毒的氯制剂主要有液氯、漂白粉[Ca(OCl)Cl]、漂白粉精[Ca(OCl)₂]和有机氯制剂等。含氯化合物中具有杀菌作用的有效成分称为有效氯,含氯化合物分子团中价数大于−1的氯均为有效氯。漂白粉精的有效氯含量约60%~70%,优氯净的有效氯含量约60%~64%,漂白粉的有效氯含量约28%~33%。

(1)氯化消毒的原理:氯气或其他氯化消毒剂溶于水后,在常温下很快水解成次氯酸(HClO)。次氯酸体积小,电荷中性,易于穿过微生物的细胞壁。同时,HClO又是一种强氧化剂,能损害细胞膜,使蛋白质、RNA、DNA等物质释出,并影响细菌的多种酶系统(主要是磷酸葡萄糖脱氢酶的巯基被氧化破坏),而导致细菌死亡。次氯酸对病毒的作用在于对核酸的致死性破坏,病毒缺乏一系列代谢酶,对氯的抵抗力比细菌强,氯易破坏—SH键,而不易使蛋白变性。所以被病毒污染的水源应加大氯的投入量才能达到消毒的效果。

氯溶于水后反应如下:

$$Cl_2 + H_2O \longrightarrow HClO + H^+ + Cl^-$$

$$HClO \rightleftharpoons H^+ + ClO^-$$

漂白粉和漂白粉精在水中均能水解成次氯酸:

$$2Ca(ClO)Cl + 2H_2O \longrightarrow Ca(OH)_2 + 2HClO + CaCl_2$$

$$Ca(ClO)_2 + 2H_2O \longrightarrow Ca(OH)_2 + 2HClO$$

(2)影响氯化消毒的因素

1)加氯量和接触时间:为保证氯化消毒的效果,必须向水中加入足够量的氯,即超出水中的需氯量,并有充分的接触时间。加氯量除满足需氯量外,为了抑制水中残存细菌的繁殖,管网中尚需维持少量游离性余氯。游离性余氯是指加氯氧化杀菌后水中测得的余氯量;水质标准要求加氯接触30分钟后出厂水中游离性余氯(HOCl⁻和ClO⁻)应不低于0.3mg/L,管网末梢水中游离性余氯不低于0.05mg/L。

2)水的pH及温度:次氯酸是弱电解质,在水中解离式为$HClO \rightleftharpoons H^+ + ClO^-$,其解离程度取决于水温和pH。当pH<5.0时,水中HOCl接近100%;随着pH的增高,HOCl逐渐减少,而ClO⁻逐渐增多;当pH=7.5时,HClO和ClO⁻大致相等;当pH>9.0时,ClO⁻接近100%。但HClO的杀菌效果比ClO⁻高约80倍,因此,消毒时应注意控制水的pH不宜太高。水温高,杀菌效果好,水温每提高10℃,病菌杀灭率约提高2~3倍。

3)水的混浊度:用氯消毒时,必须使HClO和ClO⁻直接与水中细菌接触,方能达到杀菌效果,如水的混浊度很高,悬浮物质较多,细菌多附着在这些悬浮颗粒上,凝集成团,则氯的作用不能直接到达细菌本身,使杀菌效果降低。因此,消毒前应先进行净化处理,尽量降低水的混浊度。

4)微生物的种类和数量:不同微生物对氯的耐受性不同,一般来说,大肠埃希菌抵抗力较低,病毒次之,原虫包囊抵抗力最强。如果水中微生物过多或含有病毒,则一般消毒方法不易达到卫生标准要求。

(3)常用的氯化消毒方法:①普通氯化消毒法:加入少量氯即可达到消毒目的的一种消毒方法,此方法加氯接触时间短,效果可靠,产生的主要是游离氯,比较安全;适用于水源水质污染轻,水中氨含量<0.3mg/L,不含酚的水,一般经净化处理后的水进行普通氯化消毒法加氯量约为0.5~2.0mg/L,加氯接触时间为30~60min。②过量加氯消毒法:加氯量可达普通加氯量的10倍以上,使余氯量达到1~5mg/L;此种消毒后的水需用亚硫酸钠、亚硫酸氢钠、硫代硫酸钠或活性炭脱除过高的余氯;当水源水严重污染或在野外工作、行军、自然灾害等条件下,需要在短时间内达到消毒效果的情况下可采用此方法。

2. 二氧化氯消毒　ClO_2 在水中溶液呈黄绿色,易溶于水但不和水发生化学反应,在水中极易挥发。常温下为橙黄色气体,有刺激性的辛辣味,在空气中易被光分解,不宜存放。当空气中浓度大于 10% 或水中浓度大于 30% 时,都具有爆炸性。ClO_2 是极为有效的饮水消毒剂,对细菌、病毒及真菌孢子的杀灭能力都很强。ClO_2 的强氧化性还可将致癌物 B(a)P 氧化成无致癌性的醌式结构。

ClO_2 消毒的优点:杀菌效果好、用量少、消毒后水中余氯稳定持久,作用时间长,防止再污染的能力强;消毒作用不受水质酸碱度的影响;氧化性强,能分解细胞结构并能杀死芽胞,可除去水中的色和味,不与酚形成氯酚臭;对铁、锰的除去效果较氯强;可减少水中氯化副产物的形成;ClO_2 的水溶液可以安全生产和使用。其缺点是:ClO_2 具有爆炸性,故必须在现场制备,立即使用;制备含氯低的 ClO_2 较复杂,其成本较其他消毒方法高。

3. 臭氧消毒　臭氧(O_3)是极强的氧化剂,在水中的溶解度比 O_2 大 13 倍。O_3 加入水后即放出具有很强氧化能力的新生态氧,可氧化细菌的细胞膜而使其渗透性增加,细胞内容物漏出,同时也可影响病毒的衣壳蛋白,而达到杀菌灭毒的作用。O_3 消毒一般要求水中加入 O_3 的量不大于 1mg/L,接触时间为 10~15min,剩余 O_3 为 0.4mg/L。

O_3 消毒的优点:消毒效果比 ClO_2 和 Cl_2 好;用量少;接触时间短;pH 在 6~8.5 内均有效;灭活隐孢子虫和贾第鞭毛虫的效果较好;还有除臭、色、铁、锰、酚等多种作用;不影响水的感官性状,不产生二卤甲烷。用于前处理时尚能促进絮凝和澄清,降低混凝剂用量。其缺点是:O_3 极不稳定,需在临用时制备,并立即通入水中;投资大,费用较氯化消毒高;消毒后对管道有腐蚀作用,故出厂水不要求剩余 O_3,需要第二消毒剂才能达到持续消毒的效果;与铁、锰、有机物等反应,可产生微絮凝,使水的浊度提高。

4. 紫外线消毒　波长 200~290nm 的紫外线具有杀菌作用,其中以波长 254nm 的紫外线杀菌作用最强。用紫外线消毒的设备有套管进水式(浸入式)和反射罩式(水面式)两种。消毒时要求原水色度和浊度要低,水深最好不要超过 12cm。

优点:接触时间短、杀菌效率高,对致病微生物有广谱消毒效果;对隐孢子虫有特殊消毒效果;能降低臭、味和降解微量有机污染物,不产生有毒有害物质;消毒效果受水温和 pH 影响小。缺点:价格较贵,没有持续消毒效果,需与氯配合使用。

四、水污染的卫生防护

为防止水污染,提高居民健康水平,必须加强水体卫生防护。认真做好工业废水和生活污水的利用和处理。从源头预防,是防止水污染的根本性措施,也是保护和改善水体卫生状况的关键。

从源头预防是指污染物没进入水体之前就采取积极有效的措施,防止水污染,保证自然资源、生态环境与经济建设的协调发展。

(一) 工业废水的利用与处理

工业废水是水污染的主要来源,所以,提高工业废水的再利用,加强废水无害化处理是从源头预防水污染的关键。据统计在生产过程中的工业冷却水约占生产用水的 50%~60%,这些冷却水除温度升高外一般无明显污染,故经冷却处理后完全可以重复利用,这样就会大大减少水的热污染。工业废水通过无害化处理可达到污水排放标准,为保护水源、减少水污染提供保障。无害化处理方法一般有物理处理方法、化学处理方法、生物处理方法等。

1. 物理处理方法　物理处理方法包括机械阻留设备、除油池、沉淀池和膜处理技术等。水通过机械阻留设备的格栅、筛网等孔隙将较大的悬浮物和漂浮物阻留下来而除去;再通过除油池使水中的油脂浮于水面,这些油脂被油池中的挡板阻留而去除;在沉淀池中废水中的悬浮物通过重力沉降作用将污泥沉入池底而被去除。

2. 化学处理方法　是利用混凝沉淀、中和、氧化还原等化学反应去除废水中溶解物或胶体物质的处理方法。混凝沉淀是将废水放在混合反应池内,同时加入混凝剂后通过急剧搅动,混凝剂与废水充分接触,使胶体物质微细悬浮物和乳化油凝聚形成絮凝体沉降而排除;中和反应是利用酸与碱反应的原理,将酸性废水和碱性废水引入到特定的反应池中进行反应;氧化还原是根据氧化还原反应的原理,将废水中的有害物质转变成无毒或微毒的新物质。如含氰废水在碱性条件下加入过量漂白粉,可使其氧化成氰酸盐,进而氧化成二氧化碳和氨。

3. 生物处理方法 是通过微生物的代谢作用使废水中的有机污染物转化为稳定且无害的物质。主要有需氧和厌氧二种:①需氧的活性污泥法是利用含有大量需氧微生物的活性污泥,在强力通气的条件下净化污水的技术;常用于处理含甲醛废水、含氰废水及木材防腐、农药等多种生产废水。②厌氧处理是利用厌氧微生物在缺氧条件下分解有机物的特点,厌氧分解的主要产物是甲烷、硫化氢、氨、和二氧化碳等;厌氧生物处理法主要用于处理污水中的沉淀污泥和高浓度的有机废水,如食品加工厂废水、屠宰场废水等。

(二) 生活污水的利用与处理

生活污水主要有纤维素、油脂、蛋白质及其分解产物,也常含有大量细菌和病原体(如肠道致病菌、寄生虫卵等)。大多数城镇生活污水都进入城镇污水处理厂,经处理达到排放标准后排入水体。处理方法常用物理处理法和生物处理法,其原理和设备与工业废水处理相同。

对于未建污水处理厂的城镇,应构筑化粪池,以接纳冲水式厕所的粪便污水和其他生活污水。粪便污水应在化粪池内保留 12~24h,此时生化需氧量可降低约 30%。符合污水排放标准,可排入城镇下水道。粪便污水中的杂质可下沉为污泥进行厌氧发酵三个月至半年,促使病原微生物和寄生虫卵死灭。

生活污水中含有大量的氮、磷、钾等肥料成分,可利用生物氧化作用使污水净化,在合适的自然条件下灌溉农田,增加土壤肥力和水分,提高农作物产量。但一定要注意生活污水是否混有未经处理的工业废水。因为这种混合污水常含有多种有毒有害化学物质和病原体,会对土壤、农作物、生态和人类健康产生不利影响。因此,生活污水特别是混有工业废水的生活污水必须经过处理,去除其中的重金属和难降解的有机物,使水质达到农田灌溉水质标准。

(三) 医疗机构污水的处理

由于患者的废弃物以及诊断、治疗、化验检测等,使医疗机构污水含有大量病原菌、病毒、虫卵以及有机物和无机物,甚至放射性物质。若医院污水污染了饮用水水源,会引发各类疾病,导致介水传染病的暴发流行。因此,必须加强医院污水管理。认真贯彻《医疗机构水污染物排放标准》(GB 18466—2005),对医院污水和污泥采取严格的消毒处理措施后方可排放。

医院污水消毒最常用的方法是氯化消毒,其消毒剂主要有液氯、次氯酸钠,漂白粉等。医院污水消毒加入的消毒剂量要充足,并保证消毒剂与污水的接触时间才可以达到预期消毒效果。但采用含氯消毒剂进行消毒的医疗机构污水,应进行脱氯处理,使总余氯小于 0.5mg/L 后才可以排入地表水体或海域。医院污水处理过程中生成的污泥因含有污水中病原体总量的 70%~80%,所以,必须采用加热消毒或化学消毒等方法达到排放标准后方可允许作为肥料使用。常用的加热消毒方法有蒸汽加热消毒法、高温堆肥消毒法。常用的化学消毒法有漂白粉、山灰、氨水、液氯等消毒方法。

五、生活饮用水卫生标准简介

生活饮用水卫生标准是从保护人群身体健康和保证人类生活质量出发,对饮用水中与人群健康的各种因素,以法律形式做出的量值规定,以及为实现量值所作的有关行为规范的规定,经国家有关部门批准,以一定形式发布的法定卫生标准。生活饮用水卫生标准是保证饮用水安全,保护人群身体健康的一项标准,是监测和评价饮用水水质的依据。

生活饮用水卫生标准制定的原则是:水质在流行病学上安全、所含化学物质及放射性物质对人体健康无害、确保水的感官性状良好。此外,在选择指标和确定标准限量值时要考虑经济技术上的可行性。

　　我国政府十分重视饮用水卫生工作,多次发布和修改饮用水卫生标准。1956年我国首次制定饮用水卫生标准之后,于1959年、1976年又对饮用水卫生标准进行了修订。经实践多年,同时又结合我国国情,吸取世界卫生组织(WHO)《饮用水质量标准》和发达国家饮用水卫生标准中的先进部分,于1985年制定了《生活饮用水卫生标准》,将水质指标由原来的23项增至35项,由卫生部以国家强制性卫生标准发布(GB 5749—85),增加了饮用水卫生标准的法律效力。2006年12月29日,我国颁布了《生活饮用水卫生标准》(GB 5749—2006),于2007年7月1日正式实施。水质指标由《生活饮用水卫生标准》(GB 5749—85)的35项增加至106项,在106项指标中,42项为常规检测指标,64项为非常规检测指标。2022年3月5日,我国发布了新的《生活饮用水卫生标准》(GB5749—2022),将于2023年4月1日正式实施。水质指标由原标准的106项调整为97项,包括常规指标43项和扩展指标54项,新标准更加注重感官指标、消毒副产物和风险变化,并提高了部分指标限值。

　　生活饮用水水质标准和卫生要求必须满足三项基本要求:①为防止介水传染病的发生和传播,要求生活饮用水不含病原微生物;②水中所含化学物质及放射性物质不得对人体健康产生危害,要求水中的化学物质及放射性物质不引起急性和慢性中毒及潜在的远期危害(致癌、致畸、致突变作用);③生活饮用水必须确保感官良好,为人们所乐于饮用。

(孙鲜策)

第三节　地质环境和土壤

【学习要点】

1. 常见地方病的种类及疾病特征。
2. 土壤污染的来源及污染方式。
3. 土壤污染的种类及其对健康的影响。

一、地质环境的卫生学意义

　　地质环境主要是指固体地球表层地质体的组成、结构和各类地质作用与现象给人类所提供的环境。地质环境质量的好坏,对人类的生活、社会经济发展及人类健康有很大的影响。地质环境质量包括自然地质条件的稳定性、原生地球化学背景、抗人类活动干扰的能力、受污染或受破坏的程度等。当地质应力或人类活动而导致地质环境发生变化时,会产生各种危害或严重灾害,造成生态环境破坏以及人类生命财产遭受损失,如地震、火山喷发、山体滑坡、泥石流、地面沉降等。

　　从卫生学角度出发,原生地球化学背景和人类健康的关系最为密切。地球上的人类都处在一定的地球化学场的作用下。地质环境作为人体元素的来源,是人体和其他生物体发育所必需的,其中化学元素含量的过高或过低,均可影响体内元素的含量而影响人体健康。所以,环境的地球化学背景是评价地质环境质量卫生学意义的重要标志之一。

　　组成人体的化学元素约60多种,这些化学元素的平均含量和地壳中化学元素的平均含量有明显的相关性,表明人体的组成与地球化学环境有密切的关系。构成人体生命的元素可分为宏量元素(macro element)和微量元素(trace element),其区别在于体内含量的不同。宏量元素包括氧、碳、氢、钾、钠、钙、镁、氮、硫、磷、氯等,占人体总质量的99.95%~99.97%。微量元素又分必需微量元素(essential trace element)和非必需微量元素(non-essential trace element)。必需微量元素是指在生命过程中,机体正常生理活动所必需的微量元素,包括铁、铜、锌、锰、钼、钴、铬、碘、硒、氟等,约占人体元素含量的0.03%~0.05%。目前认为生命不需要但易被人体吸收的非必需微量元素包括铅、砷、镉、汞、铝、铀等,有时又称为有害微量元素。必需和非必需微量元素的划分是根据长期生命科学研究结果作出的,其界限不是固定不变的。

适当浓度的微量元素对人体健康是有益的,但如果缺乏或过量会引起疾病或死亡。人体中某种微量元素的多少,与饮水、食物及空气中该元素的过多或过少有关,而它们又与地壳表层岩石及土壤的化学成分有密切的关系,即与各地区的地质环境有关。

二、地方病

地方病(endemic diseases)是指属于某些特定地区发生或流行的疾病,或是在某些特定地区经常发生并长期相对稳定的疾病,与病区中的某种地球化学或生物因素密切相关。若因地质环境中化学元素分布不均而致土壤和/或水中某些元素过多或过少而发生的地方病,也称为生物地球化学性疾病(biogeochemical disease),其特点为具有稳定的地区分布、与地质环境中某种元素水平呈明显的剂量-反应关系。

(一)碘缺乏病

碘缺乏病(iodine deficiency disease,IDD)是因地区性环境缺碘,机体长时间碘摄入量不足而影响甲状腺激素合成所导致的多种功能损害的一种慢性疾病。根据不同的生长发育阶段,碘缺乏病主要包括地方性甲状腺肿、地方性克汀病、亚临床型克汀病、智力障碍、生殖功能障碍等。

碘(iodine)广泛分布于自然界中,岩石、土壤、空气、水以及动植物体内都含有碘,并以碘化物形式存在。碘化物溶于水并可随水迁徙,因此,山区水碘低于平原,平原水碘低于沿海。海洋中生物含碘量较高,海产品特别是海带含碘丰富。

碘是人体必需的微量元素,主要来源于食物(约占 80%~90%),其余来源于水(10%~20%)和空气(5%)。食物中的碘化物在消化道内还原成碘离子形式可完全吸收入血,营养不良及胃肠内容物中钙、镁、氟可阻碍碘的吸收。

机体吸收的碘,主要由甲状腺摄取,经促甲状腺激素(TSH)和过氧化物酶氧化形成活性碘,再与甲状腺蛋白分子上的酪氨酸结合,形成一碘酪氨酸和二碘酪氨酸,偶合后生成甲状腺激素(thyroid hormone,T3、T4)。碘主要通过肾脏排出,在相对稳定条件下,人体排出的碘等于摄入的碘。因此,通常用尿碘排出量来估计碘的摄入量。

根据对碘代谢的研究,人体对碘的最低生理需要量为每人 $75\mu g/d$,我国目前尚无碘供给量标准。由于人类必须通过食物摄取碘,当摄入不足时,会引起碘缺乏病。

1. **流行病学特征**　碘缺乏病是世界上分布最广泛、危害人数最多的一种地方病。全世界有 110 个国家流行此病,受碘缺乏威胁的人口达 22 亿。我国曾是世界上碘缺乏病流行最严重的国家之一,在全国实施食盐加碘为主的综合防治措施以前,全国除上海市外,各省(直辖市、自治区)均有不同程度的碘缺乏病流行,受威胁人口约 4 亿。自 1979 年我国在一些重病区推广实施以食盐加碘为主的综合防治措施,碘缺乏病的流行得到一定程度的控制。自 1995 年实施全民食盐加碘后,在消除碘缺乏病方面取得了巨大成就,截至 2019 年,全国 94.2% 的县保持消除碘缺乏病状态。

(1)地区分布:碘缺乏病主要的发病特点为山区患病高于平原,内陆高于沿海,农村高于城市。地方性克汀病多发生在患地方性甲状腺肿严重的病区,多为水土流失严重的内陆山区,也有少数严重的地方性克汀病流行于冲积平原及河谷地带。

(2)人群分布:地方性甲状腺肿(endemic goiter)的高危人群是 0~2 岁婴幼儿、儿童和孕妇及哺乳期妇女。在青春期,生长发育旺盛,身体对甲状腺素的需要量增大,摄入的碘不能满足生理需要量,因而发病率最高,发病高峰女性多在 12~18 岁之间,男性在 9~15 岁之间;一般女性患病率高于男性;由非病区迁入病区的部分居民可发病,最短可在迁入病区后的 3~6 个月发病,长者可为 3~4 年。

(3)病区判定与划分标准:我国制定的碘缺乏病病区判定标准(GB 16005—2009)以乡镇为单位,同时具备以下三项指标即可判定为碘缺乏病病区。①水碘:饮用水中碘化物含量中位数小于 $10\mu g/L$;②尿碘:8~10 岁儿童尿碘中位数小于 $100\mu g/L$,且小于 $50\mu g/L$ 的样品数占 20% 以上;③甲状腺肿大率:8~10岁儿童甲状腺肿大率大于5%。在采取了碘盐或其他防治措施的地区,符合①和③两项指标即可判定为碘缺乏病病区。病区类型划分标准见表1-3。

表1-3　碘缺乏病病区类型划分标准

病区	8~10岁儿童		8~10岁儿童 TGR/%	地方性克汀病
	MUI/(μg/L)	<50μg/L 的百分数(%)		
轻病区	50≤MUI<100	≥20	5<TGR<20	无
中等病区	20≤MUI<50	—	20≤TGR<30	有或无
重病区	MUI<20	—	TGR≥30	有

注:MUI.尿碘中位数;TGR.甲状腺肿大率。

当3项指标不一致时,以8~10岁儿童甲状腺肿大率为主。

2. 发病机制　甲状腺激素是胚胎及婴幼儿中枢神经系统正常发育所必需的,在儿童骨骼生长发育、性成熟、青春期发育等生理过程中起关键作用。在成年人,甲状腺激素参与机体物质代谢及能量代谢调节,作用非常广泛。碘是合成甲状腺激素的必需原料,正常成年人每日摄入碘100~200μg,每日最低需求量为50~75μg。人体90%的碘存在于甲状腺,约8 000μg,碘摄入量不足或吸收障碍将严重影响甲状腺激素合成。

甲状腺激素几乎对机体所有细胞都有作用。由于在不同细胞内表达种类及表达水平不同,因此,不同细胞表现出的反应不同。甲状腺激素诱导某些神经生长因子的合成,促进神经元树突与轴突的形成以及髓鞘与胶质细胞的生长。胚胎期间的 T_3 和 T_4 还能促进神经元的成熟和分化,因此胚胎期间及幼儿甲状腺激素缺乏会导致神经系统发育障碍,且往往是不可逆的。甲状腺激素对长骨的生长也有重要促进作用,婴幼儿甲状腺功能减退时,突出表现为智力发育迟钝,长骨生长停滞,牙齿发育不全等,称为克汀病(cretinism)。

当环境缺碘,机体摄入碘不足时,甲状腺激素合成下降,可反馈性地促使脑垂体分泌促甲状腺激素(thyroid-stimulating hormone,TSH)增加,使甲状腺组织出现代偿性增生,腺体肿大。初期为弥漫性甲状腺肿,属代偿性的生理肿大,不伴有甲状腺功能异常,如及时补充碘,肿大的甲状腺可完全恢复正常。如进一步发展,酪氨酸碘化不足或碘化错位,便产生异常的甲状腺球蛋白,失去正常甲状腺激素作用,并且不易水解分泌而堆积在腺体滤泡中,致使滤泡肿大,胶质充盈,呈胶质性甲状腺肿。当胶质不断蓄积,压迫滤泡上皮细胞,局部纤维化,使供血不足,细胞坏死,出现退行性变而进入退缩阶段。上述过程循环变化,最终形成大小不等、软硬不一的结节,即为结节性甲状腺肿,成为不可逆的器质性病变。

3. 临床表现

(1)地方性甲状腺肿(地甲病):早期仅见甲状腺轻度肿大,一般无自觉症状。中晚期患者常因肿大的甲状腺压迫气管和食管引起呼吸困难及吞咽困难而就诊。目前由于食盐加碘的有效防治,甲状腺严重肿大极少见到,多数患者表现为可触及或轻度可见性甲状腺肿。

(2)地方性克汀病(地克病):①智力低下,精神发育迟滞,轻者可生活自理,做些简单劳动,重者生活不能自理。②神经运动障碍,一般多见下肢痉挛性瘫痪,肌张力增强,病理反射等;可有动眼神经损害,出现斜视及眼球震颤。③聋哑,可有不同程度听力障碍和语言障碍。④生长发育障碍,身材矮小,骨龄明显落后;性发育落后,表现为性器官不发育,多数不具生育功能;克汀病面容:头大、额短、眼距宽、塌鼻梁、唇厚、舌伸出口外、流涎等。⑤黏液性水肿型,甲状腺功能减退,表现为皮肤干、粗糙、弹性差,毛发稀、干燥且脆,精神萎靡、迟钝。神经型可伴有甲状腺肿。

4. 诊断

(1)诊断依据:①生活在缺碘地区;②甲状腺肿大超过本人拇指末节,且可以观察到;③排除甲状腺功能亢进、甲状腺炎、甲状腺癌等其他甲状腺疾病。

（2）临床分型：①弥漫型：甲状腺均匀增大，B超检查不出结节；②结节型：在甲状腺上可查到一个或几个结节；③混合型：在弥漫肿大的甲状腺上，可查到一个或几个结节。

（3）分度标准：国内统一的分度标准为：①正常：甲状腺看不见，摸不着。②Ⅰ度：头颈部保持正常位置时，甲状腺看不见，容易摸得着。此外，甲状腺不超过受检者拇指末节，但发现结节者也定为Ⅰ度。③Ⅱ度：头颈部保持正常位置时，甲状腺看得见，摸得着。

（4）地方性克汀病

1）必备条件：患者应出生和居住在碘缺乏地区；同时，具有不同程度的精神发育迟滞，智商（IQ）小于或等于54。

2）辅助条件：①神经系统障碍：具有以下任何条件之一，运动神经障碍，或不同程度的听力障碍，或言语障碍；②甲状腺功能障碍：具有以下任何条件之一，不同程度的体格发育障碍，或克汀病形象，或甲状腺功能减退，或实验室和X线检查发现甲减时，血清TSH高于正常、TT4（FT4）低于正常、TT3（FT3）正常或降低。

3）鉴别诊断：应与因分娩损伤、新生儿窒息、脑炎、脑膜炎、癫痫、药物、中毒、其他原因等引起的精神发育迟滞鉴别；与因中耳炎、药物等其他原因引起的听力障碍鉴别；与其他原因引起的骨龄发育落后和身体发育障碍；与散发性克汀病、家族性甲状腺肿、唐氏综合征、劳-蒙-毕氏综合征、苯丙酮尿症、半乳糖血症、大脑性瘫痪、维生素D缺乏性佝偻病和聋哑等疾病相鉴别。

5. 防治措施 碘缺乏病是我国危害人群最多的地方病之一，补碘是防治碘缺乏病的根本措施。我国在碘缺乏病防治上采取了"因地制宜、分类指导、科学补碘"的食盐加碘、辅以其他补碘措施，许多地区已控制了地方性甲状腺肿，克汀病的发生已基本上得到控制。

（1）碘盐：食盐加碘是预防碘缺乏病的首选方法。实践证明，食盐加碘是最生活化、最易坚持的有效措施，其简便、经济、安全可靠是其他方法无法替代的。碘盐是将微量碘化物（碘化钾）与大量食盐混匀后食用。考虑到生产和流通过程中碘的丢失，食盐加入碘强化剂后，食用碘盐的碘含量平均水平以碘元素计为20~30mg/kg，且不同地区可根据当地碘含量的实际适当调整。

（2）碘油：有些病区地处偏远，食用不到供应的碘盐，可选用碘油。碘化油是食物与碘化合而成的有机化合物，国内采用碘化核桃油或豆油。碘化油分肌内注射和口服两种。1周岁以内的婴幼儿注射0.5ml（含量237μg），1~45岁注射1.0ml，每3年注射一次，注射后半年至1年随访一次，以确定无甲状腺功能亢进或减退；口服碘油的剂量一般为注射量的1.5倍，每两年重复给药一次。尽管碘油是防治碘缺乏病的有效措施，但不能代替碘盐，在没有推广碘盐的病区，应尽早实行碘盐预防。

（3）其他：其他方法还包括食用碘化面包、加工的富碘海带、海鱼、碘化饮水等。

（二）地方性氟中毒

地方性氟中毒（endemic fluorosis）又称地氟病，是指人体暴露在高氟环境中或由于生活习惯，经饮水、食物、饮茶和/或空气等介质长期摄氟量超过其生理饱和度而蓄积导致的一种以氟斑牙（dental fluorosis）和氟骨症（skeletal fluorosis）为主要特征的全身慢性中毒性疾病。

氟（fluorine，F）是构成地壳的固有化学元素之一，在自然界中以化合物的形式存在，氟对人体健康具有双重作用，适量的氟是人体必需的微量元素，而长期大量摄入氟可引起氟中毒。

1. 流行特点

（1）病区类型和分布：地方性氟中毒在世界各地区均有发生，流行于50多个国家和地区。我国是地氟病发病最广、波及人口最多和病情最重的国家之一。除上海市以外，全国所有省（直辖市、自治区）均有地氟病病区。截至2014年底，高氟暴露人口约1.1亿。

1）饮水型氟中毒病区：由于居民长期饮用高氟水所致。该型病区分布最广，饮水中氟含量高于我国饮用水标准（1.0mg/L）。氟中毒患病率与饮水氟含量呈显著正相关。

2）燃煤污染型氟中毒病区：由于居民燃用高氟煤,敞灶燃煤,灶上无烟囱,并用煤火烘烤粮食、辣椒等,造成室内空气和食品严重氟污染,居民吸入污染的空气和食用污染的食品而引起氟中毒。燃煤型病区是我国 20 世纪 70 年代后确认的一类病区,病区的煤氟平均含量为 1 590~2 158mg/kg,最高可达 3 263mg/kg,空气中氟含量为 0.018~0.039mg/m³,最高可达 0.5mg/m³。煤火烘烤的玉米及辣椒中氟含量干重分别可达 84.2mg/kg 及 565mg/kg。该类型氟中毒在我国西南地区最重。

3）饮茶型氟中毒病区：主要分布在西藏、四川、内蒙古、甘肃、宁夏、青海和新疆等省(区)少数民族居住的地区。当地居民有饮奶茶习惯,而煮奶茶的茶叶主要为砖茶。茶可富集氟,我国的红茶、绿茶及花茶平均氟含量为 125mg/kg,而砖茶可高达 493mg/kg,最高 1 175mg/kg。

（2）人群分布：无论哪一种类型的地方性氟中毒,只要暴露于高氟水或敞灶燃用高氟煤或饮高氟砖茶者均可发病。

氟牙症一般见于恒牙形成期,高氟地区幼儿乳牙发生氟斑牙的机会很少,而恒牙形成后再迁入高氟地区一般不患氟斑牙。因此,氟斑牙的发病与在病区居住的年限无关。

氟骨症多侵犯成年人,尤其青壮年,并随年龄增加患病率增高,病情严重。由于女性妊娠、哺乳等特殊生理现象,氟骨症患者常多于男性,多以颈、腰和四肢大关节疼痛、肢体运动功能障碍和骨质疏松软化型为主。在病区居住年限越长,氟骨症患病率越高,病情越重。非病区迁入者发病时间一般较病区居民短,迁入重病区者,可在 1~2 年内发病,且病情严重。

地方性氟中毒的发生除与摄入氟有关外,也受其他因素影响,其中主要为饮食营养因素。研究表明,蛋白质、维生素类、钙、硒和抗氧化物具有拮抗氟毒性作用。调查中发现,在暴露相同氟浓度环境下,经济发达、营养状况好的地区氟中毒发病率低,病情轻。相反,营养状况不佳的地区发病率高,病情重,甚至在饮水氟低于 1.0mg/L 情况下也有氟斑牙发生。其次,饮水中钙离子浓度低、硬度小、pH 高等可促进氟的吸收。

2. 发病机制　氟对人体的效应与剂量有关,低剂量无生理作用,适宜剂量有生理作用,高剂量则引起中毒。地方性氟中毒的发病机制迄今尚未得到彻底阐明,一般认为与过量的氟破坏了钙磷的正常代谢、抑制某些酶(如骨磷酸化酶)的活性、损害细胞原生质以及抑制胶原蛋白合成有关。

（1）对硬组织和钙磷代谢的影响：过量氟进入骨组织后,正常骨盐羟基磷灰石 $[Ca_{10}(PO_4)_6(OH)_2]$ 中的羟基可被氟所置换形成氟磷灰石 $[Ca_{10}(PO_4)_6F_2]$；随着氟离子浓度的继续升高,氟可进一步取代其磷酸根最终形成难溶性氟化钙 (CaF_2)。氟化钙主要沉积于骨、软骨、关节面、韧带、肌腱附着点等部位,造成骨质硬化、骨密度增加,甚至可使骨膜、韧带及肌腱等也发生硬化。过量氟可消耗大量的钙,使血钙减少,造成钙代谢紊乱,刺激甲状旁腺分泌激素增多,抑制肾小管对磷的重吸收,使磷排出增多,又导致了磷代谢的紊乱。血钙减少和甲状旁腺激素的增加反过来又刺激钙从骨组织中不断释放入血,造成骨质脱钙或溶骨。过量氟还可激活成骨细胞,增强破骨细胞的破骨性吸收及骨转换,临床上可表现为骨质疏松、骨软化甚至骨骼变形。此外,氟离子可改变胶原的生化特性,导致异常胶原蛋白的形成。

在牙齿形成和矿化过程中如摄入过量氟则可引起釉质矿化不全,即氟斑牙。过量的氟进入体内,可使大量的氟化钙沉积于正在发育的牙组织中,致使牙釉质不能形成正常的棱晶结构,而是产生不规则的球形结构,由于釉质正常的矿化过程受损,使外层 1/3 的釉质出现弥漫性矿化不全和疏松多孔区,使色素易于沉着、牙齿硬度减弱,质脆易碎或断裂,常发生早期脱落。

（2）抑制多种酶的活性：氟可与某些酶结构中的金属离子形成复合物,或与其中带正电的赖氨酸和精氨酸基团、磷蛋白以及一些亲氟的不稳定成分相结合等多种方式,改变酶结构,抑制酶活性。氟与钙、镁离子结合后,可抑制体内需要这些离子活化的酶活性。氟可抑制细胞色素氧化酶、琥珀酸脱氢酶、烯醇化酶、磷酸化酶等多种酶的活性,阻碍三羧酸循环,抑制糖酵解,使三磷酸腺苷（ATP）生成减少,骨组织细胞供能不足,发生骨营养不良。

3. 临床表现　主要表现为氟斑牙和氟骨症。

（1）氟斑牙：氟斑牙是地方性氟中毒最早出现而又最易识别的症状,主要表现为:①釉面光泽度改变:釉面失去光泽,不透明,可见白垩样线条、斑点、斑块,白垩样变化也可布满整个牙面。一经形成,永不消失。②釉面着色:釉面出现不同程度的颜色改变,浅黄、黄褐乃至深褐色或黑色。着色范围可由细小斑点、条纹、斑块直至布满大部釉面。③釉面缺损:缺损的程度不一,可表现为釉面细小的凹痕,小的如针尖或鸟啄样,乃至深层釉质较大面积的剥脱。轻者缺损仅限于釉质表层,严重缺损者可发生在所有牙面,包括邻接面,以致破坏牙齿整体外形。

（2）氟骨症：氟骨症是指地方性氟中毒病区的居民,因摄入过量氟化物而引起的以四肢大关节、颈和腰疼痛,关节功能障碍、神经功能障碍以及骨和关节 X 线征象异常为主要表现的慢性代谢性骨病。氟骨症的临床表现主要包括:①疼痛:疼痛部位可遍及全身,主要为腰腿痛。疼痛为持续性,多为酸痛,少数严重者可有刺痛或刀割样痛,局部无红、肿、热现象,也无游走性。疼痛晨起最重,活动后可稍缓解。②神经症状:部分患者可因椎管狭窄出现神经根压迫症状,如肢体麻木,蚁走感。③肢体变形:病情发展时可出现关节功能障碍和肢体变形,表现为脊柱生理弯曲消失,活动范围受限。

4. 诊断

（1）氟斑牙：出生或幼年在氟中毒病区生活,或幼年长期摄氟过量者,牙齿釉质出现不同程度的白垩样变,伴不同程度缺损和棕黄、棕黑色色素沉着,排除其他非氟性改变者即可诊断为氟斑牙。

（2）氟骨症：依据《地方性氟骨症诊断标准》（WS/T 192—2021）,患者应具有明确的地方性氟中毒病区生活史,具有明确临床症状、体征和典型 X 线征象改变。X 线征象作为诊断氟骨症的必备条件,但对于病情程度的判定仍以临床症状和体征为依据。注意与其他骨关节疾病相鉴别。临床表现包括:骨和关节持续性休息痛症状、关节活动受限或继发性神经损伤、骨和关节典型 X 线征象,氟骨症的 X 线表现是目前公认的唯一可靠的氟骨症诊断方法,包括:①骨结构改变:a）密度增高（硬化）,主要表现为骨小梁均匀变粗,骨皮质增厚,骨髓腔变窄或消失,尤以腰椎、骨盆明显;b）密度减低（疏松）,主要表现为骨小梁均匀变细、变小,骨皮质变薄,骨髓腔扩大;多见于脊柱、骨盆和肋骨;c）混合型则兼有硬化和疏松两种改变,多为脊柱硬化和四肢骨的吸收及囊性变。②骨周改变:主要表现为韧带、肌腱附着处和骨膜及关节周围软组织钙化,有骨棘形成,是氟骨症的特征性表现之一,多见于躯干骨和四肢长骨,尤以胫腓骨和尺桡骨骨膜钙化最为明显,对诊断有特殊意义。③关节改变:关节软骨退变坏死,关节面增生凹凸不平,关节间隙变窄,关节边缘呈唇样增生,关节囊骨化或有关节游离体。

5. 预防　地方性氟中毒病因清楚,主要为摄入过量氟所致。因此,本病的根本预防措施是减少氟的摄入量。

（1）饮水型氟中毒

1）改换水源：①打低氟深井水:我国大部分干旱地区浅层地下水氟含量高,而深层地下水氟含量低,适宜饮用,符合防病要求;②饮用低氟地表水:将病区附近低氟的江、河、湖、泉等地面水引入病区作为水源;③收集降水:在缺水地区修建小型水库或水窖,蓄积天然雨雪水。

2）饮水除氟：适用于无低氟水源可供利用的病区。常用的有活性氧化铝吸附法、骨炭吸附法、铝盐混凝沉淀法以及磺化煤过滤法等。

（2）燃煤污染型氟中毒

1）改良炉灶：炉灶应有良好的炉体结构并安装排烟设施,将含氟烟尘排出室外。

2）降低食物氟污染：改进食物干燥方法,用自然条件烘干粮食,或用烤烟房、火炕烘干,避免烟气直接接触食物。

3）不用或少用高氟劣质煤：更换燃料或减少用煤量,最大限度地降低空气中氟含量。

（3）饮茶型氟中毒：研制低氟砖茶和降低砖茶中氟含量，并在饮砖茶习惯病区增加其他低氟茶种代替砖茶。

6. 治疗 目前尚无特效治疗方法。治疗原则主要是减少氟的摄入量，减低氟吸收量，改善营养状况以及支持和对症等综合疗法。

（1）合理调整饮食和推广平衡膳食：提倡蛋白质、钙、镁、维生素丰富的饮食，以增强体质提高抗氟能力和排氟能力。

（2）药物治疗：对有神经损伤者宜给维生素 B 族（B_1、B_6 和 B_{12}）、三磷酸腺苷、辅酶 A 等以改善神经细胞正常代谢，减少氟的毒性作用。有研究表明硒、蛇纹石、硼制剂、氢氧化铝凝胶等可缓解症状，其作用机制、疗效和副作用等尚需深入研究。

（3）氟斑牙可采用涂膜覆盖法、药物（过氧化氢或稀盐酸等）脱色法、修复法等治疗。

（4）因椎管狭窄而出现脊髓或马尾神经受压的氟骨症患者应进行椎板切除减压。对已发生严重畸形者，可进行矫形手术。氟骨症的对症疗法主要是给予止痛剂。

（三）地方性砷中毒

地方性砷中毒（endemic arsenicosis）是指因长期饮用含高浓度砷的地下水，或燃用高浓度砷的煤造成室内空气和食物污染，从而引起以皮肤色素沉着或/和脱失、掌跖角化等皮肤改变为主要表现，同时伴有中枢神经系统、周围神经、血管、消化系统等多方面症状的全身性疾病。地方性砷中毒多为慢性中毒，是地方病中发现历史最短、了解最少的一种地方病。由于其危害不只限于摄入砷的一段时期，在中止摄入后仍可持续较长时间，尤其砷可引起恶性肿瘤等，因此引起广泛关注。地方性砷中毒可分为饮水型和燃煤污染型。饮水型主要因饮用高砷水，直接由消化道摄入过量砷引起的中毒。燃煤型则为因敞灶燃用高砷煤取暖、做饭或用其烘烤粮食、辣椒等，通过呼吸道和消化道摄入过量砷引起的中毒。国外的地方性砷中毒几乎均为饮水型，燃煤型仅见于我国某些地区。

砷（arsenic，As），是在自然界中广泛分布的元素，地壳中平均含量约 2mg/kg。人类在日常生活中不可避免地摄入砷。正常情况下摄入少量砷不会引起有害反应，但当过量摄入毒性大的无机砷化物后可引起急性砷中毒，长期慢性摄入过量无机砷化物可引起慢性砷中毒。砷是国际癌症研究机构（International Agency for Research on Cancer，IARC）确认的人类第一类致癌物。

1. 流行特点

（1）地区分布：饮水型砷中毒发生于许多国家，如智利、阿根廷、美国、加拿大、泰国、俄罗斯、匈牙利等国家。近年发生严重的国家主要有孟加拉国、印度和中国，东南亚一些国家也陆续发现。

我国地方性砷中毒最早出现于 20 世纪 60 年代以"乌脚病"报道的台湾台南县和嘉义县。1983 年在新疆奎屯地区首次发现饮水型砷中毒，当时诊断患者 2 000 余人，病区人口 10 余万。1989 年在内蒙古自治区赤峰市、巴彦淖尔市、呼和浩特市、包头市又先后发现大面积饮水型砷中毒病区，整个病区波及 12 个县市，病区人口 60 多万，确诊患者超过 3 000 人。1994 年在山西大同和晋中盆地再次发现大范围饮水型砷中毒病区，面积超过 900km²，患者超过 5 000 人，病区人口近百万。到目前为止，发现饮水型高砷暴露的村镇已涉及 14 个省（区）。

与此同时，在我国贵州黔西南地区发现了居民因燃用含高砷煤而引起的地方性砷中毒，病区涉及 6 个市县，诊断患者超过 3 000 人，病区人口 20 余万。近年这种类型砷中毒又在陕西一些地区被发现。

（2）人群分布：在饮水型病区，均发现高砷水井是呈点状散在分布的，故患者也相应呈点状散在分布。同样在燃煤型污染区，也并非所有家庭都用煤或高砷煤做燃料，患者只出现在燃用高砷煤的家庭。其发病的突出特点为家庭聚集性，大部分受累家庭有 2 名或 2 名以上的患者，有些则全家发病。

地方性砷中毒病区主要分布在农村，患者均为农民，无职业及民族差异，暴露者无论年龄大小均可发病。饮水型病区发现的最小患者 3 岁，最高者 80 多岁，患病率随年龄呈增高趋势。男性患病率略高于女性,可能与男性劳动强度大,饮水和进食量大于女性有关。在砷中毒病区,尽管暴露高砷者均可发病,但在同一家庭中,发病者症状轻重不一,显示地方性砷中毒在发病上存在个体差异。

2. 发病机制 目前对地方性砷中毒的发病机制尚未完全阐明。研究较多的有以下几个方面:

(1)砷的细胞原生质毒性:砷是一种细胞原生质毒物。在体内,砷属亲硫性毒物,三价砷极易与巯基(—SH—)结合,从而引起含巯基的酶、辅酶和蛋白质生物活性及功能改变,这是砷中毒的重要毒性机制。砷与酶作用可有单巯基反应和双巯基反应两种方式,前者主要形成 As-S 复合物,使酶中活性巯基消失而抑制酶的活性,此时加入过量单巯基供体,如谷胱甘肽(GSH)即可使酶活性恢复。后者是砷与酶或蛋白中的两个巯基反应,形成更稳定的环状化合物,单巯基供体不能破坏此环状化合物使酶活性恢复,只有二巯基化合物供体才能破坏该环状结构,将巯基游离,使酶活性恢复。砷与丙酮酸氧化酶辅基硫辛酸的反应,以及用二巯基丙醇(BAL)恢复其活性就基于这一机制。此外,砷进入血液循环后,可直接损害毛细血管,引起通透性改变。

(2)无机砷甲基化及三价甲基化砷的毒性:无机砷甲基化生成一甲基肿酸(MMAV)和二甲基肿酸(DMAV)的过程一直被认为是无机砷在人类和多数哺乳动物体内发生生物转化和解毒的主要途径。但近年的研究表明,砷的甲基化不是从无机砷到 MMAV 再到 DMAV 的过程,而是涉及许多酶促和/或非酶促反应的复杂过程,在这一代谢过程中,存在着多种中间产物,并且毒性更大。最近已证明,代谢的中间产物三价甲基砷酸(MMAⅢ)和三价二甲基砷酸(DMAⅢ)在细胞毒性、抑制机体内某些氧化还原酶活性、诱发机体高氧化的应激状态、影响 DNA 和蛋白质合成等方面均具有比无机砷更强的毒性,可能是无机砷暴露的重要致病因素之一。

(3)砷与活性氧自由基(ROS)的生成:研究证明,砷暴露过程中可产生 ROS。ROS 的发生与基因改变密切相关。砷作用下可使血和尿中 8-羟基脱氧鸟苷(8-OhdG)增加,这是一种目前公认由羟自由基(OH·)和单线态氧诱发 DNA 氧化损伤的加合物。砷诱发的 ROS 还可诱导细胞凋亡以及使细胞因子表达水平改变。砷可诱导角质细胞增生,细胞源性生长因子过表达可能与砷诱发的皮肤过度角化有关。

3. 临床表现 特征性表现为皮肤损伤,同时伴有神经、血管、消化系统等全身性改变。

(1)皮肤损伤:色素沉着、色素脱失、掌跖角化和皮肤癌是地方性砷中毒的特征性表现。根据中毒程度、暴露时间、暴露浓度不同,每个患者可有不同表现,或以色素改变为主,或以角化为主,或兼而有之。当一个患者同时有色素沉着、脱色素及角化时,常称为"皮肤三联症"。

1)皮肤色素改变:主要为色素沉着和脱失,特点呈对称性、弥漫性分布,多见于身体非暴露部位,尤以胸腹和腰背部为多见。色素沉着表现为总体观察皮肤颜色加深,呈浅灰或浅黑色。色素脱失呈针尖至米粒样大小不等的脱色斑点。在水砷浓度很高的地区,色素沉着呈弥漫性并和色素脱失斑点交互相称,形成所谓"花皮病",严重患者,在口腔和生殖器黏膜等处也可见色素沉着。

2)掌跖角化:主要发生在掌跖部位,呈对称性。角化初发生时,可看到隐匿于皮下的小丘疹,水洗后清晰可见,可触摸到。继续进展丘疹变大,可孤立存在,也可互相融合形成条块或片状。时间久之,因摩擦或切削刺激,中心可出现角质栓而呈鸡眼状、疣状,表面破裂呈皲裂状。严重者整个掌跖角化连成一片呈底板状,患者手指脚趾弯曲困难。同时角化疹可向掌跖背间蔓延。

3)皮肤癌:高砷暴露经过 30~40 年潜伏期后,可诱发皮肤癌。鲍恩病(Bowen disease)是砷性皮肤癌的重要类型,可以单发,也可多发,病理检查即可诊断。由掌跖角化引起的皮肤癌,以基底细胞癌和鳞状上皮癌为多见。

(2)神经系统:中枢神经系统和周围神经都可受累及,且症状出现早、持续时间长。主要表现为类神经症,重者可伴有头疼、头晕、记忆力减退、视力或听力下降。患者可手脚麻木,手套、袜套样感觉异常,检查可见感觉神经传导减慢。

(3)消化系统:可表现为食欲减退、恶心、腹痛、腹泻、消化不良等,部分患者可出现肝大、肝硬化等。

（4）心脑血管及末梢循环：在智利发生的慢性地方性砷中毒患者尸检中可见中小动脉内膜增生、心肌肥大与心肌梗死。

在砷中毒病区，主诉肢端怕冷，尤其在冬季，末梢循环障碍的患者较多。但除我国台湾报道砷中毒病区发生乌脚病外，在我国其他地区及其他国家尚未见报道。

（5）其他：近年报道饮水型砷中毒病区居民肺癌、肾癌、膀胱癌、肝癌等内脏癌症呈高发趋势。也有报道慢性砷中毒可累及泌尿生殖系统等，我国病区尚无详细流行病学调查资料。

4. 诊断　依据我国《地方性砷中毒诊断》（WS/T 211—2015），根据高砷暴露史，结合患者的临床症状和体征，特别是皮肤色素和掌跖角化，并结合实验室检查，诊断一般并不困难。尿砷和发砷增高可协助诊断。尿总砷检测时注意食用海产品中有机砷的干扰。

5. 防治措施

（1）治疗：目前尚无有效治疗地方性砷中毒的药物和方法。由于砷在体内代谢的半减期短（约10 小时），驱砷疗法在治疗上意义不大，且砷中毒症状即使停止砷暴露后仍可持续，因此目前主要采取对症疗法。

（2）预防：地方性砷中毒主要由饮用高砷井水和敞灶燃用高砷煤所引起，因此，改水改灶、改变生活习惯是切断砷源的主要途径，也是预防砷中毒发生的根本方法。

在我国砷中毒病区跟踪调查发现，改水 1 年后患者皮肤色素沉着明显好转，改水 5 年后，角化症状减轻。至于改水对癌症发生的预防效果，现在尚无法定论。国家"十一五"规划以来，我国绝大部分饮水型砷中毒病区已进行了改水，但在非病区的广大地区尚存在点状分布的高砷水井，尚需采取进一步的防控措施。

（四）大骨节病

大骨节病（Kaschin-Beck disease）是一种由环境致病因素所引起的地方性、继发性骨关节病（secondary osteoarthritis），以损害儿童发育过程中软骨内化骨型的透明软骨（骺软骨、骺板软骨和关节软骨）并导致软骨内化骨障碍为特征。

1. 流行特点　大骨节病区多处荒凉偏僻山区，其地理环境和生存条件恶劣，经济发展缓慢，群众居住条件简陋，生活水平低下。随着经济水平的提高、生活条件的改善，大骨节病的发病率大幅度下降。大骨节病的性别患病率总体上无差异，但 16 岁以上青年及成年患者，男性发病率略高于女性。从外地迁入病区的外来人群，发病率高于本地人群。本病具有家庭多发倾向。

2. 病因　大骨节病的病因至今尚未确认，目前主要集中在以下三种假说。

1）环境中硒水平过低：20 世纪 70 年代我国学者发现大骨节病病区农作物硒含量偏低，经由食物链引起食用人群呈低硒营养状态而与患病相关，并逐渐发展为硒缺乏或低硒学说。病区主要分布在低硒土壤地带上，病区人群血、尿、头发硒含量以及血 GSH-Px 活性低于非病区人群。由于我国四川南部地区，新西兰、芬兰的低硒地区并无本病发生，以及低硒实验三代大鼠未观察到类似人类大骨节病软骨损害的特征，目前只能认为环境低硒是大骨节病发病的重要环境因素之一。

2）粮食真菌毒素中毒学说：该假说认为病区谷物在收获、储存过程中被真菌污染，在潮湿条件下滋生产生毒素，病区居民因食用含有此类毒素的粮食而发病。

3）饮水中有机物中毒假说：该假说认为病区饮水被植物腐殖酸物质等有机物污染而引起居民发病，其中病区饮用水中腐殖酸总量、羟基腐殖酸含量与大骨节病患病率呈正相关，病区改水后病情大幅度下降。然而用病区饮水提取的高浓度黄腐酸对软骨组织无选择性损害。

3. 临床表现与诊断

（1）临床表现：本病临床发病缓慢隐匿，以四肢关节损害为主，但不伴有发红、肿胀和发热等炎症体征及智力损害。临床上表现为对称性指末弯、膝踝关节疼痛、晨僵、增粗、变形、关节运动障碍、肌肉萎缩，严重者出现短指（肢）甚至矮小畸形。关节损害的程度发病年龄越小，关节畸形或身材矮小越严重。关节负重、营养状况和劳动强度可影响关节症状和体征的严重程度。

（2）X 线表现：主要有掌指骨干骺端部位模糊中断、消失、硬化增宽、凹陷；骨骺不同程度的变形；指骨骨端及四肢中、小关节软骨下骨质边缘毛糙、不规则或平直、骨刺、增粗变形和关节间隙狭窄；严重者肱骨缩短、跟距骨压缩性改变、膝关节内翻或外翻畸形，股骨头发育不良和股骨颈变短及椎体前缘压缩性变化。

（3）诊断：我国已制定《大骨节病诊断》（WS/T 207—2010）标准，其诊断原则为根据 6 个月以上病区接触史，有多发性、对称性手指关节增粗或短指（趾）畸形等体征并排除其他相关疾病诊断为大骨节病临床病例。

4. 防治措施

（1）治疗

1）早期大骨节病儿童：选用具有营养、解毒、抗氧化和脂质过氧化损伤作用的药物，以保护和促进软骨细胞代谢，改善临床症状，常用药品有亚硒酸钠片或硒酵母胶囊、维生素 E、维生素 C、葡萄糖酸锌片、葡糖醛酸内酯片、醋柳酸肠溶片。

2）成人大骨节病：应采用非药物和药物治疗的方法缓解疼痛、保护和改善关节功能，严重者可行手术治疗。①针对轻度患者关节疼痛、功能障碍者，宜适量平地行走和锻炼关节活动；可采用针灸、按摩、物理疗法和手杖等非药物治疗，以延缓病情进展。②对于关节疼痛和功能障碍较重者，可选用非甾体类抗炎镇痛药及中药外用制剂等局部药物治疗；亦可采用非处方类药物（如对乙酰氨基酚、布洛芬缓释剂等）、处方类药物（如塞来昔布、双氯酚酸钠等）、软骨保护剂（如氨基葡萄糖、硫酸软骨素）和中医辨证分型的中药方剂；膝踝关节疼痛严重者可采用膝关节腔内注射玻璃酸钠，以缓解疼痛改善症状。③对于关节游离体和关节活动障碍严重者，可摘除关节内游离体，采用关节清理术或置换术等改善关节功能。

（2）预防措施：大骨节病是一种以缺硒为主的多病因地方病，因此应采取综合性预防措施。可采取补硒、换粮、改水合理营养、改善环境条件等综合措施，以从多个发病环节上共同阻断致病因素和发病诱因。

（五）克山病

克山病（Keshan disease）是一种以心肌坏死为主要病变的地方病。1935 年 11 月因我国黑龙江省克山县的病例首先被确诊报道而命名。

1. 流行特征　克山病主要分布在我国从东北到西南的 16 个省（自治区、直辖市），病区主要分布在温带、暖温带以棕壤土系为中心的地带，病区沿着山地和丘陵地貌相互毗连成片并逐渐移行、过渡到非病区，不同病区的病情不同。克山病多发在病区食用自产粮食的农业人口中，包括育龄期妇女和断乳后至学龄前儿童，其中北方病区以生育期妇女急型克山病为主，而南方病区则以儿童亚急型克山病为主，但各病区高发年龄、最小发病年龄及病死率不一。同一病区的非农业人口极少发病，有家庭多发性倾向。

2. 病因　克山病的病因至今尚未阐明，目前主要集中在以下几个假说。

（1）环境硒水平过低：本病主要分布在我国从东北到西南的低硒地带之中，病区的水、土壤和粮食及人群的头发、尿和血硒的含量显著低于非病区；患者及病区人群体内硒含量、谷胱甘肽过氧化物酶活性降低，脂质过氧化物、游离脂肪酸含量增高。补硒可纠正人群低硒代谢紊乱且可有效预防急型、亚急型克山病的发生。目前认为低硒是克山病重要的环境因素之一。

（2）生物感染：克山病年度和季节多发的流行特点较符合柯萨奇病毒（Coxsackie virus）感染的规律。有调查研究表明，病区自产粮食中的串珠镰刀菌素（moniliformin，MF）可随食物长期、多次少量侵入机体后损害心肌实质及间质，发生心肌病变。

（3）膳食中营养素失衡：克山病流行区居民膳食中常伴有优质蛋白质、钙、铁、锌、维生素等缺乏。随着生活水平和膳食结构趋于合理，克山病的流行已表现出明显的"自限性"。

3. 临床表现

（1）临床分型：根据起病急缓、心功能状态分为急型、亚急型、慢型、潜在型四种类型：①急型克山病：为我国北方地区的主要发病类型，多见于成人；发病急剧，病情变化迅速，表现为急性心功能不全，常合并心源性休克和严重心律失常；②亚急型克山病：主要发生于儿童，2~7 岁占 4/5 以上；发病较急型稍缓，临床上主要表现为充血性心力衰竭，心界向两侧扩大，心音低弱，心率增快，舒张期奔马律，心律失常较少见；③慢型克山病：儿童、成人均可发病，以慢性充血性心力衰竭为主，根据心功能状态的不同可分为心功能Ⅱ级（慢Ⅱ级）、Ⅲ级（慢Ⅲ级）和Ⅳ级（慢Ⅳ级）；慢型克山病可急性发作；④潜在型克山病：多无自觉症状，偶有心律失常和心电图改变，早搏较多见，可照常劳动或工作。

4. 诊断   依据我国制定的《克山病诊断》（WS/T 201—2011），其诊断原则为：在克山病病区连续生活 6 个月以上，具有克山病发病的时间和人群特点，具有心肌病和心功能不全的临床表现，或心肌组织具有克山病的病理改变，能排除其他心脏疾病，尤其是心肌疾病者。

5. 防治原则

（1）预防措施：①综合性预防措施：针对克山病病因多个发病环节，采用保护水源、改善居住条件、搞好室内外卫生、保管和预防粮食发霉、消除发病诱因等措施进行综合性预防发病；②硒预防：依据病区人群体内硒水平，采取不同补硒措施（硒盐、亚硒酸钠片、农作物喷硒），以改善低硒营养状态，预防新发；③膳食预防：主要采取增加病区居民每日膳食中大豆或其他豆制品的摄入比例，或调整病区居民的膳食结构。

（2）治疗原则：①急型：主要采用大剂量维生素 C 为主的综合疗法控制心源性休克，控制心力衰竭和纠正心律失常等；②亚急型、慢型：亚急型发病初期可参照急型的治疗，一旦转变为慢性心力衰竭时，亚急型与慢型的治疗类似，基本治疗原则是去除诱发因素，控制心力衰竭，纠正心律失常、改善心肌代谢。

三、土壤污染的健康危害

（一）土壤污染的来源及方式

土壤（soil）是指地壳表面的岩石经过长期风化和生物学作用而形成的由矿物质、有机质、水分和空气等组成的地球陆地表面的疏松部分。土壤污染（soil pollution）是指在人类生产、生活活动中排放的有害物质进入土壤，直接或间接地危害人畜健康的现象，其污染的程度主要决定于进入土壤的污染物的数量、强度和土壤自身的净化能力（clarifying capacity）大小。

1. 土壤污染的来源   土壤污染物种类繁多，按性质分主要为化学污染物、生物污染物和放射性污染物等。按来源分主要包括：①人畜粪便、生活垃圾和生活污水等生活性污染；②工业废水、废气、废渣及汽车尾气等工业和交通污染；③污水灌溉、施用农药、化肥等从事农业生产对土壤造成的污染。

2. 有害物质污染土壤的方式

（1）气型污染：主要是由于大气污染物沉降至地面而造成的污染，常见污染物有铅、镉、砷、氟等。大气中的硫氧化物、氮氧化物等形成酸雨后降至土壤，可使土壤酸化。金属冶炼、熔融过程排放的废气中氟、镉、铅等对周围土壤的污染也十分严重。

（2）水型污染：主要是由于工业废水和生活污水灌溉农田对土壤的污染。受污水灌溉的农作物易遭受污染，有的作物能大量吸收富集某些有害物质，甚至引起摄食者中毒，例如含镉废水灌溉农田而富集到稻米中所引起的慢性镉中毒。在用于灌溉农田的工业废水中，以金属矿采选矿和金属冶炼加工、石油加工等企业排放的废水对土壤造成的危害最大。

（3）固体废弃物型污染：主要是指工业废渣、生活垃圾粪便、农药和化肥等对土壤的污染。化学工业、金属冶炼加工业产生的固体废弃物对土壤污染十分严重。化学工业固体废弃物如铬渣、氰渣、汞渣、氯乙烯渣、砷渣、镉渣等,其排放量虽然不太大,但其中多为有毒有害物质,通过风吹日晒和降水溶淋可对当地的土壤、地表水和地下水造成污染,甚至使当地居民发生慢性中毒。

(二) 土壤污染对健康的危害

土壤污染对健康的危害往往是潜在的、隐蔽的和间接的,甚至是滞后的,不同性质和来源的污染物对人群健康的影响不同。

1. 农药污染 农药种类繁多,最常见的是各种人工合成的有机农药,如有机氯、有机磷、有机氮、拟除虫菊酯等化合物。世界上现已开发出1 200多种农药原药,其中常用的有200余种。在农药使用过程中可对土壤造成污染。农药污染土壤后,通过转化、降解等方式可使土壤中的农药含量降低,但有些农药如大多数有机氯农药在土壤中难以降解,可较长时间存留于土壤中。即使土壤中农药的残留量很低,通过生物浓缩(bio-concentration)和食物链的生物放大作用(bio-magnification)也可使高位营养级生物体内的浓度增加数千倍,乃至上万倍。在喷洒农药的过程中,农田里生长的蔬菜、瓜果、茶叶等可直接受到污染,易引起急性中毒事件。农作物也可从受污染的土壤中吸收农药使其茎叶和果实中含有一定量的农药,对人体健康构成潜在威胁。在一般情况下,农药污染土壤造成的健康危害多为间接危害和慢性危害,如对免疫功能的影响、对内分泌系统和生殖效应的影响以及致癌、致畸、致突变作用。

2. 持久性有机物污染 持久性有机污染物(persistent organic pollutants,POPs)是指持久存在于环境中,具有很长的半衰期,且能通过食物网积聚,并对人类健康及环境造成不利影响的有机化学物质,具有持久性、蓄积性、迁移性及高毒性四个重要特性。持久性有机物的主要来源有三个:第一个来源是农业生产上所使用的有机氯农药;第二个来源是工业化学品,包括多氯联苯(PCBs)和六氯代苯(HCB);第三个来源是生产中的副产品二噁英和呋喃。POPs可通过多种途径进入机体,积聚在脂肪、肝脏等组织器官,损害健康。动物实验表明:POPs可对肝脏、肾脏以及神经、内分泌、生殖、免疫系统产生急性和慢性毒作用,并具有致癌、致畸、致突变作用。

2004年5月17日正式生效的《关于持久性有机污染物的斯德哥尔摩公约》确定的首先消除的12种POPs为:艾氏剂、氯丹、狄氏剂、异狄氏剂、七氯、灭蚁灵、毒杀酚、DDT、六氯代苯、多氯联苯、二噁英和呋喃,这些POPs中有9种是有机氯杀虫剂、1种为工业化学物质、2种为垃圾焚烧产物和工业生产的副产物,它们均可直接污染土壤。2009年160多个国家参加《关于持久性有机污染物的斯德哥尔摩公约》第四次缔约方大会决定将α-六氯环己烷、β-六氯环己烷、六溴联苯醚和七溴联苯醚、四溴联苯醚和五溴联苯醚、十氯酮、六溴联苯、林丹、五氯苯、全氟辛烷磺酸、全氟辛烷磺酸盐和全氟辛基磺酰氟9种持久性有机污染物(POPs)列入POPs公约,2011年4月增补"硫丹"为POP,2013年5月又增补"六溴环十二烷"为POP,现受控或拟消除的POP总数已达23种。

3. 生物性污染 人体排出的含病原体的粪便未经无害化处理,即进行农田施肥可污染土壤,人生吃这种土壤中种植的蔬菜瓜果等可感染患病(人—土壤—人)。许多肠道致病菌在土壤中能存活较长时间,如志贺菌属可存活25~100天,伤寒沙门菌存活100~400天,肠道病毒存活100~170天,蛔虫卵在土壤中能存活7年。含有病原体的动物粪便污染土壤后,病原体可通过皮肤或黏膜进入人体而得病(动物—土壤—人)。携带钩端螺旋体的动物如牛、羊、猪、鼠等的粪便可污染土壤,人接触后可受到感染。炭疽杆菌在土壤环境可存活1年以上,家畜一旦感染了炭疽病使土壤污染后,该地区可在相当长时间内传播此病。天然土壤中常含有破伤风杆菌和肉毒杆菌而使人感染(土壤—人)。这两种病菌抵抗力很强,在土壤中能长期存活。

4. 重金属污染 重金属污染物(如镉、铊、汞、铅、砷元素)进入土壤后难以被微生物分解、净化,长期积累到一定程度通过土壤-植物系统以及食物链途径进入人体而危害健康。

(1)镉污染:镉(cadmium,Cd)作为人体非必需元素,是毒性最强的重金属元素之一,对肾、肺、肝、睾丸、脑、骨骼及血液系统均有毒性作用,被美国毒物管理委员会(Agency for Toxic Substances and

Disease Registry, ATSDR)列为第6位对人体健康的有毒物质。

镉在体内具有很强的蓄积性, 长期暴露可发生慢性镉中毒。被称为"痛痛病"(itai-itai disease)的慢性镉中毒最早发生在日本富山县, 当地居民长期食用由含镉选矿废水和尾矿渣污染河水灌溉的含镉量高的稻米, 使镉在体内大量蓄积而引起慢性中毒。该病多见于40岁以上多胎生育妇女, 最短潜伏期为2~4年, 主要临床表现早期为腰背痛, 膝关节痛, 四肢弯曲变形, 脊柱受压缩短变形, 骨软化和骨质疏松, 行动困难, 被迫长期卧床。由于无特效疗法, 死亡率很高。

1993年国际癌症研究机构(IARC)将镉确定为Ⅰ类致癌物, 即人类致癌物。生活在镉污染区的居民恶性肿瘤标化死亡率高于非污染区居民, 提示污染区居民肿瘤高发可能与镉污染有关。

(2)铊污染: 铊(thallium, Tl)及其化合物的毒性高、蓄积性强, 为强烈的神经毒物, 并可对肝、肾造成损害。三价铊的毒性大于一价铊。睾丸对铊的亲和力较强, 也是铊的主要靶器官之一, 因此铊对男(雄)性生殖功能具有特殊的危害。流行病学调查也发现男性铊中毒患者睾丸萎缩、性欲减退和性交能力降低等现象。铊能通过胎盘屏障进入胎儿体内并蓄积。环境铊污染对人群健康的影响主要为慢性毒作用, 其特征性的表现有: ①毛发脱落, 呈斑秃或全秃; ②周围神经损害, 早期表现为双下肢麻木、疼痛过敏, 很快出现感觉和运动障碍; ③视力下降甚至失明, 可见有视网膜炎、球后视神经炎及视神经萎缩。

(三) 土壤卫生防护

土壤污染的危害主要通过农作物等间接地对居民健康产生危害。土壤污染的判定比较复杂, 既要考虑土壤中的测定值, 又要考虑其本底值, 还要考虑农作物中污染物的含量及其食用后对健康的影响等。土壤污染造成的危害不易及时发现, 一旦遭受污染又难以清除。因此, 保护土壤环境不受污染, 对于保证人们的健康具有十分重要的意义。由于土壤主要由无机物和有机物构成, 具有很强的吸附能力、阳离子保持能力和有机物分解能力, 对污染物可起到过滤和净化作用。

土壤卫生防护(hygienic protection of soil)是指针对土壤污染、保护土壤所采取的一系列卫生防护措施, 主要有: ①制定土壤中有害化学物质的卫生标准, 通过确立土壤中有害物质迁移到与土壤相邻的环境和食用植物中的最高容许浓度, 达到土壤自净和硝化过程及卫生的良好状况; ②控制和规范管理工业排出物和固体废物的污染, 通过制订、颁发和鉴别固体废物管理法规、条例和标准, 综合评价有害废物污染现场的治理效果, 净化处理工业企业排放的废气, 使之达到国家规定的标准; ③垃圾、粪便必须进行高温堆肥、卫生填埋和焚烧的无害化处理, 推广橡胶、塑料再生和热分解、制作垃圾固体燃料和填埋场沼气回收等垃圾合理利用新技术; ④科学使用农药, 防止土壤污染, 开发和推广高效、低毒、低残留的新农药。

(孙鲜策　陈　杰)

小结

空气、水、土壤是最基本的环境要素, 是人类赖以生存的物质基础, 其质量的优劣直接影响人们的健康。本章重点阐述不同环境要素与人类健康的关系, 主要包括空气、水、土壤及其中的有害因素对人体健康的影响。第一节空气, 主要介绍室内外空气的特点、污染来源及其主要健康危害问题, 以及空气污染的卫生防护。第二节水, 主要介绍了不同水体的特征及其污染来源、水中主要污染物及对健康的危害, 包括其他饮用水的卫生问题和水的净化与消毒, 同时简要介绍了水污染的卫生防护和生活饮用水卫生标准。第三节主要介绍地质环境和土壤污染对人体健康的影响, 包括生物地球化学性疾病如碘缺乏病、地方性氟中毒、地方性砷中毒、大骨节病、克山病等, 以及多种有害物质对土壤污染造成的健康危害和土壤卫生防护。通过本章学习使同学们树立起环境致病的观念和加强环境保护的意识。

思考题

1. 我国实行的"大气十条"防治措施,主要从哪些环节控制空气污染?

2. 我国的《健康中国行动(2019—2030年)》中,哪些健康环境促进行动改善了空气质量,对哪些健康问题给予控制? 如何引导大众积极参与此项行动?

3. 2015年2月,中央政治局常务委员会会议审议通过了《水污染防治行动计划》(简称《水十条》),其中第一条提到了全面控制污染物排放,请简要阐述防治水体污染的主要着手点。

4. 请阐述氟骨症相关疾病的诊断标准和防治措施。

第二章
职业环境与健康

　　健康而充满活力的职业人群是社会经济快速可持续发展的重要动力。良好的职业环境有利于健康,而不良的职业环境则可损害职业人群的健康,甚至可能引起职业病。职业卫生(occupational health)是以职业人群和作业环境为对象,通过识别、评价、预测和控制不良职业环境中有害因素对职业人群健康的影响,早期检测、诊断、治疗和康复处理职业性有害因素所致健康损害或潜在健康危险,创造安全、卫生和高效的作业环境,从而达到保护和促进职业人群的健康,提高职业生命质量(quality of working life)的目的。新中国成立以来,颁布了一系列旨在保护职业人群健康的职业卫生法律、法规和卫生标准。2002 年 5 月 1 日正式实施《中华人民共和国职业病防治法》,2018 年 12 月 29 日第十三届全国人民代表大会常务委员会第七次会议通过第 4 次修订并实施。这对于我国职业病防治工作具有重要意义,为我国职业卫生工作奠定了坚实的基础。近年来,我国在职业病防治法律法规和标准体系的建立、加强职业卫生监督检查、提高职业卫生技术服务能力和水平、加强建设项目职业卫生审查、规范职业健康监护和职业病诊断鉴定工作、完善职业病报告制度、开展基本职业卫生服务、提高全社会职业病防治的法律意识等方面开展了卓有成效的工作。目前,中国职业人群健康面临两大问题:一方面传统职业病现在乃至今后相当长时期内仍然是影响职业人群健康的重点疾病;另一方面,随着工业转型、劳动用工制度的变化,高新技术产业的发展和技术的引进,在劳动生产过程和生产环境中,除传统的职业性有害因素外,又出现了新的职业性有害因素和职业性损害。因此,我国职业卫生工作面临的形势依然严峻。

第一节　职业性有害因素与职业性损害

【学习要点】

1. 职业性有害因素的来源。
2. 职业性损害的分类及特点。
3. 职业健康监护的概念及目的。

一、职业性有害因素

　　职业性有害因素(occupational hazards)是指在生产工艺过程、劳动过程和生产环境中产生和/或存在的,对职业人群的健康、安全和作业能力可能造成不良影响的一切要素或条件的总称。

　　不同生产劳动条件存在各种职业性有害因素,它们对健康的不良影响,可导致职业性损害。生产劳动条件包括:①生产工艺过程:随生产技术、机器设备、使用材料和工艺流程变化而改变;②劳动过程:涉及针对生产工艺流程的劳动组织、生产设备布局、作业者操作体位和劳动方式,以及智力和体力劳动比例等;③生产环境:即作业场所环境,包括按工艺过程建立的室内作业环境和周围大气环境,以及户外作业的自然环境等。

　　职业性有害因素按其来源可分为三类:

(一) 生产工艺过程中产生的有害因素

　　按其性质可分为三类:

1. 化学因素

（1）生产性毒物（productive toxicant）：又称职业性毒物（occupational toxicant），是指生产过程中产生的，存在于工作环境中的毒物。生产性毒物的分类很多，一般综合性地分为以下几类：①金属及类金属：如铅、汞、铬、锰、砷、磷、硫等；②有机溶剂：如苯、甲苯、正己烷、三氯乙烯、二硫化碳、四氯化碳等；③刺激性气体和窒息性气体：前者如硫酸、乙酸等无机酸和有机酸，氧化亚氮、二氧化氮等氮的氧化物，氯及其化合物等；后者如一氧化碳、氰化氢、硫化氢、甲烷等；④苯的氨基和硝基化合物：如苯胺、联苯胺、三硝基甲苯等；⑤高分子化合物生产中的毒物：如氯乙烯、氯丁二烯、丙烯腈、磷酸三甲苯酯、偶氮二异丁腈等；⑥农药：如有机磷类、氨基甲酸酯类、拟除虫菊酯类农药等。

（2）生产性粉尘（productive dust）：是指在生产过程中形成的，并能长时间悬浮在空气中的固体微粒。包括无机粉尘（inorganic dust），如石英（silica）尘、石棉（asbestos）尘、铝尘、铅尘、水泥尘等；有机粉尘（organic dust），如皮毛、羽绒、棉、麻、合成纤维等粉尘；混合性粉尘（mixed dust）。

2. 物理因素

（1）异常气象条件：如高气温、高气湿、高气流、强热辐射、低气温等。

（2）异常气压：高气压，如潜水和潜涵作业；低气压，如高原作业。

（3）噪声（noise）、振动（vibration）。

（4）非电离辐射：如紫外线、红外线、可见光、射频辐射、激光等。

（5）电离辐射：如 X 射线、γ 射线、β 射线等。

3. 生物因素

（1）细菌（bacteria）：如屠宰、皮毛加工等作业接触到的炭疽杆菌、布鲁氏菌等。

（2）病毒（virus）：如森林作业接触到的森林脑炎病毒。

（3）霉菌（mold）：如在粮食的收获、加工、储存等过程中，接触到谷物上的曲霉菌、青霉菌等。

（二）劳动过程中的有害因素

1. 劳动组织和制度不合理，劳动作息制度不合理等。

2. 劳动强度过大或生产定额不当，如安排的作业与生理状况不相适应等。

3. 精神（心理）性职业紧张。

4. 个别器官或系统过度紧张，如视力紧张等。

5. 长时间处于不良体位、姿势，或使用不合理的工具等。

6. 不良生活方式，如吸烟或过量饮酒；缺乏体育锻炼等。

（三）生产环境中的有害因素

1. 自然环境中的因素，如炎热季节的太阳辐射、冬季的低温等。

2. 厂房建筑布局不合理，如将有害工序、工种和无害工序、工种等安排在同一个车间内；工作场所缺乏卫生防护设施，如产生尘、毒的车间或岗位无除尘、排毒设施等。

3. 由不合理生产过程或不当管理所致的环境污染。

在实际生产场所中，往往同一工作场所同时存在多种职业性有害因素，可对劳动者健康产生联合作用。

二、职业性损害

职业性有害因素在一定条件下对劳动者的健康和劳动能力产生不同程度的损害，称为职业性损害（occupational injury）。劳动者接触职业性有害因素不一定发生职业性损害，只有当劳动者个体、职业性有害因素及有关的作用条件联系在一起，并达到引起职业性损害的程度时，才会造成职业性损害。职业性有害因素的致病模式（图 2-1）。作用条件包括：①接触机会：在生产过程中，劳动者是否经常接触某些职业性有害因素；②接触方式：劳动者接触职业性有害因素的方式，可影响职业性有害因素进入人体的途径以及损伤部位；③接触时间：包括每天、每周、每年，甚至一生中累计接触职业性有害因素的总时间;④接触职业性有害因素的浓度(强度)。后两种因素是决定机体接受有害因素剂量(强度)的主要因素。

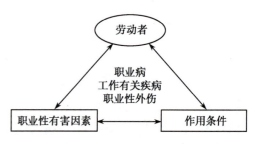

图 2-1 职业性有害因素的致病模式

在同一工作场所从事同一种作业的劳动者中,由职业性有害因素所引发的职业性损害的机会和程度可能有较大差别,其原因可能取决于以下四方面:①职业性有害因素的性质:职业性有害因素的性质不同,作用于机体的方式不同,在人体内的吸收、分布、代谢、排泄不同,因此在体内的靶器官不同,与靶器官的结合方式不同,造成的损伤及其程度也不同;②职业有害因素的接触水平(剂量):接触水平(剂量)是决定毒性效应的关键因素,职业性有害因素只有在体内达到一定的剂量才可能会对机体带来损伤;③个体易感性及行为、生活方式:这两种因素称为个体危险因素(host risk factor)。个体易感性包括遗传因素、年龄、性别、健康状态、营养状况等。后者包括是否有吸烟、酗酒、缺乏锻炼、过度紧张、不合理饮食及不注意个人防护等不良个人行为;④环境因素:生产环境中气温、气湿、气流等气象因素可能影响职业性有害因素的存在状态,影响劳动者接触职业性有害因素的机会。

职业性损害包括职业病(occupational disease)、工作有关疾病(work-related disease)和职业性外伤(occupational trauma)三大类。

1. 职业病 职业病概念详见本章第二节。

2. 工作有关疾病 是指一类与多因素相关的疾病。在职业活动中,由于职业性有害因素等多种因素作用导致劳动者原有的疾病加剧、加速或复发,或者劳动能力明显减退。例如接触二硫化碳可加剧动脉硬化的进展,接触噪声增加高血压的发病机会等。详见本章第七节。

3. 职业性外伤 是指劳动者在劳动过程中,由于外部因素直接作用而引起机体组织的突发性意外损伤。如高处坠落、机械外伤等。

三、职业病的预防和控制

(一)预防原则

在整个防治工作过程中应遵循"三级预防"原则和"安全第一、预防为主、综合治理"的安全工作方针。

1. "三级预防"原则

(1)第一级预防(primary prevention):又称病因预防。即采取有效的措施,从根本上消除或减少对职业性有害因素的接触和对职业人群健康的损害作用,也是职业性有害因素防治工作中最有效的措施。例如通过生产工艺改革和生产设备改进,合理利用防护设施和个人防护用品,使劳动者尽可能不接触或少接触职业性有害因素;通过制订职业接触限值等,控制作业场所有害因素在职业安全卫生标准允许限值内;针对高危个体进行职业禁忌证(occupational contraindication)检查。所谓职业禁忌证是指劳动者从事特定职业或者接触特定职业病危害因素时,比一般职业人群更易于遭受职业病危害和罹患职业病或者可能导致原有自身疾病病情加重,或者在作业过程中诱发可能导致对他人生命健康构成危险的疾病的个人特殊生理或者病理状态。有职业禁忌证者,禁止从事相关的作业。

(2)第二级预防(secondary prevention):又称临床前期预防或"三早预防",即在疾病的临床前期做好早期发现、早期诊断、早期治疗的"三早"预防措施。当第一级预防措施未能完全达到要求,职业性有害因素开始损及劳动者健康时,对作业人群实施职业健康监护,早期发现职业损害,及时合理处理,并进行有效治疗,防止损害的进一步发展。

(3)第三级预防(tertiary prevention):又称临床预防。当第一、第二级预防措施未能有效地防止和控制好职业性有害因素对劳动者健康的影响,有些劳动者已发展成职业病或职业性外伤的患者时,应及时作出正确诊断和处理,包括脱离接触、实施合理有效治疗、预防并发症、促进患者尽快康复等。

从病因学的角度,职业性损害是完全可以预防的,故必须强调"预防为主",着重做好第一级预防和第二级预防。

职业性损害可累及各器官、系统,涉及临床医学的各个专科,如内科、外科、神经内(外)科、皮肤科、眼科、耳鼻咽喉科等。所以,需要牢固掌握和充分运用临床多学科的综合知识和技能,做好职业性损害的早期诊断、治疗、康复,以及职业禁忌证、劳动能力鉴定等工作。

2. "安全第一、预防为主、综合治理"的安全工作方针　《中华人民共和国安全生产法》(2021 年 6 月修订版)中明确提出,安全生产工作应当以人为本,坚持人民至上、生命至上,把保护人民生命安全摆在首位,树牢安全发展理念,坚持"安全第一、预防为主、综合治理"的方针,从源头上防范化解重大安全风险。在这一方针指导下,逐步形成了"企业负责、行业管理、国家监察、群众监督、劳动者遵纪守法"的安全生产工作体制。这些制度的建立和配套措施的实施,是消除和控制职业性损害、预防安全生产事故发生的有效方法。

(二)控制措施

根据以上原则,职业性损害的防治措施应包括法律措施、组织措施、技术措施和卫生保健措施等几个方面。

1. 法律措施　2001 年 10 月 27 日第九届全国人大常委会第二十四次会议正式通过了《中华人民共和国职业病防治法》,并从 2002 年 5 月 1 日起实施。为配合《职业病防治法》的实施,卫生部又制定发布了九项配套规章和文件,制定和修订职业卫生标准 500 余项。2018 年 12 月 29 日第十三届全国人民代表大会常务委员会第七次会议通过《中华人民共和国职业病防治法》第 4 次修订并实施。国务院办公厅于 2016 年 12 月印发的《国家职业病防治规划(2016—2020 年)》中指出,要牢固树立和贯彻落实创新、协调、绿色、开放、共享的发展理念,坚持正确的卫生与健康工作方针,强化政府监管职责,督促用人单位落实主体责任,提升职业病防治工作水平,鼓励全社会广泛参与,有效预防和控制职业病危害,切实保障劳动者职业健康权益,促进经济社会持续健康发展,为建设健康中国奠定重要基础。

职业卫生监督(occupational health supervision)是职业卫生监督部门依据国家职业病防治法律、法规、国家职业卫生标准和卫生要求,运用行政管理手段和医学技术方法,对用人单位的职业卫生和职业病防治工作、对职业卫生技术服务机构的职业卫生服务行为进行的监督检查。职业卫生监督是国家行政监督的一部分,是保证职业病防治法规贯彻实施的重要手段。开展职业卫生监督的目的在于确保用人单位职业卫生条件处于良好的状态,预防和消除职业性有害因素对劳动者健康的损害,保证和促进生产劳动的顺利进行。可分为经常性卫生监督、预防性卫生监督和事故性卫生监督。

(1)预防性卫生监督:属于预测和控制职业危害的前瞻性监督,指涉及所有生产设施的新建、改建、扩建、续建,以及技术改造和技术引进等工业企业建设项目的全过程进行卫生审查与评价,包括工业企业建设项目的可行性研究、初步设计、施工设计阶段的卫生审查,施工过程中一切卫生防护设施与主体工程同时设计、同时施工、同时投产使用("三同时"),使之符合卫生学要求。对申请验收的建设项目,依据经职业卫生监督部门认证的业务单位所进行的调查、监测与卫生学评价结果进行竣工验收。

(2)经常性卫生监督:经常性卫生监督是指对企业在日常和生产过程中贯彻国家和地方职业卫生法规、卫生标准的情况进行监督检查。主要包括:检查督促企事业单位贯彻执行国家和地方职业卫生法规、标准,不断改善劳动条件;对企事业单位进行分级监督管理;根据作业场所有害因素测定与职业性体检结果,对企事业单位提出职业卫生监督意见等。

(3)事故性职业卫生监督:包括现场调查与取证、事故分析、立案上报,并提出监督处理意见及作出案件的结案报告。凡是有死亡或同时发生三名以上急性职业中毒以及发生一名职业性炭疽的,企业及其职工医院(所)立即电话报告卫生行政主管部门或卫生监督机构,限期治理或停产整顿。对违反国家职业卫生法规受到行政处分或罚款处理、追究刑事责任的及其他须立案的,均可作为事故性监督的立案条件,按照事故性职业卫生监督程序进行及时的监督。

2. 组织措施

（1）领导重视:用人单位（企业）负责人必须树立"企业经济效益与职工安全卫生同步发展"的观念,严格按有关职业卫生法规和标准组织生产,履行控制职业病危害的承诺和义务,保障职工的合法权益。

（2）加强人员培训和健康教育:要重视更新观念和知识,给广大劳动者以"知情权",使其了解有关职业性有害因素对健康的影响和防护办法,增强自我保护意识,并积极参与职业性有害因素和职业病危害的控制。

（3）建立健全合理的职业卫生制度:在组织劳动生产过程中,用人单位应根据有关的法律法规和单位的实际情况,建立合理的职业卫生和劳动制度。

3. 技术措施

（1）改革工艺过程,消除或减少职业性有害因素的危害:在职业中毒的预防中采用无毒或低毒的物质代替有毒物质,限制化学原料中有毒杂质的含量。如喷漆作业采用无苯稀料,并采用静电喷漆新工艺;在酸洗作业限制酸中砷的含量;在机械加工中,采用无声的液压代替噪声高的锻压等。

（2）减少接触职业性有害因素的机会:生产过程尽可能机械化、自动化和密闭化,以减少工人接触毒物、粉尘及各种有害物理因素的机会。加强生产设备的管理和检查维修,防止毒物和粉尘跑、冒、滴、漏及防止发生意外事故。对于噪声,可使用一些材料和装置将噪声源封闭。

（3）加强工作场所的通风排毒除尘:厂房车间内的气流影响毒物、粉尘的排出,可采用局部抽出式机械通风系统及除尘装置排出毒物和粉尘,以降低工作场所空气中的毒物粉尘浓度。

（4）合理设置厂房建筑和生产过程:有生产性毒物逸出的车间、工段或设备,应尽量与其他车间、工段隔开,合理布置,以减小影响范围。

（5）其他技术措施:如矿山掘进采用水风钻,石英粉厂采用水磨、水筛,铸造厂采用水爆清砂,以减少粉尘的发生。在风道、排气管口等部位安排各种消声器,用多孔材料装饰车间内表面吸收反射声,以降低噪声强度等。

4. 卫生保健措施

（1）开展职业卫生技术服务

1）建设项目职业病危害预评价和职业病危害控制效果评价:是职业卫生监督的重要内容,是预防、控制和消除职业病危害,从源头控制或消除职业病危害,防治职业病,保护劳动者健康。建设项目职业病危害预评价的目的是识别、分析建设项目可能产生的职业病危害因素,评价危害程度,确定职业病危害类别,为建设项目职业病危害分类管理提供科学依据。建设项目职业病危害控制效果评价的目的是明确建设项目产生的职业病危害因素,分析其危害程度及对劳动者健康的影响,评价职业病危害防护措施及其效果,对未达到职业病危害防护要求的系统或单元提出职业病防治措施的建议,并针对不同建设项目的特征,提出职业病危害的关键控制点和防护的特殊要求,为职业卫生监督部门对建设项目职业病防护设施竣工验收提供科学依据,为建设单位职业病防治的日常管理提供依据。

2）工作场所职业病危害因素的监测与评价:目的在于及时发现和动态掌握工作场所中潜在的职业性有害因素的种类、存在形式、浓度（强度）、消长规律等,为改善劳动条件和实施有效的干预措施提供依据。

3）职业健康监护（occupational health surveillance）:是指以预防为目的,根据劳动者的职业接触史,通过定期或不定期的医学健康检查和健康相关资料的收集,连续性地监测劳动者的健康状况,分析劳动者健康变化与所接触的职业病危害因素的关系,并及时地将健康检查和资料分析结果报告给用人单位和劳动者本人,以便及时采取干预措施,保护劳动者健康。2014年我国修订颁布的《职业健康监护技术规范》（GBZ 188—2014）是实施职业健康监护的重要依据。职业健康监护主要内容包括

NOTES

职业健康检查和职业健康监护档案管理等内容。

职业健康检查（occupational medical examination）指通过医学手段和方法,针对劳动者所接触的职业病危害因素可能产生的健康影响和健康损害进行临床医学检查,了解受检者健康状况,早期发现职业病、职业禁忌证和可能的其他疾病和健康损害的医疗行为。职业健康检查是职业健康监护的重要内容和主要的资料来源。包括上岗前职业健康检查、在岗期间职业健康检查、离岗时职业健康检查、离岗后健康检查和应急健康检查五类。上岗前职业健康检查（preplacement occupational medical examination）是指对准备从事某种作业人员进行的健康检查,目的在于了解受检查者原来健康状况和各项基础,可发现职业禁忌证,建立接触职业病危害因素人员的基础健康档案,防止接触劳动环境中的有害因素而使原有疾病加重或对某种有害因素敏感而更容易发生职业病。职业禁忌证在我国《职业病范围和职业病患者处理办法》中作出了明确的规定。在岗期间职业健康检查（periodical occupational medical examination）是指按一定时间间隔对从事某种有害作业的职工进行健康状况检查,目的在于早期发现职业病患者或疑似职业病患者或者劳动者的其他健康异常改变,及时发现有职业禁忌证的劳动者,通过动态观察劳动者群体健康变化,评价工作场所职业病危害因素的控制效果。关于定期检查的间隔时间,一般可根据不同职业病危害因素的性质、工作场所有害因素的浓度或强度、目标疾病的潜伏期和防护措施等因素决定。职业性有害因素所致职业病的特殊体检项目根据国家颁布的职业病诊断标准及处理原则中的有关规定执行。离岗或转岗时体格检查是指职工调离当前工作岗位时或改换为当前工作岗位前所进行的检查,目的是掌握职工在离岗或转岗时的健康状况,分清健康损害责任,同时为离岗从事新岗位的职工和接受新岗位的职工的业主提供健康与否的基础资料。要求根据作业者拟从事工种和工作岗位,分析其可能存在的职业性有害因素及其对人体健康的影响,确定特定的健康检查项目。应考虑到有些职业性有害因素的健康危害效应是远期的,健康损害可能出现较晚,因此,还需要对接触这些有害因素的作业者进行离岗后的健康检查。应急健康检查是当发生急性职业病危害事故时,对遭受或可能遭受急性职业病危害的职业从事者,应及时组织的健康检查。依据检查结果和现场劳动卫生学调查,确定危害因素,为急救和治疗提供依据,控制职业病危害的继续蔓延和发展。应急健康检查应在事故发生后立即开始。职业病健康筛检（occupational disease health screening）是指在接触职业性有害因素的职业人群中所进行的健康检查,可以是全面普查,也可以在一定范围内进行,属于二级预防措施。目的在于早期发现患者,早期采取干预措施或治疗措施;评价职业危害控制措施和其他初级预防措施的效果;根据毒理学和其他研究的结果,发现过去没有认识的可疑健康危害,并建议进一步进行确诊性检查。

职业健康监护信息管理:职业健康监护工作是一项覆盖职业健康检查、接触控制和信息管理的系统工程,科学性、技术性很强,具有综合性功能,有一定系统性。要求对职业健康监护工作从组织实施、体检报告的形成到筛检职业病患者等操作程序化、规范化和信息化,对所有资料均应进行信息化管理。职业健康监护档案是职业健康监护全过程的客观记录资料,是系统地观察劳动者健康状况的变化,评价个体和群体健康损害的依据,其特征是资料的完整性和连续性,内容包括生存环境监测和健康检查两方面资料。健康监护档案包括个人健康档案和企业健康档案两种,个人健康档案内容包括:职业从事者的基本信息,职业史,既往史,接触职业病性有害因素名称及其监测结果,职业防护措施,家族史(尤其应注意遗传学疾病病史),基础健康资料,其他如生活方式、生活水平和日常嗜好等,职业健康检查结果及处理情况,职业病诊疗等信息。企业的健康监护档案包括:用人单位的基本情况、有害因素的来源及其浓度(强度)的监测结果、主要有害因素接触情况、接触有害因素职工健康监护及职业病情况、职业健康检查异常职业从事者名单等信息。健康状况分析:对职业从事者的健康监护资料应及时加以整理、分析、评价并反馈,使之成为开展和做好职业卫生工作的科学依据。评价方法分为个体评价和群体评价。个体评价主要反映个体接触量及其对健康的影响,群体评价包括作业环境中有害因素的强度范围、接触水平与机体的效应等。职业健康监护档案管理是一项非常重要的工作,用人单位应设立专门机构或专人管理职业健康监护工作,将职业健康监护工作由专门机构或专人依照法律、法规的要求确定监督对象、管理范围和监督职责。

4）其他职业卫生技术服务：如职业病防护设施与职业病防护用品效果评价、化学品毒性鉴定、放射卫生防护检测与评价等。取得职业卫生技术服务机构资质的单位，通过这些职业卫生技术服务，可为企业提供一系列职业病危害因素控制的资料和建议，也为有效地消除或控制职业病危害提供依据。

（2）合理使用个体防护用品：个体防护用具主要有防毒防尘面具、防护服装及防护油膏等。防毒防尘面具包括各种口罩和面具，防护服装包括安全帽（或头盔）、工作服、手套、围裙、长筒靴、防护眼镜等。

（3）合理供应保健食品和饮料：如对接触职业性毒物的劳动者，应根据所接触毒物的毒作用特点，在保证平衡膳食的基础上，补充某些特殊需要的营养成分（如维生素、无机盐、蛋白质等）。

（张正东）

第二节　职业病概述

【学习要点】
1. 职业病的概念及特点。
2. 职业病的诊断和处理原则。

一、概念

广义上讲，职业病是指与工作有关并直接与职业性有害因素有因果关系的疾病，即当职业性有害因素作用于人体的强度和时间超过机体所能代偿的限度时，造成功能性和/或器质性病理改变，并出现相应的临床征象，影响劳动能力，这类疾病统称为职业病（occupational disease）。由于社会制度、经济条件和科学技术水平以及诊断、医疗技术水平等的不同，各国均规定了各自的职业病名单，并用法令的形式确定，即"法定职业病（legal occupational disease）"。我国《职业病诊断名词术语》（GBZ/T 157—2009）中所下的定义为：企业、事业单位和个体经济组织等用人单位的劳动者在职业活动中，因接触粉尘、放射性物质和其他有毒、有害物质等职业病危害因素而引起的疾病。根据我国政府的规定，凡诊断为法定职业病的必须向主管部门报告；法定职业病病人在治疗和休假期间及在确定为伤残或治疗无效而死亡时，应按劳动保险条例有关规定给予劳保待遇。有些国家如美国、日本、德国等按照法律规定，对法定职业病给予经济补偿，故又将其称为需补偿的疾病（compensational disease）。我国 1957 年公布的职业病名单中，确定了 14 种法定职业病。1987 年修订后的职业病名单中规定的职业病为 9 类 102 种。根据《中华人民共和国职业病防治法》有关规定，国家卫生计生委、人力资源社会保障部、安全监管总局和全国总工会联合组织对职业病的分类和目录进行了调整，于 2013 年 12 月 23 日颁发新的《职业病分类和目录》并正式施行，同时卫生部和原劳动保障部于 2002 年 4 月 18 日联合印发的《职业病目录》废止。新颁发的《职业病分类和目录》（2017 年）中规定的法定职业病有 10 类 132 种。

二、特点

人体直接或间接接触职业环境中有害因素时，不一定都发生职业病。职业病的发病过程，主要取决于四个条件：①有害因素的性质；②有害因素的浓度和强度；③个体易感性及行为、生活方式；④环境因素。

职业病涉及的领域很广，病因比较复杂，疾病表现形式多种多样，但它们又有共同的特点：

1. 病因有特异性　职业性有害因素和职业病之间有明确的因果关系，在控制了相应的病因或限制了作用条件后，可减少或消除发病。

2. **病因大多可被识别和定量检测**　职业性有害因素明确,而且大多可以进行定量检测;发生的健康损害一般与接触水平有关,即疾病和病因一般存在明确的剂量-反应关系(dose-response relationship)。

3. **发病有群体性**　在接触同样有害因素的人群中,常有一定的发病率,很少出现个别病例的现象。即使在不同时间、不同地点、不同人群,如果接触同一种职业性有害因素,也出现同一种职业病流行。

4. **多数职业病尚无特效疗法**　大多数职业病如能早期诊断,合理处理,预后较好,康复也容易。目前大多数职业病缺乏特效治疗方法,发现越晚,疗效越差。仅治疗个体无助于控制人群发病和保护群体健康,故应以预防为主,特别是加强第一级和第二级预防。

5. **可干预性**　对职业性有害因素采取干预措施,可有效地防止职业病发生、延缓进展或使疾病向好的方向转归,进一步降低职业病的发病率。

三、临床表现

职业性有害因素,特别是化学因素种类繁多,可累及不同系统,甚至多系统,出现各种各样的临床表现。

1. **神经系统**　大多数化学毒物可选择性地损害神经系统,人体的中枢神经系统对毒物尤其敏感。以中枢和周围神经系统为主要毒作用靶器官或靶器官之一的化学物统称为神经毒物。常见的神经毒物有金属和类金属及其化合物、有机溶剂、农药、刺激性气体、窒息性气体等。一些生物因素和物理因素,如森林脑炎病毒、快速减压、高温作业、放射作业等也可引起职业性神经系统损害。职业性有害因素对神经系统损害的临床表现有类神经症、精神障碍、周围神经病、中毒性脑病和意识障碍。神经衰弱综合征(neurasthenic syndrome)又称类神经症(neurosis-like syndrome)、脑衰弱综合征,以神经衰弱样症状、癔症样表现以及自主神经功能障碍较为多见,是许多轻度职业中毒早期常见表现,重者可出现精神病样症状、智力减退或意识障碍。精神障碍可见于四乙基铅、汽油、二硫化碳等中毒,铅、砷、二硫化碳等中毒可引起周围神经病,铅、汞、窒息性气体、有机磷农药等严重中毒可引起中毒性脑病和脑水肿。

2. **呼吸系统**　呼吸道是生产性毒物和生产性粉尘进入机体的主要途径,损害呼吸系统的职业性有害因素有呼吸道刺激物和生产性粉尘。呼吸道刺激物包括刺激性气体及刺激性金属,前者如氯气、光气、氮氧化物、二氧化硫等,后者如铍、镉、汞等。吸入高浓度上述毒物后,可引起呼吸道刺激性炎症,如急性咽喉炎、气管炎、支气管炎,严重时可引起化学性肺炎、肺水肿,甚至急性呼吸窘迫综合征(acute respiratory distress syndrome,ARDS)。长期较低浓度吸入后,可引起呼吸道慢性炎症,如慢性支气管炎、喘息性支气管炎以及慢性阻塞性肺疾病等。生产性粉尘包括无机粉尘和有机粉尘,两者均可引起各种呼吸道急性和慢性刺激性炎症、肺肉芽肿、肺纤维化等。有机粉尘大多属呼吸道致敏物,临床上常引起职业性哮喘、变应性肺泡炎等。

3. **消化系统**　消化系统是毒物吸收、生物转化、排出和肝肠循环再吸收的场所,许多生产性毒物可损害消化系统。急、慢性放射病和高温中暑皆可有明显的胃肠道症状,大剂量辐射可致肝脏损害;生物因素肠炭疽致病以急性胃肠炎和急腹症为主要临床表现;急、慢性汞中毒可出现口腔炎;经常接触酸雾或酸酐可引起牙酸蚀病;铅、汞等中毒可在牙龈处留有色素沉着,出现铅线、汞线;三氧化二砷、有机磷农药中毒可见急性胃肠炎;急性铅、铊中毒或慢性铅中毒急性发作时可出现腹绞痛。许多毒物以肝脏为主要毒作用靶器官而引起职业性中毒性肝病,如金属及非金属无机化合物的铅、铊、黄磷、磷化氢、砷化氢、三氧化二砷等;卤代烃类的四氯化碳、氯仿、三氯乙烷、氯乙烯;芳香族氨基硝基化合物的苯胺、二甲苯胺、硝基苯、三硝基甲苯等;其他如乙醇、五氯酚、有机磷农药、有机氯农药等。急性中毒性肝病按临床特点可分肝病型、多系统损害型和隐匿型三种类型。肝病型最常见,其临床特点是在整个病程中以肝脏损害的临床表现为主。该型又可分为黄疸型、无黄疸型和重症型三种亚型。慢性中毒性肝病是由于在生产活动中,长期接触肝脏毒物所致,少数由于急性中毒性肝病演变而成。潜伏期一般2~5年,也有长达20年以上者。早期常表现为头晕、头痛、乏力等,以后出现食欲减退、腹胀、肝区不适和疼痛等,其中以乏力及肝区隐痛最为明显,主要体征为肝脏肿大。

4. 造血系统　职业性造血系统损害是指在生产活动中因接触化学物和物理因素引起的造血功能抑制、血细胞损害、血红蛋白变性、凝血机制障碍和恶变造成的血液病。不同毒物对造血系统损害有所不同:苯、三硝基甲苯、二硝基酚、四氯化碳等可抑制骨髓造血功能,引起再生障碍性贫血;苯还可引起白血病;苯胺、硝基苯、砷化氢、苯肼等能引起溶血性贫血;苯的氨基硝基化合物可引起高铁血红蛋白血症;铅可影响血红素合成,引起低色素性贫血;杀鼠剂敌鼠等主要抑制凝血因子Ⅱ、Ⅶ、Ⅸ、Ⅹ在肝脏合成,并严重损害毛细血管壁而引起出血。X射线、γ射线、中子流等可抑制骨髓造血功能引起白细胞、血小板减少,甚至引起再生障碍性贫血。

5. 泌尿系统　职业性泌尿系统损害主要是指生产性毒物所引起的肾脏或泌尿道功能及结构损害,以重金属、有机溶剂、农药等引起的损害最为常见。其临床表现可分为急性中毒性肾病、慢性中毒性肾病、泌尿系统其他中毒性损害及泌尿系统肿瘤四种类型。例如铅、汞、镉、四氯化碳、砷化氢可致急、慢性肾病;芳香胺类、杀虫脒可致化学性膀胱炎;β-萘胺、联苯胺可致泌尿系统肿瘤;肾脏和膀胱受到大剂量电离辐射,也可出现急性或慢性损害。

6. 心血管系统　最常见职业性心血管系统损害是化学物所致中毒性心脏损害。因化学物质种类、中毒程度及类型不同,毒物引起的心血管系统损害临床表现也不一样,主要有心脏损害、心律失常、房室传导阻滞以及血压异常等。毒物损害心脏可源于化学物的直接作用,如直接抑制循环及血管运动中枢;直接与心肌蛋白或心肌细胞的各种酶结合,干扰心肌代谢及能量合成而导致心肌受损。心脏损害也可继发于组织缺氧、电解质紊乱等间接因素。许多金属毒物和有机溶剂可直接损害心肌,例如砷、铊、四氯化碳等。镍通过影响心肌氧化与能量代谢,引起心功能降低、房室传导阻滞。长期接触一定浓度的一氧化碳、二硫化碳的工人动脉粥样硬化、冠心病或心肌梗死的发病率明显增高。长期接触铅、二硫化碳者可见血压增高。

7. 生殖系统　某些生产性毒物可对生殖系统造成损害,其毒作用包括对接触者的生殖及对其对子代的发育过程的不良影响,即所谓生殖毒性和发育毒性。生殖毒性(reproductive toxicity)包括对接触者的生殖器官、内分泌系统、性周期和性行为、生育力、妊娠结局、分娩过程及哺乳等方面的影响;发育毒性(developmental toxicity)不仅包括妊娠期接触化学物,还包括父母任何一方在受孕前或胎儿出生后到性成熟期间接触对机体发育的影响,其表现有结构异常、发育迟缓、功能缺陷和死亡。这两种毒性实际上是互相关联的整体,难以截然分开,广义的生殖毒性包括发育毒性。具有生殖毒性和发育毒性的生产性毒物有铅、汞、锰、苯、甲苯、二甲苯、二硫化碳、氯乙烯等,其临床表现为性功能障碍、月经异常、精液质量异常、不孕、不育或生育力下降以及妊娠结局异常等。例如铅、镉、汞等重金属可损害睾丸的生精过程,导致精子数量减少、畸形率增加、活动能力减弱。孕期接触高浓度汞、二硫化碳、苯系化合物的女工自然流产率和子代先天性缺陷发生率明显增高。多氯联苯、滴滴涕、二噁英等化学物具有雌激素样活性,可通过干扰激素平衡而使生殖细胞发生持久性损伤,被称为环境内分泌干扰物(environmental endocrine disruptor)。

8. 皮肤　职业性皮肤病约占职业病总数的40%~50%,其致病因素可归纳为化学性、物理性及生物性三大类。其中化学因素约占90%以上,物理因素在多数情况下可与化学因素协同作用促使发病,生物因素引起的职业性皮肤病在工业生产中比较少见。同一种致病物质可以引起不同类型的皮肤病,而同一种皮肤病也可由不同的致病物质引起。常见的职业性皮肤病有职业性皮炎、职业性痤疮、职业性黑变病、职业性皮肤溃疡等。职业性皮炎最多见,约占职业性皮肤病80%以上,按致病原因不同可分为接触性皮炎、光接触性皮炎、电光性皮炎、放射性皮炎和药疹样皮炎。接触性皮炎根据发病机制不同又可分为刺激性接触性皮炎和变应性接触性皮炎两型,后者又称变应性皮炎或过敏性皮炎。光接触性皮炎(photosensitive dermatitis)发病必须具备两个条件,首先是皮肤接触到光敏性物质,再经日光或人工光源照射后才能发病,主要是中长波紫外线作用。电光性皮炎(electroflash dermatitis)是指接触人工紫外线光源引起的皮肤急性炎症,是纯物理因素引起的,主要见于电焊工及其辅助人员。痤疮是一种毛囊、皮脂腺的慢性炎症,是多因素疾病。职业性痤疮(occupational acne)是由于职业原因接触致痤疮物引起的外源性痤疮,是常见的职业性皮肤病,其发病率仅次于职业性皮炎。皮肤黑变病是一组表现为皮肤色素沉着的色素代谢障碍性皮肤病,职业性黑变病(occupational melanosis)是指劳动或作业环境中存在的职业性有害因素引起的皮肤色素沉着性疾病,约占职业性皮肤病的2%~5%。生产性毒物可对皮肤造成多种损害,如酸、碱、有机溶剂等所致接触性皮炎;沥青、煤焦油等所致光接触性皮炎;煤焦油、石油等所致皮肤黑变病;铬、铍、砷化合物等所致职业性皮肤溃疡;沥青、页岩油等所致职业性疣赘;有机溶剂、碱性物质等所致职业性皮肤角化过度和皲裂;煤焦油、砷等可引起职业性皮肤肿瘤。

9. 其他 一些毒物可引起眼部病变,如刺激性化学物可引起角膜、结膜炎;腐蚀性化学物可使角膜和结膜坏死、糜烂;甲醇可引起视神经炎;三硝基甲苯、二硝基酚可致白内障。氟可引起氟骨症;氯乙烯可引起肢端溶骨症;黄磷可引起下颌骨破坏、坏死。吸入氧化锌、氧化铜等金属烟尘可引起金属烟热;吸入聚四氟乙烯、聚六氟丙烯热解物可引起聚合物烟尘热。

四、诊断和处理原则

为了规范职业病诊断与鉴定工作,加强职业病诊断与鉴定管理,根据《中华人民共和国职业病防治法》,制定了《职业病诊断与鉴定管理办法》,2013 年 4 月 10 日正式施行。该办法自实施以来,在规范职业病诊断、鉴定工作开展,明确监督管理职责方面发挥了重要作用。目前,随着职业健康工作进入新时期,对职业病诊断与鉴定工作提出了新要求。修改后的《职业病诊断与鉴定管理办法》自2021 年 1 月 4 日起正式施行。职业病诊断是一项政策性和科学性很强的工作,它直接关系到患者的健康和劳动保险待遇,也关系到国家和企业的利益,必须由具有职业病诊断权的医疗卫生机构进行。职业病诊断应根据国家颁布的职业病诊断标准及有关规定,依据准确可靠的职业史、职业病有害因素接触史、工作场所职业病有害因素情况、临床表现及相应的辅助检查结果等进行综合分析,依据职业病诊断标准,排除非职业性疾病,集体作出诊断。

职业病诊断依据:

1. 职业史及职业病有害因素接触史 了解患者的职业史、确认接触职业性有害因素的职业史是诊断职业病的先决条件。内容应包括:①全面、系统地了解患者全部职业的工种和工龄;②接触职业性有害因素的种类、时间和浓度或强度,接触方式及防护措施使用情况;③同工种其他工人患病情况;④排除可引起类似职业中毒征象的非职业性接触,如家庭使用农药、有机溶剂,服药史等。

2. 工作场所职业病有害因素情况 调查患者作业环境与职业病的发生有密切直接关系是诊断职业病的重要依据。应深入现场调查,了解患者所在岗位的生产工艺过程,存在哪些职业性有害因素,其浓度或强度、接触时间、接触方式及防护情况,从而判断其在该工作场所中发生相应职业病的可能性。同时,还应结合历年工作场所中职业性有害因素的监测资料、工人健康状况及职业病发病情况的资料,必要时进行现场测定,以便综合分析该条件下引起职业病的可能性。

3. 临床表现及辅助检查

(1)疾病史:详细询问各种症状,特别是早期和典型症状出现时间、发展顺序、严重程度,分析判断其与接触职业性有害因素之间的关系,并注意与非职业性疾病的鉴别。

(2)体格检查:除一般常规检查外,根据疾病史和症状对职业性有害因素有可能造成损害的一些器官和系统作重点检查。

(3)实验室检查:除一般检查项目外,还应根据职业性有害因素毒作用特点,有针对性地进行一些特殊检查,包括接触指标和效应指标的检查。临床检查结果可提供职业性有害因素作用于机体,并引起功能性或器官性损害的有关资料,可作为是否符合某种职业病临床表现的证据。

某些职业危害在疾病早期缺乏特异的临床症状时,需与非职业性疾病相鉴别,并应加强随访和动态观察,及早做到明确诊断。

职业病诊断应由省级以上人民政府卫生行政部门批准的医疗卫生机构承担。承担职业病诊断的医疗卫生机构在进行职业病诊断时,应当组织 3 名以上取得职业病诊断资格的执业医师集体诊断,职业病诊断的证明书上应当由参与诊断的医师共同签署,并经承担职业病诊断的医疗卫生机构审核盖章。用人单位和医疗卫生机构发现职业病患者或者疑似职业病患者时,应当及时向所在地区卫生行政部门报告,确认为职业病的,用人单位还应当向所在地劳动保障行政部门报告。卫生行政部门和劳动保障行政部门应依法做出处理。职业病的处理主要包括对职业病患者的治疗和及时依法落实职业病患者应享有的待遇。职业病患者依法享有国家规定的职业病待遇包括:①用人单位应当按照国家有关规定,安排职业病患者进行治疗、康复和定期检查;②用人单位对不宜继续从事原工作的职业病患者,应当调离原岗位,并妥善处理;③用人单位对从事职业病危害作业的劳动者,应当给予适当岗位津贴。《劳动能力鉴定职工工伤与职业病致残等级》(GB/T 16180—2014)为职业病患者提供了全国统一的劳动能力鉴定标准,也是实施劳动保险的医学依据。

(张正东)

第三节 常见的职业中毒

【学习要点】

1. 职业性慢性铅中毒的临床表现和治疗原则。
2. 急性苯中毒主要靶器官及慢性苯中毒的诊断原则。
3. 苯的氨基硝基化合物的毒作用表现及特殊解毒药物的应用。
4. 刺激性气体的毒理特点与中毒性肺水肿的发生机制。
5. 常见窒息性气体的毒作用机制和预防原则。
6. 氨基甲酸酯类和拟除虫菊酯类农药的中毒机制与治疗原则。

毒物(toxicant)是指凡少量进入机体后,与机体发生化学或物理化学作用,并引起机体暂时的或永久的病理状态的物质。在工业生产中所接触的毒物,通常指化学物质,统称为工业毒物(industrial toxicant)或生产性毒物(productive toxicant),它们可能是生产过程中的原料、中间体、成品、副产品、废弃物和夹杂物。毒物种类繁多,工业毒物按其化学性质可分为金属和类金属、有机溶剂、苯的氨基和硝基化合物、刺激性气体、窒息性气体、农药和高分子化合物等,它们可以通过呼吸道、皮肤和消化道进入人体,经过代谢转运后排出体外或蓄积体内产生毒作用。在职业活动中组织器官受到工作场所毒物的毒作用而引起的功能性损害和/或器质性疾病称为职业中毒(occupational poisoning)。毒物可引起多个生理系统或靶器官损害,包括神经系统、呼吸系统、心血管系统、血液系统、肝脏、肾脏等损害。根据毒物暴露剂量和起病时间不同,职业中毒可分为急性中毒、亚急性中毒和慢性中毒。2015 年我国颁布的《职业病危害因素分类目录》中,495 项职业病危害因素中有 375 项为化学因素。2013 年我国颁布的《职业病分类和目录》将职业病分为 10 类 132 种,其中职业性化学中毒种类最多,共有 60 种(含 1 项开放性条款,即 59 种条目未提及的与职业有害因素接触之间存在直接因果联系的其他化学中毒)。职业性有害因素是引起职业病的直接病因,职业病具有病因明确的特点。所以,从职业病危害因素、职业病名单、职业病病因特点等角度均可看出预防和控制职业中毒在职业病防治中的重要性。

一、重金属中毒

(一)铅及其化合物

1. 理化特性 铅(lead,Pb)为青白色重金属,加热至 400~500℃即有大量铅蒸气逸出,在空气中迅速氧化为铅的氧化物,并凝集成铅烟。铅的氧化物大多不溶于水,但可溶于酸。无机铅化合物包括碱式碳酸铅、碱式硫酸铅、硫化铅等,四乙基铅和四甲基铅是最常见的有机化合物。

2. 接触机会 工业生产中主要的接触机会包括:①铅矿开采及含铅金属与合金的冶炼;②蓄电池制造业;③交通运输业,如火车轴承挂瓦;④桥梁船舶修造业,如涂含铅防锈漆的钢板焊接或熔割;⑤电力电子业,如电缆包铅、保险丝和电子显像管制造;⑥其他行业,如颜料、油漆、印刷、玻璃、陶瓷、橡胶、塑料、制药等行业。生活中铅接触也时有发生,如用含铅的锡壶温酒、滥用含铅的偏方或服用含铅的中草药、使用含铅的化妆品等。

3. 毒理 铅及其化合物主要以粉尘、烟或蒸气的形态经呼吸道进入人体,经消化道可摄入少量,铅及其无机化合物不能通过完整的皮肤吸收。有机铅可经呼吸道和皮肤吸收。进入血液中的铅90%以上与红细胞结合,约10%在血浆中。进入血液中的铅初期以可溶性的磷酸氢铅($PbHPO_4$)随血液循环分布于全身各组织器官中,软组织以肝、肌肉、皮肤、结缔组织含量较高,其次为肺、肾、脑。几周后约有90%以不溶性的磷酸铅$[Pb_3(PO_4)_2]$形式沉积在骨骼、毛发和牙齿等。骨铅与血液和软组织中的铅保持动态平衡。铅在体内的代谢与钙相似,凡能促使钙在体内贮存或排出的因素,均可影响铅在体内的贮存和排出。体内的铅主要经肾脏随尿排出,其次随粪便排出,少量可经唾液、汗液、乳汁、月经等排出。乳汁内的铅可影响婴儿,血铅可通过胎盘进入胎儿体内而影响子代。

铅作用于全身各系统器官,主要累及神经系统、血液系统、消化系统、肾脏等:①卟啉代谢障碍是铅中毒较为严重和早期变化之一,铅可抑制卟啉代谢过程中所必需的一系列含巯基的酶,如δ-氨基-γ-酮戊酸脱水酶(ALAD)和血红蛋白合成酶受抑制导致δ-氨基-γ-酮戊酸(ALA)生成卟胆原障碍,从而导致血红蛋白合成受阻。由于血红蛋白合成障碍,导致骨髓内幼红细胞代偿性增生;②铅对神经系统的毒作用除了其直接作用外,还由于血液中增多的ALA可通过血脑屏障进入脑组织,与γ-氨基丁酸(GABA)竞争突触后膜上的GABA受体,产生竞争性抑制作用,干扰了神经系统功能,出现意识、行为及神经效应等改变。铅还能影响脑内儿茶酚胺代谢,使脑内和尿中高香草酸(HVA)和香草扁桃酸(VMA)显著增高,最终导致中毒性脑病和周围神经病;③铅可抑制肠壁碱性磷酸酶和ATP酶的活性,使肠壁或小动脉壁平滑肌痉挛收缩,肠道缺血引起腹绞痛;④铅可影响肾小管上皮线粒体的功能,抑制ATP酶的活性,引起肾小管功能障碍甚至损伤,造成肾小管重吸收功能降低,同时还影响肾小球滤过率。

4. 临床表现

(1)急性中毒:工业生产中急性铅中毒罕见,急性中毒多因误服大量铅化合物所致。主要表现口内有金属味、恶心、呕吐、阵发性腹绞痛、便秘或腹泻等消化系统症状。此外,还可有头痛、血压升高、尿少及肝肾功能损害等,严重者出现痉挛、抽搐、昏迷和循环衰竭。

(2)慢性中毒:职业性铅中毒多为慢性中毒,早期表现为乏力、关节肌肉酸痛、胃肠道症状等,随着病情的进展出现神经、消化、血液等系统症状。

1)神经系统:主要表现为脑衰弱综合征、周围神经病,严重者可出现中毒性脑病。神经衰弱综合征是铅中毒早期和常见症状,主要表现为头痛、头昏、乏力、失眠、多梦、记忆力减退等。周围神经病可分感觉型、运动型和混合型。感觉型表现为肢端麻木,四肢末端呈手套、袜套样感觉障碍。运动型先出现握力减退,继之伸肌无力和麻痹,甚至出现"腕下垂""足下垂"。中毒性脑病表现为头痛、恶心、呕吐、高热、烦躁、抽搐、嗜睡、精神障碍、昏迷等症状,在职业性中毒中已极其少见。儿童对铅较敏感,可发生"脑功能轻微障碍综合征",表现为反应迟钝、注意力不集中、少语等。

2)消化系统:常有食欲减退、口内有金属味、腹胀、恶心、便秘和腹部隐痛等,腹绞痛是铅中毒急性发作的最突出症状,特点是突发性剧烈绞痛。每次发作自数分钟至数小时,部位常在脐周,发作时多伴有呕吐、面色苍白、烦躁不安、出冷汗、体位卷曲。检查时腹部常平软,按压腹部疼痛稍感缓解,无固定压痛点,无明显反跳痛,肠鸣音可减弱或正常。

3)血液系统:可出现轻度贫血,呈低色素正常细胞型贫血,亦有小细胞型贫血。外周血可有网织

NOTES

红细胞、点彩红细胞和嗜多色性红细胞增多。

4）其他系统：慢性铅中毒主要损害近曲肾小管，出现尿 β_2 微球蛋白增高，还可出现肾小球滤过率和内生肌酐的清除率降低等。严重者可致肾小管萎缩、间质纤维化等。铅可引起男性精子数量减少、活动能力降低和畸形率增加。女性对铅更为敏感，接触大量铅的女工可出现不育、流产、死胎、胎儿畸形。

5. 诊断   根据确切的铅职业接触史，以神经、消化、造血系统损害为主的临床表现和有关实验室检查结果为主要依据，结合现场职业卫生学调查资料，综合分析，排除其他原因引起的类似疾病后，可以诊断为职业性慢性铅中毒。依据铅在体内的蓄积和代谢指标，以及神经、消化、造血系统损害程度确定诊断分级，分级指标见国家标准《职业性慢性铅中毒的诊断》（GBZ 37—2015）。

6. 治疗原则

（1）驱铅疗法：常用金属络合剂驱铅，首选依地酸二钠钙（CaNa$_2$-EDTA），用法为 1g 静脉注射或静脉滴注，用 3 天停 4 天为 1 疗程，酌情用 3~5 个疗程。也可以用二巯基丁二酸钠（Na-DMS）静脉注射或二巯基丁二酸（DMSA）口服。

（2）对症疗法：根据病情适当休息、合理营养，如有类神经症者给予镇静剂，腹绞痛发作时可静脉注射葡萄糖酸钙或皮下注射阿托品。

（二）汞及其化合物

1. 理化特性   汞（mercury，Hg）又称水银，为银白色液态金属，比重 13.59，熔点 –38.87℃，沸点 357℃。汞在常温下即能蒸发，汞蒸气比空气约重 6 倍。因表面张力大，在生产和使用过程中一旦流散或溅落即形成许多小汞珠，易留存于地面、工作台等处的缝隙中，汞蒸气可被吸附于墙壁、天花板、衣物上，洒落和吸附的汞则成为作业场所的二次污染源。汞不溶于水和有机溶剂，可溶于热浓硫酸、硝酸和类脂质中，另外，汞能与金、银等金属生成汞齐。

2. 接触机会   汞在自然界中广泛存在，职业接触主要有：①汞矿开采及冶炼：将矿石放在炉中焙烧分解出汞蒸气，再冷凝成金属汞；②化学工业：用汞作为生产汞化合物的原料；氯碱行业用汞作阴极电解食盐制造氯气和烧碱；有机合成工业，如乙炔法生产氯乙烯用 HgCl$_2$ 作触媒；③仪表行业：如温度计、气压计、血压计、流量计的制造、校验和维修；④电气行业：如荧光灯、汞整流器、X 线球管、石英灯、电子管等的生产和维修；⑤其他行业：如用银汞合金填补龋齿，用汞齐法提取金银等贵重金属以及镀金、镏金，用雷汞制造起爆剂雷管，用金属汞作钚反应堆的冷却剂，用硝酸汞处理毛绒制毡，用醋酸苯汞处理皮革等。

3. 毒理   在生产条件下，金属汞主要以蒸气形态经呼吸道进入人体，经消化道吸收量甚微，基本不能通过完整的皮肤吸收。但汞盐和有机汞易被消化道吸收。吸入肺内的汞蒸气约有 80% 吸收入血液。汞及其化合物在血液内通过过氧化氢酶将其氧化为二价汞离子，最初分布于红细胞和血浆中，主要与血红蛋白和血浆蛋白的巯基结合。血浆中的蛋白结合汞不仅与红细胞中的汞形成动态平衡，而且还不断地解离成低分子的"可扩散"汞，进而分布于全身各组织器官中，数小时后开始向肾脏转移，肾脏中汞含量高达体内总汞量的 70%~80%，大部分与金属硫蛋白结合形成较稳定的汞硫蛋白，主要分布在肾皮质，以近曲小管含量为最多。汞可通过血脑屏障进入脑组织，以小脑和脑干含量最多。汞也能通过胎盘进入胎儿体内，可影响胎儿的发育。汞主要经肾脏随尿排出，在尚未产生肾损害时，尿排汞量约占总排汞量的 70%。汞经尿排出较为缓慢，脱离汞作业多年后尿汞仍可高于正常值。少量汞可随粪便、呼气、汗液、唾液、乳汁等排出。

汞中毒机制尚不完全清楚。目前研究认为，Hg^{2+} 与酶、结构蛋白质等大分子物质发生共价结合，造成功能和结构损伤。体内的 Hg^{2+} 具有高度亲电子性，可与体内含有硫、氧、氮等电子供体的巯基、羰基、羧基、羟基、氨基等共价结合，使这些重要的活性基团失去活性，而影响机体的生理生化功能，尤其是 Hg^{2+} 对巯基有高度亲和力，血液和组织中的汞易与蛋白质及酶系统中的巯基结合，可通过抑制多种含巯基酶及与低分子巯基化合物结合，影响机体正常代谢。汞作用于还原型谷胱甘肽，损害其氧化还原功能。

4. 临床表现

（1）急性中毒：职业性急性中毒多见于意外事故，因短时间吸入大量高浓度汞蒸气所致。患者起病急骤，有咳嗽、咳痰、胸闷、胸痛、呼吸困难等呼吸道症状和头痛、头晕、全身酸痛、乏力、寒战、发热等全身症状，以及胃肠道与口腔炎症状，如恶心、呕吐、腹痛、腹泻、流涎以及牙龈肿痛、溃疡、出血等，严重者可发生化学性支气管炎或肺水肿。部分患者 2~3d 后可出现肾损害和汞毒性皮炎。

（2）慢性中毒：职业性汞中毒多为慢性，系长期接触一定浓度的汞蒸气引起。初期常表现为神经衰弱综合征，如头晕、头痛、健忘、失眠、多梦、食欲减退等，部分患者可伴有心悸、多汗、皮肤划痕试验阳性等自主神经功能紊乱。病情进一步发展，则出现易兴奋症、震颤、口腔炎三大典型表现：①易兴奋症（erethism）：为慢性汞中毒时所特有的精神症状和性格改变，具有重要的诊断意义，如急躁、易怒、胆怯、害羞、多疑、好哭等；②震颤（tremor）：最初为眼睑、舌、手指出现细小震颤，病情加重时向肢体发展为粗大的抖动式震颤，手腕、前臂，甚至小腿、两脚也有震颤。震颤具有意向性，即震颤开始于动作时，在动作过程中加重，动作完成后停止，愈想加以控制，震颤愈明显；③口腔-牙龈炎（stomata gingivitis）：主要表现有牙龈肿痛、易出血、流涎、舌和口腔黏膜肿胀、牙齿松动脱落等；④其他：除上述中枢神经系统和口腔病变外，汞还可引起肾脏损害、生殖功能异常、汞毒性皮炎和影响免疫功能。一般表现为近端肾小管功能障碍，如出现低分子蛋白尿、氨基酸尿和糖尿等，严重者可出现肾病综合征。汞还可引起性欲减退、月经失调、精子畸形和不育等。

5. 诊断　根据短期接触较高浓度汞及其化合物的职业史，出现以呼吸系统、消化系统及泌尿系统损害为主临床表现及实验室检查结果，参考现场职业卫生学调查资料，进行综合分析，排除其他原因引起的类似疾病后，可以诊断为职业性急性汞中毒。根据密切接触汞及其化合物半年及以上的职业史，出现神经系统损害和泌尿系统损害为主的临床表现，结合辅助检查结果及工作场所职业卫生学调查资料，综合分析，排除其他病因引起的类似疾病后，方可诊断为职业性慢性汞中毒。尿汞的测定可反映接触汞的水平，但尿汞增高与临床症状并不平行。根据尿汞、神经系统损伤、口腔炎和肾损伤的轻重情况分为慢性轻度、中度和重度中毒。具体诊断与分级指标见国家标准《职业性汞中毒的诊断》（GBZ 89—2007）。

6. 处理原则　急性中毒时应迅速脱离现场，脱去被污染的衣服，静卧保暖。注意口服汞盐患者不应洗胃，需尽快服蛋清、牛奶或豆浆等，以使汞与蛋白质结合，保护被腐蚀的胃壁。也可用0.2%~0.5% 的活性炭洗胃，同时用 50% 硫酸镁导泻。驱汞治疗主要应用巯基络合剂，常用二巯基丙磺酸钠（Na-DMPS）和二巯基丁二酸钠（Na-DMS）。急性中毒时，可用二巯基丙磺酸钠 125~250mg，肌内注射，每 4~6 小时一次。2 天后 125mg，每日一次，疗程视病情而定。

（三）其他金属

1. 锰（manganese，Mn）　锰为浅灰色、质脆金属，反应活泼，溶于稀酸。在锰矿开采、运输和加工，制造锰合金过程中，可以接触到金属锰。常见的锰化合物有二氧化锰、四氧化三锰、氯化锰、硫酸锰、铬酸锰、高锰酸钾等，多用于制造干电池，焊料、氧化剂和催化剂等。用锰焊条进行电焊作业时，可以接触到锰烟尘。

锰中毒的毒作用机制不十分清楚。锰对线粒体有特殊亲和力，在有线粒体的神经细胞和神经突触中，抑制线粒体 ATP 酶和溶酶体中的酸性磷酸酶活力，从而影响神经突触的传导能力；锰还引起多巴胺和 5-羟色胺含量减少；锰又是一种拟胆碱样物质，可影响胆碱酯酶合成，使乙酰胆碱蓄积，这可能与锰中毒时出现震颤麻痹有关。

生产中过量吸入锰烟及锰尘可引起中毒，急性锰中毒十分少见，多见慢性中毒。慢性中毒主要表现为锥体外系神经障碍，早期主要表现为类神经症，继而出现锥体外系神经受损症状：肌张力增高，手指明显震颤，腱反射亢进，并有神经情绪改变。严重患者锥体外系神经障碍恒定而突出，表现为帕金森病样症状；还可出现中毒性精神病的表现，如感情淡漠、不自主哭笑、强迫观念、冲动行为等。《职业性慢性锰中毒的诊断》（GBZ 3—2006）明确了职业性锰中毒的诊断原则。根据密切的职业接触史和以锥体外系损害为主的临床表现，参考作业环境调查、工作场所空气锰浓度测定等资料，进行综合分析，排除其他类似疾病方可诊断。

锰中毒早期可用金属络合剂治疗，肌张力增强者可用苯海索或左旋多巴治疗。凡诊断为锰中毒者，包括已治愈者，不得继续从事锰作业。神经系统器质性疾病、明显的神经官能症、各种精神病、明显的内分泌疾病均属于职业禁忌证。

2. 镉（cadmium，Cd）　镉是一种微带蓝色的银白色金属，质软，延展性较好，耐磨，易溶于硝酸，但难溶于盐酸和硫酸。常见的镉化合物有氧化镉（CdO）、硫化镉（CdS）、硫酸镉（$CdSO_4$）和氯化镉（$CdCl_2$）等。单纯镉矿少见，主要和锌、铅及铜矿共生。镉及其化合物主要用于电镀、工业颜料、塑料稳定剂、镍镉电池、光电池及半导体元件制造等，镉合金用于制造高速轴承、焊料、珠宝等。从事上述职业（包括金属冶炼、电镀及镉的工业应用等）均可接触镉及其化合物。

镉可经呼吸道和消化道进入人体。经呼吸道吸入的镉尘和镉烟，因粒子大小和化学组成不同，约有 10%~40% 经肺吸收。吸收入血液循环的镉大部分与红细胞结合，主要与血红蛋白结合，亦可与金属硫蛋白结合，后者是一种可诱导的低分子蛋白；血浆中的镉主要与血浆蛋白结合。镉蓄积性强，体内生物半衰期长达 8~30 年，主要蓄积于肾脏和肝脏。肾镉含量约占体内总含量的 1/3，而肾皮质镉含量约占全肾的 1/3。镉主要经肾脏缓慢排出。镉具有明显的慢性毒性，可致机体多系统、多器官损害。镉中毒机制目前尚不十分清楚。研究表明，镉与巯基、羟基等配基的结合能力大于锌，因此可干扰以锌为辅基的酶类，主要是置换酶中的锌而使酶失活或发生改变，导致机体功能障碍。

急性吸入高浓度镉烟（数 mg/m^3 或数 $10mg/m^3$）数小时后，出现咽喉痛、头痛、肌肉酸痛、恶心、口内有金属味，继而发热、咳嗽、呼吸困难、胸部压迫感、胸骨后疼痛等。严重者可发展为突发性化学性肺炎伴有肺水肿，肝、肾损害，可因呼吸衰竭死亡。低浓度长期接触可发生慢性中毒，最常见的是肾损害。肾小球滤过功能多为正常，而肾小管重吸收功能下降，以尿中低分子蛋白（分子量 30 000 以下）增加为特征，如 β_2-微球蛋白。继续接触，可发展成范科尼综合征，主要特点是近端肾小管复合性功能缺陷，伴有氨基酸尿、糖尿、高钙和高磷酸盐尿。肾小管功能障碍可引起肾石症和骨软化症。有报道慢性接触镉者可出现嗅觉减退及贫血（主因红细胞脆性增加），可致肺部损害如肺气肿等。流行病学调查表明接触镉工人中肺癌及前列腺癌发病率增高。

《职业性镉中毒的诊断》（GBZ 17—2015）明确了职业性镉中毒的诊断原则。急性中毒根据短期内吸入高浓度氧化镉烟尘的职业接触史，出现以呼吸系统损害为主的临床表现，参照实验室检测结果，结合现场职业卫生学调查，进行综合分析，排除其他类似疾病后，方可诊断。慢性镉中毒则根据一年以上接触镉及其化合物的职业史，出现以尿镉增高和肾脏损害为主的临床表现，参照实验室检查结果。结合现场职业卫生学调查，进行综合分析，排除其他原因引起的肾脏损害后，方可诊断。

急性吸入氧化镉烟者须入院观察，应注意急性肺损伤状况，加强对症治疗。早期可短期、小剂量使用肾上腺皮质激素治疗，有利于防止肺水肿。禁用二巯基丙醇，严重者可用 EDTA 等络合剂治疗，因络合剂可增加肾毒性，应严密监视肾功能。慢性中毒者，包括肾损伤、肺气肿及骨病，应脱离进一步接触，加强对症处理，积极促进康复。

3. 铬（chromium，Cr）　银灰色、硬而脆金属，溶于稀盐酸及硫酸。铬的价态对铬化合物毒性起重要作用，六价铬毒性最大，其次是三价铬，工业接触的铬多为六价。常用的六价铬化合物有铬酸酐、铬酸盐、重铬酸钾等。

铬矿开采、冶炼、镀铬、不锈钢弧焊等作业可以接触到铬，颜料、染料、油漆、鞣皮、橡胶、陶瓷等工业生产，照相、印刷制版使用感光剂等，可接触到各种铬的化合物。

铬酸盐可经呼吸道、消化道和皮肤吸收。六价铬在细胞内被转变成三价铬后，通过和蛋白质及核酸紧密结合发挥毒性作用。低浓度可致敏，高浓度对皮肤有刺激和腐蚀作用。

急性接触高浓度铬酸或铬酸盐，可刺激眼及呼吸道黏膜，引起灼伤、充血、鼻出血等。慢性接触可发生以鼻黏膜糜烂、溃疡和鼻中隔穿孔为主的铬鼻病。皮肤可发生"铬疮",表现为不易愈合的侵蚀性溃疡。六价铬是确认的人类致癌物,从事铬化合物生产工人肺癌发病率增高。

急性吸入性损伤应住院观察,严密注意肾功能改变;慢性鼻黏膜和皮肤溃疡可用10%依地酸二钠钙软膏涂抹;凡出现鼻中隔穿孔者,应调离铬作业。应采取防护措施和改善卫生条件,减少工人对铬化合物接触,以降低对呼吸道和鼻黏膜的刺激,并规劝接触铬工人戒烟。

4. 铊(thallium,Tl)　银灰色金属,易溶于硝酸和浓硫酸。常用的化合物有醋酸铊、硫酸铊等。铊可用于制造合金、光电管、光学透镜、颜料等;硫酸铊可用作杀虫剂和灭鼠剂。

铊属高毒类,具有蓄积毒性,为强烈的神经毒物。可通过消化道、皮肤和呼吸道吸收,可迅速分布到机体各组织中的细胞内。尤其是可溶性铊盐,口服0.5~1g即可致命。铊和钾类似,可稳定地与一些酶结合,包括Na^+-K^+-ATP酶。铊也可与巯基结合干扰细胞内呼吸和蛋白质合成。铊和核黄素结合可能是其神经毒性的原因。铊还可通过血脑屏障在脑内蓄积而产生明显的神经毒作用。

职业性铊中毒可表现为急性或慢性中毒,由短期内吸入较大量或长期慢性接触含铊烟尘、蒸气、气溶胶或可溶性铊盐引起。急性中毒表现为胃肠道刺激症状,上行性神经麻痹,精神障碍。2~3周后可发生脱发,包括头发和体毛,是铊中毒特异性体征之一,但也有中毒患者不发生脱发。慢性中毒主要有周围神经损害、毛发脱落及视神经损害,并伴疲劳和虚弱感,可发生失眠和内分泌紊乱,包括阳痿和闭经。严重时出现中毒性脑病或中毒性精神病。

《职业性铊中毒诊断标准》(GBZ 226—2010)明确了职业性铊中毒的诊断原则。以铊的职业史为前提,结合相应的临床表现及实验室检查结果,参考职业卫生学调查资料;进行综合分析;排除其他原因所致类似疾病后,方可诊断。

对于铊作业,应严格操作规程,严禁在接触铊的工作场所进食和吸烟。误服时应催吐,用1%鞣酸或硫酸钠洗胃,洗胃后使用普鲁士蓝。重度中毒可考虑血液透析或血液灌流等治疗。慢性铊中毒尚无特效治疗方法。

二、有机溶剂中毒

有机溶剂(organic solvent)是指能溶解油脂、树脂、橡胶和染料等物质的有机化合物,种类繁多、用途广泛,多具有挥发性、可溶性和易燃性。除作为溶剂外,还可作为燃料、萃取剂、稀释剂、麻醉剂、清洁剂及灭火剂等。有机溶剂能使皮肤脱脂或使脂质溶解而成为原发性皮肤刺激物,导致皮炎。易挥发的脂溶性有机溶剂都能引起中枢神经系统的抑制;有少数溶剂对周围神经系统呈特异毒性,如二硫化碳、正己烷和甲基正-丁酮能使远端轴突受累,引起感觉运动神经的对称性混合损害,三氯乙烯能引起三叉神经麻痹。长期接触刺激性较强的溶剂可致慢性支气管炎。有机溶剂能使心肌对内源性肾上腺素的敏感性增强,还可导致肝细胞损害,其中一些具有卤素或硝基功能团的有机溶剂的肝毒性尤为明显。有些有机溶剂可以导致肾脏、血液、生殖系统的损害,甚至导致肿瘤。

(一)苯

1. 理化特性　苯(benzene,C_6H_6)属芳香族烃类化合物,纯苯为无色透明具有特殊芳香气味的油状液体。沸点80.1℃,蒸气比重2.77,易挥发、易燃、易爆,易溶于乙醇、乙醚、汽油、丙酮等有机溶剂。商品苯中常混有甲苯、二甲苯、微量酚和二硫化碳等。

2. 接触机会　苯的用途十分广泛,与苯有关的工业生产主要有:①制苯工业:煤焦油提炼、石油裂解重整或用乙炔人工合成;②溶剂与稀释剂:用于油漆、喷漆、皮鞋、橡胶、油墨、树脂、生药提取和药物重结晶;③化工原料:如制造含苯环的染料、药物、香料、农药、塑料、炸药、合成纤维、合成橡胶等。

3. 毒理

(1)吸收:苯主要以蒸气形态通过呼吸道进入人体,皮肤能吸收少量,消化道吸收完全但实际卫生学意义不大。

(2)代谢:吸收进入体内的苯约50%以原形由呼吸道排出;约10%以原形蓄积在体内富含脂肪

组织中,逐渐氧化代谢;约 40% 在肝微粒体中的细胞色素 P450 作用下被氧化成环氧化苯,然后进一步羟化形成氢醌或邻苯二酚。环氧化苯不经酶作用可转化为酚,在环氧化物水化酶作用下转化为二氢二醇苯,或被谷胱甘肽-S-环氧化物转移酶转化成谷胱甘肽结合物。二氢二醇苯可再转化为邻苯二酚。邻苯二酚再经氧化形成黏糠酸,然后大部分再分解为水和二氧化碳。

（3）排出:黏糠酸分解产物水和二氧化碳可由肾及肺排出,酚类等代谢产物可与硫酸根或葡糖醛酸结合随尿排出,环氧化苯以及小量苯可直接与乙酰半胱氨酸结合成苯硫醇尿酸由肾脏排出。

（4）中毒机制:蓄积在体内的苯主要分布在骨髓、脑及神经系统等含类脂多的组织,尤以骨髓含量最多,约为血液中的 20 倍。

苯的骨髓毒性和致白血病作用机制仍不完全清楚,目前认为:①主要是其在体内的代谢产物酚类所致,特别是氢醌和邻苯二酚能直接抑制造血细胞的核分裂;②苯的代谢产物以骨髓基质为靶部位,干扰细胞因子对骨髓造血干细胞生长和分化的调节作用;③苯的代谢产物可与 DNA 共价结合,形成 DNA 加合物,抑制 DNA 转录作用,这些代谢产物也能与染色体 DNA 共价结合;④癌基因激活。近年来,国内外进行的苯激活原癌基因方面的研究认为,苯致急性骨髓性白血病可能与 *RAS*、*c-FOS*、*c-MYC* 等癌基因的激活有关。

4. 临床表现

（1）急性中毒:系短时间吸入大量苯蒸气所致。除咳嗽、流泪等黏膜刺激症状外,主要表现为神经系统麻醉症状。轻者出现头晕、头痛、恶心、呕吐、兴奋或酒醉状态,严重者意识模糊、昏迷、抽搐,甚至因呼吸和循环衰竭死亡。实验室检查尿酚和血苯可增高。轻度中毒白细胞计数一般正常或有轻度增高,数日即可恢复正常。重度中毒急性期粒细胞可增高,以后可降低,血小板亦有下降趋势,经治疗短期内血象改变均可逐渐恢复。

（2）慢性中毒

1）神经系统:多数患者有头晕、头痛、记忆力减退、失眠、乏力等神经衰弱综合征。有的患者伴有自主神经功能紊乱,如心动过速或过缓、皮肤划痕反应阳性。个别病例有四肢末端麻木和痛觉减退。

2）造血系统:早期以白细胞持续降低为主要表现,主要是中性粒细胞减少,因此淋巴细胞相对值却增加。粒细胞细胞质中可出现中毒颗粒及空泡,随后血小板减少,可有出血倾向。严重中毒呈现幼红细胞成熟障碍,发生再生障碍性贫血,表现为全血细胞减少。少数慢性苯中毒病例,可先出现血小板的减少。个别病例发生骨髓增生异常综合征,甚至发生白血病。苯引起的白血病以急性粒细胞性白血病为多见,其次为急性红白血病和急性淋巴细胞性白血病。

3）其他:经常接触苯,手的皮肤可因脱脂而变得干燥甚至皲裂,严重者可出现湿疹样皮疹、脱脂性皮炎等。苯还可损害生殖系统,接触苯女工自然流产率和胎儿畸形率增高。苯对免疫系统也有影响,接触苯工人血 IgG、IgA 明显降低,IgM 增高。此外,职业性苯接触工人染色体畸变率可明显增高。

5. 诊断

根据短期内吸入大量的苯蒸气职业史,以意识障碍为主的临床表现,结合现场职业卫生学调查,参考实验室检测指标,进行综合分析,并排除其他疾病引起的中枢神经系统损害,可诊断职业性急性苯中毒。根据较长时期密切接触苯的职业史,以造血系统损害为主的临床表现。结合现场职业卫生学调查,参考实验室检测指标,进行综合分析,排除其他原因引起的血象、骨髓象改变,可诊断为职业性慢性苯中毒。依据意识障碍的严重程度分为急性轻度中毒、中度中毒和重度中毒,依据造血系统改变情况分为慢性轻度中毒、中度中毒和重度中毒,具体分级指标见国家标准《职业性苯中毒的诊断》（GBZ 68—2013）。

6. 处理原则

（1）急性中毒:应迅速将中毒者移至空气新鲜处,立即脱去被污染的衣服,用肥皂水清洗被污染的皮肤,注意保暖和休息。急救原则与内科相同。

（2）慢性中毒:对症治疗主要采用改善神经衰弱和出血症状,以及升高白细胞和血小板的药物。再障的治疗,原则上与其他原因引起的再障相同。苯引起的继发性骨髓增生异常综合征及继发性白血病均应抗肿瘤治疗。

(二)其他有机溶剂

1. 甲苯、二甲苯

(1)理化特性:甲苯(toluene)、二甲苯(xylene)均为无色透明、有芳香气味、易挥发的液体。甲苯沸点110.4℃,二甲苯沸点144℃。它们均不溶于水,而溶于乙醇、丙酮、乙醚等有机溶剂。

(2)接触机会:工业上可用作化工生产的中间体,在油漆、喷漆、橡胶等生产或作业中用作溶剂或稀释剂。

(3)毒理:甲苯、二甲苯可经呼吸道、皮肤和消化道吸收,主要分布在含脂肪的组织。甲苯80%~90%在肝内氧化成苯甲酸,绝大部分与甘氨酸结合形成马尿酸随尿排出,少量苯甲酸与葡糖醛酸结合随尿排出。二甲苯60%~80%在肝内氧化为甲基苯甲酸、二甲基苯酚及羟基苯甲酸等。甲基苯甲酸主要与甘氨酸结合成甲基马尿酸随尿排出。

(4)临床表现:甲苯、二甲苯多引起急性中毒。短时间吸入高浓度甲苯、二甲苯可出现神经系统功能障碍和黏膜刺激症状。轻者表现为头痛、头晕、步态蹒跚、兴奋,重者出现恶心、呕吐、意识模糊、抽搐甚至昏迷;呼吸道和眼结膜出现刺激症状。慢性中毒表现为神经衰弱综合征,长期接触可有角膜炎、慢性皮炎及皲裂等,对血液系统影响不明显。

(5)诊断:根据短期内吸入较高浓度甲苯蒸气或皮肤黏膜接触大量甲苯液体的职业史,出现以中枢神经系统损害为主的临床表现,参考现场职业卫生学资料,综合分析,排除其他类似疾病后,可诊断为职业性急性甲苯中毒。依据意识障碍和精神症状的情况明确诊断分级,分级指标见国家标准《职业性急性甲苯中毒的诊断》(GBZ 16—2014)。

(6)处理原则:急性甲苯中毒无特效解毒药,主要是对症支持治疗:①终止毒物继续吸收将中毒者移至新鲜空气处,脱去污染衣服,清洗污染皮肤等。②对症和支持治疗如保持呼吸道通畅、吸氧、维持水电解质平衡等。防治中毒性脑水肿、控制颅内高压是关键,包括吸氧、高压氧治疗、控制抽搐、促进脑细胞功能恢复等。多器官衰竭、严重电解质及酸碱平衡紊乱患者可考虑进行持续静脉血液滤过(CVVH)治疗。③促进毒物的排泄和解毒,葡糖醛酸有利于毒物的排出,给予葡糖醛酸酯钠0.4g加入葡萄糖液500ml中静脉滴注;中、重度急性甲苯中毒可使用地塞米松、维生素C等药物治疗。

2. 正己烷

(1)理化性质:正己烷(n-hexane),是己烷(C_6H_{14})主要的异构体之一,化学分子式$CH_3(CH_2)_4CH_3$,分子量86.18。常温下为微有异臭的液体。易挥发,几乎不溶于水,易溶于氯仿、乙醚、乙醇。商品正己烷常含有一定量的苯或其他烃类。

(2)接触机会:正己烷用作提取植物油与合成橡胶的溶剂、试剂和低温温度计的溶液,还用于制造胶水、清漆、黏合剂和其他产品,尤其在鞋用黏合剂中使用较多,也有用作光学镜片等的清洗剂。

(3)毒理:正己烷在生产环境中主要以蒸气形态经呼吸道吸收,亦可经胃肠道吸收,而经皮肤吸收较次要。正己烷在体内的分布与器官的脂肪含量有关,主要分布于血液、神经系统、肾脏、脾脏等。正己烷急性毒性属低毒类,主要为麻醉作用和对皮肤、黏膜的刺激作用,高浓度可引起可逆的中枢神经系统功能抑制。

(4)临床表现

1)急性中毒:急性吸入高浓度的正己烷可出现头晕、头痛、胸闷、眼和上呼吸道黏膜刺激及麻醉症状,甚至意识障碍。经口中毒,可出现恶心、呕吐等胃肠道及呼吸道刺激症状,也可出现中枢神经抑制及急性呼吸道损害等。

2)慢性中毒:长期职业性接触正己烷,主要累及以下系统:①神经系统,以多发性周围神经病变最为重要,其特点为起病隐匿且进展缓慢。四肢远端有程度及范围不等的痛触觉减退,多在肘及膝关节以下,一般呈手套袜套型分布。腱反射减退或消失,感觉和运动神经传导速度减慢。较重者可累及运动神经,常伴四肢无力、食欲减退和体重减轻,肌肉痉挛样疼痛,肌力下降;部分有肌萎缩,以四肢远端较为明显。神经肌电图检查显示不同程度的神经元损害。严重者视觉和记忆功能缺损。停止接触毒物后,一般轻、中度病例运动神经功能可以改善,而感觉神经功能难以完全恢复。正己烷还可引起帕金森病。②心血管系统,表现为心律不齐,甚至出现心室颤动,心肌细胞可受损。③生殖系统,正己烷对生殖系统的影响可表现为男性性功能障碍,如性欲下降等,重者出现阳痿。精液检查可见精子数量减少,活动能力下降。对性激素的影响尚无定论。对女性生殖系统的影响研究报道较少。④其他,血清免疫球蛋白IgG、IgM、IgA水平受到抑制。皮肤黏膜可因长期接触正己烷而出现非特异性慢性损害。

（5）诊断:根据较长时间接触正己烷的职业史,出现以多发性周围神经损害为主的临床表现,结合神经-肌电图检查结果及工作场所职业卫生学资料,综合分析,排除其他原因所致类似疾病后,可诊断为职业性慢性正己烷中毒。依据周围神经病严重程度明确诊断分级,分级指标见国家标准《职业性慢性正己烷中毒的诊断》(GBZ 84—2017)。

（6）处理原则:正己烷中毒目前无特效解毒剂,治疗以对症支持疗法为主。急性中毒应迅速脱离中毒现场,用大量清水清洗污染的皮肤和眼部;若摄入量不大,给予口服活性炭;保持呼吸道通畅、吸氧等对症支持治疗。慢性中毒以营养神经药物治疗为主,神经生长因子是神经系统最重要的生物活性物质,它促进神经细胞生长发育,营养并修复损伤的神经;给予B族维生素、神经生长因子、能量合剂、活血化瘀、通络补肾的中药;辅以针灸、理疗等中医药治疗和四肢运动功能锻炼。

3. 二硫化碳

（1）理化特性:二硫化碳(carbon disulfide,CS_2)常温下为液体,易挥发,与空气形成易燃混合物,几乎不溶于水,可与脂肪、苯、乙醇、醚及其他有机溶剂混溶,腐蚀性强。

（2）接触机会:CS_2主要用于黏胶纤维生产。在此过程中,CS_2与碱性纤维素反应,产生纤维素磺原酸酯和三硫碳酸钠。经纺丝槽生成黏胶丝,通过硫酸凝固为人造黏胶纤维,释放出多余的CS_2。同时,三硫碳酸钠与硫酸作用时,除CS_2外还可产生硫化氢。另外,在玻璃纸和四氯化碳制造、橡胶硫化、谷物熏蒸、石油精制、清漆、石蜡溶解以及用有机溶剂提取油脂时也可接触到CS_2。

（3）毒理:CS_2可通过呼吸道和皮肤进入体内,但皮肤吸收量少。吸入的CS_2有40%被吸收,其中70%~90%在体内转化,以代谢产物的形式从尿中排出。CS_2可透过胎盘屏障,在CS_2接触女工胎儿脐带血中和乳母乳汁中可检测出CS_2。CS_2为气体性麻醉毒物,急性毒性以神经系统抑制为主,慢性毒性主要以神经精神异常、心血管系统及生殖系统损害等为主。

（4）临床表现

1）急性中毒:目前较少见。若短时间吸入高浓度($3\ 000~5\ 000mg/m^3$)CS_2,可出现明显的神经精神症状,如情绪异常改变、谵妄、躁狂、易激怒、幻觉妄想、自杀倾向,以及记忆障碍、严重失眠、噩梦、食欲丧失、胃肠功能紊乱、全身无力和性功能障碍等。

2）慢性中毒:①神经系统,包括中枢和外周神经损伤,毒作用表现多样。轻者表现为易疲劳、嗜睡、乏力、记忆力减退,严重者出现神经精神障碍;外周神经病变以感觉运动功能障碍为主,常由远及近、由外至内进行性发展,表现为感觉缺失、肌张力减退、行走困难、肌肉萎缩等。中枢神经病变常同时存在。CT检查显示有局部和弥漫性脑萎缩表现,肌电图检测可见外周神经病变、神经传导速度减慢。神经行为测试表明,长期接触CS_2可致警觉力、智力活动、情绪控制能力、运动速度及运动功能方面的障碍。②心血管系统,CS_2对心血管系统的影响屡有报道,如接触者中冠心病死亡率增高,与中毒性心肌炎、心肌梗死之间可能存在联系等。此外,尚有出现视网膜动脉瘤、全身小动脉硬化等临床报告。③视觉系统,CS_2对视觉的影响早在十九世纪即有报道。可见眼底形态学改变,出现灶性出血、渗出性改变、视神经萎缩、球后视神经炎、微血管动脉瘤和血管硬化。同时,色觉、暗适应、瞳孔对光反射、视敏度,以及眼睑、眼球能动性等均有改变。眼部病变可作为慢性CS_2毒作用的早期检测指标。④生殖系统,可致女性月经周期异常,出现经期延长、周期紊乱、排卵功能障碍,也可导致流产或先兆流产发生率增加。还可致男性性功能出现障碍,性欲减退至出现阳痿,精液检查精子数量、形态及功能均可发生异常。

（5）诊断：职业中毒以慢性中毒多见。因生产事故意外接触高浓度 CS₂ 后可发生以急性中毒性脑病或中毒性精神病为主要临床表现的急性中毒。根据长期密切接触二硫化碳的职业史，具有多发性周围神经病或中毒性脑病或中毒性精神病的临床表现，结合现场职业卫生学资料，综合分析，排除其他类似疾病后，可诊断为职业性慢性二硫化碳中毒。依据神经肌电图的改变和是否出现中毒性脑病或中毒性精神病分为慢性轻度中毒和慢性重度中毒，诊断分级指标见国家标准《职业性慢性二硫化碳中毒的诊断标准》（GBZ 4—2002）。

（6）处理原则：目前无特效解毒药物，以对症支持治疗为主，可用 B 族维生素、能量合剂，并辅以体疗、理疗及对症治疗。重度中毒者，应同时加强支持疗法。重度中毒者应调离二硫化碳和其他对神经系统有害的作业，需要进行劳动能力鉴定者按《劳动能力鉴定职工工伤与职业病致残等级》（GB/T 16180—2014）处理。

三、苯的氨基和硝基化合物中毒

（一）概述

苯或其同系物（如甲苯、二甲苯、酚）苯环上的氢原子被一个或几个氨基（—NH₂）或硝基（—NO₂）取代后，即形成芳香族氨基或硝基化合物。因苯环不同位置上的氢可由不同数量的氨基或硝基、卤素或烷基取代，故可形成种类繁多的衍生物。比较常见的有苯胺、苯二胺、联苯胺、二硝基苯、三硝基甲苯、硝基氯苯等，其主要代表为苯胺（aniline）和硝基苯（nitrobenzene）。

1. 理化性质　该类化合物理化性质具有许多共同点：沸点高、挥发性低，常温下呈固体或液体状态，多难溶或不溶于水，而易溶于脂肪、醇、醚、氯仿及其他有机溶剂。如苯胺的沸点为 184.4℃，硝基苯为 210.9℃，联苯胺高达 410.3℃。

2. 接触机会　该类化合物广泛应用于制药、染料、油漆、印刷、橡胶、炸药、农药、香料、油墨及塑料等生产工艺过程中。如苯胺常用于制造染料和作为橡胶促进剂、抗氧化剂、光学白涂剂、照相显影剂等；联苯胺常用于制造偶氮染料和作为橡胶硬化剂，也用来制造塑料薄膜等；三硝基甲苯主要在国防及采矿、筑路、水利工程等工农业生产中使用较多。

3. 毒理　在生产条件下，主要以粉尘或蒸气的形态存在于空气中，可经呼吸道和完整皮肤吸收。对液态化合物，经皮肤吸收途径更为重要。在生产过程中，劳动者常因热料喷洒到身上或在搬运及装卸过程中外溢的液体经浸湿的衣服、鞋袜沾染皮肤而导致吸收中毒。

该类化合物吸收进入体内后在肝脏代谢，经氧化还原代谢后，大部分最终代谢产物经肾脏随尿排出。该类化合物主要引起血液及肝、肾等损害，由于各类衍生物结构不同，其毒性也不尽相同。如苯胺形成高铁血红蛋白（MetHb）较快；硝基苯对神经系统作用明显；三硝基甲苯对肝和眼晶状体损害明显；邻甲苯胺可引起血尿；联苯胺和 β-萘胺可致膀胱癌等。

4. 毒作用表现

（1）血液损害

1）高铁血红蛋白形成：高铁血红蛋白的形成剂可分为直接和间接作用两类，前者有亚硝酸盐、苯肼、硝酸甘油、苯醌等。大多数苯的氨基硝基化合物属间接作用类，该类化合物经体内代谢后产生的苯基羟胺（苯胲）和苯醌亚胺这两种物质为强氧化剂，具有很强的形成高铁血红蛋白的能力。此外，也有些苯的氨基硝基化合物不形成高铁血红蛋白，如二硝基酚、联苯胺等。

苯的氨基硝基类化合物种类较多，其致高铁血红蛋白的形成能力也强弱不等。有报道，下述化合物高铁血红蛋白的形成能力强弱依序为：对硝基苯 > 间位二硝基苯 > 苯胺 > 邻位二硝基苯 > 硝基苯。

2）硫血红蛋白形成：若血红蛋白分子中含一个或以上的硫原子，即为硫血红蛋白，正常情况下约占 0~2%。苯的氨基硝基类化合物大量吸收，可致血中硫血红蛋白升高。据报道，硫血红蛋白含量 >5g/L 时即可出现发绀。硫血红蛋白的形成不可逆，故因其引起的发绀症状可持续数月之久（红细胞寿命多为 120 天）。

3）溶血作用：苯的氨基硝基化合物或其经生物转化产生的中间产物如苯基羟胺等,可引起高铁血红蛋白血症,机体可能因此消耗大量的还原性物质（包括 GSH、NADPH 等）。还原性物质为清除红细胞内氧化性产物和维持红细胞膜正常功能所必需,大量减少则可导致红细胞破裂,产生溶血。溶血作用虽与高铁血红蛋白的形成密切相关,但溶血程度与之并不呈平行关系。有先天性葡糖-6-磷酸脱氢酶（G-6-PD）缺陷者,更容易引起溶血。苯的氨基硝基化合物能引起红细胞珠蛋白变性,致使红细胞膜脆性增加和功能变化等,也可能是其引起溶血的机制之一。

4）形成变性珠蛋白小体：又名海因茨小体（heinz body）。苯的氨基硝基化合物在体内经代谢转化产生的中间代谢物可直接作用于珠蛋白分子中的巯基（—SH）,使珠蛋白变性。初期仅 2 个巯基被结合变性,其变性是可逆的;到后期,4 个巯基均与毒物结合,变性的珠蛋白则常沉积在红细胞内。海因茨小体呈圆形,或椭圆形,直径 0.3~2μm,具有折光性,多为 1~2 个,位于细胞边缘或附着于红细胞膜上。海因茨小体的形成略迟于高铁血红蛋白,中毒后约 2~4d 可达高峰,1~2 周左右才消失。但高铁血红蛋白形成和消失的速度、溶血作用的轻重等与海因茨小体的形成和消失均不相平行。

5）贫血：长期较高浓度的接触可能致贫血（如 2,4,6-三硝基甲苯等）,出现点彩红细胞、网织红细胞增多,骨髓象显示增生不良,呈进行性发展。严重者甚至出现再生障碍性贫血。

（2）肝肾损害：某些苯的氨基硝基化合物可直接损害肝细胞,引起中毒性肝病。以硝基化合物所致肝脏损害较为常见,如三硝基甲苯、硝基苯、二硝基苯及 2-甲基苯胺、4-硝基苯胺等。肝脏病理改变主要为肝实质改变,早期出现脂肪变性,晚期可发展为肝硬化,严重的可发生急性、亚急性黄色肝萎缩。某些苯的氨基和硝基化合物本身及其代谢产物可直接作用于肾脏,引起肾实质性损害,出现肾小球及肾小管上皮细胞发生变性、坏死。中毒性肝损害或肾损害亦可是由于大量红细胞破坏,血红蛋白及其分解产物沉积于肝脏或肾脏,引起继发性损害,此种损害一般恢复较快。

（3）神经系统损害：该类化合物多易溶于脂肪,进入机体后易与含大量类脂质的神经细胞发生作用,引起神经系统的损害。重度中毒患者可有神经细胞脂肪变性,视神经区可受损而发生视神经炎、视神经周围炎等。

（4）皮肤损害和致敏作用：有些化合物对皮肤有强烈的刺激作用和致敏作用,一般在接触后数日至数周后发病,脱离接触并进行适当治疗后多可痊愈。个别过敏体质者,接触对苯二胺和二硝基氯苯后还可发生支气管哮喘,临床表现与一般哮喘相似。

（5）晶状体损害：三硝基甲苯、二硝基酚、二硝基邻甲酚可引起眼晶状体混浊,最后发展为白内障。

（6）致癌作用：目前此类化合物中已公认能引起职业性膀胱癌的毒物为 4-氨基联苯、联苯胺和 β-萘胺等。

5. 诊断 根据短期内接触较大量苯的氨基、硝基化合物的职业史,以高铁血红蛋白血症、血管内溶血及肝脏、肾脏损害为主要临床表现,结合现场职业卫生学调查和实验室检查结果,进行综合分析,排除其他原因所引起的类似疾病后,方可诊断为职业性急性苯的氨基、硝基化合物中毒。依据贫血和高铁血红蛋白血症轻重程度和是否出现中毒性肝病、中毒性肾病明确诊断分级,分级指标见国家标准《职业性急性苯的氨基、硝基化合物中毒的诊断》（GBZ 30—2015）。

6. 处理原则

（1）苯的氨基、硝基化合物中毒的治疗原则主要包括：①终止毒物继续吸收:脱离现场,至空气新鲜处,脱去污染衣服,注意保暖,清洗皮肤污染。误服者立即洗胃导泻。②对症支持治疗:保持呼吸道通畅、维持水电解质平衡。给予氧气吸入,必要时可用高压氧治疗。动态观察尿液颜色、24 小时尿量等。③促进苯的氨基、硝基化合物的排泄和解毒,尽早使高铁血红蛋白还原,控制溶血发生和发展,保护肝、肾功能。④血液净化疗法:轻、中度患者一般不需要,重度中毒患者伴有严重溶血性贫血或肝、肾功能损害时,可根据病情及早选择适宜的血液净化疗法。

（2）高铁血红蛋白血症的治疗：①静脉注射维生素C：维生素C具有还原高铁血红蛋白的作用，轻度中毒者，50%葡萄糖80~100ml加维生素C 2g静脉注射。用5%~10%葡萄糖500ml加维生素C 5.0g静脉滴注。②亚甲蓝高浓度时，直接使血红蛋白氧化为高铁血红蛋白，低浓度时，在还原型辅酶Ⅰ脱氢酶（NADPH）作用下，还原成为还原型亚甲蓝，能将高铁血红蛋白还原为血红蛋白。按需1%亚甲蓝溶液5~10ml（成人1~2mg/kg）加25%葡萄糖液40ml 10~20min内静脉缓注，轻度中毒者可用1次，中、重度中毒者可隔2~4h后重复给药1次。当第二次剂量的亚甲蓝疗效不明显时，应积极寻找原因，如毒物未清除干净，不应盲目反复应用。③溶血性贫血、中毒性肝损害、出血性膀胱炎的治疗同内科处理。

（二）苯胺

1. 理化性质 苯胺（aminobenzene）又称阿尼林（aniline）、氨基苯（amino benzene）等，化学式$C_6H_5NH_2$，分子量93.1。纯品为无色油状液体，易挥发，具有特殊气味，久置颜色可变为棕色。稍溶于水，易溶于苯、乙醇、乙醚、氯仿等。

2. 接触机会 苯胺主要由人工合成，自然界中少量存在于煤焦油中。苯胺广泛用于印染业、染料制造、橡胶硫化剂及促进剂、照相显影剂、塑料、离子交换树脂、香水、制药等生产过程中。

3. 毒理 苯胺可经呼吸道、皮肤和消化道吸收，经皮吸收容易被忽视而成为引起职业中毒的主要原因。液体及其蒸气都可经皮吸收，其吸收率随室温和相对湿度的提高而增加。经呼吸道吸入的苯胺，90%可在体内滞留，经氧化后可形成毒性更大的中间代谢产物苯基羟胺（苯胲），然后再氧化生成对氨基酚，与硫酸、葡糖醛酸结合，经尿排出。少量苯胺以原形由呼吸道排出。

苯胺的急性毒性参数：大鼠吸入4h LC_{50}为774.2mg/m³，小鼠LC_{50}为1 120mg/m³，人经口最小致死剂量（minimum lethal dose，MLD）估计为4g。

苯胺中间代谢产物苯基羟胺有很强的形成高铁血红蛋白的能力，使血红蛋白失去携氧功能，造成机体组织缺氧，引起中枢神经系统、心血管系统及其他脏器的一系列损害。

4. 临床表现

（1）急性中毒：短时间内吸收大量苯胺，可引起急性中毒，以夏季为多见。早期表现为发绀，最先见于口唇、指端及耳垂等部位，其色调与一般缺氧所见的发绀不同，呈蓝灰色，称为化学性发绀。当血中高铁血红蛋白占血红蛋白总量的15%时，即可出现明显发绀，但此时可无自觉症状。当高铁血红蛋白增高至30%以上时，出现头昏、头痛、乏力、恶心，手指麻木及视力模糊等症状。高铁血红蛋白升至50%时，出现心悸、胸闷、呼吸困难、精神恍惚、恶心、呕吐、抽搐等；严重者可发生心律失常、休克，以至于昏迷、瞳孔散大，甚至危及生命。较严重中毒者，中毒3~4d后可出现不同程度的溶血性贫血，并继发黄疸、中毒性肝病和膀胱刺激症状等。肾脏受损时，出现少尿、蛋白尿、血尿等，严重者可发生急性肾衰竭。少数见心肌损害。

（2）慢性中毒：长期慢性接触苯胺可出现脑衰弱综合征，如头晕、头痛、倦乏无力、失眠、记忆力减退、食欲缺乏等症状，并出现轻度发绀、贫血和肝大脾大等体征。红细胞中可出现海因茨小体。皮肤经常接触苯胺蒸气后，可发生湿疹、皮炎等。

（三）三硝基甲苯

1. 理化特性 三硝基甲苯（trinitrotoluene，TNT）有六种异构体，通常所指的是α异构体，即2,4,6-三硝基甲苯，简称TNT，呈灰黄色结晶，俗称黄色炸药。不溶于水，溶于有机溶剂，突然受热易引起爆炸。

2. 接触机会 TNT主要用于国防工业，也用于采矿、筑路、开凿隧道及各项基本建设工程等。

3. 毒理 TNT可经皮肤、呼吸道及消化道进入人体，在生产条件下主要经皮肤和呼吸道吸收。由于TNT具有亲脂性，易吸附在皮肤表面，经皮吸收是TNT慢性中毒的主要原因。进入体内的TNT通过氧化、还原、结合等途径进行代谢，其多种代谢产物可与葡糖醛酸结合经尿排出。TNT主要毒作用为肝、眼晶状体、血液和神经系统损害，其毒作用机制尚未完全阐明。

4. 临床表现

（1）急性中毒：在生产条件下，TNT 急性中毒很少见。轻度中毒患者有头晕、头痛、恶心、呕吐、上腹痛、面色苍白、发绀、尿频、尿急、排尿困难等。重度中毒除上述症状加重外，尚有意识不清、呼吸表浅、大小便失禁、瞳孔散大、角膜及腱反射消失，甚至因呼吸麻痹而死亡。

（2）慢性中毒：长期接触 TNT 所致的慢性中毒主要损害肝、眼晶状体和血液等。

1）肝脏：肝脏损害表现有乏力、食欲缺乏、恶心、呕吐、肝区痛、肝大，多无黄疸，肝功能试验可异常。

2）晶状体：白内障是 TNT 慢性中毒常见并具有特征性的体征。发病初期双眼晶状体周边部呈环形混浊，环为多数尖向内、底向外的楔形混浊融合而成，随着病情的进展晶状体中央部出现盘状混浊。TNT 白内障与 TNT 中毒性肝病发病时间不一致，后者早于前者。

3）血液系统：TNT 可引起血红蛋白、血小板和中性粒细胞减少，出现贫血；也可出现海因茨小体，严重者可出现再生障碍性贫血。在目前生产条件下，TNT 对血液系统的损害极少见。

4）生殖系统：接触 TNT 男工有性功能障碍、精子数量减少、精子畸形率增高、血清睾酮含量下降等。女工表现为月经周期异常、月经过多或过少、痛经等。

5）皮肤：TNT 接触者裸露部位，如手、前臂、颈部等皮肤可出现过敏性皮炎、黄染、严重时呈鳞状脱屑。

6）其他：长期接触 TNT 的工人可出现类神经症，伴有自主神经功能紊乱。部分工人出现心肌及肾脏损害。

5. 诊断

（1）慢性三硝基甲苯中毒：根据长期三硝基甲苯职业接触史，出现肝脏、血液及神经等器官或者系统功能损害的临床表现，结合职业卫生史调查资料和实验室检查结果，综合分析，排除其他病因所致的类似疾病，方可诊断为职业性慢性三硝基甲苯中毒。依据中毒性肝病的轻重程度和是否出现溶血性贫血、脾大、肝性脑病等指标明确诊断分级，具体分级指标见国家标准《职业性慢性三硝基甲苯中毒的诊断》（GBZ 69—2011）。

（2）三硝基甲苯白内障：根据密切的三硝基甲苯职业接触史，出现以双眼晶状体混浊改变为主的临床表现，结合必要的动态观察，参考作业环境职业卫生调查，综合分析，排除其他原因所致的类似晶状体改变后，方可诊断为职业性三硝基甲苯所致白内障。依据晶状体混浊的程度和是否影响视功能明确诊断分级，分为Ⅰ期白内障、Ⅱ期白内障和Ⅲ期白内障，分级指标见国家标准《职业性白内障的诊断》（GBZ 35—2010）。

6. 处理原则　职业性慢性三硝基甲苯中毒无特殊解毒剂，主要是对症支持治疗。清淡饮食，注意休息，保肝降酶，恢复肝细胞。禁止饮酒和使用损害肝功能的药物。职业性三硝基甲苯白内障的治疗按白内障常规治疗处理。如晶状体大部或完全混浊，可施行白内障摘除、人工晶状体植入术。

四、刺激性气体中毒

刺激性气体（irritant gas）是指对眼、呼吸道黏膜和皮肤具有刺激作用，引起机体以急性炎症、肺水肿为主要病理改变的一类气态物质。包括在常态下气体以及在常态下虽非气体，但可以通过蒸发、升华或挥发后形成蒸气或气体的液体或固体物质。在化学工业、冶金、医药等行业应用或接触较多，大多具有腐蚀性，常因容器或管道等设备被腐蚀而发生跑、冒、滴、漏等污染作业环境。常见的有氯气、氨、光气、氮氧化物、氟化氢、二氧化硫、三氧化硫、硫酸二甲酯等。

（一）毒理

刺激性气体以局部损害为主，刺激作用过强时可引起全身反应。其损害程度主要取决于毒物的浓度和接触时间，损害的部位则与毒物的水溶性有关。水溶性较高的氯气、氨等气体，接触湿润的眼结膜和上呼吸道黏膜，易溶解附着在局部，立刻产生刺激作用，引起眼和上呼吸道炎症；高浓度吸入则损伤全呼吸道,引起化学性肺炎和肺水肿。水溶性低的二氧化氮、光气等,初期对上呼吸道刺激性较小,但易进入呼吸道深部,可引起支气管炎和细支气管炎,有时合并肺炎;吸入高浓度时可损伤肺泡引起肺水肿。液态的刺激性毒物如氢氟酸等直接接触皮肤、黏膜可发生灼伤。

中毒性肺水肿(toxic pulmonary edema)是指吸入高浓度刺激性气体后所引起的以肺间质及肺泡腔体液潴留为特征的病理过程,是肺微血管通透性增加和肺部水运行失衡的结果。机制主要有:①吸入高浓度刺激性气体可直接损伤肺泡上皮细胞及表面活性物质,炎症反应释放的大量细胞因子和炎性介质亦可致肺泡氧化损伤,导致肺泡壁通透性增加,形成肺泡型肺水肿;②高浓度刺激性气体直接损伤肺间隔毛细血管内皮细胞,使内皮细胞突起回缩、裂隙增宽,液体渗出而致肺间质水肿。进入血液循环的毒物或炎症介质,缺氧、神经体液反射、交感或副交感神经兴奋,亦可引起毛细血管痉挛或扩张,造成渗出增加;③肺内液体增多,使邻近血管的淋巴管肿胀,阻力增加,淋巴回流障碍。交感神经兴奋致右淋巴总管痉挛,继而发生肺动脉高压、右心衰竭、静脉回流障碍。体液回流障碍促进肺水肿的发生。

(二)临床表现

1. 急性中毒

(1)眼和上呼吸道刺激性炎症:出现畏光、流泪、流涕、咽痛、发音嘶哑、呛咳、胸闷以及结膜与咽部充血、水肿等。吸入高浓度氯气、氨、二氧化硫、硫酸二甲酯等可引起喉头痉挛或水肿,因缺氧、窒息而出现发绀及猝死。

(2)化学性气管炎、支气管炎及肺炎:出现刺激性阵发性呛咳、胸闷、胸痛、气急等症状。听诊两肺有散在干、湿啰音。X线胸片上化学性气管、支气管炎仅见肺纹理增强;化学性肺炎可见肺纹理增强、边缘不清,肺野内可见局灶性大片密度增高的阴影。支气管黏膜损伤严重时可发生坏死脱落,易引起突然的呼吸道阻塞或肺不张。

(3)中毒性肺水肿:其临床过程可分四期:①刺激期。吸入刺激性气体后,在短时间内发生呛咳、流涕、咽痛、胸闷、头痛、头晕、恶心、呕吐等症状。②潜伏期。此期长短取决于毒物的毒性及浓度,一般为2~6h。患者自觉症状减轻,病情相对稳定,但肺部病变仍在发展。期末可出现轻度症状与体征,如胸闷、气短,肺部有少许干性啰音,肺纹理增多、模糊不清等。③肺水肿期。突然出现加重的呼吸困难、咳嗽,大汗淋漓、烦躁不安,咯大量泡沫样血痰,口唇和指端发绀。两肺有大量湿啰音。X线胸片可见两肺广泛分布的片絮状阴影,有时可融合成大片状或呈蝶状阴影。血气分析氧分压/氧浓度(PaO$_2$/FiO$_2$)≤40kPa(300mmHg)。该期可并发混合性酸中毒、自发性气胸、纵隔气肿,继发肺部感染以及心肝肾等脏器损伤。肺水肿发生后若控制不力,有可能发生急性呼吸窘迫综合征。④恢复期。肺水肿如无严重并发症,治疗得当,一般3~4d症状减轻,X线胸片改变约1周内消失,7~11d可基本恢复。肺功能可基本恢复正常,大多不留后遗症。氨、八氟异丁烯等所致肺水肿可留有部分肺间质纤维化,肺功能轻度或中度减退。

(4)急性呼吸窘迫综合征(acute respiratory distress syndrome,ARDS):由刺激性气体引起的急性呼吸窘迫综合征表现为以进行性呼吸窘迫、低氧血症为特征的急性呼吸衰竭。主要病理特征为肺毛细血管通透性增高导致肺泡渗出液中富含蛋白质的肺水肿及透明膜形成,并伴有肺间质纤维化,病死率可高达50%。刺激性气体所致中毒性肺水肿与ARDS之间的概念、致病机制、疾病严重程度以及治疗和预后存在着量变到质变的本质变化。临床过程分四个阶段:①原发疾病症状;②原发病后24~48h,出现呼吸急促、发绀;③出现呼吸窘迫,肺部有水泡音,X线胸片有散在浸润阴影;④呼吸窘迫加重,出现意识障碍,X线胸片有广泛毛玻璃样融合浸润阴影。以上过程大体与中毒性肺水肿相似,但其在疾病程度上更为严重,有明显的呼吸窘迫、低氧血症,呼吸频率>28次/min,血气分析氧分压/氧浓度(PaO$_2$/FiO$_2$)≤26.7kPa(200mmHg),X线胸片显示两肺广泛存在多数呈融合的大片状密度均匀的阴影。

2. 慢性影响 长期接触低浓度刺激性气体可引起慢性结膜炎、鼻炎、咽炎和支气管炎,同时常伴有脑衰弱综合征和消化系统等全身症状。急性氯气中毒后可遗留喘息性支气管炎,接触二异氰酸甲苯酯可引起支气管哮喘,接触甲醛等可引起过敏性皮炎,长期接触无机氟及酸雾可产生牙酸蚀病。

(三)诊断原则

根据短期内接触较大剂量刺激性气体的接触史,出现的眼、呼吸道黏膜和皮肤刺激性症状以及急性炎症、肺水肿等为主的临床表现,结合有关实验室、辅助检查结果,参考现场职业卫生学调查资料,综合分析,排除其他原因引起的类似疾病后,可以诊断急性刺激性气体中毒。按照刺激性气体的名称,诊断与分级分别依据国家标准《职业性急性氯气中毒诊断标准》(GBZ 65—2002)、《职业性急性氨中毒的诊断》(GBZ 14—2015)、《职业性急性氮氧化物中毒诊断标准》(GBZ 15—2002)、《职业性急性光气中毒的诊断》(GBZ 29—2011)、《职业性急性二氧化硫中毒的诊断》(GBZ 58—2014)、《职业性急性甲醛中毒诊断标准》(GBZ 33—2002)、《职业性急性硫酸二甲酯中毒诊断标准》(GBZ 40—2002)、《职业性急性有机氟中毒诊断标准》(GBZ 66—2002)、《职业性急性一甲胺中毒诊断标准》(GBZ 80—2002)、《职业性急性环氧乙烷中毒的诊断》(GBZ 245—2013)等。未制定诊断标准的急性刺激性气体中毒,可依据《职业性急性化学物中毒的诊断(总则)》(GBZ 71—2013)、《职业性急性化学物中毒性呼吸系统疾病诊断标准》(GBZ 73—2009)进行诊断和分级。职业性刺激性气体急性中毒中度、重度病例,自急性中毒发生一年后,由中毒导致、应用现有治疗手段不能完全治愈、经客观医学检查显示有靶器官(系统)器质性损害,可按照《职业性急性化学物中毒后遗症诊断标准》(GBZ/T 228—2010)进行诊断。长期接触低剂量刺激性气体导致的慢性损伤,可按照《职业性刺激性化学物致慢性阻塞性肺疾病的诊断》(GBZ/T 237—2011)、《职业性哮喘的诊断》(GBZ 57—2019)、《职业性牙酸蚀病的诊断》(GBZ 61—2015)等标准进行诊断。

(四)治疗原则

1. 现场处理　立即脱离现场,保持安静、保暖。眼部污染、皮肤污染灼伤应迅速用清水或中和剂彻底清洗。出现刺激反应者应严密观察,并予以对症治疗,必要时给予预防性治疗药物,如吸入雾化剂、吸氧、注射肾上腺糖皮质激素等。

2. 保持呼吸道通畅　根据吸入毒物的种类不同,尽早雾化吸入 4% 碳酸氢钠或 2% 硼酸或醋酸等以中和酸性气体或碱性气体,并可适当加入抗生素、糖皮质激素、支气管解痉剂等。雾化吸入去泡沫剂 1% 二甲硅油(消泡净)以清除气道水泡,增加氧的进入量。必要时施行气管切开术。

3. 合理氧疗　重视合理氧疗及维持水和电解质平衡,给予对症及支持治疗措施,预防肺水肿和其他并发症。

4. 中毒性肺水肿的治疗原则

(1)迅速纠正缺氧。轻症可鼻导管或鼻塞给氧,重症应用间歇正压给氧或应用呼气末正压通气疗法,呼气末压力宜在 0.5kPa(5cmH$_2$O)左右。

(2)降低毛细血管通透性,改善微循环。应尽早、足量、短期使用肾上腺糖皮质激素。

(3)保持呼吸道通畅,可吸入去泡沫剂二甲硅油。

(4)控制液体入量,纠正电解质失衡。

(5)积极治疗并发症。

急性呼吸窘迫综合征治疗原则大体与肺水肿相似,更强调尽快改善缺氧,使用呼气末正压通气,早期、大量、短程、冲击使用糖皮质激素。

五、窒息性气体中毒

窒息性气体(asphyxiating gas)是指被机体吸入后,可使氧的供给、摄取、运输和利用发生障碍,使全身组织细胞得不到或不能利用氧,而导致组织细胞缺氧窒息的有害气体的总称。中毒后可表现为多个系统受损,因神经细胞对缺氧更为敏感,神经系统损伤出现最早且最为突出。窒息性气体中毒常发生于空间小、进出口小而少、通风差的局限空间作业场所。

常见的窒息性气体有:一氧化碳(carbon monoxide,CO)、硫化氢(hydrogen sulfide,H_2S)、氰化氢(hydrogen cyanide,HCN)和甲烷(methane,CH_4)等。

(一)分类

窒息性气体按其作用机制不同分为单纯窒息性气体、化学窒息性气体两大类。

1. 单纯窒息性气体 本身为无毒或毒性很低气体,或为惰性气体,但其高浓度存在于空气中对氧产生取代、排挤作用,致使空气氧含量减少,相应地使进入呼吸道、血液和组织细胞的氧含量也降低,从而导致机体缺氧、窒息的气体。如氮(nitrogen,N_2)、氢(hydrogen,H_2)、甲烷(methane,CH_4)、乙烷(ethane,C_2H_6)、丙烷(propane,C_3H_8)、丁烷(butane,C_4H_{10})、乙烯(ethene,C_2H_4)、乙炔(ethyne,C_2H_2)、二氧化碳(carbon dioxide,CO_2)、水蒸气以及氦(helium,He)、氖(neon,Ne)、氩(argon,Ar)等惰性气体。

单纯性窒息气体所致危害与氧分压降低程度成正比,仅在高浓度时,尤其在局限空间内,才有危险性。在101.3kPa(760mmHg)大气压下,空气氧含量为20.96%。空气氧含量若低于16%即可致缺氧、呼吸困难,若低于6%则可迅速导致惊厥、昏迷甚至死亡。

二氧化碳主要起单纯性窒息性气体作用,但当其浓度超过正常浓度5~7倍时,可引起中毒性知觉丧失。

2. 化学窒息性气体 进入机体后可对血液或组织产生特殊化学作用,使血液对氧的运送、释放或组织利用氧的能力发生障碍,引起组织细胞缺氧窒息的气体,如一氧化碳、硫化氢、氰化氢、苯胺等。

化学窒息性气体按其毒作用环节分为血液窒息性气体、细胞窒息性气体两类。

(1)血液窒息性气体:阻止血红蛋白(Hb)与氧结合,或妨碍Hb向组织释放氧,影响血液对氧的运输功能,造成组织供氧障碍而窒息的气体,如一氧化碳、一氧化氮以及苯胺、硝基苯等苯的氨基和硝基化合物蒸气。

(2)细胞窒息性气体:主要抑制细胞内呼吸酶,阻碍细胞对氧的摄取和利用,产生细胞"内窒息"的气体,如硫化氢、氰化氢等。

窒息作用也可由麻醉剂和麻醉性化合物(如乙醚、氯仿、氧化亚氮、二硫化碳)引起。这类物质对神经组织包括呼吸中枢均有影响,过量吸入可引起呼吸抑制,最终可导致呼吸衰竭。

(二)常见窒息性气体的接触机会

窒息性气体不仅在生产环境中常见,也是家庭生活中常见有毒气体之一。

一氧化碳(CO)在含碳物质氧化不全,以及以一氧化碳为原料的生产作业和环境中能够造成职业接触,如炼焦、金属冶炼、窑炉、火灾现场、光气和合成氨制造、煤气发生炉等。生活环境中,家庭用煤的不完全燃烧、煤气灶漏气等亦可接触。

硫化氢(H_2S)多见于含硫矿物或硫化物的还原及动植物蛋白质腐败等有关的环境中,如石油提炼、化纤纺丝、皮革脱毛、合成橡胶及硫化染料等生产过程;皮革加工、造纸等生产环境;制糖、酿酒、酱菜等食品加工;污物、垃圾清理和下水道疏通等作业。

氰化氢(HCN)主要来源于氰化物,包括无机氰酸盐类和有机氰类化合物。在化学反应过程中,尤其在高温或与酸性物质作用时,能释放出氰化氢气体。常见于电镀、采矿、冶金和染料工业等生产过程使用;农业劳动使用的某些熏蒸灭虫剂、灭鼠剂等也可含有。在军事上,氰化物曾用作战争毒剂。某些植物如苦杏仁、木薯、白果等也含有氰化物,大量食入可引起严重中毒,甚至死亡。

甲烷(CH_4)见于腐殖化环境和矿井。在化学工业生产过程中常被用作制造三氯甲烷等多种有机化合物的原料;在日常生活中,天然气、煤气、油田气和沼气中也存在大量的甲烷。

二氧化碳(CO_2)广泛应用于工业生产中,可以用作生产纯碱、化肥、无机盐及甲醇的原料,也用于食品添加剂和防腐剂,还用于制造灭火剂。在酒池、地窖、矿井尾部和深井空气中,含有大量的二氧化碳。

(三)毒理

1. 毒作用机制 不同种类的窒息性气体致病机制不同,但其主要损害都是引起机体组织细胞缺氧。正常情况下,空气中的氧经呼吸道吸入到达肺泡,经过血气交换进入血液,与红细胞中的Hb结合为氧合血红蛋白（HbO$_2$），再经血液循环输送至全身各组织器官，与组织中的气体交换进入细胞。在细胞内各种呼吸酶（respiratory enzyme）的作用下，参与糖、蛋白质、脂肪等营养物质的代谢转化，产生能量，并生成二氧化碳和水，以维持机体的生理活动。上述过程中的任何一个环节被窒息性气体阻断，都会引起机体缺氧窒息。

一氧化碳可以与氧气竞争血红蛋白上的结合位点，形成碳氧血红蛋白（HbCO），使血液运输氧气的能力下降，导致组织细胞缺氧。

硫化氢进入机体后的作用是多方面的。主要是与氧化型细胞色素氧化酶中的 Fe^{3+} 结合，抑制细胞呼吸酶的活性，导致组织细胞缺氧。硫化氢还可与谷胱甘肽的巯基结合，使谷胱甘肽失活，加重组织细胞的缺氧。另外，高浓度硫化氢通过对嗅神经、呼吸道黏膜神经及颈动脉窦和主动脉体的化学感受器的强烈刺激，导致呼吸麻痹，甚至猝死。

氰化氢进入机体后，氰离子直接作用于细胞色素氧化酶，使其失去传递电子能力，导致细胞不能摄取和利用氧，引起细胞内窒息。

甲烷本身对机体无明显毒性，其造成的组织细胞缺氧，是由于吸入气中氧的比例和浓度降低所致。

2. 毒作用特点

（1）脑对缺氧极为敏感，轻度缺氧即可引起智力下降、注意力不集中、定向能力障碍等，较重时出现头痛、耳鸣、恶心、呕吐、乏力、嗜睡，甚至昏迷，进一步发展可出现脑水肿。

（2）不同的窒息性气体中毒机制不同，对其治疗须按中毒机制和条件选用相应的特效解毒剂。

（3）慢性中毒尚无定论。长期反复接触低浓度 CO，可有明显的神经功能和循环系统影响，但缺乏客观体征，且机体可对 CO 产生耐受性。氰化氢长期接触，可出现慢性刺激症状、类神经症、自主神经功能紊乱、肌肉酸痛及甲状腺肿大等，但无特异指标，诊断尚有困难。硫化氢的慢性影响也类似。有学者认为所谓慢性中毒只是反复急性轻度中毒的结果。

（四）毒作用表现

1. 缺氧症状　缺氧是窒息性气体的共同致病环节，是窒息性气体中毒的共有表现。但不同种类的窒息性气体，因其独特毒性的干扰或掩盖，缺氧的临床表现并非完全相同。

2. 脑水肿　主要表现是颅内压增高，但早期往往不明显。

3. 其他　窒息性气体会损伤呼吸道，引起中毒性肺水肿，发生急性反应性喉痉挛和反应性延髓呼吸中枢麻痹。急性一氧化碳中毒时面颊部呈樱桃红色，色泽鲜艳而无明显青紫。急性氰化物中毒表现为无发绀性缺氧及末梢性呼吸困难，缺氧性心肌损害和肺水肿。

实验室检查：急性一氧化碳中毒，可定性、定量测定血中 HbCO。急性氰化物中毒，可测定尿中硫氰酸盐含量（正常参考值上限：不吸烟者 5mg/L，吸烟者 10mg/L）；急性硫化氢中毒，可测定尿硫酸盐含量或检查硫化血红蛋白。

（五）诊断原则

根据短期内吸入较大量窒息性气体的职业接触史，出现缺氧窒息及中枢神经系统、呼吸系统损害等临床表现，结合实验室检查结果，参考现场职业卫生学调查，综合分析，并排除其他类似表现的疾病，可诊断急性职业性窒息性气体中毒。按照窒息性气体的名称，诊断与分级分别依据国家标准《职业性急性一氧化碳中毒诊断标准》（GBZ 23—2002）、《职业性急性硫化氢中毒诊断标准》（GBZ 31—2002）、《职业性急性氰化物中毒诊断标准》（GBZ 209—2008）等。未制定诊断标准的急性窒息性气体中毒，可根据情况，依据《职业性急性化学物中毒的诊断（总则）》（GBZ 71—2013）、《职业性急性化学物中毒性神经系统疾病诊断标准》（GBZ 76—2002）、《职业性急性化学物中毒性多器官功能障碍综合征诊断标准》（GBZ 77—2002）及《职业性化学源性猝死诊断标准》（GBZ 78—2010）进行诊断和分级。

（六）治疗原则

1. 治疗原则　窒息性气体中毒病情危急，抢救应分秒必争。有效的解毒剂治疗，及时纠正脑缺氧和积极防治脑水肿,是治疗窒息性气体中毒的关键。

2. 现场急救 窒息性气体中毒存在明显剂量-效应关系,应特别重视迅速阻止毒物继续吸收,尽快解除体内毒物毒性。包括以下措施:①尽快脱离中毒现场,立即吸入新鲜空气。入院患者虽已脱离现场,仍应彻底清洗被污染的皮肤。②严密观察生命体征。危重者易发生中枢性呼吸循环衰竭,一旦发生,应立即进行心肺复苏。对呼吸停止者,应立即进行人工呼吸,给予呼吸兴奋剂。③并发肺水肿者,给予足量、短效糖皮质激素。

3. 氧疗法 是窒息性气体急性中毒急救的关键措施之一。应采用各种方法给予较高浓度(40%~60%)的氧,以提高动脉血氧分压、增加组织细胞对氧的摄取能力,还应激活受抑制的细胞呼吸酶,改善脑组织缺氧、阻断脑水肿恶性循环,加速窒息性气体排出。

4. 尽快给予解毒剂

(1)单纯窒息性气体中毒无特殊解毒剂。二氧化碳中毒可给予呼吸兴奋剂,严重者可用机械过度通气以促进二氧化碳排出,也可视作“解毒”措施。

(2)一氧化碳中毒无特殊解毒药物,但高浓度氧吸入可加速 HbCO 解离,可视为“解毒”措施。

(3)硫化氢中毒可应用小剂量亚甲蓝(20~120mg)。理论上也可给予高铁血红蛋白(MtHb)形成剂,但硫化氢在体内转化速率甚快,且 MtHb 可降低血液携氧能力而加重缺氧。故除非在中毒后立即使用,否则可能弊大于利,必须慎用。

(4)急性氰化物中毒可采用注射硫代硫酸钠或使用亚硝酸钠-硫代硫酸钠联合解毒疗法进行驱排。近年来有人采用 MtHb 形成剂 10% 的 4-二甲氨基苯酚(4-DMAP),效果良好,作用快,血压下降等副作用小。重症者可同时静脉滴注 15% 硫代硫酸钠 50ml 以加强解毒效果。也可用亚甲蓝-硫代硫酸钠疗法,即采用亚甲蓝代替亚硝酸钠,但剂量过大。亦可用对氨基苯丙酮(PAPP)进行治疗。

5. 积极防治脑水肿 脑水肿是缺氧引起的最严重后果,也是窒息性气体中毒死亡的最重要原因,是急性窒息性中毒抢救成败的关键。应早期防治,力求脑水肿不发生或程度较轻。限水利尿一直是缺氧性脑水肿的经典治疗原则。

除了防治缺氧性脑水肿的基础措施外,还应采取如下措施:①给予脑代谢复活剂。可使用 ATP、细胞色素 C、辅酶 A 及能量合剂、肌苷、谷氨酸钠、γ-氨基丁酸、乙酰谷氨酰胺、胞磷胆碱、二磷酸果糖、脑活素等;②利尿脱水治疗。常用药物为 20% 甘露醇或 25% 山梨醇,也可与利尿药交替使用;③应用糖皮质激素。对急性中毒性脑水肿有一定效果,常用地塞米松,宜尽早使用,首日应用较大的冲击剂量。

6. 对症、支持疗法

(1)使用谷胱甘肽作为辅助解毒剂,加强细胞抗氧化作用,加速解毒。

(2)低温与冬眠疗法可减少脑氧耗量、降低神经细胞膜通透性,并有降温作用,可以保护脑细胞、减轻缺氧所致脑损害。

(3)应用二联抗生素预防感染。

(4)抗氧化剂对活性氧包括氧自由基及其损伤作用具有明显抵御清除效果,可使用维生素 E、大剂量维生素 C、β-胡萝卜素及小剂量微量元素硒等拮抗氧自由基。

(5)特异性阿片受体拮抗剂、神经元保护剂纳洛酮,对一氧化碳中毒患者起到有效地促进意识恢复的作用,并有可能抑制一氧化碳中毒后的大脑后脱髓鞘和细胞变性,减少一氧化碳中毒后迟发性脑病的发生率。

(6)使用乙胺硫脲、甲氯芬酯、胞二磷胆碱、吡拉西坦等苏醒药,配合其他脑代谢复活药物,具有较好效果。

(7)钙通道阻滞剂可阻止 Ca^{2+} 向细胞内转移,并可直接阻断血栓素的损伤作用,广泛用于各种缺血缺氧性疾病,可早期用药。常用药物有心可定(prenylamine)、维拉帕米(verapamil)、硝苯地平(nifedipine)等。

（8）缺氧性损伤的细胞干预措施。缺氧性损伤的分子机制主要涉及活性氧生成及细胞内钙超载，细胞干预措施主要针对这两个环节，将损伤阻遏于亚细胞层面，不使其进展为细胞及组织损伤。缺氧可以诱发大量自由基生成，而治疗过程中的给氧措施亦可使机体出现"缺血-再灌注样效应"，也会产生大量的自由基。过量自由基可导致细胞脂质过氧化损伤，故以清除氧自由基为主的抗氧化治疗已成为细胞干预的重要手段。常用的自由基清除剂有巴比妥类、维生素 E 和维生素 C，辅酶 Q、超氧化物歧化酶（SOD）、谷胱甘肽、糖皮质激素等。

（9）改善脑组织灌流。主要措施包括：①维持充足的脑灌注压。要点是使血压维持于正常或稍高水平，对任何原因导致的低血压均及时纠正，以防止血压突然升高过多而致颅内压骤增。紧急情况下可用 4~10℃生理盐水或低分子右旋糖酐（300~500ml/0.5h）经颈动脉直接快速灌注，以达降温、再通微循环的目的。②纠正颅内"盗血"。可采用中度机械过度换气法，使动脉血二氧化碳分压（$PaCO_2$）降低，受缺氧影响较小的区域血管反射性收缩，血液得以重新向严重缺氧区灌注，达到改善脑内分流、纠正"盗血"的目的。一般将 $PaCO_2$ 维持在 4kPa（30mmHg）即可，$PaCO_2$ 过低可能导致脑血管过度收缩、加重脑缺氧。③改善微循环状况。低分子（分子量 2 万~4 万）右旋糖酐有助于提高血浆胶体渗透压、回收细胞外水分、降低血液黏稠度、预防和消除微血栓，且可以很快经肾小球排出而具有利尿作用。一般 24 小时内可投用 1 000~1 500ml 右旋糖酐。

（10）控制并发症。①早期、足量、短程应用激素，预防硫化氢中毒性肺水肿的发生发展；②高压氧治疗或面罩加压给氧，预防一氧化碳中毒迟发性神经精神后发症。

（11）其他对症处理。如对角膜溃疡等进行处理。

（七）预防原则

窒息性气体中毒事故的主要原因多见于设备缺陷与发生跑、冒、滴、漏；缺乏安全作业规程或违章操作；家庭室内用煤炉取暖而未能良好通风等。中毒死亡多发生在现场或送往医院途中。导致现场死亡的原因主要是窒息性气体浓度过高；缺乏有效的防护面具；劳动组织不合理，在窒息性气体环境单独操作而得不到及时发现与抢救，或窒息昏倒于水中溺死。另外，也常可见到发生窒息事故后，前往现场的施救者在不了解发生窒息事故的原因、未采取通风或其他安全措施的情况下，贸然进入现场导致的中毒死亡。

因此，预防窒息性气体中毒的重点在于：①严格管理制度，制订并严格执行安全操作规程；②定期设备检修，防止跑、冒、滴、漏；③窒息性气体环境设置警示标识，安装自动报警设备，如一氧化碳报警器等；④加强卫生宣教，做好上岗前安全与健康教育，普及急救互救知识和技能训练；⑤做好个人防护配备有效防护面具，并定期维修与效果检测；⑥高浓度或通风不良的窒息性气体环境作业或施救时，先进行有效的通风换气，通风量不少于环境容量的三倍。必须佩戴防护面具，并设置专人接应保护。高浓度硫化氢、氰化氢环境短期作业，可口服 4-DMAP 180mg 和对氨基苯丙酮（PAPP）90mg 进行预防，20 分钟即显效。4-DMAP 作用快、药效短；PAPP 作用慢、药效持久。

六、农药中毒

农药（pesticides）是指用于预防、消灭或者控制危害农业和林业的病、虫、草和其他有害生物以及有目的地调节植物、昆虫生长的化学合成物质或者来源于生物、其他天然物质的一种或者几种物质的混合物及其制剂。农药按其化学性质可分为有机汞类、有机氯类、有机磷类、有机氮类、氨基甲酸酯类、拟除虫菊酯类等；按用途可分为杀虫剂、杀螨剂、杀线虫剂、杀鼠剂、除草剂、植物生长调节剂等；按其大鼠急性毒性大小，分为剧毒、高毒、中等毒、低毒和微毒五类。近年来由于害虫对许多农药产生了耐药性，使混配农药广泛使用。杀虫剂混剂中，一般都含有机磷。混配农药的毒性大多呈相加作用，少数有协同作用。

农药的职业性接触机会主要有：①在农药的合成、加工及包装过程中，工人可吸入较高浓度的农药，皮肤亦可被污染；②在施用农药过程中，特别是配药、喷药及检修喷药器械时可吸入，皮肤、衣服亦可被污染；③在装卸、运输、供销及保管过程中，如不注意防护也可能有过量接触。

（一）有机磷农药中毒

1. 有机磷农药的理化特性、毒性、临床表现及治疗　详见本书第三章第五节食品安全相关内容。

2. 诊断　根据短时间接触较大量有机磷杀虫剂的职业史，以自主神经、中枢神经和周围神经系统症状为主的临床表现，结合血液胆碱酯酶活性的测定，参考作业环境的劳动卫生学调查资料，进行综合分析，排除其他类似疾病后，方可诊断。其诊断标准《职业性急性有机磷杀虫剂中毒诊断标准》（GBZ 8—2002）如下：

（1）接触反应：具有下列之一者。①全血或红细胞胆碱酯酶活性在 70% 以下，尚无明显中毒的临床表现；②有轻度的毒蕈碱样自主神经症状和/或中枢神经系统症状，而全血或红细胞胆碱酯酶活性在 70% 以上。

（2）中毒诊断及分级标准

1）急性中毒：①轻度中毒：短时间内接触较大量有机磷杀虫剂后，在 24 小时内出现较明显的毒蕈碱样自主神经和中枢神经系统症状；②中度中毒：在轻度中毒的基础上，出现肌束震颤等烟碱样表现；全血或红细胞胆碱酯酶活性一般在 30%~50%；③重度中毒：除上述胆碱能兴奋或危象的表现外，具有肺水肿、昏迷、呼吸衰竭和脑水肿表现之一者；全血或红细胞胆碱酯酶活性一般在 30% 以下。

2）中间期肌无力综合征：在急性中毒后 1~4 天，胆碱能危象基本消失且意识清晰，出现肌无力为主的临床表现者。

3）迟发性多发性神经病：在急性重度和中度中毒后 2~4 周，胆碱能症状消失，出现感觉、运动型多发性神经病。神经-肌电图检查显示神经源性损害。全血或红细胞胆碱酯酶活性可正常。

（二）氨基甲酸酯类农药中毒

氨基甲酸酯类（carbamates）农药是继有机氯和有机磷后发展起来的一类合成农药，广泛用于杀灭农业和生活环境中的害虫，具有速效、内吸、触杀、残留期短及对人畜毒性较低的特点。常用品种有西维因、呋喃丹、速灭威、涕灭威、残杀威等。

1. 理化特性　大多数品种为白色结晶，易溶于有机溶剂，难溶于水。储存稳定性良好，遇碱易分解，温度升高时降解速度加快。

2. 毒理　该类农药可通过呼吸道、消化道、皮肤和黏膜吸收，但多数品种经皮肤吸收缓慢、吸收率低。进入机体后，很快分布到全身组织和器官中，如肝、肾、脑、脂肪和肌肉等。这类农药生物转化的基本形式为水解、氧化和结合，主要从尿排出，少量经肠道排出。由于代谢与排出迅速，一般在体内无蓄积。不同品种的毒性存在明显差别，大部分品种经口吸收属中等毒性，经皮吸收属低毒类。该类农药对动物和人的急性毒作用机制是抑制体内的胆碱酯酶，与有机磷农药不同之处在于：①该类农药进入体内后大多不需经代谢转化而直接抑制胆碱酯酶，即以整个分子与酶形成疏松的复合物；②与乙酰胆碱酯酶的结合是可逆的，逆转后能重新获得有活性的酶；③多数氨基甲酸酯对红细胞胆碱酯酶的亲和力明显大于血浆胆碱酯酶，故其中毒程度与红细胞胆碱酯酶受抑制程度明显相关；④肟类复能剂可以影响氨基甲酰化胆碱酯酶复能。

3. 临床表现　急性中毒潜伏期较短（职业中毒一般为 2~4 小时），其临床表现与有机磷中毒相似，通常发病较急、病情较轻、病程较短、恢复较快。轻度中毒时中枢神经系统和毒蕈碱样症状较轻，有的病例可伴有肌束震颤等烟碱样症状，但持续时间较短。重度中毒表现为癫痫、昏迷、肺水肿、脑水肿或呼吸衰竭等。该类农药无慢性中毒。

4. 诊断依据　《职业性急性氨基甲酸酯杀虫剂中毒诊断标准》（GBZ 52—2002）进行诊断。诊断的分级应以临床表现为主，血液 ChE 活性仅作参考。需要进行鉴别诊断的疾病主要有急性有机磷农药中毒、中暑和急性胃肠炎等。诊断分级标准为：

（1）轻度中毒：短期密切接触氨基甲酸酯后，出现较轻的毒蕈碱样和中枢神经系统症状，如头晕、头痛、乏力、视物模糊、恶心、呕吐、流涎、多汗、瞳孔缩小等，有的可伴有肌束震颤等烟碱样症状，一般在 24 小时以内恢复正常。全血胆碱酯酶活性往往在 70% 以下。

（2）重度中毒：除上述症状加重外，并具备以下任何一项者，可诊断为重度中毒：①肺水肿；②昏迷或脑水肿；③全血胆碱酯酶活性一般在 30% 以下。

5. 治疗原则　迅速离开中毒现场，脱去污染的衣服，用肥皂和温水彻底清洗污染的皮肤、头发和指甲。轻度中毒者可不用特效解毒药物，必要时可口服或肌内注射阿托品，但不必阿托品化；重度中毒者根据病情应用阿托品，并尽快达到阿托品化。单纯氨基甲酸酯杀虫剂中毒不用肟类复能剂。对症处理原则与内科相同。

（三）拟除虫菊酯类农药

拟除虫菊酯类（pyrethroids）农药为人工合成的结构上类似天然除虫菊素的一类农药。我国自 1980 年开始进口、试制和应用，使用量仅次于有机磷农药。应用较广的有 20 多种，其中以溴氰菊酯、氰戊菊酯、氯氰菊酯和氯菊酯应用较多。此类农药除具杀虫作用外，还兼有杀螨、杀菌和抑制真菌作用，并且杀虫谱广、药效高，对人畜毒性一般较低，在环境中残留时间短。

1. 理化特性　大多数品种为黄色或黄褐色黏稠油状液体，溴氰菊酯为白色粉末状结晶。多数品种难溶于水，易溶于甲苯、二甲苯及丙酮等有机溶剂中。遇碱易分解，宜避光保存。

2. 毒理　该类农药可经呼吸道、皮肤及消化道吸收，吸收后迅速分布到各器官组织，在哺乳动物体内被肝脏的酶水解及氧化。排出的代谢产物若为酯类，一般皆以游离的形式随尿排出；若是酸类则主要以与葡糖醛酸结合物的形式由尿排出。粪中还可排出一些未经代谢的溴氰菊酯。拟除虫菊酯属于神经毒物，其毒作用机制尚未完全阐明。一般认为其神经毒性的主要因素是：①该类农药抑制了神经系统 Ca^+/Na^+-ATP 酶和 Na^+/K^+-ATP 酶，导致细胞膜内外离子转运失衡，而引起神经传导阻滞；②该类农药与神经细胞膜受体结合，使膜通透性改变；③作用于神经细胞膜的 Na^+ 通道，使去极化后的 Na^+ 通道 m 闸门关闭延缓，钠通道开放延长，产生一系列兴奋症状；④抑制中枢神经细胞膜 γ-氨基丁酸受体，使中枢神经的兴奋性增高等。

3. 临床表现

（1）皮肤和黏膜刺激症状：患者可出现流泪、畏光、眼痛、眼睑红肿、结膜充血、水肿等。生产性中毒者约有半数面部出现烧灼感、针刺感、蚁走感，少数患者皮肤出现红色丘疹伴有痒感。

（2）全身症状：一般较轻，有头痛、头晕、乏力、恶心、呕吐等中毒症状。较重者可出现呼吸困难、流涎、肌肉抽动，甚至阵发性抽搐及意识障碍。少数病例可伴有肺水肿，严重者可因呼吸循环衰竭而死亡。生产性中毒多为轻度中毒，生活性中毒可见重度中毒，迄今为止尚未见接触者有慢性中毒的报道。

4. 诊断原则　依据《职业性急性拟除虫菊酯中毒诊断标准》（GBZ 43—2002）进行诊断。诊断分级标准为：

（1）接触反应：接触后出现面部异常感觉（烧灼感、针刺感或紧麻感），皮肤、黏膜刺激症状，而无明显全身症状。

（2）轻度中毒：除上述临床表现外，出现明显的全身症状，包括头痛、头晕、乏力、食欲缺乏及恶心、呕吐，并有精神萎靡、口腔分泌物增多或肌束震颤。

（3）重度中毒：除上述临床表现外，具有阵发性抽搐、重度意识障碍及肺水肿表现之一者，可诊断为重度中毒。

5. 治疗原则　立即脱离现场，皮肤污染者立即用肥皂水等碱性液体或清水彻底清洗。出现接触反应者应立即脱离接触，严密观察，必要时可给予对症治疗。迄今为止，本病尚无特效解毒疗法，以对症治疗和支持疗法为主。阿托品虽可减轻口腔分泌和肺水肿，但切忌剂量过大，以免引起阿托品中毒。出现抽搐者可给予抗惊厥剂。

（匡兴亚　姚　武）

第四节　生产性粉尘与职业性肺部疾患

【学习要点】
1. 生产性粉尘的理化特性及卫生学意义和生产性粉尘对人体的致病作用。
2. 矽肺、煤工尘肺和石棉肺的病理改变和 X 线表现。

一、概述

生产性粉尘是指在生产过程中形成的,并能较长时间飘浮在空气中的固体微粒。生产性粉尘可致多种职业性肺部疾患,是威胁职业人群健康的重要职业性有害因素之一。生产性粉尘还可造成环境污染,危害居民健康。

(一) 生产性粉尘来源及分类

1. 生产性粉尘来源　生产性粉尘常见于工农业生产中,如矿山开采、筑路、矿石粉碎及生产中的固体物质的破碎和机械加工;水泥、玻璃、陶瓷、机械制造、化学工业等生产中的粉末状物质的配料、混合、过筛、运转等;皮毛及纺织业的原料处理等。此外,生产环境中沉积的降尘也可因机械振动、气流变化等形成二次扬尘,可成为生产性粉尘另一来源。

2. 生产性粉尘分类

(1) 无机粉尘:包括矿物性粉尘,如石英、石棉、滑石、煤等;金属性粉尘,如铝、铅、锰、锌、铁、锡等及其化合物;人工无机尘,如水泥、玻璃纤维、金刚砂等。

(2) 有机粉尘:包括动物性粉尘,如兽毛、羽绒、骨质、丝等;植物性粉尘,如棉、麻、亚麻、谷物、木、茶等;人工有机尘,如合成染料、合成树脂、合成纤维、TNT 炸药、有机农药等。

(3) 混合性粉尘:在生产环境中大部分生产性粉尘是以两种或多种粉尘的混合形式存在,称为混合性粉尘,如煤矽尘、混合性皮毛粉尘等。

(二) 生产性粉尘的理化特性及卫生学意义

1. 粉尘的化学组成　这是直接决定粉尘对人体危害性质和严重程度的重要因素,据其化学成分不同可分别致纤维化、刺激、中毒和致敏作用。含有游离二氧化硅的粉尘可引起矽肺,粉尘中游离二氧化硅含量越高,病变发展越快、危害性越大。粉尘含铅、锰等有毒物质,吸收后可引起相应的全身铅、锰中毒。有机粉尘可引起呼吸道炎症和变态反应等肺部疾病。

2. 浓度和暴露时间　浓度和暴露时间也是决定粉尘对人体危害严重程度的重要因素。生产环境中的粉尘浓度越高,暴露时间越长,进入人体内的粉尘剂量越大,对人体的危害就越大。

3. 分散度　分散度(dispersity)是用粉尘颗粒大小的组成描述某一生产过程中物质被粉碎程度的指标,以粉尘粒径大小的数量或质量组成的百分比表示。数量组成的百分比称为粒子分散度,粒径较小的颗粒越多,分散度越高;质量组成的百分比称为质量分散度,粒径较小的颗粒占总质量百分比越大,质量分散度越高。粉尘粒子分散度越高,粉尘的颗粒越细小,在空气中飘浮的时间越长,沉降速度越慢,被人体吸入的机会就越多。此外,分散度越高,比表面积越大,越易参与理化反应,对人体危害越大。当粉尘粒子比重相同时,分散度越高,粒子沉降速度越慢;而当尘粒大小相同时,比重越大的尘粒沉降越快。当粉尘质量相同时,其形状越接近球型,在空气中所受阻力越小,沉降速度越快。一般认为,粉尘颗粒小于 15μm 的粒子可进入呼吸道,其中 10~15μm 的粒子主要沉积在上呼吸道,因此把直径小于 15μm 的尘粒称为可吸入性粉尘(inhalable dust);5μm 以下的粒子可到达呼吸道深部和肺泡区,称为呼吸性粉尘(respirable dust)。

4. 硬度　硬度越大的粉尘,对呼吸道黏膜和肺泡的物理损伤越大。

5. 溶解度　有毒粉尘如铅等,溶解度越高毒作用越强;相对无毒尘如面粉,溶解度越高,作用越低;石英尘很难溶解,在体内持续产生危害作用。

6. 荷电性　固体物质在被粉碎和流动的过程中,相互摩擦或吸附空气中的离子带电。同性电荷相排斥增强了空气中粒子稳定程度,异性电荷相吸引使尘粒在撞击中聚集而沉降。荷电尘粒在呼吸道内易被阻留。

7. 爆炸性　有些粉尘达到一定的浓度,遇到明火、电火花和放电时会爆炸,导致人员伤亡和财产损失,加重危害。煤尘的爆炸极限是 $35g/m^3$,面粉、铝、硫磺为 $7g/m^3$,糖为 $10.3g/m^3$。

(三) 生产性粉尘对机体健康影响

1. 粉尘在呼吸道的阻留 (retention) 和清除 (elimination)　粉尘粒子随气流进入呼吸道后,通过撞击、截留、重力或静电沉积、布朗运动而沉降。粒径较大的尘粒在大气道的气流方向改变之处发生撞击而沉积;纤维状粉尘主要沉积方式是截留;直径小于 $0.5\mu m$ 尘粒主要通过布朗运动沉降;而进入小气道和肺泡直径大于 $1\mu m$ 的尘粒主要沉降方式为重力沉积;带电荷较多的尘粒在呼吸道表面可发生静电沉积。

机体清除沉积于呼吸道表面的粉尘主要通过鼻腔、喉、气管支气管树的阻留作用,黏液纤毛系统和肺泡巨噬细胞的吞噬作用三种方式。粉尘粒子随气流吸入时通过撞击、截留、重力沉积、静电沉积作用阻留于呼吸道表面,气道平滑肌的异物反应性收缩可增大粉尘截留,并启动咳嗽和喷嚏反射,排出粉尘;沉积在具有纤毛结构的呼吸道表面的尘粒,可由纤毛的摆动而随黏液移出;沉积在肺泡腔的尘粒则被巨噬细胞吞噬成为尘细胞 (dust-laden phagocyte),尘细胞通过阿米巴样运动和肺泡的缩张活动移至具纤毛上皮结构的支气管,再经纤毛运动而移出。小部分尘粒和尘细胞可进入肺淋巴系统,沉积于肺门和支气管淋巴结。呼吸系统通过上述作用可使绝大部分粉尘被排出,只有约 1%~3% 的尘粒沉积在体内。粉尘在肺脏的过量沉积可引起肺组织发生病理改变。

2. 生产性粉尘对人体的致病作用　生产性粉尘的理化性质、作用部位和性质的不同可引起不同的病理损害

(1) 尘肺 (pneumoconiosis):尘肺是由于在职业活动中长期吸入生产性粉尘并在肺内潴留而引起的以肺组织弥漫性纤维化为主的全身性疾病。尘肺病是危害工人健康最严重的一类职业病,截至2021 年底我国累计报告职业性尘肺病患者 91.5 万人。按所接触粉尘的性质可将尘肺分为以下五类:

1) 矽肺 (silicosis):因长期吸入含游离二氧化硅粉尘而致。

2) 硅酸盐肺 (silicatosis):由长期吸入含结合型二氧化硅(如石棉、滑石、水泥、云母等)粉尘引起。

3) 炭尘肺 (carbon pneumoconiosis):由长期吸入煤、炭黑、石墨、活性炭等粉尘引起。

4) 混合性尘肺 (mixed dust pneumoconiosis):由于长期吸入游离二氧化硅和其他粉尘的混合性粉尘而引起,如煤矽肺等。

5) 其他尘肺:如长期吸入铝及其氧化物而引起的铝尘肺 (aluminosis);吸入电焊烟所致的电焊工尘肺 (welder's pneumoconiosis)等。

我国 2013 年公布的《职业病分类和目录》中共列入 12 种有具体病名的尘肺,即矽肺、煤工尘肺、石墨尘肺、炭黑尘肺、石棉肺、滑石尘肺、水泥尘肺、云母尘肺、陶工尘肺、铝尘肺、电焊工尘肺、铸工尘肺,以及根据《职业性尘肺病的病理诊断》(GBZ 25—2014)和《职业性尘肺病的诊断》(GBZ 70—2015)可以诊断的其他尘肺病。

(2) 其他呼吸系统疾患

1) 粉尘肺沉着病:某些生产性粉尘如金属及其化合物粉尘(锡、铁、锑、钡及其化合物等)沉积于肺部后,可引起一般性异物反应,并继发轻度的肺间质非胶原型纤维增生,但肺泡结构保留,脱离接尘作业后,病变并不进展甚至会逐渐减轻,X 线阴影消失,称为金属及其化合物粉尘肺沉着病。

2) 粉尘性支气管炎、肺炎,支气管哮喘等。

3) 有机粉尘引起的肺部病变:吸入棉、大麻、亚麻等粉尘可引起棉尘病 (byssinosis)。棉尘病是由于长期吸入棉、麻、软大麻等有机粉尘引起,多在周末或放假休息后再工作时发生,以支气管痉挛、气道阻塞为主的疾病,又称"星期一热",临床上具有特征性的胸部紧缩感、胸闷、气短、可伴有咳嗽、

偶有咳痰,并有急性通气功能下降。吸入霉变枯草尘、禽类排泄物和含异体血清蛋白的动植物性粉尘等可引起以肺泡变态反应为主的过敏性肺炎或职业性急性变应性肺泡炎(occupational acute allergic alveolitis),如农民肺、蔗渣尘肺、禽类饲养工肺等。

(3)局部作用:尘粒对呼吸道黏膜可产生局部刺激作用,引起鼻炎、咽炎、气管炎等。刺激性强的粉尘(如铬酸盐尘等)还可引起鼻腔黏膜充血、水肿、糜烂、溃疡,甚至导致鼻中隔穿孔;金属磨料粉尘可引起角膜损伤;粉尘堵塞皮肤的毛囊、汗腺开口可引起粉刺、毛囊炎、脓皮病等;沥青粉尘可引起光感性皮炎。

(4)急、慢性中毒:吸入铅、锰、砷等粉尘,可致中毒。

(5)肿瘤:吸入石棉、放射性矿物质、镍、铬酸盐尘等可致肺部肿瘤或其他部位肿瘤。

(四)尘肺的预防

1987 年国务院颁布《中华人民共和国尘肺防治条例》,2002 年颁布《中华人民共和国职业病防治法》,尘肺防治工作逐步纳入法治轨道。2018 年 12 月 29 日第十三届全国人民代表大会常务委员会第七次会议对《中华人民共和国职业病防治法》进行了第四次修正。我国各级厂矿企业和疾病预防控制机构,在综合防尘降尘工作中结合国情,总结出"革、水、密、风、护、管、教、查"的八字方针,取得了巨大的成就。

1. 技术措施

(1)改革工艺过程、革新生产设备:即"革",是消除粉尘危害的根本途径。如用人造砂代替石英砂作为铸型材料,采用远距离操作、隔离室监控、计算机控制等措施避免粉尘接触,改用风力运输、负压吸砂减少粉尘外逸。

(2)湿式作业:即"水",是一种非常经济实用的技术措施。如用湿式碾磨石英、耐火原料,湿式凿岩,井下爆破后冲洗岩帮,高压注水采煤等。

(3)密闭、抽风、除尘:即"密、风",密闭尘源与局部抽风相结合,防止粉尘外逸。含尘空气在排出之前,应先进行除尘处理。

2. 卫生保健措施

(1)个人防护:即"护",加强粉尘作业的个人防护。比较常用的防护措施是戴防尘口罩或普通纱布口罩,必要时应用送风式防尘头盔。

(2)健康检查:即"查",是职业健康监护的主要内容。接尘工人必须进行上岗前和在岗期间定期健康检查,脱离接尘岗位也应做健康检查。

3. 组织措施

(1)加强宣传教育:即"教",加强宣传教育使企业法人代表和劳动者都能正确认识粉尘危害。

(2)加强监督管理:即"管",加强防尘设备的维护管理和防尘管理制度的落实,加强职业卫生监督。

二、矽肺

矽肺是由于在生产过程中因长期吸入游离二氧化硅粉尘而引起的以肺组织纤维化为主的疾病。据调查,2019 年我国累计矽肺病例占尘肺总病例的 46.8%,位居第一,是尘肺中危害最严重的一种。

(一)矽尘与矽尘作业

自然界中游离二氧化硅分布很广,在 16km 以内的地壳内约占 5%,95% 的矿石中均含有数量不等的游离二氧化硅。游离二氧化硅(SiO_2)粉尘,俗称矽尘。石英(quartz)中的游离二氧化硅达 99%,故常以石英尘作为矽尘的代表。游离二氧化硅按形态结构可分为结晶型、隐晶型和无定型三种。结晶型 SiO_2 的硅氧四面体排列规则,如石英、鳞石英、方石英、柯石英和超石英;隐晶型 SiO_2 的硅氧四面体排列不规则,主要有玉髓、玛瑙、火石等;无定型 SiO_2 主要存在于硅藻土、硅胶和石英熔炼产生的二氧化硅蒸气和在空气中凝结的气溶胶中。

通常接触含有 10% 以上游离二氧化硅的粉尘作业，称为矽尘作业。常见的矽尘作业有：矿山采掘中的凿岩、掘进、爆破、运输、选矿等；修建水利工程、开山筑路、水利电力工程开挖隧道；铸造车间的原料粉碎、配料、铸型、开箱、清砂、喷砂等作业。

（二）影响矽肺的发病因素

矽肺的发病与粉尘中游离二氧化硅的含量和类型、现场粉尘浓度和分散度、矽尘作业的工龄、防护措施密切相关。此外，个体因素如年龄、营养、个人卫生习惯以及呼吸道疾患均影响矽肺发病。

粉尘中游离二氧化硅含量越高，发病时间越短，病变越严重。各种不同石英变体的致纤维化能力依次为鳞石英 > 方石英 > 石英 > 柯石英 > 超石英。晶体结构不同，致纤维化能力各异，依次为结晶型 > 隐晶型 > 无定型。

矽肺的发生发展及病变程度还与肺内粉尘蓄积量有关。肺内粉尘蓄积量主要取决于粉尘浓度、分散度、接尘时间和防护措施等。空气中粉尘浓度越高，分散度越大，接尘工龄越长，再加上防护措施差，吸入并蓄积在肺内的粉尘量就越大，越易发生矽肺，病情越严重。

工人的个体因素如年龄、营养、遗传、个体易感性、个人卫生习惯以及呼吸系统疾患对矽肺的发生也起一定作用。既往患有肺结核，尤其是接尘期间患有活动性肺结核、其他慢性呼吸系统疾病者易罹患矽肺。矽肺的发生还可能与个体遗传易感性有关。

在生产环境中很少有单纯石英粉尘存在，大部分情况下是多种粉尘同时存在。因此，还必须考虑混合性粉尘的联合作用。例如，开采铁矿时，粉尘中除含有游离二氧化硅外，还有铁、氧化铝、镁、磷等；煤矿粉尘中除游离二氧化硅外，还有煤和其他元素；在钨矿开采和选矿时，有二氧化硅、钨、锰、铁共存。

矽肺发病一般较慢，多在持续吸入矽尘 5~10 年发病，有的长达 15~20 年。但发病后，即使脱离粉尘作业，病变仍可继续发展。少数由于持续吸入高浓度、高游离二氧化硅含量的粉尘，在 1~2 年内即可发病，称为"速发型矽肺"（acute silicosis）。有的接尘工人虽吸入较高浓度矽尘，但脱离矽尘作业时 X 线胸片未发现明显异常或尚不能诊断为矽肺，脱离矽尘作业若干年后被诊断为矽肺，称为"晚发型矽肺"（delayed silicosis）。

（三）发病机制

矽肺发病机制尚未完全阐明，学者们提出多种假说，如机械刺激学说、硅酸聚合学说、表面活性学说、免疫学说等。近年来，矽肺纤维化发病的分子机制研究有了一定的进展。如：

1. 巨噬细胞的损伤和死亡 巨噬细胞吞噬矽尘颗粒后，引起巨噬细胞功能改变和细胞膜通透性增高，导致细胞破裂，发生崩解死亡，释放的尘粒再被其他巨噬细胞吞噬，如此形成的巨噬细胞吞噬和死亡反复发生过程是矽肺发病的重要因素。

2. 胶原纤维增生和矽结节形成 进入肺组织的矽尘颗粒可损伤或激活肺上皮细胞、巨噬细胞、淋巴细胞、成纤维细胞等，受损或激活的效应细胞可分泌多种细胞因子等活性分子，如 IFN-γ、IL-1β、IL-4、TNF-α、IL-10、TGF-β 和纤维粘连蛋白（fibronectin，FN），这些生物活性分子构成复杂的细胞因子网络，通过多种信号分子传导途径，参与成纤维细胞增生和胶原纤维的合成分泌，调控肺组织矽结节和纤维化的形成。此外，白细胞介素类等细胞因子还可激活 B 淋巴细胞及肥大细胞，分泌大量 IgA、IgG、IgM 等免疫球蛋白，形成抗原-抗体复合物沉积于胶原纤维上使之发生透明样变。

（四）病理改变

矽肺病例尸检肉眼观察，可见肺体积增大，晚期肺体积缩小，一般含气量减少，色灰白或黑白，呈花岗岩样。肺重量增加，入水下沉。触及表面有散在、孤立的结节如砂粒状，肺弹性丧失，融合团块处质硬似橡皮。可见胸膜粘连、增厚。肺门和支气管分叉处淋巴结肿大，色灰黑，背景夹杂玉白色条纹或斑点。

矽肺的基本病理改变是肺组织弥漫性纤维化和矽结节（silicotic nodule）形成。矽结节是矽肺特征性病理改变。矽肺病理改变有四型：

1. 结节型矽肺　由于长期吸入游离二氧化硅含量较高的粉尘而引起的肺组织纤维化病变,其典型的病变为矽结节。肉眼观,矽结节稍隆起于肺表面呈半球状,在肺切面多见于胸膜下和肺组织内,大小约为1~5mm。镜下观,可见不同发育阶段和类型的矽结节。早期矽结节胶原纤维细且排列疏松,间有大量尘细胞和成纤维细胞。结节越成熟,胶原纤维越粗大密集,细胞越少,终至胶原纤维发生透明性变,中心管腔受压,成为典型矽结节。典型的矽结节是由多层同心圆状排列的胶原纤维构成,其中央或偏侧有闭塞的小血管或小气管,横断面似葱头状。有的矽结节以缠绕成团的胶原纤维为核心,周围是呈漩涡状排列的尘细胞、尘粒及纤维性结缔组织。

2. 弥漫性肺间质纤维化型矽肺　当粉尘中游离二氧化硅含量较低,或吸入游离二氧化硅含量较高,但粉尘量较少时,矽肺病发病缓慢,病变多为弥漫性间质纤维化型。其病理特点是在肺泡和肺小叶间隔及小血管和呼吸性支气管周围,纤维组织呈弥漫性增生,相互连接呈放射状、星芒状,引起肺泡容积缩小。

3. 矽性蛋白沉积型矽肺　又称急性矽肺,多见于短期内接触高浓度、高分散度游离二氧化硅尘的青年工人。其病理特征为肺泡内有大量蛋白分泌物,称之为矽性蛋白,继而发生纤维化病变。

4. 团块型矽肺　是上述类型矽肺进一步发展,病灶融合而成。矽结节增多、增大、融合形成团块状。多见于两肺上叶后段和下叶背段。肉眼观,病灶为黑或灰黑色,索条状,呈圆锥、梭状或不规则形,界限清晰,质地坚硬;切面可见原结节轮廓、索条状纤维束、薄壁空洞等病变。镜下除可观察到结节型、弥漫性间质纤维化型病变、大量胶原纤维增生及透明性变外,还可见被压神经、血管及所造成的营养不良性坏死,薄壁空洞及钙化病灶;萎缩的肺泡组织泡腔内充尘细胞和粉尘,周围肺泡壁破裂呈代偿性肺气肿,贴近胸壁形成肺大泡;胸膜增厚,广泛粘连。病灶如被结核菌感染,形成矽肺结核病灶。

矽肺结核的病理特点是既有矽肺又有结核病变。镜下观,中心为干酪样坏死物,在其边缘有数量不多的淋巴细胞、上皮样细胞和不典型的结核巨细胞,外层为环形排列的多层胶原纤维和粉尘。也可见到以纤维团为结节的核心,外周为干酪样坏死物和结核性肉芽组织。坏死物中可见大量胆固醇结晶和钙盐颗粒,多见于矽肺结核空洞,呈岩洞状,壁厚不规则。

由于长期吸入混合性粉尘,多数矽肺病例兼有结型和弥漫间质纤维化型病变,难分主次,称混合型矽肺。有些严重病例兼有团块型病变。

(五) 临床表现

1. 症状和体征　矽肺患者早期无明显症状、体征,或只有很轻微的自觉症状,但X线胸片上已呈现较显著的矽肺影像改变。随着病程进展,尤其出现并发症后,症状、体征才渐趋明显。最常见的症状是胸闷、气短、胸痛、咳嗽、咳痰、心悸等,并逐渐加重和增多。体征可有干、湿性啰音、哮鸣音等。

2. X线表现　矽肺X线胸片影像是肺组织矽肺病理形态在X线胸片上的反映,是"形"和"影"的关系,与肺内粉尘蓄积、肺组织纤维化的病变程度有一定相关关系,但由于多种原因的影响,并非完全一致。比较典型的有类圆形、不规则形小阴影及大阴影,是矽肺诊断的重要依据。肺纹理、肺门、胸膜等改变对矽肺诊断也有重要参考价值。

(1)类圆形小阴影:类圆形小阴影是矽肺最常见和最重要的一种X线表现形态,可以看成是矽结节的影像学反映。其形态呈圆形或近似圆形,边缘整齐或不整齐,直径小于10mm。按直径大小可分为p($<$1.5mm)、q(1.5~3.0mm)、r(3.0~10mm)三种类型。p类小阴影主要是不太成熟的矽结节或非结节性纤维化灶的影像,q、r类小阴影主要是成熟和较成熟的矽结节,或为若干个小矽结节的影像重叠。早期多分布于双肺中下肺区,随病情进展,数量增多、直径增大、密集度增加,波及双肺上区。

(2)不规则形小阴影:是指粗细、长短、形态不一的不规则形致密阴影,宽度小于10mm。阴影之间可互不相连,或杂乱无章地交织在一起,呈网状或蜂窝状;致密度多持久不变或缓慢增高。多见于接触游离二氧化硅含量较低的粉尘所致,病理基础主要为肺间质纤维化。按宽度大小可分为s($<$1.5mm)、t(1.5~3.0mm)、u(3.0~10mm)三种类型。早期多见于双肺中、下肺区,弥漫分布,随病情进

展,数量增多、宽度增大、密集度增加,波及双肺上区。

（3）大阴影:是指长径超过 10mm 的阴影。为晚期矽肺的重要 X 线表现。形态为长条形、椭圆形和圆形,多出现在双肺中、上肺区,常对称呈八字型。其病理基础主要为团块型纤维化。大阴影周围一般有肺气肿带的 X 线表现。

（4）其他:出现胸膜粘连增厚,以肋膈角变钝或消失最常见,晚期膈面粗糙,因肺纤维组织收缩和膈胸膜粘连而呈"天幕状"阴影;肺门阴影可扩大,密度增高,边缘模糊不清,甚至有增大的淋巴结阴影;肺气肿为弥漫性、局灶性、边缘性及泡性肺气肿,严重者可见肺大疱;肺纹理增多、增粗,甚至扭曲变形、紊乱断裂。

3. 肺功能改变　矽肺早期即有肺功能损害,但临床肺功能检查多属正常。随着病变进展,肺弹性下降,可出现肺活量及肺总量降低。伴肺气肿和慢性炎症时,肺活量进一步降低,最大通气量减少。所以矽肺患者的肺功能以混合性通气功能障碍多见,当肺泡大量损害、毛细血管壁增厚时,可出现弥散功能障碍。

4. 并发症　肺结核是矽肺最为常见和危害最大的并发症。矽肺一旦合并结核,可加速矽肺病情恶化,矽肺合并结核是患者死亡的最常见原因。其他并发症有肺部感染、肺心病、自发性气胸等。

（六）诊断

1. 诊断原则和方法　根据可靠的生产性粉尘接触史、现场劳动卫生学调查资料,以技术质量合格的高千伏 X 线后前位胸片表现作为主要依据,参考受检者的动态系列胸片及尘肺流行病学调查情况,结合临床表现和实验室检查,排除其他肺部类似疾病后,对照尘肺诊断高千伏标准片作出尘肺病的诊断和 X 射线分期。对于职业史不清或只有单张胸片及胸片质量不佳者,应尽量查清职业史,重新拍摄出质量良好的 X 线胸片,再行诊断,避免误诊和漏诊。按照《劳动能力鉴定 职工工伤与职业病致残等级》（GB/T 16180—2014）,由职业病执业医师组成的诊断组诊断,发给尘肺病诊断证明书,患者享受国家相应医疗和劳动保险待遇。

对于少数生前有较长时间接尘职业史,未被诊断为尘肺者,根据本人遗愿或死后家属提出申请,进行尸体解剖。根据详细可靠的职业史,由具有尘肺病理诊断权的病理专业人员按照《职业性尘肺病的病理诊断》（GBZ 25—2014）提出尘肺的病理诊断报告,患者历次 X 线胸片、病例摘要或死亡志及现场劳动卫生学资料是诊断的必需参考条件。该诊断可作为享受职业病待遇的依据。

2. 尘肺诊断标准　依据 2015 年修订的《职业性尘肺病的诊断》（GBZ 70—2015）,诊断标准如下:

（1）尘肺壹期

有下列表现之一者:

a）有总体密集度 1 级的小阴影,分布范围至少达到 2 个肺区;

b）接触石棉粉尘,有总体密集度 1 级的小阴影,分布范围只有 1 个肺区,同时出现胸膜斑;

c）接触石棉粉尘,小阴影总体密集度为 0,但至少有两个肺区小阴影密集度为 0/1,同时出现胸膜斑。

（2）尘肺贰期

有下列表现之一者:

a）有总体密集度 2 级的小阴影,分布范围超过 4 个肺区;

b）有总体密集度 3 级的小阴影,分布范围达到 4 个肺区;

c）接触石棉粉尘,有总体密集度 1 级的小阴影,分布范围超过 4 个肺区,同时出现胸膜斑并已累及部分心缘或膈面;

d）接触石棉粉尘,有总体密集度 2 级的小阴影,分布范围达到 4 个肺区,同时出现胸膜斑并已累及部分心缘或膈面。

（3）尘肺叁期

有下列表现之一者:

a）有大阴影出现，其长径不小于 20mm，短径大于 10mm；

b）有总体密集度 3 级的小阴影，分布范围超过 4 个肺区并有小阴影聚集；

c）有总体密集度 3 级的小阴影，分布范围超过 4 个肺区并有大阴影；

d）接触石棉粉尘，有总体密集度 3 级的小阴影，分布范围超过 4 个肺区，同时单个或两侧多个胸膜斑长度之和超过单侧胸壁长度的二分之一或累及心缘使其部分显示蓬乱。

（七）治疗与处理

1. 治疗目前尚无根治办法 我国学者多年来研究了数种治疗矽肺药物，在动物模型上具有一定的抑制胶原纤维增生等作用，临床试用中有某种程度上的减轻症状、延缓病情进展的疗效，但有待继续观察和评估。大容量肺泡灌洗术是目前尘肺治疗的一种探索性方法，可排出一定数量的沉积于呼吸道和肺泡中的粉尘，一定程度上缓解患者的临床症状，延缓尘肺病的进展，但由于存在术中及术后并发症，因而存在一定的治疗风险，远期疗效也有待于继续观察研究。尘肺病患者应及时脱离粉尘作业，并根据病情需要进行综合治疗，积极预防和治疗肺结核及其他并发症，以期减轻临床症状、延缓病情进展、延长患者寿命、提高患者生活质量。

（1）保健康复治疗：及时脱离接尘作业环境，定期复查、随访，积极预防呼吸道感染等并发症的发生；进行适当的体育锻炼，加强营养，提高机体抵抗力，进行呼吸肌功能锻炼；养成良好的生活习惯，饮食、起居规律，戒掉不良的生活习惯如吸烟、酗酒等，提高家庭护理质量。

（2）对症治疗：可选用适当的镇咳药治疗，但患者痰量较多时慎用，宜采用先祛痰后镇咳的治疗原则；解痉、平喘并清除积痰（侧卧叩背、吸痰、湿化呼吸道、应用祛痰药），以通畅呼吸道；根据实际情况可采取间断或持续低流量吸氧以纠正缺氧状态，改善肺通气功能和缓解呼吸肌疲劳。

（3）并发症治疗

1）积极控制呼吸系统感染：尘肺患者的机体抵抗力降低，尤其呼吸系统的清除自净能力下降，因此呼吸系统炎症，特别是肺内感染（包括肺结核）是尘肺患者最常见的、最频发的并发症，而肺内感染又是促进尘肺病进展的重要因素，因而尽快尽早控制肺内感染对于尘肺病患者来说尤为重要。抗感染治疗时，应避免滥用抗生素，并密切关注长期使用抗生素后引发真菌感染的可能。

2）慢性肺源性心脏病的治疗：应用强心剂（如洋地黄）、利尿剂（如选用氢氯噻嗪）、血管扩张剂（如选用酚妥拉明、硝普钠）等措施对症处理。

3）呼吸衰竭的治疗：可采用氧疗、通畅呼吸道（解痉、平喘、祛痰等措施）、抗炎、纠正电解质紊乱和酸碱平衡失调等措施综合治疗。

2. 职业病致残程度鉴定 尘肺患者确诊后，应依据其 X 线诊断尘肺期别、肺功能损伤程度和低氧血症程度，进行职业病致残程度鉴定。依据劳动能力鉴定的国家标准《劳动能力鉴定 职工工伤与职业病致残等级》（GB/T 16180—2014），该标准共分 10 级。其中，符合标准一级至四级的为全部丧失劳动能力，五级至六级的为大部分丧失劳动能力，七级以上的为部分丧失劳动能力。

（1）一级：尘肺叁期伴肺功能重度损伤及/或重度低氧血症 $[PO_2 < 53kPa（40mmHg）]$。

（2）二级：具备下列情况之一。①尘肺叁期伴肺功能中度损伤及/或中度低氧血症；②尘肺贰期伴肺功能重度损伤及/或重度低氧血症 $[PO_2 < 53kPa（40mmHg）]$；③尘肺叁期伴活动性肺结核。

（3）三级：具备下列情况之一。①尘肺叁期；②尘肺贰期伴肺功能中度损伤及/或中度低氧血症；③尘肺贰期合并活动性肺结核。

（4）四级：具备下列情况之一。①尘肺贰期；②尘肺壹期伴肺功能中度损伤或中度低氧血症；③尘肺壹期伴活动性肺结核。

（5）六级：尘肺壹期伴肺功能轻度损伤及/或轻度低氧血症。

（6）七级：尘肺壹期，肺功能正常。

3. 患者安置原则

（1）尘肺一经确诊，不论期别，均应及时调离接尘作业。不能及时调离的，必须报告当地安全生产监督管理、卫生行政主管部门,设法尽早调离。

（2）伤残程度轻者,可安排在非接尘作业从事劳动强度不大的工作。

（3）伤残程度中等者,可安排在非接尘作业做些力所能及的工作,或在医务人员的指导下从事康复活动。

（4）伤残程度重者,不担负任何工作,在医务人员指导下从事康复活动。

三、煤工尘肺

煤工尘肺(coal worker's pneumoconiosis,CWP)是指煤矿工人长期吸入生产性粉尘所引起尘肺的总称。在煤矿开采过程中由于工种不同,工人可分别接触煤尘、煤矽尘和矽尘,从而引起肺的弥漫性纤维化,统称为煤工尘肺。

(一)煤工尘肺类型

1. 在岩石掘进工作面工作的工人,包括凿岩工及其辅助工,接触游离二氧化硅含量较高的岩石,所患尘肺为矽肺。发病工龄10~15年,进展快,危害严重。

2. 采煤工作面工人,包括采煤机手、回采工、煤仓装卸工等,主要接触单纯性煤尘(煤尘中游离二氧化硅含量在5%以下),其所患尘肺为煤肺。发病工龄多在20~30年以上,病情进展缓慢,危害较轻。

3. 接触煤矽尘或既接触矽尘又接触煤尘的混合工种工人,其尘肺在病理上往往兼有矽肺和煤肺的特征,这类尘肺称为煤矽肺。煤矽肺是我国煤工尘肺最常见的类型,发病工龄多在15~20年,病情发展较快,危害较重。

(二)煤工尘肺的发病情况

煤工尘肺因开采方式不同有很大差异。露天煤矿工人的尘肺患病率很低;井下开采工作面的粉尘浓度和粉尘分散度均高于露天煤矿,尘肺患病率和发病率均较高。我国地域广大,地层结构复杂,各地煤工尘肺患病率有很大差异,在0.92%~24.1%之间,其中矽肺占11.4%、煤矽肺占87.6%、煤肺占1.0%。

(三)病理改变

煤工尘肺的病理改变随吸入的矽尘与煤尘的比例不同而有所差异,除了凿岩工所患矽肺外,基本上属混合型,多兼有间质弥漫性纤维化和结节型两者特征。主要病理改变有:

1. **煤斑**　又称煤尘灶,是煤工尘肺最常见的原发性特征性病变,是病理诊断的基础指标。肉眼观察:呈灶状,色黑,质软,直径2~5mm,境界不清,多在肺小叶间隔和胸膜交角处,表现为网状或条索状。镜下所见:煤斑是由很多的煤尘细胞灶和煤尘纤维灶组成。煤尘细胞灶是由煤尘以及尘细胞,聚集在肺泡、肺泡壁、细小支气管和血管周围形成。随着病灶的发展出现纤维化,早期以网状纤维为主,晚期可有少量的胶原纤维,构成煤尘纤维灶。

2. **灶周肺气肿**　是煤工尘肺病理的又一特征。常见的有两种:一种是局限性肺气肿,为散在分布于煤斑旁的扩大气腔,与煤斑共存;另一种是小叶中心性肺气肿,在煤斑中心或煤尘灶周边,有扩张的气腔,居小叶中心。病变进一步进展,可形成全小叶肺气肿。

3. **煤矽结节**　肉眼观察:呈圆形或不规则形,大小为2~5mm或稍大,色黑,质坚实。镜下观察:典型煤矽结节由漩涡样排列的胶原纤维构成,可发生透明性变,胶原纤维之间有煤尘沉着,周边有大量尘细胞、成纤维细胞、网状纤维和少量的胶原纤维,向四周延伸呈放射状;非典型煤矽结节无胶原纤维核心,胶原纤维束排列不规则并较为松散,尘细胞分散于纤维束之间。

4. **弥漫性纤维化**　在肺泡间隔、小叶间隔、小血管和细支气管周围和胸膜下,出现程度不同的间质细胞和纤维增生,并有煤尘和尘细胞沉着,间质增宽。晚期形成粗细不等的条索和弥漫性纤维网架,肺间质纤维增生。

5. **大块纤维化**　又称进行性块状纤维化(progressive massive fibrosis,PMF),是煤工尘肺的晚期表现。肺组织出现2cm×2cm×1cm的一致性致密的黑色块状病变,多分布在两肺上部和后部。病灶多呈不规则形,边界清楚。镜下分两种类型:一种为弥漫性纤维化,在大块纤维中及其周围有很多煤尘和尘细胞,见不到结节改变;另一种为大块纤维化病灶中可见煤矽结节。有时在团块病灶中见到空洞形成,洞内积储墨汁样物质,周围可见明显代偿性肺气肿。

(四)临床表现与诊断

1. 症状、体征和肺功能改变 煤工尘肺早期一般无症状,只有当并发支气管或肺部感染时才会出现呼吸系统症状和体征,如气短、胸痛、胸闷、咳嗽、咯痰等。煤工尘肺患者由于广泛的肺纤维化,呼吸道狭窄,特别是由于肺气肿,导致肺通气功能、弥散功能和毛细血管气体交换功能减退或障碍。

2. X线胸片 胸片上的主要表现为圆形小阴影、不规则形小阴影和大阴影,还有肺纹理和肺门阴影的异常变化。

(1)圆形小阴影:煤工尘肺X线表现以圆形小阴影较为多见,多为p、q类圆形小阴影。圆形小阴影的病理基础是矽结节、煤矽结节及煤尘纤维灶。掘进作业工人,接触含游离二氧化硅较高的混合性粉尘,以典型的小阴影居多;采煤作业为主的工人,接触煤尘并混有少量岩尘所患尘肺,胸片上圆形小阴影多不太典型,边缘不整齐,呈星芒状,密集度低。

(2)不规则形小阴影:较圆形小阴影少见。多呈网状,有的密集呈蜂窝状,病理基础为煤尘灶、弥漫性间质纤维化、细支气管扩张、肺小叶中心性肺气肿。

(3)大阴影:矽肺和煤矽肺患者胸片上可见到大阴影,大阴影多是由小阴影增大、密集、融合而形成;也可由少量斑片、条索状阴影逐渐相连并融合呈条带状。周边肺气肿比较明显,形成边缘清楚、密度较浓、均匀一致的大阴影。煤肺患者中大阴影罕见。

此外,煤工尘肺的肺气肿多为弥漫性、局限性和泡性肺气肿。泡性肺气肿表现为成堆小泡状阴影,直径为1~5mm,即所谓"白圈黑点"。肺纹理增多、增粗、变形、紊乱;肺门阴影增大,密度增高,有时可见到淋巴结蛋壳样钙化或桑葚样钙化阴影;可见肋膈角闭锁及粘连。

煤工尘肺按《职业性尘肺病的诊断》(GBZ 70—2015)进行诊断和分期。

附:类风湿性尘肺结节(Caplan综合征)

类风湿性尘肺结节是指煤矿工人中类风湿性关节炎的患者,在X线胸片中出现密度高而均匀、边缘清晰的圆形块状阴影。是煤矿工人尘肺的并发症之一。病因尚不十分清楚,但与类风湿性关节炎有较密切的关系,两者病因可能是一致的。

病理特征是在轻度尘肺的基础上出现类风湿性尘肺结节,其早期为胶原纤维增生,很快转为特殊性坏死,围绕坏死的核心发生成纤维细胞炎性反应而形成类风湿肉芽肿。大结节一般由数个小结节组成,每个结节轮廓清楚,最外围被共有的多层胶原纤维所包绕。病理检查结节直径在3~20mm。结节切面呈一种特殊的明暗相间的多层同心圆排列。浅色区多为活动性炎症,而暗区则为坏死带,较暗区多是煤尘蓄积带。

X线表现为两肺可见散在的圆形或类圆形、密度均匀的结节,直径在0.5~5cm,没有特定的肺区分布,多发或单发。应注意与结核球、转移性肺癌、叁期尘肺等病相鉴别。

四、硅酸盐肺

硅酸盐(silicate)是由二氧化硅、金属氧化物和结合水组成的矿物,按其来源分天然和人造两种。天然硅酸盐广泛存在于自然界中,如石棉、滑石、云母等;人造硅酸盐多由石英和碱类物质焙烧而成,如玻璃纤维、水泥等。硅酸盐有纤维状(如石棉)和非纤维状(如水泥、云母等)之分。纤维是指纵横径比>3∶1的尘粒。直径<3μm,长度≥5μm的纤维为可吸入性纤维(respirable fibers);直径≥3μm,长度≥5μm的纤维为非可吸入性纤维(non-respirable fibers)。

长期吸入硅酸盐尘所致的尘肺,统称为硅酸盐肺。在我国现行的《职业病分类和目录》中列有石棉肺、滑石尘肺、云母尘肺和水泥尘肺。

（一）硅酸盐肺特点

1. 病理改变　主要为弥漫性肺间质纤维化。组织切片可见含铁小体,如石棉小体(asbestoic body)、滑石小体等,但其数量多少与肺组织纤维化程度不一定平行,仅可作为吸入硅酸盐尘指标。

2. X线胸片　表现以不规则小阴影并交织呈网状为主。

3. 自觉症状和体征较明显　肺功能损害出现较早,早期为气道阻塞和进行性肺容量降低;晚期出现"限制性综合征",气体交换功能障碍。

4. 并发症　以气管炎、肺部感染、胸膜炎为多见,肺结核合并率较矽肺低。

（二）石棉肺

石棉是一种具有纤维结构的硅酸盐矿物,含铁、镁、钙、铝等氧化物和结合型二氧化硅,分为蛇纹石类和闪石类两大类。蛇纹石类主要为温石棉,为银白色片状结构,呈中空的管状纤维丝,其纤维质地柔软,具可织性,工业用途大。闪石类石棉纤维为链状结构,直硬而脆,包括青石棉、铁石棉、直闪石、透闪石、阳起石。青石棉直径最细,易沉着于肺组织中,且穿透力强,因而致病作用最强。石棉不但可致肺组织纤维化,引起石棉肺,还可引起胸膜和腹膜恶性间皮瘤(mesothelioma)和肺癌。

石棉肺(asbestosis)是指在生产过程中长期吸入石棉粉尘所引起的以肺组织纤维化为主的疾病。

1. 主要接触作业和影响发病因素　可产生大量石棉粉尘的主要接触作业包括石棉矿的开采,石棉加工厂的开包、扎棉、梳棉,石棉布、石棉瓦等石棉制品的制作,造船、建筑等行业的保温、耐火材料的制造、维修以及其他石棉制品的检修等。其中以石棉加工厂开包、扎棉、梳棉为甚。石棉肺的发病工龄一般为5~15年。少数工人脱离接触石棉尘作业后可发生晚发性石棉肺。石棉种类、纤维直径和长度、纤维浓度、接尘时间(工龄)、接触者个人防护、个体差异以及工作场所是否混有其他粉尘等是影响石棉肺发病的主要因素。

2. 病理改变

（1）弥漫性肺间质纤维化:石棉肺的主要病理改变是肺间质弥漫性纤维化(diffuse interstitial fibrosis)。由于进入呼吸道的石棉纤维易随支气管长轴进入肺下叶,故石棉肺的纤维化病变自上而下逐渐加重,双侧下叶尤甚。肺间质纤维化在血管和支气管周围更为明显。随着病变进展,两肺切面上出现粗细不等灰白色弥漫性纤维化索条和网架,此改变为石棉肺病理典型特征。少数晚期石棉肺患者可以出现大块纤维化病变,多发生在两肺下区。

（2）胸膜改变:胸膜增厚(pleural thickening)和胸膜斑(pleural plaque)是石棉肺主要病理特征之一。胸膜斑是由玻璃样变的粗大胶原纤维束在胸膜壁层和/或脏层局部形成纤维斑片,多见于壁层胸膜。胸壁下后方的外侧面和脊柱旁以及膈肌的中心腱为常发部位,可为单侧或双侧。胸膜斑呈灰白或浅黄色,表面光滑,境界清楚,形似胼胝体或软骨,有的可伴钙化。胸膜斑也可以是接触石棉的非石棉肺患者唯一病变。

（3）石棉小体:石棉肺组织切片中可见长10~300μm,粗1~5μm,形成黄色或黄褐色,形似哑铃、串球或火柴状,铁反应呈阳性的石棉小体。石棉小体是由成纤维细胞等分泌胶原蛋白和黏多糖所形成的薄膜,将石棉纤维包裹而成。其数量多少与肺纤维化程度不一定平行。

3. 临床表现与诊断

（1）症状和体征:自觉症状出现较矽肺早,主要为咳嗽和呼吸困难。咳嗽一般为阵发性干咳或伴小量黏液性痰,难以咳出。呼吸困难早期出现于体力活动时,随着病情发展逐渐明显。晚期患者可出现气急、一时性局限性胸痛。并发肺癌或恶性间皮瘤者,有持续性胸痛。

特征性体征是双下肺区出现捻发音,随病情加重,捻发音可扩展至中、上肺区,声音由细小变粗糙。晚期出现杵状指(趾)等体征,伴肺源性心脏病者可有心功能不全症状和体征。

（2）肺功能改变:患者肺功能改变出现较早。随病情进展,肺活量、用力肺活量和肺总量下降,呈现出限制性肺通气功能损害,此特征为石棉肺典型肺功能改变。弥散量下降也是早期石棉肺肺功能损害表现之一。

（3）X线胸片：主要表现为不规则小阴影和胸膜改变。不规则小阴影是诊断石棉肺的主要依据。早期在两侧肺下区近肋膈角出现密集度较低的不规则小阴影，随病情进展，小阴影增多增粗，呈网状并向中、上肺区扩展。

胸膜改变包括胸膜斑、胸膜增厚和胸膜钙化。胸膜斑多见于双肺下侧胸壁6~10肋间，也可发生于膈胸膜和心包膜。弥漫性胸膜增厚的X线影像呈不规则形阴影，以中、下肺区明显，可有点、片或条状钙化影。晚期石棉肺可因纵隔胸膜增厚并与心包膜及肺组织纤维化交错重叠，致心缘轮廓不清，可形成"蓬发状心影"，此影像是叁期石棉肺主要诊断依据之一。

（4）并发症：晚期石棉肺患者易并发呼吸道及肺部感染较矽肺多见，但合并结核者比矽肺少。由于反复感染，往往可致心力衰竭。石棉肺患者并发肺心病的概率较矽肺患者多，且较为严重。肺癌和恶性间皮瘤是石棉肺的严重并发症。

（5）诊断：石棉肺按《职业性尘肺病的诊断》（GBZ 70—2015）进行诊断和分期。

4. 治疗与处理　处理原则同矽肺。目前尚无治疗石棉肺有效疗法，主要采用对症治疗、增强机体抗病力、积极防治并发症等。

（三）其他硅酸盐尘肺

1. 滑石尘肺　滑石尘肺（talc pneumoconiosis）是长期吸入滑石粉尘而引起的慢性肺组织纤维增生为主要损害的疾病。

（1）理化性质与接触机会：滑石是由含镁的硅酸盐或碳酸盐蚀变而成，其形状多种多样，有颗粒状、纤维状、片状及块状等。根据性状不同，可分为纤维状滑石和颗粒状滑石。纤维状滑石中含少量石棉类物质。纯滑石为白色，不溶于水，具有化学性质稳定、润滑性、耐热、耐水、耐酸碱、耐腐蚀、不易导电、吸附性强等性能，广泛应用于橡胶、建筑、纺织、造纸、涂料、陶瓷、雕刻、高级绝缘材料、医药及化妆品生产等，日常生活接触的机会也很多。

（2）病理改变：尸检在肺实质内可见到结节型改变、弥漫性肺间质纤维化型和异物肉芽肿型三种基本病理改变，并可找到滑石颗粒。胸膜改变也常见到。

（3）临床表现：滑石尘肺病程进展缓慢，发病工龄一般在10年以上，有的报告在20~33年。早期无明显症状，随病情发展，部分患者可有咳嗽、咳痰、胸痛、气急等症状。有的异物肉芽肿病例，可出现进行性呼吸困难。滑石尘肺患者X线表现由于接触滑石粉尘中所含杂质不同，其病变类型不同，可有不规则的s型、t型小阴影，也可有p型、q型圆形小阴影，晚期病例可见大阴影出现。在胸壁、膈肌可见滑石斑阴影。

2. 云母尘肺　云母尘肺（mica pneumoconiosis）是由于长期吸入云母粉尘而引起的慢性肺组织纤维增生的疾病。

（1）理化性质与接触机会：云母为天然的铝硅酸盐，自然界分布很广，成分复杂，种类繁多，其晶体结构均含有硅氧层，应用最多的为白云母。云母的共同特点是柔软透明、富有弹性、易剥离成薄片状，具有耐酸、隔热、绝缘等性能，因此广泛用于电器材料和国防工业。

（2）病理改变：主要为肺纤维化和不同程度的结节肉芽肿，肺泡间隔、血管和支气管周围结缔组织增生和脱屑性支气管炎，伴有明显支气管扩张和局限性肺气肿，肺内可见云母小体。

（3）临床表现：云母尘肺的发病工龄视工种而异，采矿工平均25年，云母加工工人在20年以上。临床症状主要表现为胸闷、胸痛、气急、咳嗽、咳痰等，无阳性体征，且很少有其他合并症。X线表现属于弥漫性纤维化型尘肺，早期类似石棉肺改变，以两肺弥漫性不规则小阴影（s型）为主，也可见边缘模糊的圆形小阴影（p型），一般分布在两肺中下肺区，肺门不大，但密度高。胸膜改变不明显。

3. 水泥尘肺　水泥尘肺（cement pneumoconiosis）是由于长期吸入高浓度水泥粉尘而引起的一种尘肺。

（1）理化性质与接触机会：水泥分为天然水泥和人工水泥。天然水泥是将水泥样结构的自然矿物质经过煅烧、粉碎而成；人工水泥又称为硅酸盐水泥，它是以石灰石、黏土为主要原料与少量校正原

NOTES

料,如铁粉等经破碎后按一定比例配合、磨细、混匀而成原料,原料在水泥窑内煅烧至部分熔融,即为熟料,再加适量石膏、矿渣或外加剂磨细、混匀而成水泥。

（2）病理改变:水泥尘肺的发生除了粉尘浓度、工龄和个体因素外,与水泥的化学组成有密切关系。水泥原料粉尘引起的属混合性尘肺,水泥成品粉尘引起的尘肺为水泥尘肺。病理改变以尘斑和尘斑灶周围肺气肿为主要改变,并有间质纤维化,偶见大块纤维化形成。

（3）临床表现:发病工龄较长,病情进展缓慢。一般在接触粉尘20年以上。临床症状主要表现是以气短为主的呼吸系统自觉症状,其次为咳嗽、咳痰和慢性鼻炎等,体征多不明显。X线表现既有不规则小阴影改变,又有圆形小阴影改变。

（陈　杰）

第五节　物理因素与健康损害

【学习要点】

1. 高温作业与中暑的概念与分类。
2. 中暑的发病机制。
3. 噪声的分类及对人体健康的影响。
4. 手臂振动病及其典型表现。

生产和工作环境中与劳动者健康相关的物理因素有气象条件、生产性噪声与振动、电离辐射和非电离辐射等。这些物理因素一般具有特定的物理参数,其对人体的损害效应常表现为在某一强度范围内对人体无害,高于或低于这一范围会对人体产生不良影响,并且影响的部位和表现形式可能完全不同。预防控制措施不是设法消除或替代,也不能一概而论地降低其水平,而是应采取措施将其控制在"正常范围"或"适宜范围"之内。除了某些放射性物质进入人体可以产生内照射以外,绝大多数物理因素在脱离接触后,体内便不再残留。对物理因素所致损伤或疾病的治疗,不需要采取"驱除"或"排出"的方法,而主要是针对损害的组织器官和病变特点采取相应的治疗措施。

一、高温与中暑

不良气象条件包括高温、低温、异常气压,异常气压又包括高气压、低气压,这些不良气象条件会对劳动者的健康造成不同影响。如高温可引起中暑、低温可导致冻伤、高气压会引起减压病、低气压能造成高原病和航空病,这些都属于职业病,是职业卫生的重要内容。在此主要介绍高温与中暑。

（一）高温作业生产环境中的气象条件及特点

生产环境中的气象条件主要包括气温、气湿、气流、热辐射等,这些因素构成了工作场所的微小气候(microclimate)。

1. 气温　生产环境中气温高低主要取决于大气温度,还受到工作热源(在生产过程中能散发热量的生产设备、中间产品或产品等)、太阳辐射和人体散热等影响。热源所产生的热能通过传导和对流,加热生产环境中的空气;还可通过辐射加热四周的物体,从而形成二次热源。

2. 气湿　生产环境中的气湿常以相对湿度表示。相对湿度在30%以下称为低气湿,在80%以上称为高气湿。高气湿主要来自水分的蒸发和蒸汽的排放,如纺织、印染、造纸、制革、缫丝、屠宰和潮湿的矿井、隧道等作业。低气湿可见于冬季高温车间中的作业。

3. 气流　生产环境中的气流大小受外环境风力、车间内热源所形成对流气流、通风设备送风或吸入气流以及物体机械运动所形成气流的影响。室内外温差愈大,产生的气流也愈强。

4. 热辐射　有温度的物体均以电磁辐射的形式向外散发能量,称为热辐射。热辐射主要指红外线和部分可见光的辐射,不直接加热空气,但可加热周围物体,称之为辐射热(radiant heat)。太阳和车间内热源被称为第一辐射源。吸收第一辐射源能量而变热的物体可成为第二辐射源。当周围物体表面温度超过人体体表温度时,周围物体向人体发射热辐射使人体受热,称为正辐射;反之,人体体表温度高于周围物体表面温度,人体则可向周围物体辐射散热,称为负辐射。负辐射有利于机体散热,在防暑降温上有一定意义。热辐射强度以每分钟每平方厘米被照射表面接受多少焦耳(J)热量表示[J/(cm²·min)]。

生产环境中的气象条件不仅受厂房建筑、通风设备、工艺过程和热源情况的影响,而且与地理位置、自然季节和昼夜时间有关。因此,在不同地区和不同季节,生产环境的气象条件差异较大,同一工作场所在一天内的不同时间和同一工作地点的不同高度,气象条件也会有显著的变化。由于各种气象条件都可影响机体的生理功能,故在作卫生学评价和制订预防措施时必须综合考虑多种因素。

(二)高温作业的类型与接触机会

我国《工作场所有害因素职业接触限值 第2部分:物理因素》(GBZ 2.2—2007)、《工业企业设计卫生标准》(GBZ 1—2010)明确规定:高温作业指生产劳动过程中,在高气温或有强烈热辐射或伴有高气湿相结合的异常气象条件下,工作地点平均WBGT指数≥25℃的作业。WBGT指数即湿球黑球温度(wet-bulb globe temperature,WBGT),为湿球、黑球和干球温度的加权平均值,是综合评价人体接触作业环境热负荷的一个基本参量,单位为℃。高温作业分为以下三类:

1. 干热作业(高气温、强辐射) 如冶金行业的炼钢、炼焦、炼铁、轧钢和机械行业的铸造、锻造、热处理等车间;玻璃、陶瓷、搪瓷、砖瓦等工业炉窑车间;轮船和火力发电的锅炉间等。这些生产场所的气象特点是气温高、热辐射强度大,而相对湿度较低,形成干热环境。

2. 湿热作业(高气温、高气湿) 其气象特点是高气温、高气湿,而热辐射强度不大。高湿度的形成主要是由于生产过程中产生大量水蒸气或生产上要求车间内保持较高的相对湿度所致。如印染、缫丝、造纸等工业中的液体加热或蒸煮车间;机械行业的酸洗、电镀以及屠宰车间、潮湿矿井等。

3. 夏季露天作业 如夏季的农业劳动、建筑和搬运等。此类作业除气温高、太阳热辐射强外,劳动者还受到被加热的地面和周围物体的二次热辐射作用。露天作业中的热辐射强度虽较高温车间低,但其作用的持续时间较长,加之中午前后气温较高,形成高温与热辐射联合的作业环境。

(三)高温作业对机体的影响

1. 机体生理功能调节 高温作业时,机体可出现一系列生理热应激反应,其主要表现为体温调节、水盐代谢、循环系统、消化系统、神经内分泌系统和泌尿系统等的适应性调节。

(1)体温调节:影响体温调节的主要因素为劳动强度和气象条件,起主要作用的是气温和热辐射。高温环境中劳动者因机体的热负荷加重,机体中心血液温度增高,通过血液循环直接加热视前区-下丘脑前区(PO/AH)中枢性温热感受器,导致散热中枢兴奋,引起心排血量增加,内脏血管收缩、皮肤血管扩张和汗腺分泌增强等反应,产热中枢受到抑制而减少产热,使机体产热与散热处于动态平衡,体温保持在正常范围内。当环境温度高于皮肤温度或热辐射强度很大时,人体的对流、热辐射散热受阻,机体主要散热途径仅为汗液蒸发。若空气的相对湿度高、气流小,此途径散热效率也会明显降低,体温调节能力明显减弱,当超出中枢维持体温恒定的能力限度后,会出现体内蓄热和过热,体温不同程度地升高,是体温调节紧张的重要标志,此时机体可能因过热而发生中暑。

(2)水盐代谢:出汗是处于高温环境的机体重要的散热途径,但大量出汗造成水、盐大量丢失,可导致水盐代谢障碍,甚至引起热痉挛。机体出汗量可作为高温作业者受热程度和劳动强度的综合指标,我国劳动者4h出汗量的安全上限为3.6L,一个劳动日出汗量6L为生理最高限度。机体通过神经、内分泌系统调节肾脏来保持水盐代谢平衡,肾血流量减少和少尿是急性热应激的早期反应。大量排汗可使机体水丢失外,还可引起氯化钠、氯化钾等缺乏,尿盐含量显著减少。当24h尿量少于800ml、尿盐低于5g或劳动8h尿盐低于2g,则表示补水不够、体内盐缺乏,严重时可导致肾功能不全。因此高温脱水需同时补充水和盐。

NOTES

（3）循环系统：高温作业时，机体为有效地散热导致皮肤血管扩张，末梢循环血量增加。为适应劳动需求，工作肌群也需足量的血液灌注。出汗丧失部分水分，同时体液大量转移到肌肉，使有效循环血量减少，继而引起心率加快、每搏输出量和每分输出量增大、心肌负荷加重，长期作用可造成心脏代偿性肥大。高温作业时机体可出现收缩压增高而舒张压相对稳定、脉压加大，这是作业工人生理适应的表现。如果高温作业工人劳动时心率已增加到最高值，而机体蓄热又不断增加，心输出量不可能再增加来维持血压和肌肉灌流，则可能导致热衰竭发生。

（4）消化系统：高温作业导致唾液分泌抑制、胃酸降低、胃肠蠕动差、消化道血流量减少，可引起食欲减退、消化不良及胃肠道疾患增多。

（5）神经系统：高温使体温调节中枢的兴奋性增高，因负反馈致使中枢神经系统的运动区受抑制，表现为注意力不集中、肌肉工作能力下降、准确性与协调性和反应速度降低，易发生工伤事故。

（6）泌尿系统：高温使大量汗液蒸发，肾血流量和肾小球滤过率下降，引起尿液大量减少、尿液浓缩、肾负荷加重，尿中可出现蛋白、红细胞管型，甚至出现肾功能不全。

2. 热习服　热习服（heat acclimatization）是指人体在热环境工作一段时间后对热负荷产生的适应反应。从事高温作业数周后，机体表现为对热耐受能力提高，体温调节能力增强，机体产热减少，出汗量增加，汗液蒸发率提高；皮肤温度和机体中心温度先后降低；心脏每搏输出量增加，心率减低，血压稳定；醛固酮分泌增加，肾小管和汗腺对氯化钠重吸收功能增强，汗液中无机盐成分减少。

热习服的状态并不稳定，停止接触热后逐步返回到适应前的状况，即脱习服（deacclimatization）。病愈或休假重返工作岗位者应注意重新适应。热习服者对热的耐受能力增强，这不仅可提高高温作业的劳动效率，而且还有助于防止中暑发生。但人体热习服有一定限度，超过习服能力限度，仍可发生中暑。因此，绝对不能放松防暑保健工作。

（四）高温作业所致的疾病

高温可导致急性热致疾病（如痱子和中暑）和慢性热致疾病（慢性热衰竭、高血压、心肌损害、消化系统疾病、皮肤疾病、热带性嗜睡、肾结石、缺水性热衰竭等），中暑是其中较常见而且重要的一种。

中暑（heat stroke）是高温环境下由于热平衡和/或水盐代谢紊乱等而引起的一种以中枢神经系统和/或心血管系统障碍为主要表现的急性热致疾病（acute heat-induced illness）。

1. 中暑致病因素　气温高、气湿大、气流小、热辐射强、劳动强度大、劳动时间过长是中暑的主要致病因素，体弱、肥胖、睡眠不足、未产生热习服等是其诱发因素。

2. 中暑发病机制与临床表现　按发病机制可将中暑分为三种类型：即热射病、热痉挛和热衰竭。这种分类是相对的，临床上往往难以区分，常以单一类型出现，亦可多种类型并存，我国职业病名单统称为中暑。

（1）热射病（包括日射病，sun stroke）：是指人体在高温环境下散热途径受阻、体内蓄热、体温调节机制紊乱所致的疾病。临床特点为突然发病，体温可高达40℃以上，开始大量出汗，继之"无汗"，可伴有皮肤干热、意识障碍、抽搐、嗜睡、昏迷等中枢神经系统症状。如抢救不及时，可因循环、呼吸衰竭而死亡。在三种类型的中暑中，热射病最为严重，死亡率可高达20%~40%。

（2）热痉挛（heat cramp）：由于大量出汗，体内钠、氯、钾等严重丢失，水和电解质平衡紊乱，引起肌痉挛。临床特点为肌肉痉挛伴收缩痛，肌痉挛好发于活动较多的四肢肌肉及腹肌，尤以腓肠肌为多见。常呈对称性，时而发作、时而缓解。患者意识清醒，体温多正常。

（3）热衰竭（heat exhaustion）：多认为是因皮肤血流量增加等引起的心血管功能失代偿，导致脑部血供暂时减少而晕厥。临床特点出现以血容量不足为特征的一组临床综合征，表现为多汗、头昏、恶心、呕吐、面色苍白，继之可出现皮肤湿冷、血压下降、脉搏细弱、晕厥、轻度脱水等，体温常升高但不超过40℃。实验室检查可见血细胞比容增高、高钠血症、氮质血症。

3. 中暑诊断　根据《职业性中暑的诊断》（GBZ 41—2019），依据患者高温作业史及体温升高、肌痉挛、晕厥、低血压、少尿、意识障碍为主的临床表现，结合辅助检查结果，参考工作场所职业卫生学调查资料,综合分析,排除其他原因引起的类似疾病,进行诊断。

(1)中暑先兆:在高温环境工作一定时间后,出现头晕、头痛、乏力、口渴、多汗、心悸、注意力不集中、动作不协调等症状,体温正常或略升高但低于38℃,可伴有面色潮红、皮肤灼热等。

(2)热痉挛:在高温作业环境下从事体力劳动或体力活动,大量出汗后出现短暂、间歇发作的肌痉挛,伴有收缩痛,多见于四肢肌肉、咀嚼肌及腹肌,尤以腓肠肌为著,且呈对称性,体温一般正常。

(3)热衰竭:在高温作业环境下从事体力劳动或体力活动,出现以血容量不足为特征的一组临床综合征,如多汗、皮肤湿冷、面色苍白、恶心、头晕、心率明显增加、低血压、少尿,体温常升高但不超过40℃,可伴有眩晕、晕厥,部分患者早期仅出现体温升高。实验室检查可见血细胞比容增高、高钠血症、氮质血症。

(4)热射病(包括日射病):在高温作业环境下从事体力劳动或体力活动,出现以体温明显增高及意识障碍为主的临床表现,表现为皮肤干热,无汗,体温高达40℃及以上,出现谵妄、昏迷等;可伴有全身性癫痫样发作、横纹肌溶解、多器官功能障碍综合征。

4. 中暑治疗

(1)中暑先兆:迅速离开高温作业环境,到通风良好的阴凉处安静休息。补充含盐清凉饮料,必要时给予人丹、解暑片等,并密切观察。

(2)热痉挛:纠正水与电解质紊乱及对症治疗。

(3)热衰竭:给予物理降温和(或)药物降温,并注意监测体温,纠正水电解质紊乱,扩充血容量、防止休克。

(4)热射病:首要措施是快速降温,持续监测体温,核心体温应在10~40分钟内迅速降至39℃以下,2小时降至38.5℃以下。注意保护重要脏器功能,呼吸循环支持,改善微循环,纠正凝血功能紊乱,对出现肝肾衰竭、横纹肌溶解者,早期予以血液净化治疗。

(五)防暑降温措施

1. 技术措施

(1)合理设计工艺过程:科学合理地设计工艺流程,改进生产设备和操作方法,提高生产的机械化、自动化水平,减少工人接触高温作业机会,是防暑降温的根本措施。热源的布置应符合下列要求:①尽量布置在车间外面;②采用热压为主的自然通风时,尽量布置在天窗下面;③采用穿堂风为主的自然通风时,尽量布置在夏季主导风向的下风侧;④对热源采取隔热措施;⑤使工作地点易于采用降温措施,热源之间可设置隔墙(板),使热空气沿着隔墙上升,经过天窗排出,以免扩散到整个车间。热成品和半成品应及时运出车间或堆放在下风侧。

(2)隔热:是防暑降温的一项重要措施,是降低热辐射的有效方法,分热绝缘和热屏挡两类。

(3)通风降温:①自然通风:充分利用风压和热压差的综合作用使室内外空气进行交流换气;②机械通风:在自然通风不能满足降温需求或生产上要求保持车间一定温湿度的情况下,可使用机械通风,如风扇、喷雾风扇等。

2. 保健措施

(1)供应含盐饮料和补充营养:一般每人每日供水3~5L,盐20g左右,如三餐膳食中已供盐12~15g,饮料中只需补盐8~10g。饮料含盐量以0.1%~0.2%为宜,饮水应少量多次。应适量补充水溶性维生素等。

(2)个人防护:高温作业的工作服应用耐热、导热系数小且透气性好的织物制成。按不同作业要求,可佩戴工作帽、防护眼镜、手套、面罩、鞋盖、护腿等个人防护用品。

(3)预防保健:加强对高温作业工人的上岗前和入暑前的健康检查,凡有心血管系统器质性疾病、持久性高血压、中枢神经系统器质性疾病和明显呼吸系统、消化系统或内分泌系统以及肝、肾疾病者均不宜从事高温作业。

3. 组织措施 认真贯彻执行国家有关防暑降温法规和劳动卫生标准,制定合理的劳动休息制度,高温进行作业前热适应锻炼。

二、噪声与噪声聋

噪声是影响范围很广的一种职业性有害因素,在许多生产劳动过程中都有可能接触噪声。长期接触一定强度的噪声,可以对人体产生不良影响。

(一)基本概念

1. 声音　振动物体的振动能量在弹性介质中以波的形式向外传播,传到人耳引起的音响感觉称为声音。振动物体每秒钟振动次数称为频率,用 f 表示,单位为赫兹(Hz)。声波频率在 20~20 000Hz 范围称为声频,低于 20Hz 声波属次声(infrasound),高于 20 000Hz 声波属超声(ultrasound)。

2. 噪声和生产性噪声　无规则、非周期性振动所产生的声音为噪声。从卫生学角度讲,凡是有损听力、有害健康或有其他危害,使人感到厌烦或不需要的声音都属于噪声。噪声具有声音的一切特性,是声音的一种。生产过程中产生的噪声称为生产性噪声(productive noise)。

3. 声压　声波在空气中传播时,引起介质质点振动,使空气产生疏密变化。这种由于声波振动而对介质产生的压力称为声压(sound pressure)。以符号 P 表示,单位为帕(Pa),$1Pa=1N/m^2$。

4. 听阈　使人耳刚能引起音响感觉的声压称为听阈声压,简称听阈,1 000Hz 纯音的听阈为 20 微帕(μPa)。

5. 痛阈　使人耳刚能感到疼痛的声压称为痛阈声压,简称痛阈,1 000Hz 纯音的痛阈为 20 帕(Pa)。

6. 声压级　人耳对声响强度的感觉量与声压的对数成比例,为便于计算和测量,在声音强度测量中,使用对数级来表示其大小,即声压级(LP)(sound pressure level),单位为分贝(dB)。

$$LP=20\log P/P_0(dB)$$

式中:LP——声压级(dB);P——被测声压;P_0——基准声压(即 1 000Hz 纯音听阈声压)。

听阈的声压级为 0dB,痛阈的声压级为 120dB。普通谈话约为 60~70dB,载重卡车行驶声音约 80~90dB。

7. 响度和响度级　人耳对声音强弱的主观感觉量,称为响度。响度的大小与声波能量强弱和频率高低有关。

由于能量强度相同而频率不同的声波在人耳产生的音响感觉存在差异,为了使不同频率的声音产生的音响感觉能互相比较,以 1 000Hz 的标准音产生的音响感觉为基准,与之产生同样音响感觉声音的响度均以此标准音的声压级表示,称之为响度级,其单位为方(phone)。如频率为 300Hz,强度为 40dB 的声音,其响度与 1 000Hz 标准音的 30dB 声音相同,则前者的响度级为 30 方。响度级可由等响曲线图(图 2-2)中查得。从等响曲线也可看出,人耳对高频声,特别是 2 000~5 000Hz 声音敏感,对低频声不敏感。

8. 声级　为准确地评价噪声对人体影响,测量噪声的声级计中设置了几种滤波器,即根据人耳的感音特性,模拟 40 方、70 方、100 方等响曲线,设计了"A""B""C"三种频率计权网络。经频率计权网络滤波后所测得的声压级称为声级,分别以 dB(A)、dB(B)、dB(C)表示。其中 A 声级是由国际标准化组织(ISO)推荐的用作噪声卫生学评价的指标,C 声级可作为总声级。

(二)生产性噪声分类及主要接触机会

1. 生产性噪声来源与分类

(1)机械性噪声:由于机械的撞击、摩擦、转动等产生的噪声,如织布机、球磨机、冲压机等产生的声音。

(2)流体动力性噪声:由于气体压力或体积突然变化或流体流动所产生的声音,如空压机、汽笛等产生的声音。

(3)电磁性噪声:由于电机交变力相互作用而产生的声音,如电动机、变压器发出的声音。

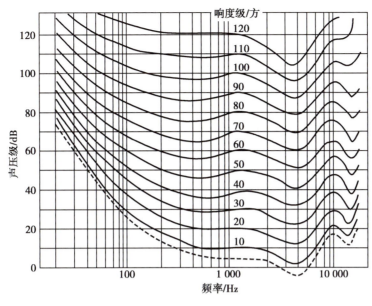

图 2-2 等响曲线

根据噪声强度随时间而出现的变化,生产性噪声可分为连续声和间断声。连续声按其声压值波动是否大于5dB,又可分为稳态声和非稳态声。间断声中,声音持续时间小于0.5s,间隔时间大于1s,声压变化大于40dB者称为脉冲噪声。生产性噪声多为多频率且各频段声波强度各不相同声音的混合。

2. 主要接触机会 在工农业生产中接触噪声的职业种类甚多,主要集中在机械制造、矿山、建筑、建材、纺织、发动机制造与维修、运输等行业。就我国职业性接触噪声的强度和接触人数而言,以使用风动工具和纺织机械工种为甚。

(三) 噪声对人体健康的影响

噪声对人体的健康的影响是全身性的,噪声不仅可致听觉系统损伤,也可引起非听觉系统损伤。

1. 听觉系统损伤 长期接触强烈的噪声,听觉系统首先受损,听力的损伤是从生理改变到病理改变的过程,一般由暂时性听阈位移逐渐发展为永久性听阈位移。

(1) 暂时性听阈位移(temporary threshold shift,TTS):人接触噪声后引起听阈变化,脱离噪声环境后经过一段时间听力可恢复到原来水平。根据变化程度不同分为听觉适应(auditory adaptation)和听觉疲劳(auditory fatigue):①听觉适应:短时间暴露在强烈噪声环境中,听觉器官敏感性下降,脱离接触后对外界的声音有"小"或"远"的感觉,听力检查听阈可提高10~15dB(A),脱离噪声环境后数分钟内即可恢复正常。听觉适应是一种生理保护现象;②听觉疲劳:较长时间停留在强烈噪声环境中,引起听力明显下降,离开噪声环境后,听阈提高超过15~30dB(A),需要数小时甚至数十小时听力才能恢复。听觉疲劳是一种生理性疲劳。

(2) 永久性听阈位移(permanent threshold shift,PTS):随着接触噪声时间的延长,在前一次接触噪声引起的听力改变尚未完全恢复前再次接触噪声,使听觉疲劳逐渐加重,听力改变不能恢复而成为永久性听阈位移。永久性听阈位移属不可逆的病理性改变,通过扫描电子显微镜可以观察到听毛倒伏、稀疏、脱落,听毛细胞出现肿胀、变性或消失。

永久性听阈位移早期常表现为高频听力下降,听力曲线在3 000~6 000Hz,尤其常在4 000Hz处出现V形凹陷(图2-3),对高频声听力下降,而语言频段未受损,因此主观无耳聋感觉,能进行交谈和社交活动。高频声听力下降是噪声引起听力损伤的早期特征性改变。

随着接触噪声时间延长,耳蜗病理损伤加重,听力损伤进一步发展,听力损失不能完全恢复,不仅高频听力受损,而且语言频段(500~2 000Hz)听力也下降。表现为主观感觉语言说话听力障碍,日常

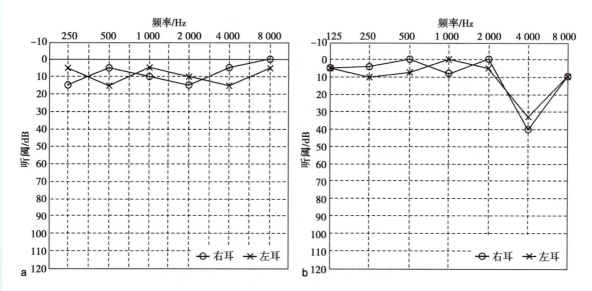

图 2-3 听力曲线图
a. 正常听力图；b. 永久性听阈位移的高频段凹陷。

生活谈话困难，社交活动受影响，听力曲线从低频到高频呈倾斜性下降，以高频听损为重，甚至出现职业性噪声聋。

职业性噪声聋是指劳动者在工作场所中，由于长期接触噪声而发生的一种渐进性的感音性听觉损伤。

（3）爆震聋（explosive deafness）：在某些生产条件下，如进行爆破，由于防护不当或缺乏必要的防护设备，可因强烈爆炸所产生的振动波造成急性听觉系统的严重外伤，引起听力丧失，称为爆震聋。根据损伤程度不同可出现鼓膜破裂，听骨破坏，内耳组织出血，甚至同时伴有脑震荡。患者主诉耳鸣、耳痛、恶心、呕吐、眩晕，听力检查见听力严重障碍或完全丧失。

2. 非听觉系统损伤 噪声还可引起非听觉系统的损伤，主要表现在神经系统、心血管系统等。如噪声可引起易疲劳、头痛、头晕、睡眠障碍、注意力不集中、记忆力减退等一系列神经症状，高频噪声可引起血管痉挛、心率加快、血压增高等心血管系统的变化。长期接触噪声还可引起食欲缺乏、胃液分泌减少、肠蠕动减慢等胃肠功能紊乱的症状及肾上腺皮质功能亢进。噪声作业女工可出现月经失常；男工可出现精子数量减少、活动能力下降。

（四）职业性噪声聋的诊断和处理

职业性噪声聋属我国法定的职业病，应根据国家《职业性噪声聋的诊断》（GBZ 49—2014）进行诊断。根据明确的职业噪声接触史，有自觉的听力损失或耳鸣的症状，纯音测听为感音性聋，结合历年职业健康检查资料和现场卫生学调查，并排除其他原因所致听觉损害，方可诊断。其分级标准如下：

连续噪声作业工龄 3 年以上，暴露噪声强度超过职业接触限值（8 小时等效声级（A 计权）≥85dB），筛选听力损伤时纯音测听应脱离噪声环境 48 小时后进行，复测需脱离 1 周后，并至少进行 3 次测听，每次之间需间隔 3 天以上。纯音测听为感音神经性聋，双耳高频（3 000Hz、4 000Hz 和 6 000Hz）平均听阈≥40dB（HL）者，根据较好耳语频（500Hz、1 000Hz 和 2 000Hz）和高频 4 000Hz 听阈加权值作出诊断分级：

轻度噪声聋：26~40dB（HL）；

中度噪声聋：41~55dB（HL）；

重度噪声聋：≥56dB（HL）。

职业性噪声聋目前尚无有效的治疗方法。轻度、中度及重度噪声聋患者均应调离噪声作业场所，需要进行劳动能力鉴定者,按《劳动能力鉴定职工工伤与职业病致残等级》(GB/T 16180—2014)处理。重度噪声聋患者应佩戴助听器。对噪声敏感者[即上岗前体检听力正常,在噪声环境下作业 1 年,高频段 3 000Hz、4 000Hz、6 000Hz 任一频率,任一耳达 65dB(HL)]应调离噪声工作场所。

(五) 影响噪声危害的因素

1. **强度和频率**　噪声的强度越大、频率越高则危害越大。

2. **接触时间和方式**　接触时间越长危害越大,持续接触的危害高于间断接触。

3. **噪声类型**　脉冲声的危害高于稳态声,窄频带噪声的危害高于宽频带噪声。

4. **个体敏感性与个体防护**　健康不良、维生素 B_1 缺乏或患有肝肾心血管疾病的人,接受相同强度的噪声,听觉器官更易损伤。佩戴防声耳塞等可推迟或减轻噪声性听力损伤。

5. **其他有害因素**　联合振动、高温、寒冷和毒物等有害因素存在时,可加重噪声的危害。

(六) 控制噪声危害措施

1. **控制、消除噪声源**　通过技术手段改革工艺过程和生产设备,控制和消除噪声源是噪声危害控制的根本措施。采用无声或低声设备代替高噪声的设备;将噪声源移到车间外;合理配置声源,避免高、低噪声源的混合配置。

2. **控制噪声的传播**　采用吸声、隔声、消声、减振的材料和装置,阻止噪声的传播。如隔声防护林带、隔声室、隔声带、用吸声材料装修车间等措施。

3. **加强个人防护**　当生产现场的噪声控制不理想或特殊情况下高噪声作业时,合理使用防声耳塞、耳罩等个人防护用品是保护听觉器官的一项有效措施。防护耳塞、防护耳罩、头盔等的隔声效果可降低 20~40dB。

4. **严格执行噪声卫生标准**　我国《工作场所有害因素职业接触限值　第 2 部分:物理因素》(GBZ 2.2—2007)规定:每周工作 5 天,每天工作 8 小时,工人工作地点稳态噪声限值为 85dB(A),非稳态噪声等效声级的限值为 85dB(A)。每周工作日不是 5 天,需计算 40 小时等效声级,限值为 85dB(A)。

5. **加强健康监护**　定期对接触噪声的工人进行健康检查,特别是听力检查,观察听力变化情况,以便早期发现听力损伤,及时采取有效的防护措施。参加噪声作业的工人应进行就业前体检,取得听力的基础材料。凡有听觉器官疾病、中枢神经系统和心血管系统器质性疾病或自主神经功能失调者,不宜参加强噪声作业。

6. **合理安排劳动和休息**　噪声作业工人可适当安排工间休息,休息时应离开噪声环境,使听觉疲劳得以恢复。并应经常检测车间噪声情况,监督检查预防措施执行情况及效果。

三、振动与手臂振动病

(一) 基本概念

1. **振动**　一个质点或物体在外力作用下沿直线或弧线围绕于一平衡位置的来回重复运动,称为振动。

2. **振幅**　振动物体离开平衡位置的最大距离称为振幅,其大小以 cm 表示。

3. **频率**　单位时间内完成的振动次数称为频率,单位为赫兹(Hz)。人体皮肤及肢体的振动感受器可感觉 1~1 000Hz 的振动,对不同频率振动的感觉阈存在较大差异。

4. **加速度**　振动物体在单位时间内的运动速度变化值称为加速度,单位为 m/s^2。

5. **振动频谱**　振动频率是影响振动对人体作用的重要因素之一。20Hz 以下低频率大振幅的全身振动主要影响前庭及内脏器官;40~300Hz 高频振动对末梢循环和神经功能的损害较明显。生产性振动很少由单一频率构成,绝大多数都含有极其复杂的频率成分,因此,通过对振动的频谱特性分析可了解振动频谱中振动强度分布特征及其对机体的危害性,为制订防振措施提供依据。

6. **共振频率**　任何物体均有其固有频率(natural frequency),给该物体再加上一个振动(称为策动)时,如果策动力的频率与物体的固有频率基本一致时,物体的振幅达到最大,该现象称为共振,因此,该物体的固有频率又可称为共振频率(resonant frequency)。物体产生共振时,因其从外界的策动源处获得最多的能量,可使其振动强度加大。人们接触振动物体时,如果策动力的频率与人体固有频率范围相同或相近,则可引起共振,从而加重振动对人体的影响。

7. 4小时等能量频率计权振动加速度　振动对机体的不良影响与振动频率、强度和接触时间有关。我国目前以4小时等能量频率计权振动加速度(4 hours energy equivalent frequency-weighted acceleration to vibration)进行卫生学评价。在日接振时间不足或超过4小时时,将其换算为相当于接振4小时的频率计权振动加速度值。

(二) 生产性振动分类和主要接触机会

生产性振动按其作用于人体的部位和传导方式,分为局部振动(segmental vibration)和全身性振动(whole body vibration)。

1. 局部振动　常称作手传振动(hand-transmitted vibration)或手臂振动(hand-arm vibration),是指生产中使用手持振动工具或接触受振工件时,直接作用或传递到人的手臂的机械振动或冲击。常见的接触机会有:①使用风动工具(如凿岩机、风铲、铆钉机、气锤、捣固机)作业;②使用电动工具(如电锯、电钻、电刨、砂轮机等)作业及油锯、抛光机等其他高速转动工具的作业。

2. 全身振动　是人体足部或臀部接触并通过下肢或躯干传导到全身的振动。如汽车、拖拉机、收割机、火车、船舶等交通工具的驾驶以及钻井平台、混凝土搅拌台、振动筛操作台等操作。

某些作业,如驾驶手扶拖拉机等可同时接触局部和全身振动。

(三) 手臂振动病

手臂振动病(hand-arm vibration disease)又称局部振动病,属于我国法定职业病,是长期从事手传振动作业所引起的以手部末梢循环和/或手臂神经功能障碍为主的疾病。该病还可引起手臂骨关节—肌肉的损伤,振动性白指(vibration-induced white finger,VWF)是其典型临床表现。

1. 临床表现　患者主诉多为手部症状和类神经症。手部的症状是麻、痛、胀、凉、汗、僵、颤。多汗一般在手掌,手麻、手痛多在夜间发作,影响睡眠。类神经症多表现为头痛、头晕、失眠、乏力、心悸、记忆力减退及记忆力不集中等。临床检查有手部痛觉、振动觉、两点分辨觉减退,前臂感觉和运动神经传导速度减慢。

手臂振动病的典型表现是振动性白指,又称职业性雷诺现象(Raynaud's phenomenon),是诊断该病的重要依据。其发作具有一过性特点,呈现以寒冷为诱因的间歇性手指发白或发绀。患指由灰白变苍白,常见部位是示指、中指和无名指的远端指节,可由远端向近端发展,以至全手指变白,故有"死手""死指"之称。严重者还会出现骨关节改变,以指骨、掌骨、腕骨为主,表现为骨皮质增生、骨关节变形、手部指间肌和鱼际肌萎缩等。

2. 诊断和治疗　根据我国《职业性手臂振动病的诊断》(GBZ 7—2014),依据一年以上从事手传振动作业的职业史和主要临床表现,结合末梢循环功能和周围神经功能检查,进行综合分析,排除其他疾病,可作出诊断。

(1) 轻度手臂振动病:出现手麻、手胀、手痛、手掌多汗、手臂无力、指关节肿胀、变形、疼痛、振动觉减退等局部症状,可有手部指端冷水复温试验复温时间延长或复温率降低,并具有下列症状之一者:①白指发作未超出远端指节的范围;②手部神经-肌电图检查出现神经传导速度减慢或远端潜伏时延长。

(2) 中度手臂振动病:具有下列表现之一者:①白指发作累及手指的远端指节和中间指节(偶见近端指节),常在冬季发作;②手部肌肉轻度萎缩,神经-肌电图检查出现神经源性损害。

(3) 重度手臂振动病:具有下列表现之一者:①白指发作累及多数手指的所有指节,甚至累及全手,经常发作,严重者可出现指端坏疽;②手部肌肉明显萎缩或出现"鹰爪样"手部畸形,严重影响手部功能。

手臂振动病目前尚无特效疗法,可采用扩张血管及营养神经的药物、具有活血通络作用的中药、物理疗法、运动治疗等综合治疗。确诊为手臂振动病者,应调离手传振动作业。

(四) 全身振动的危害

全身振动一般为大振幅、低频率通过下肢传到全身的振动,如驾驶拖拉机等所受的振动,可对脊柱及其附属组织造成冲击,使内脏器官发生位移,使眼球调节频繁而易疲劳等。在长期振动的作用下,可使乘员腰背痛发病增加,胃及十二指肠溃疡发生增多,引发痔疮及下肢静脉曲张,视力模糊,并使双手协调性减弱,注意力分散,操作误差增加,工作效率降低。

运动病(motion sickness)亦称晕动病,振动的加速度能为前庭器官所感受,早期可使前庭器官过度兴奋,晚期使其发生退行性变,引起晕车、晕船等病症,表现为面色苍白、冷汗、眩晕、恶心、呕吐、呼吸浅而频、体温低、食欲缺乏等。一般患者在脱离振动环境后经休息可缓解,必要时可给予抗组胺或抗胆碱类药物,如氢溴酸东莨菪碱。

(五) 影响振动危害的因素

1. **频率与振幅** 大振幅、低频率的振动主要作用于前庭,并可引起内脏位移。小振幅、高频率的振动主要对组织内神经末梢产生影响。

2. **加速度** 振动的加速度越大危害越大。

3. **接触振动时间** 接触振动时间越长,职业性健康损害越严重。

4. **体位和操作方式** 人体对振动的敏感程度与体位有关。就全身振动而言,立姿对垂直振动较敏感,卧位则对水平振动较敏感。用肩、腹和下肢紧贴振动物体的操作,会使身体自然缓冲振动传导的作用降低,加大振动的危害性。工具的重量和被加工物体的硬度通过影响操作体位和肢体紧张度而影响振动的危害性大小。

5. **环境条件** 寒冷、噪声可增加振动病发生率,并促进振动病的发作。

(六) 振动危害的预防措施

1. **减低或消除振动源的振动** 通过工艺改革减轻或消除振动源的振动是控制振动危害的根本措施。如用水爆清砂代替风铲清砂,用液压、焊接工艺代替锻压、铆接工艺等。

2. **加强个体防护** 佩戴双层衬垫或泡沫塑料衬垫手套,既可减轻振动,也可加强保暖。在工作间隙用40~60℃热水浸手,有助于振动性白指的预防。

3. **预防保健及组织措施**

(1)健康检查:加强上岗前和在岗期间健康检查,能够及时发现职业禁忌证,早期发现健康损害。

(2)加强保暖:对接触振动工人应加强保暖措施,车间气温应不低于16℃。

(3)限制接触振动的强度和时间:《工作场所有害因素职业接触限值 第2部分:物理因素》(GBZ 2.2—2007)要求,所使用的振动工具手柄或工件的手传振动4小时等能量频率计权振动加速度限值不得超过5.0m/s^2。

四、非电离辐射相关疾病

非电离辐射与电离辐射均属于电磁辐射。电磁辐射以电磁波的形式在空间向四周辐射传播,它具有波的一切特性,其波长(λ)、频率(f)和传播速度(c)之间的关系为$\lambda=c/f$。电磁辐射在介质中的波动频率,以"赫"(Hz)表示,常采用千赫(kHz)、兆赫(MHz)和吉赫(GHz),其相互关系为:1kHz=1 000Hz,1MHz=1 000kHz,1GHz=1 000MHz。一般波长短、频率高、辐射能量大的电磁辐射生物效应强。当量子能量大到对生物体产生电离作用,即电离辐射(ionizing radiation),量子能量不能产生电离作用即是非电离辐射(non-ionizing radiation),非电离辐射包括静磁场、极低频电磁场、射频电磁场、紫外线、可见光、红外线、激光等。

(一) 静磁场

静磁场(static magnetic fields)是频率为0Hz的磁场,主要包括自然界(地球磁场)、磁铁和稳恒电流产生的磁场。磁场强度以特斯拉(T)为单位,地球磁场强度0.035~0.07mT,某些动物可感知地球磁场,并用于指导其活动。静磁场也用于医学领域,如磁共振成像系统,其从业医生可能暴露于0.2~3T的静磁场中。世界卫生组织建议静磁场高暴露人群应采取防护措施,高强度静磁场(2T以上)可能导致运动人群产生眩晕和恶行,口腔偶尔有金属异味感等。国际非电离辐射保护委员会建立暴露限值为一个工作日累计暴露200mT,不超过2T。

(二)极低频电磁场

极低频电磁场(extremely low frequency electromagnetic fields)是频率为0~300Hz的磁场。极低频电磁场主要由输电线路、变电站、电器设备、家用电器产生。磁场强度多为μT级别,如住宅工频磁场强度为0.05~0.1μT,高压输电线下约为20μT,某些电器附近可达到100μT以上。目前尚缺乏公众暴露与健康危害关系的证据。某些研究发现职业性暴露增加了阿尔茨海默病等神经退行性疾病的风险,国际癌症研究机构基于极低频电磁场暴露与儿童白血病发病风险的有限证据,将其归类为"人类可疑致癌物",世界卫生组织建议采取积极适当的预防措施减少极低频电磁场暴露,加强职业人群的防护。

(三)射频电磁场

射频电磁场(radiofrequency electromagnetic fields)是频率在100kHz~300GHz的电磁辐射,也称无线电波,是电磁辐射中量子能量较小、波长较长的频段,包括高频电磁场(high-frequency electromagnetic field)和微波(microwave),两者的频率分界线为100MHz(波长为1m)。

1. 主要接触机会　广播、电视、雷达发射塔以及移动、寻呼通信基站等作业环境的射频辐射,频率在300~300GHz;工业高频感应加热(热处理、焊接、冶炼)、医疗射频设备的使用频率为300~30MHz;微波加热设备频率固定在2 450MHz、915MHz;微波通信频率在3~300GHz。

2. 射频辐射对机体的危害　高频电磁场和微波的波谱相近,微波的量子能量水平比高频电磁场高。两者对人体的影响既有相同的作用,又各有其独特的作用。

(1)高频和微波相同的作用

1)神经系统:反应最敏感,最常见的表现为类神经症和自主神经功能紊乱症状,如头痛、头昏、乏力、白天嗜睡、夜间失眠、多梦、记忆力减退、手足多汗、易脱发等。

2)心血管系统:主要表现为自主神经功能紊乱,以副交感神经反应占优势者居多,如心动过缓、血压下降,心悸、心前区疼痛和压迫感。心电图检查可有窦性心律不齐、心动过缓、右束支传导阻滞等功能变化。

(2)微波特有的作用:微波除上述作用外,还可引起眼睛和血液系统的改变。

1)眼睛:长期接触大强度微波的工人,可发现眼晶状体混浊、视网膜改变,甚至可发展为白内障。职业接触所致微波白内障的诊断依照《职业性白内障诊断标准》(GBZ 35—2010)。

2)血液:部分微波作业者有外周血白细胞计数缓慢下降的趋势,少数人同时伴有血小板计数下降。脱离接触一段时间后,外周血象的改变可恢复正常。

3. 高频和微波防护措施　对高频和微波发射塔、通信基站建设项目应开展预防性卫生监督;对辐射源进行场源良导体屏蔽;对接触高频和微波的职工进行健康教育,提高其自我防护意识,坚持正确使用防护工作服、防护眼镜;加强健康监护。

(四)红外辐射

红外辐射(infrared radiation)即红外线,亦称热射线。可分为长波红外线(远红外线)、中波红外线及短波红外线(近红外线)。长波红外线波长为3μm~1mm,能被皮肤吸收,产生热的感觉。中波红外线波长为1 400nm~3μm,能被角膜及皮肤吸收。短波红外线波长为760~1 400nm,被组织吸收后可引起灼伤。凡温度高于绝对零度(−273℃)以上的物体,都能发射红外线。物体温度愈高,辐射强度愈大,其辐射波长愈短(即近红外线成分愈多)。

1. 接触机会　日光下的露天作业,开放的火焰、熔融状态的金属和玻璃、烘烤等作业,均可接触红外辐射。

2. 红外辐射对机体的危害　主要是红外线的致热作用造成皮肤和眼睛的损伤。

（1）皮肤：较大强度的红外线可致皮肤局部温度升高，血管扩张，出现红斑反应，反复照射出现色素沉着。过量照射，除急性皮肤烧伤外，还可进入皮下组织，使血液及深部组织加热。

（2）眼睛：可伤及眼角膜、虹膜、晶状体、视网膜。长期暴露于低能量的红外线，可导致慢性充血性睑缘炎。短波红外线能被角膜吸收产生角膜的热损伤，并能透过角膜伤及虹膜，接触工龄较长的工人还可出现晶状体混浊、白内障。波段小于 1μm 的红外线和可见光可达到视网膜，主要损伤黄斑区，多见于弧光灯、电焊、乙炔焊操作者。职业接触所致红外线白内障的诊断依照《职业性白内障诊断标准》（GBZ 35—2010）。

3. 红外辐射的防护措施　反射性铝制遮盖物和铝箔衣服可减少红外线暴露量及降低熔炼工、热金属操作工的热负荷。严禁裸眼观看强光源，热操作工应戴能有效过滤红外线的防护眼镜。

（五）紫外辐射

波长范围在 100~400nm 的电磁波称为紫外辐射（ultraviolet radiation，UV），又称紫外线。太阳辐射是紫外线的最大天然源，可分为远紫外线（190~300nm）和近紫外线。根据生物学效应又可分成三个区带：①远紫外区（短波紫外线，UV-C）：波长 100~290nm，具有杀菌和微弱致红斑作用，为灭菌波段；②中紫外线区（中波紫外线，UV-B）：波长 290~320nm，具有明显的致红斑和角膜、结膜炎症效应，为红斑区；③近紫外区（长波紫外线，UV-A）：波长 320~400nm，可产生光毒性和光敏性效应，为黑线区。波长短于 160nm 的紫外线可被空气完全吸收，而长于此波段则可透过真皮、眼角膜甚至晶状体。

1. 接触机会　凡物体温度达 1 200℃以上，辐射光谱中即可出现紫外线。随温度的增高，紫外线的波长变短，强度变大。电焊、气焊、电炉炼钢、紫外线照射等工作环境均可接触紫外线。

2. 紫外辐射对机体的危害

（1）皮肤：皮肤对紫外线的吸收，随波长而异。受到强烈的紫外线辐照，可引起皮肤红斑、水疱、水肿，停止照射 24 小时后可有色素沉着。接触 300nm 波段，可引起皮肤灼伤。波长 297nm 的紫外线对皮肤的作用最强，可引起皮肤红斑并残留色素沉着。长期暴露紫外线可致皮肤皱缩、老化，甚至诱发皮肤癌。电焊工及其他操作人工紫外线光源的作业人员，防护不当时可罹患电光性皮炎（electroflash dermatitis），其诊断依照《职业性电光性皮炎诊断标准》（GBZ 19—2002）。

（2）眼睛：波长为 250~320nm 的紫外线，可被角膜和结膜上皮大量吸收，引起急性角膜结膜炎，称为电光性眼炎（electro-ophthalmitis），多见于无防护的电焊操作工或辅助工。在阳光照射的冰雪环境下作业时，大量反射的紫外线可引起角膜、结膜损伤，称为雪盲症。其发生均需经过一定的潜伏期，一般为 6~8 小时，故常在夜间或清晨发作，起初仅有眼睛异物感或不适，后有眼部烧灼感或剧痛，伴有高度畏光、流泪和视物模糊。检查可见球结膜充血、水肿，瞳孔缩小，对光反应迟钝，眼睑皮肤潮红。波长大于 290nm 的长波紫外线被晶状体吸收后，可发生光化学反应，导致蛋白变性、凝固而混浊，出现紫外线白内障。电光性眼炎、紫外线白内障的诊断和处理分别依照《职业性急性电光性眼炎（紫外线角膜结膜炎）诊断标准》（GBZ 9—2002）和《职业性白内障诊断标准》（GBZ 35—2010）。

3. 紫外辐射的防护措施　以屏蔽辐射源和增大与辐射源的距离为原则。电焊工及其辅助工必须佩戴专门的面罩和防护眼镜，以及适宜的防护服和手套。电焊工操作时应使用移动屏障围挡操作区，以免其他工种工人受到紫外线照射。非电焊工禁止进入操作区域裸眼观看电焊。电焊时产生的有害气体和烟尘，宜采用局部通风加以排除。接触低强度 UV 源（如低压水银灯、太阳灯、黑光灯等）操作，可使用玻璃或塑料护目镜、风镜以保护眼睛。

五、电离辐射相关疾病

凡能引起物质电离的辐射称为电离辐射，如属于电磁波谱的 X 射线和 γ 射线；属粒子型辐射的 α 射线、β 射线、中子、质子等。电离辐射可由人工辐射源产生，也可来自自然界的宇宙射线及地壳中的铀、镭、钍等。与职业卫生有关的辐射类型主要有五种，即 X 射线、γ 射线、α 粒子、β 粒子和中子（n）。

（一）接触机会

1. 射线发生器的生产和使用,如加速器、X 射线、γ 射线等医用设备和工农业生产中各种辐射装置的生产与使用。

2. 核工业系统放射性矿物的开采、冶炼和加工,核电站等核反应堆的建设与维护以及核事故抢险等。

3. 放射性核素的生产、加工和使用,如放射性发光涂料、放射性诊断试剂等生产与使用。

4. 伴生或共生天然放射性核素矿物的开采,如稀土矿、钨矿、铅锌矿等开采与加工。

5. 医疗照射。

（二）电离辐射的作用方式和影响因素

电离辐射以外照射和内照射两种方式作用于人体。外照射的特点是只要脱离或远离辐射源,辐射作用即停止。内照射是由于放射性核素经呼吸道、消化道、皮肤或注射途径进入人体后对机体产生作用,其作用直至放射性核素排出体外,或经 10 个半衰期以上的蜕变才可忽略不计。

电离辐射对机体的损伤,受辐射因子和机体两方面因素的影响。

1. 电离辐射因素

（1）辐射的物理特性:辐射的电离密度和穿透力是影响损伤的重要因素。例如,α 粒子的电离密度虽较大,但穿透力很弱,其主要危害是进入人体后的内照射,而外照射的作用很小;β 粒子的电离能力较 α 粒子为小,但高能 β 粒子具有穿透皮肤表层的能力;X 射线和 γ 射线的穿透力远较 β 粒子强,尤其是高能 X 射线或 γ 射线,可穿透至组织深部或整个人体组织,具有强大的贯穿辐射作用。

（2）剂量与剂量率:电离辐射的照射剂量与生物效应间的普遍规律是,剂量愈大,生物效应愈强,但并不完全呈直线关系。剂量率是单位时间内机体所接受的照射剂量,常以 Gy/d、Gy/h 或 Gy/min 表示。一般情况下,剂量率大,效应也大。

（3）照射部位:照射的几何条件不同,使机体各部位接受不均匀照射而影响吸收剂量。以腹部照射的反应最强,其次为盆腔、头颈、胸部和四肢。

（4）照射面积:受照面积愈大,作用愈明显。同样的照射量,局部照射作用不明显,若全身接受照射面积达 1/3,则可产生明显的辐射效应。

2. 机体因素　种系演化愈高,机体组织结构愈复杂,辐射易感性愈强。组织对辐射的易感性与细胞的分裂活动成正比,与分化程度成反比。辐射敏感性还与细胞间期染色体的体积成正比,即与细胞的 DNA 含量有关。具有增殖能力的细胞,所处的细胞周期不同,辐射敏感性也不同,以 DNA 合成期敏感性最高。不同种类细胞的辐射敏感性,由高至低可依次排列为:淋巴细胞、原红细胞、髓细胞、骨髓巨核细胞、精细胞、卵细胞、空肠与回肠的腺窝细胞、皮肤及器官的上皮细胞、眼晶状体上皮细胞、软骨细胞、成骨细胞、血管内皮细胞、腺上皮细胞、肝细胞、肾小管上皮细胞、神经胶质细胞、神经细胞、肺上皮细胞、肌细胞、结缔组织细胞和骨细胞。

（三）电离辐射生物效应

电离辐射按剂量—效应关系分类,可分为随机性效应（stochastic effect）和确定性效应（deterministic effect）。随机性效应是指辐射效应的发生概率（而非其严重程度）与剂量相关,不存在剂量阈值（dose threshold）,主要有致癌效应和遗传效应。确定性效应是指辐射效应的严重程度取决于所受剂量的大小,且有明确的剂量阈值,在阈值以下不会出现有害效应,如放射性皮肤损伤（radiation skin injury）、放射性生育障碍（radiation induced fertility disturbance）等。电离辐射按效应发生的个体分类,可分为躯体效应和遗传效应。胎儿宫内受照发生的胚胎和胎儿效应是一种特殊的躯体效应。电离辐射按效应的类型分类,可分为大剂量照射的急性效应、低剂量长期照射的慢性效应以及受照后发生的远期效应等。

电离辐射可以引起生物体内分子水平的变化特别是生物大分子的改变,如核酸、蛋白质（包括酶类）等,使其发生电离、激发或化学键的断裂等,从而造成生物大分子结构和性质的改变。这种作用发生最早,称为直接作用。另外,细胞内外都含有大量的水分子,射线作用于水分子,引起其电离和激发,形成化学性质非常活泼的产物,如激发态的水分子、氢自由基、羟自由基水合电子等,它们又继而作用于生物大分子使其发生改变,这一系列作用称为间接作用。

上述作用的结果是细胞的损伤,特别是 DNA 的损伤。当一个器官或组织中有足够多的细胞因损伤而死亡或丧失分裂繁殖功能,就会发生确定性效应。如改变了结构与功能的躯体细胞仍能保持其繁殖能力,则可能在体内形成突变的细胞克隆,最终有可能致癌。当损伤发生在性腺生殖细胞,则可能将错误的遗传信息传递给后代而引起遗传效应。此外,有些实验表明,较低剂量的辐射可以刺激多种细胞功能,包括繁殖与修复功能、免疫增强效应及体内激素平衡的改变等,这类效应称之为低剂量刺激效应(hormesis)。

电离辐射的过量照射可致人体发生放射性疾病,放射性疾病包括:①全身性放射性疾病,如急、慢性放射病;②局部放射病,如急、慢性放射性皮炎等;③电离辐射所致的远期损伤,如放射线所致的白血病、皮肤癌等肿瘤。

(四) 放射病

放射病(radiation sickness)是指一定剂量的电离辐射作用于人体所引起的全身性放射性损伤,临床上分为急性、亚急性和慢性放射病。放射病属我国法定职业病。

1. 外照射急性放射病 职业性外照射急性放射病(acute radiation sickness from external exposure)是指放射工作人员在职业活动中一次或短时间(数日)内受到多次全身照射,吸收剂量达到 1Gy 以上所引起的全身性疾病,多见于事故性照射和核爆炸。病程具有明显的时相性,有初期、假愈期、极期和恢复期四个阶段。根据临床表现可分为三种类型。

(1)骨髓型(1~10Gy):最为多见,主要引起骨髓等造血系统损伤。临床表现为白细胞数减少和感染性出血。口咽部感染灶最为明显。时相性特征多见于此型。

(2)胃肠型(10~50Gy):表现为频繁呕吐、腹泻,水样便或血水便,可导致失水,并常发生肠麻痹、肠套叠、肠梗阻等。

(3)脑型(>50Gy):受照后患者短时出现精神萎靡,很快转为意识障碍、共济失调、抽搐、躁动和休克。

根据明确的大剂量照射史、初期表现、血象检查结果和估算受照剂量,按照《职业性外照射急性放射病诊断》(GBZ 104—2017)进行诊断。急性放射病的治疗主要包括应用抗放射药物、改善微循环、防感染、防治出血、造血干细胞移植和应用细胞因子等。

2. 外照射亚急性放射病 外照射亚急性放射病(subacute radiation sickness from external exposure)是指人体在较长时间(数周到数月)内受电离辐射连续或间断较大剂量外照射,累积剂量大于 1Gy 时所引起的一组全身性疾病。造血功能障碍是外照射亚急性放射病的基本病变,主要病理变化为造血组织破坏、萎缩、再生障碍;骨髓细胞异常增生;骨髓纤维化。

诊断须依据受照史,受照剂量、临床表现和实验室检查,并结合健康档案综合分析,排除其他疾病,按照《外照射亚急性放射病诊断标准》(GBZ 99—2002)作出正确诊断。治疗原则是保护和促进造血功能恢复,改善全身状况,预防感染和出血等并发症。

3. 外照射慢性放射病 外照射慢性放射病(chronic radiation sickness from external exposure)是指放射工作人员在较长时间(一般≥5 年)内连续或间断受到较高年剂量照射(年剂量率≥0.25Gy/a 且全身累积剂量≥1.50Gy),出现以造血组织损伤为主,并伴有其他系统症状的疾病。

早期临床症状主要为无力型类神经症,表现为头痛、头昏、睡眠障碍、疲乏无力、记忆力下降等,伴有消化系统障碍和性功能减退。早期可无明显体征,后期可见腱反射、腹壁反射减退等神经反射异常。妇女可表现有月经紊乱,经量减少或闭经。

实验室检查方面,外照射慢性放射病患者的外周血细胞有不同程度的减少,并与辐射损伤的严重程度和受照射的累积剂量密切相关。骨髓造血细胞的增生程度是外照射慢性放射病诊断的主要依据。外周血淋巴细胞染色体畸变率是辐射效应的一个灵敏指标。

依据《职业性外照射慢性放射病诊断》(GBZ 105—2017)进行诊断分级,诊断的原则是:①具有接触射线和超当量剂量限值职业史;②有接触射线的剂量记录;③出现临床症状和体征;④有阳性实验室检查结果;⑤结合既往体检情况,并排除其他疾病等进行综合分析。

4. 内照射放射病   内照射放射病(internal radiation sickness)是指大量放射性核素进入体内,作为放射源对机体照射而引起的全身性疾病。内照射放射病比较少见,临床工作中见到的多为放射性核素内污染(internal contamination of radionuclides),即指体内放射性核素累积超过其自然存量。

5. 放射性复合伤   放射性复合伤(combined radiation injury)是指在战时核武器爆炸及平时核事故发生时,人体同时或相继出现以放射损伤为主的复合烧伤、冲击伤等的一类复合伤。

(五) 电离辐射远后效应

电离辐射可诱发人类恶性肿瘤。铀矿工肺癌发病率的增加和镭接触工人骨肉瘤的发生,引起了人们普遍的关注。日本原子弹爆炸幸存者的长期随访研究,以及其后的辐射致癌实验研究,为人类辐射致癌提供了大量的流行病学调查结果和理论依据。已知电离辐射可诱发的人类恶性肿瘤,包括白血病、甲状腺癌、支气管肺癌、乳腺癌和皮肤癌等。我国已颁布了《职业性放射性肿瘤判断规范》(GBZ 97—2017)和《职业性放射性皮肤疾病诊断》(GBZ 106—2020)。常见的电离辐射远后效应有血液系统疾病(贫血、白血病)、寿命缩短、胚胎效应和遗传效应等。

此外,在我国现行的《职业病分类和目录》中,职业性放射性疾病还包含放射性皮肤疾病、放射性骨损伤、放射性甲状腺疾病和放射性性腺疾病以及根据《职业性放射性疾病诊断总则》(GBZ 112—2017)可以诊断的其他放射性损伤。

(六) 放射卫生防护措施

放射卫生防护的目标是防止对健康危害的确定性效应,同时采取积极措施,尽可能减少随机效应的发生率,使照射剂量达到可接受的安全水平。我国 2002 年所制定的《电离辐射防护与辐射源安全基本标准》(GB 18871—2002)是我国现行的放射防护标准,它包括行为准则和剂量限值两个部分。放射防护的要点是:

1. 执行防护三原则   即任何照射必须具有正当理由;防护应当实现最优化;应当遵守个人剂量限值的规定。

2. 外照射防护   必须具备有效的屏蔽设施,与辐射源保持一定的安全距离以及合理的工作时间。

3. 内照射防护   主要采取防止放射性核素经呼吸道、皮肤和消化道进入人体的一系列相应措施,同时应十分重视防止核素向空气、水体和土壤逸散。

(骆文静)

第六节   职业性肿瘤

【学习要点】

1. 职业性肿瘤的概念及特征。

2. 职业性肿瘤的预防原则。

一、概述

在工作环境中长期接触致癌因素,经过较长的潜伏期而患某种特定肿瘤,称职业性肿瘤(occupational tumor)或职业癌(occupational cancer)。能引起职业性肿瘤的致病因素称为职业性致癌因素(occupational carcinogen),包括化学、物理和生物性因素等,最常见的是化学性因素。

职业肿瘤的历史可追溯到 1775 年，英国外科医生 Percival Pott 首次报告扫烟囱工的阴囊癌，其后陆续发现职业性致癌物质或致癌生产过程。迄今国际癌症研究机构（IARC）确认与工农业生产原料有关的人类化学致癌物或生产过程有 40 多种。由于职业肿瘤和非职业肿瘤在发展过程和临床症状上没有差异，加上诊断职业性肿瘤具有职业病的法律补偿性质，世界各国根据本国实际情况是否将某种致癌物所致肿瘤列为职业病有所不同，即规定的职业肿瘤名单有所不同。我国 2013 年修订颁布实施的《职业病分类和目录》将职业肿瘤由 8 种增至 11 种，分别为：石棉所致肺癌、间皮瘤，联苯胺所致膀胱癌，苯所致白血病，氯甲醚（chloromethyl ether）、双氯甲醚（bischlormethyl ether）所致肺癌，砷及其化合物所致肺癌、皮肤癌，氯乙烯（vinyl chloride）所致肝血管肉瘤（hepatic angiosarcoma），焦炉逸散物（matters flying from the cookery）所致肺癌，六价铬化合物所致肺癌，毛沸石（erionite）所致肺癌、胸膜间皮瘤，煤焦油、煤焦油沥青、石油沥青所致皮肤癌，β-萘胺（β-naphthylamine）所致膀胱癌。

二、职业性肿瘤的特征

1. 潜隐期 一般将机体自接触职业性致癌物至出现确认的健康损害效应（最早临床表现）所需的时间称为潜伏期（latency），亦可将从接触致癌物到出现确认的职业性肿瘤的间隔时间称为潜隐期。有证据表明，肿瘤是从 DNA 一个碱基对发生突变的非正常细胞引发的，但最终是否发展或何时发展成为肿瘤，受一系列因素影响，如细胞损伤的修复能力，肿瘤发生的内、外源促进因子以及免疫系统的有效性等。因此，不同的致癌因素引起的职业性肿瘤有不同的潜隐期。例如，接触苯所致白血病最短时间仅 4~6 个月；石棉诱发间皮瘤最长达 40 年以上。但对大多数职业性肿瘤，潜隐期约为 12~25 年。职业性肿瘤发病年龄比非职业性同类肿瘤提前。

2. 阈值 大多数毒物的毒性作用存在阈值或阈剂量，即超过这个剂量时才可引起健康损害，并以此作为制订安全接触剂量的依据。但是对职业性致癌物来说，是否存在阈值尚有争论。主张致癌物无阈值的理由是，在单个细胞内的 DNA 改变就可能启动肿瘤发生过程，那么这个细胞只要一次小剂量接触致癌物，甚至一个致癌物分子就可能导致 DNA 改变，就会启动肿瘤发生，即"一次击中"学说（one hit theory）。按照这种观点，致癌物不存在安全接触剂量，人类不应该接触任何致癌物。主张有阈值理由是，即使单个致癌分子可诱导细胞的基因改变，但致癌分子达到它的靶器官的可能性在小剂量时是很小的；致癌物可与细胞亲核物质如蛋白或 DNA 的非关键部分作用而代谢，而细胞本身具有修复 DNA 损伤的能力，机体的免疫系统又有杀伤癌变细胞的能力；大多数致癌物的致癌作用发展过程均有早期变化（增生、硬化等），具有此种作用确定阈值就更有可能。目前主张有阈值者获较多支持，一些国家已据此规定了"尽可能低"的职业致癌物接触的"技术参考值"，但阈值问题并没有解决。

3. 剂量-反应关系 大量研究证明，多数致癌物存在剂量-反应关系，即在暴露致癌物的人群中，接触大剂量的要比接触小剂量的肿瘤发病率和死亡率都高。动物实验和流行病调查研究均支持这一结论。

4. 好发部位 职业性肿瘤往往有比较固定的好发部位或范围，多在致癌因素作用最强烈、最经常的部位发生，但有时也可能累及同一系统的邻近器官。由于皮肤和肺是职业致癌物进入机体的主要途径和直接作用的器官，故职业性肿瘤也多见于皮肤和呼吸系统。同一致癌物也可能引起不同部位的肿瘤，如砷可诱发肺癌和皮肤癌。还有少数致癌因素引起肿瘤范围广，如电离辐射可引起白血病、肺癌、皮肤癌、骨肉瘤等。

5. 病理类型 职业性肿瘤往往由于致癌物不同而各具一定的病理类型。接触强致癌物以及高浓度接触所致肺癌多为未分化小细胞癌，反之则多为腺癌。铬多致肺鳞癌，氯乙烯可致肝血管肉瘤。但是上述病理学特点不是绝对的，仅供与非职业性肿瘤作鉴别时参考。

6. 致癌条件 职业性肿瘤要在一定条件下才能发生，主要与职业性致癌因素的理化特性、强度、作用方式等有关。如不溶性的铬盐及镍盐，只有经肺吸入才能致癌，而将它们涂抹皮肤或经口摄入均无致癌作用。职业性肿瘤是否发病还与接触者的健康状况、个体易感性、行为与生活方式等有关。如石棉接触者同时有吸烟习惯,其肺癌发病率可以增加 40~90 倍。

三、职业性致癌物分类

根据流行病学研究和动物实验结果,职业性致癌物可分为三类:

1. 确认致癌物 指在流行病学调查中已有明确的证据表明对人有致癌性的致癌物或生产过程。如联苯胺、β-萘胺所致膀胱癌,苯所致白血病,砷及其化合物所致肺癌、皮肤癌,镍及其化合物(氧化镍和硫化镍)所致肺癌和鼻窦癌,紫外线辐射所致皮肤癌,芥子气所致肺癌等。

2. 可疑致癌物 可疑致癌物分两种情况,一种是动物实验证据充分,但流行病学资料有限;另一种是动物致癌试验阳性,特别是与人类血缘关系相近的灵长类动物中致癌试验阳性,对人致癌可能性很大,但缺少对人类致癌的流行病学证据。此类化学物也是目前流行病学研究的重点,如镉及其化合物、铍及其化合物、甲醛等。

3. 潜在致癌物 指在动物实验中已获得阳性结果,但在人群中尚无资料表明对人有致癌性,如钴、锌、硒等。

四、常见的职业性肿瘤

1. 职业性呼吸系统肿瘤 在职业性肿瘤中,呼吸道肿瘤占极高比例。目前已知对人类呼吸道有致癌作用的物质有:砷、石棉、煤焦油类物质、氯甲醚类、铬、镍、芥子气、异丙油、放射性物质等。吸烟已被证明是肺癌发生的最危险因素,吸烟对职业性呼吸道肿瘤可有明显影响或相乘作用。接触放射性物质、芥子气、异丙油、镍精炼、多环芳烃等,均可使呼吸道肿瘤增多。

2. 职业性皮肤癌 这是最早发现的职业肿瘤,约占人类皮肤癌的 10%。职业性皮肤癌与致癌物的关系往往最直接、最明显,经常发生在暴露部位和接触局部。能引起皮肤癌的主要化学物有煤焦油、沥青、蒽、木馏油、页岩油、杂酚油、蜡、氯丁二烯、砷化物、X 射线等。以煤焦油类物质所致接触工人的皮肤癌最多见。

3. 职业性膀胱癌 此类肿瘤在职业性肿瘤中也占相当的地位,在膀胱癌死亡病例中有 20% 可找出可疑致癌物的接触史。主要的致膀胱癌物质为芳香胺类,高危职业有:生产萘胺、联苯胺和 4-氨基联苯的化工行业,以萘胺、联苯胺为原料的染料、橡胶添加剂、颜料等制造业,使用芳香胺衍生物作为添加剂的电缆、电线行业。

4. 其他职业性肿瘤 苯致白血病、氯乙烯致肝血管肉瘤、石棉致胸腹膜间皮瘤等,也是确定的职业性肿瘤。

五、职业性肿瘤的预防原则

职业性肿瘤由于致癌因素比较清楚,有可能采取相应的措施加以预防,或将其危险度控制在最低水平。

1. 加强职业性致癌因素的控制和管理 对目前已知的职业性致癌因素采取有效的控制和管理措施是降低职业性肿瘤发病的重要手段。这包括建立致癌物管理登记制度;对环境中致癌物浓度进行经常性定期监测,准确估计人体接触水平;改革工艺流程,加强卫生技术措施,严格选用原料,明确规定并尽可能降低产品中致癌杂质含量。对于不能立即改变工艺路线或目前也无法代替的致癌物,管理监督部门和企业需采取严格综合措施,控制工人接触水平。至于新化学物质,则应作致癌性筛试,发现致癌性强者,应停止生产和使用。

2. 健全医学监护制度 对肿瘤高危人群的医学监护只有在下列情况下才可能有效:①筛检方法易行且敏感;②可能检出肿瘤前期的异常改变或在早期阶段的肿瘤;③备有有效的干预措施足以降低"早期"肿瘤的发生率和死亡率,这包括建立致癌物管理登记制度和对环境中致癌物浓度进行经常性定期监测,准确估计人体接触水平。

3. 加强宣传教育,注意个人卫生　原则与预防其他职业病相同,应特别强调的是:①处理致癌物时,应严防污染厂外环境;②工作服应集中清洗、去除污染,禁止穿回家;③许多致癌物与吸烟有协同作用,应在接触人群中开展戒烟的宣传;④加强职业健康教育。

4. 建立致癌危险性预测制度　致癌危险性预测与流行病学调查和动物实验密切相关。致癌危险性预测对加强预防为主、有效管理致癌因素、为制定法规提供依据均具有重要意义。

5. 职业性肿瘤的化学预防　肿瘤的化学预防是指用化学物预防肿瘤的发生,或诱导肿瘤细胞分化逆转、凋亡,从而达到预防恶性肿瘤的目的。

(张正东)

第七节　工作有关疾病

【学习要点】

1. 工作有关疾病的特点及常见分类。
2. 影响工作有关疾病发生的因素。

一、概述

工作中接触的职业性有害因素可以使职业人群中常见疾病的发病率增高,使潜在的疾病发作,使现患疾病病情加重,这类疾病统称为工作有关疾病(work-related disease)。

工作有关疾病的特点为:①职业性有害因素不是唯一的直接病因,而是其发生和发展中的众多因素之一;②由于职业性有害因素影响,促使潜在疾病暴露或病情加重;③在控制或改善劳动条件后,可使这些疾病的发病率降低或病情减轻;④工作有关疾病不属于我国法定职业病范围,但它对工农业生产发展的影响不容忽视。

二、常见工作有关疾病

(一)下背痛

下背痛(low back pain)俗称腰痛、下腰痛,是指十二胸椎与十二肋以下,骶髂关节下缘以上,即十二肋与臀褶之间的疼痛。

1. 工作有关下背痛的原因　引起下背痛的原因很多,但与工作有关的下背痛常与下列因素有关:

(1)创伤:外伤可使腰部肌肉、筋膜和韧带造成撕裂损伤,造成组织间隙出血、渗出、水肿,结果引起疼痛、功能障碍。创伤是急性下背痛的最重要原因,腰部肌肉、韧带的反复轻微损伤是与工作有关的慢性下背痛的主要原因。

(2)重体力负荷:重体力负荷与下背痛的因果关系已被认同,发生下背痛的危险性随劳动强度的增加而上升。

(3)不良工作姿势:重复或静态的不良姿势,如弯腰或身体扭曲会增加脊柱压力并造成脊柱受力不均,是发生下背痛的主要危险因素。

(4)全身振动:下背痛在汽车驾驶员中是常见症状,除了与久坐、疲劳等原因有关,振动是引起下背痛的重要因素。

(5)心理因素:社会精神心理要求高者易患下背痛,工作强度大、工作时间长、工作环境差等不利因素会对职业性下背痛的发生起促进作用。

2. 临床表现　下背痛的主要临床表现有下背部持续性广泛酸痛、发紧、沉重感、弯腰困难、工作后或长时间固定于某一姿势后疼痛加剧,腰部检查可有局部压痛点,休息后疼痛减轻或消失。否则腰痛时间延长,可引起放射性臀部、腿部疼痛,严重者发生腰椎间盘突出、下肢肌力受到影响。

3. 治疗 主要治疗措施包括适当休息和功能锻炼,尽量避免过多弯腰或需要腰部长久固定姿势的工作,按摩、理疗、局部封闭有助于减轻疼痛,药物治疗可选用消炎止痛类药及活血、化瘀、祛风、止痛等中药方剂。

4. 预防 预防与工作有关的下背痛,首先要使工作环境和劳动条件符合劳动卫生学和人类工效学要求。根据不同职业特点,制定合理的工作时间和工间休息时间。尽量避免腰部承重强度大、频繁弯腰或腰部长久固定姿势的工作。在湿、冷环境中工作时,应注意全身保暖,特别是腰部保暖。

(二) 腕管综合征

腕管综合征(carpal tunnel syndrome,CTS)是正中神经在腕管内受到卡压后,引起其所支配范围的手部感觉和运动功能损伤的临床表现。腕管综合征中以职业因素为主导病因者,称为工作有关的腕管综合征(work related carpal tunnel syndrome,work-related CTS),大致占腕管综合征的50%。

1. 工作有关腕管综合征的原因 腕部的慢性劳损为常见的原因,在职业人群中多见于腕部需要频繁重复用力活动的作业,或从事手及腕部直接用力压迫的工作,以及手部使用局部振动工具者。还有一些疾病如腕管内腱鞘囊肿、腕骨骨折、脂肪瘤、关节炎、肢端肥大症、黏液性水肿、淀粉样变性及手部局部感染等,都可引起腕管狭窄或腕横韧带增厚,成为腕管综合征的病因。

2. 临床表现 腕管综合征的发病一般都较隐蔽。进程可分为3期:①早期:起病时患者常感手部发麻和针刺感,主要出现在拇指、示指、中指和环指桡侧一半的掌面,以及这些手指近侧指间关节以远的背侧面。夜间症状加重是典型的表现,常使患者从睡眠中痛醒。患者不得不试图用搓手、甩腕、将手臂挂到床外或变换体位等办法来减轻症状,严重的患者常感手指和手掌深部出现烧灼样疼痛或针刺样麻疼。约15%的患者手部疼痛可向上往腕部及前臂放射。②中期:除了感觉症状外,手部精细动作可出现困难,出现持物不稳等运动功能障碍。正中神经支配的部位的痛、触觉减退,且以指尖为重。③晚期:患者出现鱼际肌萎缩。人为地压迫腕部屈面或使腕关节持续过度屈曲或过度背伸时,能引出和加重感觉异常的症状,即为腕掌屈试验(Phalen test)阳性。叩击腕部正中神经引起放射样疼痛和针刺感则为Tinel征。

3. 治疗 患者经诊断为工作有关的腕管综合征后,如其工作不能作功效学的改进,应即调离原工作。抗炎药物虽可减轻症状,但疗效短暂。如经保守治疗无效,可考虑施行局部松解的外科手术,效果较好。

4. 预防 一级预防包括工程控制如改进工具、操作和工作场所的功效学设计,加强生产的机械化和自动化。如同时还存在其他发病因素,应结合实际情况加以研究解决。工人主诉有腕管综合征的症状时,应定期检查,即使尚未出现阳性体征或肌电异常也应随访观察。

(三) 颈肩腕综合征

颈肩腕综合征(neck-shoulder-wrist syndrome)系指与工作有关的以颈、肩、腕不适、疼痛及/或功能障碍为主要特征的一类慢性肌肉骨骼损伤。

1. 工作有关颈肩腕综合征的原因 颈肩腕综合征多见于视屏作业、缝纫作业、伏案工作及银行出纳等人员。颈肩腕综合征的发生多与工效学设计不合理,单一、重复、高速工作,工作时间过长、工间休息时间过短以及颈、肩、腕部位经常处于或动或静的紧张状态有关。

2. 临床表现 颈肩腕综合征主要为颈、肩、腕部疼痛和疲乏、活动受限及局部压痛等,同时可有头昏、头胀、失眠、眼睛胀痛、视觉疲劳及其他慢性肌肉骨骼损伤,如腰背痛等。

3. 预防 颈肩腕综合征的预防应从使工作条件符合人类工效学要求和合理安排工作着手。如视屏作业,其工作台椅设计应符合人类工效学原则,键盘放置高度以离地70~75cm、座高42~45cm为宜;屏幕高度高点低于眼水平,所视物的角度在正常视距内,倾角不小于15°;眼与荧屏的距离41~80cm,夹角3°~35°;右臂应有支持以减少由于臂的重量所产生的力距;工作安排以每天总工作时间不超过 4~5h、工作 1~2h 后休息 10~15min 为适当,击键数以一天总数控制在 40 000 次以内、每小时不超过 10 000 次为宜。另外,适当的体育锻炼有助于改善局部血液循环,防止疲劳和损伤的发生。

(张正东)

小结

　　良好的职业环境有利于健康,而不良的劳动条件则损害职业人群的健康,甚至引起职业病。职业性有害因素不仅影响人们职业生命阶段的健康,而且对其老年阶段的健康和生存质量也会产生重要影响。因此,重点掌握职业性有害因素的种类,既是对职业性损害进行诊断、治疗和康复处理的需要,也有助于加深对疾病危险因素的全面认识。职业性损害的发生是劳动者个体、职业性有害因素及有关的作用条件相互联系、相互影响的结果,认真遵循"三级预防"原则并严格实施具体措施,职业性损害是完全可以预防的。临床医学的各个专科均涉及职业医学的内容,系统掌握职业病的概念、特点、主要临床表现和诊断处理原则,必能促进临床诊治水平的提高。职业性化学中毒以重金属、有机溶剂、苯的氨基和硝基化合物、刺激性和窒息性气体及农药中毒较为常见,故应对其中毒机制、临床表现及治疗原则加以理解和掌握。目前,尘肺病仍是我国发病率最高、危害最严重的职业病。了解生产性粉尘的来源与分类,掌握其理化特性的卫生学意义,理解矽肺、煤工尘肺、硅酸盐肺等的发病机制、病理改变、临床表现,才能正确进行尘肺病的诊断、治疗和预防。随着新技术、新工艺的应用,劳动者及其他人群接触的物理因素逐渐增多。应对高温、噪声、振动、高频电磁场和微波、红外线、紫外线和电离辐射的健康损害效应有所了解和认识,并对其所致特异性疾病的特征加以掌握。职业性肿瘤占人群全部肿瘤的比例虽不高,但病因明确,对其深入研究有利于肿瘤防治整体水平的提高。应在理解职业性肿瘤特征的基础上,掌握职业性致癌物分类和我国法定职业肿瘤的范围,初步了解和认识职业性肿瘤的预防原则。工作有关疾病的范围比职业病更为广泛,其导致的疾病经济负担更大。因此,有必要掌握工作有关疾病的概念和特点,并对常见工作有关疾病的原因、临床表现、治疗和预防有所了解,以便将来在临床工作中加以应用。

思考题

　　1. 职业病有哪些特点? 举例说明职业病与工作有关疾病的异同点。

　　2. 慢性铅中毒的主要临床表现及其特点是什么?

　　3. 如何预防常见窒息性气体中毒?

　　4. 生产性粉尘对人体的致病作用有哪些?

　　5. 试述中暑发病机制及其分类情况。

　　6. 振动作业中,试述影响其危害程度的因素有哪些?

第三章

食物与健康

食物是人类赖以生存的物质基础,供给人体必需的各种营养素及能量。不同的食物所含营养素的数量与质量不同,因此,膳食中的食物组成是否合理,即提供营养素的数量与质量是否适宜,其比例是否合适,对于维持机体的生理功能、生长发育、促进健康及预防疾病至关重要。不合理的膳食结构,将会产生某些营养素的摄入不足或过多,最终将导致人体营养不良,影响健康,产生疾病,甚至威胁生命。

第一节　营养与健康

【学习要点】

1. 产能营养素、能量、各种维生素和矿物质的生理功能、食物来源和参考摄入量。
2. 合理膳食的概念、意义、膳食要求。
3. 中国居民膳食指南与平衡膳食宝塔。
4. 营养调查的内容与方法。
5. 营养调查结果的分析评价。
6. 中国食物与营养发展纲要的基本原则、营养相关的发展目标与发展重点。

人体从外界环境中摄取食物,经过体内消化、吸收和代谢,以满足机体生理功能、生长发育和体力活动必需的生物学过程称为营养(nutrition)。食物中为机体提供能量,参与构成组织器官、组织修复以及调节生理功能的化学物质称为营养素(nutrients),包括蛋白质(protein)、脂类(lipids)、碳水化合物(carbohydrate)、矿物质(mineral)和维生素(vitamin)。营养不良(malnutrition)是指由于一种或一种以上营养素的缺乏或过剩所造成的机体健康异常或疾病状态。研究机体营养规律以及改善措施的科学即为营养学(nutrition science 或 nutriology),其涉及基础营养、食物营养、特殊生理状况人群营养、临床营养及公共营养。

一、基础营养

基础营养主要是研究食物供给人体生存必需的各类营养素的生理功能、消化吸收和代谢、营养学评价、营养不良及营养状况评价、参考摄入量及食物来源等;食物提供营养素的数量和质量是否满足机体的需要是维持机体的健康及预防疾病的关键所在。

(一)产能营养素和能量

在获取的食物营养素中,蛋白质、脂肪和碳水化合物经体内氧化可以释放能量,被称为产能营养素(calorigenic nutrients)。

1. 蛋白质　在体内不能合成或合成速度不能满足机体需要,必须从食物中获取的氨基酸称为必需氨基酸(essential amino acid,EAA),即亮氨酸、异亮氨酸、赖氨酸、蛋氨酸、苯丙氨酸、苏氨酸、色氨酸、缬氨酸和组氨酸,共 9 种氨基酸;另外,还有半必需氨基酸(semi-essential amino acid)又称条件必需氨基酸,如半胱氨酸和酪氨酸,在体内分别由蛋氨酸和苯丙氨酸转变而来,所以将蛋氨酸与半胱氨酸、苯丙氨酸与酪氨酸分别合并计算;人体可以自身合成的氨基酸为非必需氨基酸(nonessential amino acid)。因某种必需氨基酸含量相对较低,影响了食物蛋白质在体内的消化利用,该种必需氨基酸称为限制性氨基酸(limiting amino acid)。谷类和豆类食物的第一限制性氨基酸分别是赖氨酸和蛋氨酸。同时摄入两种以上的食物,相互补充食物间必需氨基酸数量的不足,提高蛋白质营养价值的作用称为蛋白质互补作用(protein complementary action)。

(1)蛋白质的生理功能:①构成人体组织成分(包括构成组织和器官);②构成体内的生理活性物质(包括酶、激素、抗体、物质运输与交换体以及维持体液平衡等);③提供机体氨基酸和肽类(一类生理调节物);④提供能量,1g 食物蛋白质在体内氧化产生约 16.7kJ(4kcal)的能量。

(2)蛋白质营养学评价:主要从食物蛋白质的含量(或数量)、被人体消化吸收的程度和被人体利用的程度进行全面评价食物蛋白质的营养价值。常用评价食物蛋白质消化、吸收和利用程度的指标包括蛋白质表观消化率(apparent digestibility)、蛋白质生物价(biological value)、蛋白质净利用率(net protein utilization)、蛋白质功效比值(protein efficiency ratio)以及氨基酸评分(amino acid score)等。一般来说,动物性食物蛋白质消化率和利用率较高,同时还富含必需氨基酸,而植物性食物蛋白质利用率较低。

(3)蛋白质的食物来源和参考摄入量:蛋白质广泛存在于食物中,其中动物性食物蛋白质和大豆蛋白质是优质蛋白质的重要食物来源。在中国营养学会修订的《中国居民膳食营养素参考摄入量》(2013 版)中建议成人蛋白质推荐摄入量(RNI)男性为 65g/d,女性则为 55g/d,孕妇和乳母在同龄人群参考值基础上额外增加,分别为孕中期额外增加 15g/d、孕晚期 30g/d、乳母 25g/d。

2. 脂类　包括脂肪(fats)和类脂(lipoids),其中脂肪又称为甘油三酯(triglycerides),其基本结构是由三分子的脂肪酸(fatty acids)和一分子甘油组成。依据碳链长短不同,脂肪酸可以分为长链脂肪酸(long-chain fatty acid,LCFA)含 14~24 个碳,中链脂肪酸(medium-chain fatty acid,MCFA)含 8~12 个碳,短链脂肪酸(short-chain fatty acid,SCFA)含 6 个碳以下。根据饱和程度不同,脂肪酸可分为饱和脂肪酸(saturated fatty acids,SFA)和不饱和脂肪酸(unsaturated fatty acids,USFA);根据不饱和双键数量的不同,可将不饱和脂肪酸分为单不饱和脂肪酸(monounsaturated fatty acids,MUFA)和多不饱和脂肪酸(polyunsaturated fatty acids,PUFA)。按双键的位置不同,可分为 n-3(ω-3)和 n-6(ω-6)系列多不饱和脂肪酸,即从甲基(CH_3—)端数起,第一个不饱和键在第 3 和第 4 碳之间或第 6 和第 7 碳之间。如亚油酸为 $C_{18:2}$,n-6,即亚油酸有 2 个不饱和键,第 1 个不饱和键位于第 6 和第 7 碳之间,是含 18 个碳的 n-6 系列的长链脂肪酸。按照脂肪酸的空间结构不同,脂肪酸可分为顺式脂肪酸(cis-fatty acid)和反式脂肪酸(trans-fatty acid),在自然界中,多数不饱和脂肪酸是以顺式脂肪酸形式存在的。过多的饱和脂肪酸可导致肥胖相关的慢性非传染性疾病,反式脂肪酸可增加心血管疾病发生的风险,诱发肿瘤、2 型糖尿病等疾病。

(1)脂肪的主要生理功能:①贮存和供给能量:1g 脂肪在体内氧化产生 39.7kJ(9kcal)能量;②构成机体组成成分和内分泌作用;③提供必需脂肪酸:必需脂肪酸(essential fatty acid,EFA)是指人体不可缺少而自身又不能合成,必须通过食物供给的脂肪酸,如亚油酸(1inoleic acid;$C_{18:2}$,n-6)和 α-亚麻酸(alpha-linolenic acid;$C_{18:3}$,n-3)亚油酸可转化为花生四烯酸(arachidonic acid,AA),而 α-亚麻酸又可代谢为二十碳五烯酸(eicosapentaenoic acid,EPA)和二十二碳六烯酸(docosahexenoic acid,DHA);④促进脂溶性维生素的吸收,同时增进食欲、增加饱腹感。

(2)脂类主要的食物来源和参考摄入量:动物性脂肪以饱和脂肪酸和单不饱和脂肪酸相对较多,而植物油和坚果类食品主要提供多不饱和脂肪酸。中国营养学会推荐的成人亚油酸和 α-亚麻酸的适宜摄入量(AI)占总能量比分别为 4.0% 和 0.6%;孕妇和乳母的二十碳五烯酸(EPA)与二十二碳六烯酸(DHA)的适宜摄入量之和为 0.25g/d,其中 DHA 为 0.20g/d。限制反式脂肪酸的摄入,其可耐受最高摄入量(UL)为小于能量比的 1%。另外,多数学者建议胆固醇摄入量不宜超过 300mg/d。

3. 碳水化合物　由碳、氢和氧三种元素组成的有机化合物,广泛存在于自然界的动物和植物性食物中。按照化学结构及生理作用不同,可将碳水化合物分为糖(单糖、双糖和糖醇)、寡糖或低聚糖(低聚寡糖、棉子糖和水苏糖)、多糖(直链、支链或变性淀粉和非淀粉多糖)。按照是否被人体消化,碳水化合物又可分为可消化和不可消化的碳水化合物(部分糖醇、低聚糖、膳食纤维或抗性淀粉等)。碳水化合物是人类膳食最经济和最主要的能量来源。

(1)碳水化合物主要生理功能:①贮存和提供能量:糖原是肝脏和肌肉内碳水化合物的贮存形式,1g 葡萄糖在体内氧化可释放能量 16.7kJ(4kcal);②参与构成组织结构(细胞膜、细胞器膜、细胞质、结缔组织、神经组织及骨骼和角膜等)和生理活性物质(酶、抗体和激素);③节约蛋白质作用(protein sparing action):摄入充足的碳水化合物可减少糖异生作用(gluconeogenesis),降低组织蛋白质的消耗;④抗生酮作用(antiketogenesis):足够的碳水化合物可提供充足的草酰乙酸,利于脂肪酸彻底氧化,减少酮体(ketone body)的产生;⑤预防慢性病:膳食纤维(dietary fiber)是指植物性食物中不能被人体小肠消化和吸收,但对机体可产生健康效应的碳水化合物,具有吸水膨胀和促进肠蠕动的作用,有利于预防便秘、大肠疾病、某些癌症、心血管病、糖尿病、胆石症和肥胖症等。

(2)碳水化合物的食物来源与参考摄入量:碳水化合物主要来源于植物性食物,如谷类、薯类、根茎类蔬菜、豆类和坚果。蔬菜、水果是膳食纤维的良好来源。中国营养学会建议 18~64 岁成人总碳水化合物平均需要量(EAR)是 120g/d,孕妇为 130g/d,乳母为 160g/d。多数学者建议膳食纤维摄入量为 20~35g/d 较为适宜。

4. 能量　能量单位是焦耳(joule,J)、千焦耳(kilo joule,kJ)或千卡(kilocalorie,kcal),其换算关系如下:1kJ=0.239kcal,1kcal=4.184kJ。目前,营养学上更多应用的能量单位是千卡,即 1kcal 是指 1 000g 的纯水的温度由 15℃上升到 16℃所吸收的能量。每克产能营养素在体内氧化产生的能量值为能量系数(calorific coefficient/calorific value),蛋白质、脂肪和碳水化合物分别为 4kcal/g、9kcal/g 和 4kcal/g。

(1)人体的能量消耗:正常成人的机体能量主要用于维持基础代谢、体力活动和食物热效应以及生长发育等的需要。食物热效应(thermic effect of food,TEF)是指人体在摄食过程中所引起的能量消耗额外增加的现象,其与食物营养成分、进食的量和频数有关。

(2)能量的主要来源与参考摄入量:能量主要来源于食物中的碳水化合物、脂肪和蛋白质。中国营养学会按照人群不同身体活动水平(轻、中和重)、不同性别和年龄健康等情况,制订出膳食能量需要量(EER)。以中等身体活动水平为例,18~49 岁男性与女性分别为 10.88MJ/d(2 600kcal/d)和8.79MJ/d(2 100kcal/d)、50~64 岁分别为 10.25MJ/d(2 450kcal/d)和 8.58MJ/d(2 050kcal/d)、65~79 岁则分别为 9.83MJ/d(2 350kcal/d)和 8.16MJ/d(1 950kcal/d);孕中期和孕晚期在同龄人群参考值基础上分别额外增加 1.26MJ/d(300kcal/d)和 1.88MJ/d(450kcal/d),而乳母则额外增加 2.09MJ/d(500kcal/d)。长期以来,我国营养学家建议产能营养素供能应占总能量比例为碳水化合物 55%~65%、脂肪20%~30%、蛋白质为 10%~15%,而儿童青少年蛋白质供能比则为 12%~14%。

(二)维生素

维生素(vitamin)是维持机体正常生理功能及细胞代谢所必需的一类微量的低分子有机化合物。按照溶解性不同,可分为脂溶性与水溶性维生素。脂溶性维生素包括维生素 A、D、E 及 K,可溶于脂肪或有机溶剂,在脂肪酸败(fat rancidity)中容易被破坏,摄入过多时,可产生蓄积并引起机体中毒。水溶性维生素包括 B 族维生素(维生素 B_1、B_2、B_6、B_{12}、烟酸、叶酸、泛酸和生物素)和维生素 C,可溶于水,多数对光和热敏感,在紫外光照射或过度加热时易被破坏。满足组织需要后,过多的部分将经尿排出。大多数维生素在体内不能合成且也不能大量贮存于组织中,必须由食物提供,来满足机体需要。

1. 维生素 A　维生素 A 类是指具有视黄醇(retinol)结构的一类生物活性物质。动物性食物来源的维生素 A 为已形成的维生素 A(preformed vitamin A),包括视黄醇、视黄醛(retinal)和视黄酸(retinoic acid);植物性食物来源的 β 胡萝卜素(β-carotene)及其他类胡萝卜素在体内转化形成维生素A,因此,称其为维生素 A 原(provitamin A),其中最重要的是 β-胡萝卜素。维生素 A 单位是视黄醇活性当量（retinol activity equivalents，RAE）。

（1）维生素A的生理功能：①维持正常的视觉：视黄醛是构成视网膜视觉细胞内感光物质——视紫红质（rhodopsin）的重要成分，缺乏可致暗适应（dark adaptation）能力下降；②促进细胞生长和分化：视黄酸作为转录调节因子参与多种基因的表达，调节神经系统、心血管系统、眼睛、上皮组织等细胞生长与分化；③增强细胞和体液免疫、抗癌以及维持生殖功能。

（2）维生素A的缺乏与过量：缺乏表现为：①眼部症状表现为暗适应能力下降，严重者可致夜盲症（night blindness），有的则出现眼干燥症（xerophthalmia），甚至失明；儿童缺乏的典型症状是存在于角膜两侧和结膜外侧的毕脱氏斑（Bitot's spots）；②皮肤症状表现为皮肤干燥、毛囊上皮角化、毛囊性丘疹与皮脂腺分泌减少等，呈现蟾皮样和鱼鳞样的改变；③细胞免疫功能下降，儿童易发生呼吸道感染及腹泻症状。过量摄入维生素A可产生急性毒性、慢性毒性和致畸等中毒表现。

（3）维生素A的食物来源和参考摄入量：动物性食物富含已形成的维生素A，而绿叶蔬菜、黄色蔬菜和水果则是β-胡萝卜素及其他类胡萝卜素良好来源。中国营养学会提出维生素A推荐摄入量（RNI）成年男子为800μg RAE/d，女子为700μg RAE/d；孕中、晚期在同龄人群参考值的基础上额外增加70μg RAE/d，而乳母则增加600μg RAE/d。成人维生素A可耐受最高摄入量（UL）为3 000μg RAE/d。

2. 维生素D 维生素D是一类含环戊氢烯菲环结构、具有钙化醇生物活性的化合物。食物中的维生素D主要有维生素D_2（ergocalciferol，麦角钙化醇）和维生素D_3（cholecalciferol，胆钙化醇）；人体皮肤中含有的7-脱氢胆固醇在日光或紫外线照射下转变为维生素D_3。膳食来源或由皮肤合成的维生素D必须运输到靶器官（小肠、肾脏和骨等）才能发挥生理效应。维生素D的激活与肝脏和肾脏D_3-25-羟化酶和25-（OH）-D_3-1羟化酶活性密切相关。维生素D的主要活性形式为1,25-（OH）$_2$-D_3（或D_2）。

（1）维生素D的生理功能：①促进小肠对钙吸收与转运：维生素D可诱导一种特异性钙调蛋白合成，进而促进钙吸收；②促进肾小管对钙、磷的重吸收，减少钙、磷的丢失；③调节血钙平衡：如血钙降低时，甲状旁腺素升高，维生素D增多，通过靶器官的调节作用，使血钙水平升高。近年研究发现，维生素D参与机体生长发育、细胞分化以及免疫炎症等调节，与多种慢性病（如心脑血管疾病、某些肿瘤、糖尿病及自身免疫性疾病等）有关。

（2）维生素D的缺乏与过量：婴幼儿缺乏时可引起佝偻病（rickets），表现为骨骼变软且易弯曲变形，牙齿萌出推迟，恒牙发育不良等；而成人则发生骨质软化症（osteomalacia）、骨质疏松症（osteoporosis）或手足痉挛症（carpopedal spasm），常有自发性、多部位骨折。过量摄入维生素D可导致中毒症状，如食欲减退、烦躁以及多种消化道症状，甚至出现组织钙化。

（3）维生素D的来源和参考摄入量：维生素D的两个来源，即动物性食品及鱼肝油制剂和经皮肤合成。中国营养学会提出维生素D推荐摄入量（RNI）1~64岁和孕妇与乳母均为10μg/d、≥65岁为15μg/d；成人维生素D可耐受最高摄入量（UL）为50μg/d。

3. 维生素E 维生素E是指含苯并二氢吡喃结构，具有α-生育酚生物活性的一类化合物，其中以α-生育酚（α-tocopherols）的生物活性最大。大部分维生素E贮存于肝脏和肌肉中。维生素E的活性可用α-生育酚当量（α-tocopherol equivalence，TE）来表示。

（1）维生素E的生理功能：①抗氧化和预防衰老作用：维生素E是非酶抗氧化体系中重要的抗氧化剂，其可保护生物膜中的多不饱和脂肪酸、细胞骨架、含巯基蛋白质及细胞内的核酸免受自由基的攻击，减少体内脂褐质的产生；②调节血小板的黏附力和聚集作用：通过调节磷脂酶A_2的活性，减少血小板的聚集和凝血作用；③与精子生成和繁殖能力有关。

（2）维生素E的缺乏与过量：维生素E缺乏可导致视网膜退变、溶血性贫血、肌无力以及神经退行性病变等。维生素E毒性较小，但长期大剂量摄入时，可引起维生素K吸收和利用障碍等中毒症状。

（3）维生素 E 的食物来源和参考摄入量：植物油、麦胚、种子、坚果和豆类是维生素 E 良好的来源。中国营养学会建议成人维生素 E 适宜摄入量（AI）是 14mg α-TE/d 总生育酚，乳母额外增加 3mg α-TE/d 总生育酚；成人维生素 E 可耐受最高摄入量（UL）为 700mg α-TE/d。

4. 维生素 B₁　维生素 B₁ 又称硫胺素（thiamine）、抗神经炎因子或抗脚气病因子。维生素 B₁ 由含有氨基的嘧啶环和含硫基的噻唑环通过亚甲基桥连接而成，主要以焦磷酸硫胺素（thiamine pyrophosphate，TPP）的形式存在体内。

（1）维生素 B₁ 生理功能：①辅酶功能：TPP 是氧化脱羧酶和转酮醇酶的辅酶，参与 α-酮酸的氧化脱羧反应和磷酸戊糖途径的转酮醇反应；②非辅酶功能：作为胆碱酯酶的抑制剂，影响乙酰胆碱的合成和代谢等。

（2）维生素 B₁ 的缺乏与过量：维生素 B₁ 缺乏直接影响氨基酸、核酸和脂肪酸的合成代谢。长期缺乏可引起成人脚气病，包括：①干性脚气病（dry beriberi）：主要症状是多发性周围神经炎，表现为肢端麻痹或功能障碍，肌肉酸痛压痛，尤其是腓肠肌压痛更为明显；②湿性脚气病（wet beriberi）：主要症状是充血性心力衰竭引起的水肿和心脏功能的改变；婴儿脚气病（infant beriberi）：初期为心跳加快，呼吸急促和困难，继而出现发绀、水肿、心脏扩大以及心力衰竭等，多见于维生素 B₁ 缺乏的乳母所喂养 2~5 月龄的婴儿。一般来讲，过量摄入维生素 B₁ 引起的中毒较为少见。

（3）维生素 B₁ 的食物来源和参考摄入量：维生素 B₁ 良好的食物来源是动物内脏、瘦肉类、禽蛋、豆类、酵母和坚果以及粮谷类。中国营养学会建议维生素 B₁ 的推荐摄入量（RNI）成年男子为 1.4mg/d，女子为 1.2mg/d；孕中期在同龄人群参考值基础上额外增加 0.2mg/d、孕晚期和乳母各增加 0.3mg/d。

5. 维生素 B₂　维生素 B₂ 又称核黄素（riboflavin），由一个咯嗪环与一个核糖衍生的醇连接而成。维生素 B₂ 常以黄素单核苷酸（flavin mononucleotide，FMN）和黄素腺嘌呤二核苷酸（flavin adenine dinucleotide，FAD）辅酶的形式与特定蛋白结合形成黄素蛋白（flavoprotein），发挥其生物学作用。

（1）维生素 B₂ 的生理功能：①以 FMN 和 FAD 辅酶的形式参与生物氧化和能量代谢，维持蛋白质、脂肪和碳水化合物的正常代谢，促进生长发育等；②参与维生素 B₆ 和烟酸的代谢；③参与体内抗氧化防御系统和红细胞形成、糖原合成和药物代谢等。

（2）维生素 B₂ 的缺乏与过量：缺乏的临床表现以口腔、眼和皮肤的炎症反应为主，即：①口腔症状：口角炎、口唇炎、舌炎（典型改变为地图样改变）；②眼部症状：眼球结膜充血，睑缘炎、角膜血管增生、畏光以及视物模糊等；③皮肤症状：鼻唇沟、眉间以及腹股沟等出现脂溢性皮炎。一般来说，不会引起维生素 B₂ 过量中毒。

（3）维生素 B₂ 的食物来源与参考摄入量：维生素 B₂ 的良好食物来源是动物性食品如动物内脏、乳类、蛋类以及鱼类；植物性食物以蘑菇、豆类以及绿叶蔬菜中含量较多。中国营养学会建议维生素 B₂ 的推荐摄入量（RNI）分别为成年男子 1.4mg/d、女子 1.2mg/d；孕中期在同龄人群参考值基础上额外增加 0.2mg/d、孕晚期和乳母各增加 0.3mg/d。

6. 叶酸　叶酸（folic acid，FA）由蝶啶、对氨基苯甲酸和谷氨酸组成。天然存在的叶酸形式中只有四氢叶酸（tetrahydrofolate，THFA）具有生理活性。叶酸摄入量以膳食叶酸当量（dietary folate equivalence，DFE）表示。

（1）叶酸的生理功能：作为一碳基团（甲酰基、亚甲基、甲基）的载体，THFA 参与嘌呤、嘧啶核苷酸的代谢；促进二碳和三碳氨基酸相互转化，并参与甲基化反应过程。

（2）叶酸的缺乏与过量：典型缺乏症状是巨幼红细胞性贫血（megaloblastic anaemia）、舌炎和腹泻；孕早期叶酸缺乏可引起胎儿神经管畸形（neural tube defect），主要表现为脊柱裂、无脑儿、脑膨出等。此外，叶酸缺乏导致同型半胱氨酸向胱氨酸转化障碍，血中同型半胱氨酸水平增加，形成高同型半胱氨酸血症（hyperhomocysteinemia），后者是动脉粥样硬化形成的危险因素。过量摄入叶酸可影响锌的吸收、干扰维生素 B₁₂ 缺乏的诊断结果。

（3）叶酸的食物来源和参考摄入量：叶酸良好的食物来源有动物肝脏、蛋类、豆类、坚果、绿叶蔬菜、水果和小麦胚芽等。中国营养学会建议成人推荐摄入量（RNI）为 400μg DFE/d；孕妇在同龄人群参考值的基础上额外增加 200μg DFE/d、乳母增加 150μg DFE/d。成人叶酸可耐受最高摄入量（UL）为 1 000μg DFE/d。

7. 维生素 B_6　维生素 B_6 是 3-甲基-3-羟基-5-甲基吡啶的含氮衍生物。天然存在的形式为吡哆醇（pyridoxine）、吡哆醛（pyridoxal）和吡哆胺（pyridoxamine），均具有维生素 B_6 的活性。在体内，维生素 B_6 以其磷酸化的形式，参与多种酶系反应。

（1）维生素 B_6 的生理功能：①参与氨基酸代谢：如参与转氨、脱氨、脱羟、转硫和色氨酸转化等；②参与糖原与脂肪酸代谢：维生素 B_6 催化肌肉和肝脏糖原转化，还参与亚油酸合成花生四烯酸以及胆固醇的合成与转运过程；③参与脑 5-羟色胺、多巴胺、γ-氨基丁酸和去甲肾上腺素等的合成。另外，参与血红素和一些抗体的合成。

（2）维生素 B_6 的缺乏和过量：维生素 B_6 缺乏可以导致以下症状。①皮炎：眼、鼻、口腔周围甚至整个颜面部、阴囊、会阴等处出现脂溢性皮炎改变；②口腔炎：唇干裂和舌炎，也可伴有神经精神症状。维生素 B_6 的毒性相对较低，但高剂量的营养补充剂也可引起不良反应。

（3）维生素 B_6 的食物来源和参考摄入量：维生素 B_6 来源于禽肉类、鱼类、肝脏、豆类、坚果及谷物。中国营养学会建议维生素 B_6 推荐摄入量（RNI）18~49 岁为 1.4mg/d、50 岁以上 1.6mg/d。孕妇在同龄人群参考值基础上额外增加 0.8mg/d、乳母则增加 0.3mg/d；成人维生素 B_6 可耐受最高摄入量（UL）为 60mg/d。

8. 维生素 C　维生素 C 又称抗坏血酸（ascorbic acid）是一种含有 6 个碳原子的酸性多羟基化合物，以还原型和氧化型抗坏血酸形式存在于组织中，二者可相互转化，均具有生物活性作用。

（1）维生素 C 的生理功能：①抗氧化作用：维生素 C 是一种强的抗氧化剂，维持氧化型谷胱甘肽和还原型谷胱甘肽平衡状态，促进铁吸收和利用以及防止维生素 A、维生素 E 及不饱和脂肪酸的氧化；②参与胶原合成过程：与创伤愈合和血管壁脆性密切相关；③促进类固醇代谢、拮抗毒物作用。

（2）维生素 C 的缺乏与过量：严重缺乏可致坏血病（scurvy），主要表现皮下瘀斑、牙龈出血和压痛、毛囊过度角化以及易疲劳；另外，缺乏导致胶原蛋白合成障碍，伤口愈合延缓，甚至出现骨质疏松症等。维生素 C 毒性低，但一次性大量摄入（2~8g），也可以引起腹痛、腹泻及尿草酸盐结石等中毒表现。

（3）维生素 C 的食物来源和参考摄入量：新鲜的深色蔬菜（油菜、卷心菜、菜花、辣椒和西红柿等）、水果（樱桃、石榴、柑橘、柚子和草莓等）和野菜野果（苜蓿、刺梨、沙棘和猕猴桃等）是维生素 C 重要来源。中国营养学会建议维生素 C 成人的推荐摄入量（RNI）为 100mg/d，孕中期和孕晚期在同龄人群参考值的基础上额外增加 15mg/d、乳母增加 50mg/d；成人维生素 C 的建议摄入量（PI）为 200mg/d；成人维生素 C 的可耐受最高摄入量（UL）为 2 000mg/d。

（三）矿物质

在参与构成人体组织结构、调节代谢以及维持生理功能的元素中，除了碳、氢、氧和氮主要构成蛋白质、脂肪、碳水化合物和维生素等有机化合物，其余的元素均称为矿物质（mineral）。在体内含量大于体重 0.01% 的矿物质为常量元素（macroelement），而小于体重 0.01% 的矿物质则为微量元素（microelement）。常量元素为钙、钠、钾、镁、硫、磷和氯；根据目前的研究，微量元素分为 3 类，即①必需微量元素（essential microelements）包括铁、锌、铜、碘、硒、铬、钴和钼；②可能必需微量元素包括锰、镍、硅、硼和钒；③具有潜在毒性，但在低剂量时具有必需功能的微量元素，包括氟、镉、铅、汞、砷、铝、锡和锂。人体矿物质缺乏或过量与人群生活的地理环境、食物成分构成特点、食品加工的方式方法以及人体自身因素（饮食习惯、健康状况）密切相关。

1. 钙（calcium，Ca）　成人体内 99% 的钙存在于骨骼和牙齿中，其余则以游离或结合形式存在于软组织、细胞外液和血液中，这部分钙统称为混溶钙池（miscible calcium pool）。一般情况下，骨骼钙与混溶钙池的钙维持着一个动态平衡。

（1）钙的生理功能：①构成骨骼和牙齿成分；②作为细胞内重要的"第二信使"促进细胞信息传递；③维持神经肌肉的正常生理活动；④调节细胞代谢酶（如腺苷酸环化酶、三磷酸腺苷酶、琥珀酸脱氢酶、脂肪酶和酪氨酸羟化酶等）的活性；⑤参与血液凝固、激素分泌以及维持酸碱平衡和细胞膜的稳定性。

（2）钙的缺乏与过量：①长期钙合并维生素 D 的缺乏可导致儿童生长发育迟缓、龋齿，甚至形成"O"形或"X"形腿、肋骨串珠、鸡胸等佝偻病症状；②成人缺钙易引起骨质疏松症，表现为骨脆性增加，脊柱变形和压痛，长骨易发生骨折，尤其是股骨颈骨折。长期摄入过量钙可增加患肾结石的危险，并干扰铁、锌、镁、磷的吸收。

（3）钙的食物来源与参考摄入量：钙的良好食物来源为奶及奶制品、虾皮、海产品和豆类及其制品等。动物性食物含有乳糖和氨基酸，可与其形成可溶性钙盐，促进钙的吸收；此外，动物性食品及鱼肝油制剂中的维生素 D 也可诱导钙结合蛋白的合成，促进小肠对钙的吸收。植物性食物含有较多的草酸（oxalic acid）、植酸（phytic acid）和磷酸，其均可与钙形成难溶的盐类，影响钙的吸收；过多的膳食纤维、未被吸收的脂肪酸、过多服用制酸剂也是阻碍钙吸收的重要因素。中国营养学会建议成人钙的推荐摄入量（RNI）：18~49 岁为 800mg/d，50 岁以上为 1 000mg/d，孕中、晚期和乳母均在同龄人群参考值的基础上额外增加 200mg/d；成人钙的可耐受最高摄入量（UL）是 2 000mg/d。

2. 铁（iron） 人体内的铁 60%~75% 存在于血红蛋白，3% 在肌红蛋白和 1% 在含铁酶（细胞色素酶类、过氧化氢酶及过氧化物酶等）中，其余 25%~30% 以贮备铁形式存在。食物铁以血红素铁（heme iron）和非血红素铁（nonheme iron）的形式存在，其中血红素铁的吸收利用率较高，而非血红素铁（高价铁）需还原成二价铁后方可吸收，且此过程受到多种膳食和机体因素的影响。

（1）铁的主要生理功能：①参与氧运输和组织呼吸过程；②维持正常的造血功能；③维持正常的免疫功能；④参与催化 β-胡萝卜素转化为维生素 A、促进嘌呤与胶原的合成、脂类在血液中转运以及药物在肝脏解毒等过程。

（2）铁缺乏：体内铁缺乏可分为 3 个期，即铁减少期（iron deficiency store，IDS）、缺铁性红细胞生成期（iron deficiency erythropoiesis，IDE）以及缺铁性贫血期（iron deficiency anemia，IDA）。在缺铁性贫血期，人血红蛋白和血细胞比容下降，临床表现为面色苍白、头晕、气短、心悸、乏力、食欲缺乏、毛发干燥、冷漠呆板，指甲变脆或反甲等。铁缺乏儿童则易出现烦躁不安、对外界刺激反应淡漠、学习能力下降、生长发育受阻等表现。

（3）铁的食物来源与参考摄入量：血红素铁的良好食物来源是动物肝脏和血、畜瘦肉、禽类和鱼类。血红素铁以卟啉铁的形式直接被肠黏膜上皮细胞吸收，不易受到膳食因素的影响，吸收率接近40%；食物中的柠檬酸、抗坏血酸、维生素 A、动物蛋白质和果糖等可以促进铁的吸收。植物性食物中含铁较多的食物有蘑菇、发菜、黑木耳和芝麻等。植物性食物来源的非血红素铁吸收过程易受到植酸、草酸及单宁酸（tannic acid）的影响，铁的吸收率较低，一般为 5%~10%；胃酸缺乏或大量服用抗酸药物也是降低铁吸收的重要因素。中国营养学会建议铁的推荐摄入量（RNI）：成年男性和 50 岁以上女性均为 12mg/d，18~49 岁女性 20mg/d；孕中期和乳母在同龄人群参考值基础上额外增加 4mg/d，孕晚期则增加 9mg/d；成人铁的可耐受最高摄入量（UL）是 42mg/d。

3. 锌 锌（zinc，Zn）主要存在于肌肉、肝脏、肾脏、视网膜、前列腺和皮肤中；血液中的锌 75%~85% 分布于红细胞中，其余存在于白细胞和血浆中。

（1）锌的生理功能：①参与含锌酶（超氧化物歧化酶、苹果酸脱氢酶、乳酸脱氢酶、碱性磷酸酶等）组成或作为酶的激活剂，调节组织呼吸、能量代谢及抗氧化过程；②促进生长发育，参与蛋白质、核酸的合成代谢、维持骨骼的正常骨化和生殖器官的发育和功能；③参与维护正常的味觉、嗅觉、视觉和皮肤健康；④调节机体免疫功能。

（2）锌的缺乏与过量：锌缺乏导致生长发育迟缓、食欲减退、味觉迟钝甚至丧失、异食癖

（allotriophagy）、性成熟延迟、第二性征发育障碍、性功能减退、皮肤伤口不易愈合等。儿童长期缺乏锌可导致侏儒症（dwarfism）。锌过量可干扰铁、铜等的吸收和利用，影响巨噬细胞和中性粒细胞的活力。

（3）锌的食物来源和参考摄入量：富锌食物有海产品、动物内脏、牛肉、豆类和谷类胚芽等。其中，动物性食物来源的锌利用率为35%~40%，而植物性食物来源的锌利用率低于20%。中国营养学会建议锌的推荐摄入量（RNI）：成人男性12.5mg/d，女性7.5mg/d；孕妇在同龄人群参考值基础上额外增加2mg/d，乳母增加4.5mg/d；成人锌的可耐受最高摄入量（UL）是40mg/d。

4. 碘 体内70%~80%的碘（iodine，I）分布于甲状腺组织内，甲状腺含碘量随年龄、膳食摄入量及腺体的活动性不同而有所不同。

（1）碘的生理功能：主要参与甲状腺素的合成，通过甲状腺素发挥其生理功能，如维持蛋白质、碳水化合物和脂肪正常代谢、促进生物氧化、参与磷酸化过程、激活多种酶活性、调节水盐代谢和机体组织发育与分化过程。

（2）碘的缺乏与过量：长期碘缺乏可引起甲状腺肿大，出现地方性甲状腺肿（endemic iodide-induced goiter）；胎儿和婴幼儿碘缺乏可引起生长发育迟缓、智力低下甚至痴呆、听力和言语障碍，称为呆小症或克汀病（cretinism）。长期高碘摄入可引发高碘甲状腺肿（iodine excess goiter）。

（3）碘的食物来源和参考摄入量：海产品（海带、紫菜、海参以及虾皮等）是碘的良好来源。中国营养学会提出碘的推荐摄入量（RNI）成人为120μg/d、孕妇和乳母在同龄人群参考值基础上额外增加量分别为110μg/d和120μg/d；成人碘的可耐受最高摄入量是600μg/d。目前认为，食用强化碘的食盐仍然是预防碘缺乏较好的方法。

（四）水和其他膳食成分

在食物成分分类中，除宏量营养素、微量营养素之外，还存在水（water）和其他膳食成分。由于水在自然界中广泛分布，一般无缺乏的危险，因此营养学专著中多不把水列为必需营养素，但从科学意义上讲水是营养素。人体一旦失去体内水分的10%，生理功能即会发生严重紊乱；失去体内水分的20%，人很快就会死亡。水的生理功能主要包括：构成细胞和体液的重要组成部分、参与新陈代谢、调节体温与润滑作用。人体对水的需要量受到代谢、年龄、体力活动、温度和膳食等因素的影响，因此水的需要量变化很大。

此外，食物中还存在一些生物活性成分。在植物性食物中，一些生物活性成分具有保护人体、预防心血管病与癌症等慢性非传染性疾病的作用，这些生物活性成分现已统称为植物化学物（phytochemicals）。其分类主要包括类胡萝卜素、植物固醇、皂苷、芥子油苷、多酚、蛋白酶抑制剂、单萜类、植物雌激素、硫化物、植酸等。天然食物中还存在一些在人类营养过程中具有特定作用的有机化合物，比如肉碱、半胱氨酸、牛磺酸、谷氨酰胺等。

二、公共营养

公共营养（public nutrition）是指通过营养监测、营养调查发现人群中存在的营养问题（如膳食结构不合理、营养缺乏和营养过剩）及其影响因素，并将营养研究的科学理论和技术应用于解决人群营养问题的综合性学科。公共营养主要工作包括居民营养监测和评估、营养调查以及食品经济调查、制定膳食营养素参考摄入量、发布膳食指南和平衡宝塔、促进营养立法和制定营养政策、加强营养学科队伍建设和科普宣传与咨询，以及食物资源开发和利用等。总之，公共营养是一个社会实践性强、应用性强、多学科交叉且干预效果显著的学科领域。

（一）合理营养

自然界中，任何一种天然食物都无法全面提供人体所需要的营养素，需要经过多种食物合理搭配才能全面满足机体的生理需要。合理营养（rational nutrition）是指通过膳食全面得到满足机体生理需要量的能量和营养素，且各种营养素之间达到平衡的营养。因此，合理膳食是合理营养的物质基础，也是达到合理营养的唯一途径。

1. 合理膳食的概念和意义　合理膳食（rational diet）又称平衡膳食（balanced diet）是指能够给机体提供种类齐全、数量充足、比例适宜的营养素和能量，并与机体的需要保持平衡，进而达到合理营养、促进健康、预防疾病的膳食。

2. 合理膳食要求

（1）提供种类齐全、数量充足、比例合适的营养素：平衡膳食由多种食物构成，因此，应提倡每日摄入的食物多样化（平均每天摄入 12 种以上食物，每周 25 种以上，合理搭配），还应该保证产能营养素供能比例的平衡、与能量代谢有关的 B 族维生素和能量消耗之间的平衡、必需氨基酸之间的比例合适、饱和脂肪酸与不饱和脂肪酸之间的平衡、钙与磷以及各种矿物质之间的平衡。

（2）确保食物安全：食物不得含有对人体造成危害的各种有害因素且应保持食物的新鲜卫生，以确保居民的生命安全。

（3）科学的烹调加工方法：食物的加工与烹调应最大程度地减少营养素的损失，提高食物的消化吸收和利用率，保持食物良好的感官性状，保证居民的生命安全。

（4）合理的进餐制度和饮食习惯：合理的进餐制度有助于促进食欲和增强消化能力，使食物得到充分消化、吸收、利用。我国居民继续维持一日三餐制，并养成不挑食、不偏食、不暴饮暴食等良好的饮食习惯。

（二）膳食指南与平衡膳食宝塔

膳食指南概念、意义和内容　中国居民膳食指南（Chinese food guideline）（简称"膳食指南"）是中国营养工作者根据现代营养学原理和科学证据，结合当前中国居民的营养需要及膳食中存在的实际问题而提出通俗易懂的指导性意见，旨在指导中国居民合理选择与搭配食物，达到合理营养、预防膳食营养相关慢性病和营养缺乏病、促进健康的目的。随着时代发展，我国居民膳食消费和营养状况发生了变化，为更加契合人民健康需要与生活实际，中国营养学会组织了《中国居民膳食指南》修订专家委员会，紧密结合我国居民膳食消费和营养状况的实际情况，依据我国居民膳食营养问题和膳食模式分析以及食物与健康科学证据报告，参考国际组织和其他国家膳食指南修订的经验，并广泛征求相关领域专家、政策研究者、管理者、食品行业、消费者的意见，对我国第 4 版《中国居民膳食指南（2016）》进行修订，最终发布了《中国居民膳食指南（2022）》。其目标是指导生命全周期的各类人群，对健康人群和有疾病风险的人群提出健康膳食准则，包括鼓励科学选择食物，追求终身平衡膳食和合理运动，以保持良好健康生活状态，维持适宜体重，预防或减少膳食相关慢性病的发生，从而提高我国居民整体健康素质。《中国居民膳食指南（2022）》由一般人群膳食指南、特定人群膳食指南、平衡膳食模式和膳食指南编写说明三部分组成。

（1）一般人群膳食指南

一般人群膳食指南适用于 2 岁以上健康人群，共有 8 条指导准则，在每个核心条目下设有提要、核心推荐、实践应用、科学依据、知识链接 5 个部分。一般人群膳食指南的内容包括：①食物多样，合理搭配；②吃动平衡，健康体重；③多吃蔬果、奶类、全谷、大豆；④适量吃鱼、禽、蛋、瘦肉；⑤少盐少油，控糖限酒；⑥规律进餐，足量饮水；⑦会烹会选，会看标签；⑧公筷分餐，杜绝浪费。

（2）特定人群膳食指南

特定人群膳食指南中的特定人群包括：孕妇乳母、婴幼儿（0~24 月龄）、儿童（2~5 岁学龄前儿童、6~17 岁学龄儿童少年）、老年人群（≥65 岁）和素食人群。

（3）中国居民平衡膳食宝塔

我国居民膳食指南的修订原则是以社会大众的营养健康需求为根本，以营养科学原理、食物和健康关系的最新科学证据为根据，在"平衡膳食模式"为核心的指导思想下，优先考虑我国目前突出的膳食营养共性问题。以食物为基础，实践指导的内容充分重视实用性、可操作性以及关注食物系统的可持续发展。平衡膳食模式（balanced dietary pattern）是经过科学设计的理想膳食模式，其所推荐的食物种类和比例能最大程度地满足不同年龄阶段、不同能量需要量水平健康人群的营养与健康需要。

平衡膳食模式是中国居民膳食指南的核心。中国居民平衡膳食模式的设计和修订依据：①符合营养科学原理和中国居民膳食营养素参考摄入量；②结合最近的我国居民营养健康研究，特别是中国居民营养与慢性病状况报告数据；③参考食物与健康关系证据研究；④考虑我国食物资源、饮食文化特点和食物系统的可持续发展等。

中国居民平衡膳食宝塔（Chinese Food Guide Pagoda，以下简称宝塔）是根据《中国居民膳食指南（2022）》的核心内容和推荐，结合中国居民膳食的实际情况，采用图形化的方式直观地将平衡膳食的原则转化为各类食物的数量和比例，体现了一个在营养上比较理想的基本构成（图 3-1 ）。

中国居民平衡膳食宝塔（2022）
Chinese Food Guide Pagoda (2022)

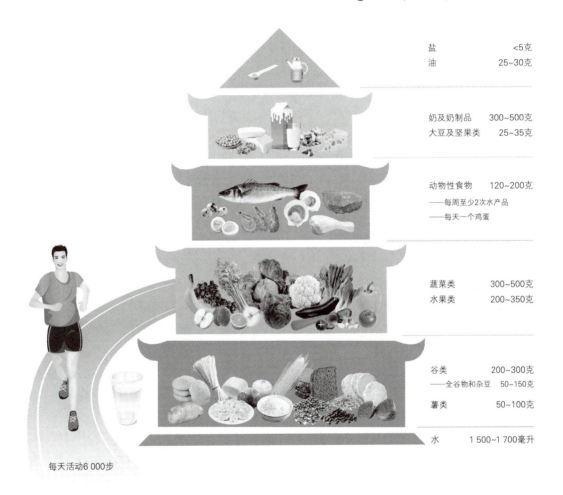

盐	<5克
油	25~30克
奶及奶制品	300~500克
大豆及坚果类	25~35克
动物性食物	120~200克
——每周至少2次水产品	
——每天一个鸡蛋	
蔬菜类	300~500克
水果类	200~350克
谷类	200~300克
——全谷物和杂豆	50~150克
薯类	50~100克
水	1 500~1 700毫升

每天活动6 000步

图 3-1　中国居民平衡膳食宝塔（2022）

平衡膳食宝塔共分 5 层，各层面积大小不同，体现了 5 类食物和食物量的多少；5 类食物包括谷薯类、蔬菜水果，畜禽鱼蛋奶类、大豆和坚果类以及烹饪用油盐。食物数量是根据不同能量需要量水平设计的，宝塔旁边的文字注释，标明了在能量需要量水平为 1 600~2 400kcal 时，一段时间内成人每人每天各类食物摄入量的平均范围。

第一层：谷薯类食物

谷薯类是膳食能量的主要来源（碳水化合物提供总能量的 50%~65% ），也是多种微量营养素和膳食纤维的良好来源。膳食指南中推荐 2 岁以上健康人群的膳食应食物多样、合理搭配。在

1 600~2 400kcal 能量需要量水平下的一段时间内,建议成人每人每天摄入谷类 200~300g,其中包含全谷物和杂豆类 50~150g,另外,薯类 50~100g。从能量角度,相当于 15~35g 大米。

第二层:蔬菜水果

蔬菜水果是膳食指南中鼓励多摄入的两类食物。在 1 600~2 400kcal 能量需要水平下,推荐成人每人每天蔬菜摄入量至少达到 300g,水果 200~350g。

第三层:鱼、禽、肉、蛋等动物性食物

在能量需要为 1 600~2 400kcal 水平下,每日推荐鱼、禽、肉、蛋的总摄入量为 120~200g。其中建议畜禽肉的每日摄入量为 40~75g,少吃加工类肉制品,建议水产品的每日摄入量为 40~75g。并且推荐每天 1 个鸡蛋(相当于 50g 左右),吃鸡蛋不能丢弃蛋黄。

第四层:奶类、大豆和坚果

奶类、豆类是鼓励多摄入的食物。奶类、大豆和坚果是蛋白质和钙的良好来源,营养素密度高。在 1 600~2 400kcal 能量需要水平下,推荐每天应摄入至少相当于鲜奶 300g 的奶类及奶制品;推荐大豆和坚果制品摄入量为 25~35g;其中,建议每周摄入坚果的量为 70g 左右(每天 10g 左右)。

第五层:烹调油和盐

推荐成人每天烹调油不超过 25~30g,食盐摄入量不超过 5g。

此外,为强调增加身体活动和足量饮水的重要性,身体活动和水的推荐也包含在可视化图形中。低身体活动水平的成年人每日至少饮水 1 500~1 700ml(7~8 杯);在高温或高身体活动水平的条件下,应适当增加。饮水不足或过多都会对人体健康带来危害。来自食物中水分和膳食汤水大约占 1/2,推荐一天中饮水和整体膳食(包括食物中的水,如汤、粥、奶等)水摄入共计为 2 700~3 000ml。

身体活动是能量平衡和保持身体健康的重要手段,可有效地消耗能量,保持精神和机体代谢的活跃性。鼓励养成天天运动的习惯,坚持每天多做一些消耗体力的活动。推荐成年人每天进行至少相当于快步走 6 000 步的身体活动,每周最好进行 150 分钟中等强度的运动,如骑车、跑步、庭院或农田的劳动等。

值得提出的是,平衡膳食模式中提及的所有食物推荐量都是以原料的生重可食部计算的。为了更好地理解和传播中国居民膳食指南和平衡膳食的理念,除了对《中国居民平衡膳食宝塔》修改和完善外,新推出的可视化图形还包括中国居民平衡膳食餐盘、中国儿童平衡膳食算盘等。

(三)膳食营养素参考摄入量

膳食营养素参考摄入量(dietary reference intakes,DRIs)是指为了保证人体合理摄入营养素,防止营养不足、降低慢性疾病风险而设定的一组每日平均膳食营养素摄入量的参考值。随着人类膳食结构、饮食行为、疾病谱以及医学模式的改变,在原有的 DRIs 内容的基础上,增加了与预防慢性病相关的指标。中国营养学会(2014 年)发布了符合我国国情的膳食营养素参考摄入量,其内容包括 7 个营养水平的指标,即估计平均需要量、推荐摄入量、适宜摄入量、可耐受最高摄入量、宏量营养素可接受范围、预防非传染性慢性病的建议摄入量和特定建议值。

(1)估计平均需要量(estimated average requirement,EAR):是指某一特定性别、年龄及生理状况的群体中个体对某种营养素需要量的平均值。EAR 是根据个体需要量的研究资料制订的,某营养素摄入量达到这一水平即可满足群体中 50% 个体对该营养素的需要。

(2)推荐摄入量(recommended nutrient intake,RNI):是指可以满足某一特定性别、年龄及生理状况群体中绝大多数(97%~98%)个体的需要量的某营养素摄入水平。长期摄入 RNI 水平,可以满足机体对该种营养素的需要,维持组织中有适当的营养素贮备和机体健康。

(3)适宜摄入量(adequate intake,AI):是基于观察或实验所获得的健康人群某种营养素的摄入量,该值具有预防某种慢性病作用的摄入水平。对于纯母乳喂养的足月产 4~6 个月婴儿而言,母乳中的营养素含量就是婴儿的各种营养素的 AI。

(4)可耐受最高摄入量(tolerable upper intake level,UL):是指对所有个体健康无任何副作用和危害的某营养素每日最高的摄入量。当长期某营养素摄入量超过 UL 时,可增加发生毒副作用的危险性,因此,UL 不是建议的摄入水平。

（5）宏量营养素可接受范围（acceptable macronutrient distribution ranges,AMDR）:是指产能营养素(包括脂肪、蛋白质和碳水化合物)理想的摄入量范围,该范围可以提供人体对这些营养素的需要,并有利于降低慢性病的发生危险,常常采用占能量摄入量的百分比表示。该值具有上限和下限值,即个体的摄入量高于或低于推荐的范围,可能增加罹患慢性病的风险或增加导致必需营养素缺乏的可能性。

（6）预防非传染性慢性病的建议摄入量(proposed intakes for prevention non-communicable chronic diseases,PI-NCD):PI-NCD 或简称建议摄入量(PI)是以非传染性慢性疾病的一级预防(病因预防)为目标,提出的必需营养素的每日摄入量。当易感人群的某些营养素的摄入量接近或达到该值时,可降低发生该病的风险。

（7）特定建议值(specific proposed levels,SPL):是指某些疾病易感人群膳食中某些膳食成分(如植物化学物等食物中的生物活性成分)的摄入量达到或接近这个建议值水平时,有利于维护人体健康。

（四）中国食物与营养发展纲要（2014—2020 年）

为保障食物有效供给,优化食物结构,强化中国居民营养改善,国务院办公厅(2014 年)发布了《中国食物与营养发展纲要（2014—2020 年)(国办发〔2014〕3 号)》。与营养密切相关的基本内容介绍如下。

1. 基本原则

（1）坚持食物数量与质量并重,在重视增加食物数量的同时,更加注重食物的品质和质量安全问题。

（2）坚持食物生产与消费协调发展,并以现代营养理念引导消费者合理消费食物,逐步形成以营养需求为导向的现代食物产业体系,促进生产、消费、营养、健康协调发展。

（3）坚持以植物性食物为主、动物性食物为辅的优良膳食传统,合理汲取国外膳食结构的优点,优化和创新膳食模式,全面提升膳食营养科技支撑水平。

（4）坚持科学合理膳食引导与干预有效结合,预防和控制营养相关性疾病。

2. 营养相关的发展目标

（1）营养素摄入量目标:保障充足的能量和蛋白质摄入量,控制脂肪摄入量,保持适量的维生素和矿物质摄入量。到 2020 年,全国人均每日摄入能量达到推荐水平,其中,谷类食物供能比不低于50%,脂肪供能比不高于 30%;人均蛋白质摄入量达推荐水平,其中,优质蛋白质比例占 45% 以上;维生素和矿物质等微量营养素摄入量基本达到居民健康需求。

（2）营养性疾病控制目标:2020 年,全国 5 岁以下儿童生长迟缓率控制在 7% 以下;全人群贫血率控制在 10% 以下,其中,孕产妇贫血率控制在 17% 以下,老年人贫血率控制在 15% 以下,5 岁以下儿童贫血率控制在 12% 以下;居民超重、肥胖和血脂异常率的增长速度明显下降。

3. 发展重点

（1）重点产品:①优质食用农产品;②方便营养加工食品,包括方便食品、营养早餐、快餐食品、调理食品等新型加工食品等;③奶类与大豆及精深加工的大豆食品。

（2）重点区域:包括贫困地区、农村地区以及流动人群集中及新型城镇化地区,加强对居民膳食指导,倡导文明生活方式和合理膳食模式,控制高能量、高脂肪、高盐饮食,降低营养性疾病发病率。

（3）重点人群:①孕产妇与婴幼儿:尤其是孕妇膳食中钙、铁、锌和维生素 A 摄入不合理的状况,大力倡导母乳喂养;②儿童青少年:重视降低农村儿童青少年生长迟缓和缺铁性贫血的发生率问题以及控制城镇儿童青少年超重、肥胖增长态势,加强学生营养工作;③老年人:重点发展营养强化、低盐、低脂适合老年人身体健康需要的食物。开展老年人营养监测与膳食引导,降低慢性病,提高老年人生活质量。

（五）营养调查及其评价

1. 概述　营养调查(nutrition survey)是指运用多种方法或手段准确地了解某人群或特定个体各种营养指标的水平,以判断其当前的人群膳食结构和营养与健康状况。到目前为止,我国先后已经进

NOTES

行了 5 次（1959 年、1982 年、1992 年、2002 年以及 2010 年），其中 2002 年，在营养调查的同时，进行了肥胖、高血压和糖尿病等慢性病的调查；2010 年将营养调查改变为居民营养与健康状况监测（历时 3 年），与以前调查的最大不同是将十年一次的营养调查变为连续的全国营养和健康监测，5 年为一个完成周期，目的在于能及时、准确反映居民的膳食、营养及慢性病动态改变状况，为制定健康干预政策提供扎实的科学依据。

营养状况评价（nutritional status assessment）是通过膳食调查及营养评价、人体测量及其分析、营养相关疾病临床体征及症状检查和人体营养水平的生化检验方面，对人体进行营养与代谢状态的综合评定，旨在了解营养不良的类型及程度，确定相应的营养改善计划或方案，并监测营养治疗效果和预测营养相关疾病的转归。

2. 营养调查内容   营养调查包括 4 个部分，即膳食调查、人体测量、营养相关性疾病临床体征及症状检查、营养水平的生化检查。

（1）膳食调查：膳食调查常用的方法有食物称重法、记账法、回顾法、化学分析法以及食物频数法（表 3-1）。通过膳食调查的方法，了解被调查对象在一定时间内通过膳食摄取的能量、营养素的数量和质量，来评价被调查对象能量和营养素需求获得满足的程度。

表 3-1   常用的膳食调查方法对比

方法	适用对象	方法优缺点	调查时间	关键参数
称重法	个人、家庭、集体单位、小范围研究	细致准确，资料可靠，耗费人力、物力和时间，不适合大规模调查	连续 3~7 日	①称重：每餐主副食的生重、熟重和剩余食物；②食物消耗量；③生熟比值；④用餐人数和标准人
记账法	有详细账目的集体单位、较大范围研究	过程简单，省人力、省物力，资料粗略	1 月，四季各一次	①查账得出食物消耗总量；②进餐人数登记；③用餐人日数和标准人
回顾法	个人、特定人群、大范围研究	简单易行，资料比较粗略	连续 3 日，24 小时回顾	①询问 + 回顾得出食物摄入情况；②食物模具和图谱
化学分析法	个人、小样本研究	收集样品时间短、结果准确，分析过程复杂	1 日	①全天膳食主副食品；②营养素含量分析；③双份饭菜法
食物频数法	个人、家庭较大规模调查	过程简单，省时省力，资料粗略	数周、数月或数年	①问卷得到食物消耗频率及消费量；②食物摄入的种类和数量；③膳食习惯；④营养相关慢性病

（2）人体测量及分析：人体测量资料（包括体格的大小和生长速度）可较好反映机体的营养与健康状况，是评价个体或群体营养状况的灵敏指标，尤其是学龄期儿童的生长状况。常用的指标有身高（身长）、体重、上臂围、腰围、臀围和皮褶厚度。

1）体重和身高：机体蛋白质、脂肪和矿物质的贮备以及体内能量平衡变化均与体重密切相关；因此，用体重评价人体的营养状况，能较好地反映一定时期内的营养状况及疾病的严重程度和预后，而身高则可反映较长时间的营养状况。常用的评定指标：实际体重占理想体重的百分比和体质指数等。

①实际体重占理想体重的百分比（%）

实际体重占理想体重的百分比（%）= 实际体重（kg）/理想体重（kg）× 100%

Broca 改良公式：理想体重（kg）= 身高（cm）−105

平田公式：理想体重（kg）=［身高（cm）−100］× 0.9

评价标准：实际体重占理想体重百分比 <80% 为消瘦，80%~90% 为体重偏轻，90%~110% 为正常，110%~120% 为超重，120%~130% 为轻度肥胖，130%~150% 为中度肥胖，>150% 为重度肥胖。

②体质指数（body mass index，BMI）

$$体质指数（BMI）= 体重（kg）/［身高（m）］^2$$

中国肥胖问题工作组提出的评价标准：BMI 18.5~23.9 为正常，<18.5 则为消瘦，24~27.9 为超重，≥28 为肥胖。17.5~18.4 为轻度营养不良，16.0~17.4 为中度营养不良，<16.0 重度营养不良。

2）皮褶厚度：采用皮褶厚度计检测肱三头肌皮褶厚度（triceps skinfold thickness），以了解皮下脂肪的量及其变化，间接反映人体能量的变化。

评价标准：正常参考值男子为 8.3mm，女子为 15.3mm。实测值介于 80%~90% 之间为体脂轻度减少；介于 60%~80% 之间为体脂中度减少；小于 60% 为体脂重度减少。

3）年龄别体重、年龄别身高和身高别体重：这组指标主要适用于儿童的生长发育与营养状况评价。年龄别体重主要适用于婴幼儿，年龄别身高反映长期营养状况及其造成的影响，身高别体重反映近期营养状况。

（3）营养相关疾病临床症状或体征检查：临床营养缺乏病检查是根据临床症状及体格检查可以判断营养素缺乏和过剩所致营养相关疾病的发生和进展（表 3-2）。

表 3-2　常见临床症状或体征与可能缺乏的营养素关系

部位	临床症状或体征	可能缺乏的营养素
全身	消瘦或水肿、食欲缺乏、虚弱、发育不良 苍白、贫血	能量、蛋白质-能量、锌 铁、叶酸、维生素 B_{12}、维生素 B_6、核黄素、维生素 C
皮肤	干燥、毛囊角化 毛囊四周出血点、淤血、出血 癞皮病皮炎、色素沉着 阴囊炎、脂溢性皮炎 伤口不愈合	维生素 A 维生素 C、维生素 K 烟酸 核黄素 锌、蛋白质、维生素 C
口腔	牙龈炎、牙龈出血、牙龈肿痛、牙齿松动 舌炎、舌萎缩、地图舌、唇炎、口角炎	维生素 C 核黄素、烟酸、锌
眼睛	毕脱氏斑、夜盲、角膜干燥、畏光、睑缘炎	维生素 A、核黄素
头发	脱发、稀疏、失去光泽	蛋白质、维生素 A
颈部	腮腺肿大、甲状腺炎	碘、蛋白质
腹部	膨胀	蛋白质-能量
四肢	水肿、软骨症、骨痛、关节痛、肌无力、肌肉疼痛	硫胺素、维生素 D、维生素 C、蛋白质-能量
骨骼	颅骨软化、鸡胸、方颅、串珠胸、O 型腿、X 型腿、骨质疏松	钙、维生素 D、蛋白质
肌肉	萎缩	蛋白质-能量
指甲	舟状甲、指甲变薄	铁
神经	肌肉无力、四肢末端蚁行感、下肢肌肉疼痛、皮肤感觉异常、反应消失、腕下垂、足下垂、振动感和位置感丧失、痴呆、丧失方向感	硫胺素、核黄素、烟酸、钙、镁
心血管	脚气病 克山病	硫胺素、维生素 B_{12} 硒
其他	甲状腺肿 肥胖症、高脂血症、动脉粥样硬化症、糖尿病性 腺功能减退、味觉异常	碘等 各种营养素失调 锌

（4）人体营养水平的实验室生化检查：通过实验室生化检查可早期发现营养缺乏或营养过剩的类型和程度，有助于作出客观的营养评价，为制订合理的预防或治疗营养相关性疾病方案提供直接的依据。检测项目包括血液、尿液、毛发和指甲等组织中的营养素及其代谢产物的含量、排出速率以及某些营养素相关酶活力等（表 3-3、表 3-4）。

NOTES

表 3-3　反映人体营养状况的生化检测常用指标

营养素	生物样品	检测指标
蛋白质	全血	血红蛋白浓度、空腹血氨基酸总量/必需氨基酸
	血清	血清总蛋白、血清白蛋白、血清球蛋白;血清白蛋白/血清球蛋白、血清氨基酸比值;血清铁蛋白、血清运铁蛋白饱和度
	红细胞	平均红细胞血红蛋白量、平均红细胞血红蛋白浓度
	尿	尿羟脯氨酸系数、尿蛋白
	其他	每日必然损失的氮
脂类	血清	血清总脂、甘油三酯、α脂蛋白、β脂蛋白、胆固醇和胆固醇酯、游离脂肪酸
	全血	血酮
矿物质	血清	血清钙、血清无机磷、血清钙磷乘积、血清碱性磷酸酶活性;血清铁和血清铁蛋白
	血浆	血浆锌
	RBC	RBC 锌、RBC 游离原卟啉、平均红细胞体积
	头发	发锌
维生素	血清	血清视黄醇、血清胡萝卜素
	血浆	血浆 25-OH-D_3、血浆 1,25-$(OH)_2D_3$、血浆维生素 C、血浆叶酸
	RBC	RBC 转酮醇酶活性系数、RBC 谷胱甘肽还原酶活性系数、RBC 叶酸
	尿	尿负荷试验(维生素 B_1、B_2、C 等水溶性维生素)
其他	全血	血丙酮酸
	尿	尿肌酐、尿肌酐系数、尿糖

表 3-4　评价蛋白质营养状况的常用血清蛋白质

蛋白质(单位)	半衰期/合成部位	参考值	轻度缺乏	中度缺乏	重度缺乏
白蛋白/(g/L)	18~20d 肝脏	35~55	28~34	21~27	<21
运铁蛋白/(g/L)	8~10d 肝脏	2.5~3.0	1.5~2.0	1.0~1.5	<1.0
前白蛋白/(mg/L)	2~3d 肝脏	157~296	100~150	50~100	<50
视黄醇结合蛋白/(mg/L)	10~12h 肝脏	2~76	—	—	—
纤维结合蛋白/(mg/L)	4~24h 肝脏+其他组织	200~280	—	—	—

　　3. 营养调查结果的分析评价　完整的营养调查工作结束后,需要对调查结果进行合理的综合分析并得出符合实际的客观评价,为政府制订相关的营养改善政策、措施或营养立法等提供科学依据。主要从居民膳食结构、食物来源及分类、能量和营养素摄入量、产能营养素来源分配、三餐供能比以及饮食行为、就餐方式及环境等来作出分析评价。

　　(1)膳食结构:膳食结构(dietary pattern)是指膳食中各类食物的数量及其在膳食中所占的比重。膳食结构的影响因素是随着经济发展、生活节奏以及知识结构的改变而变化的,因此,膳食结构是处于动态的变迁中。但可通过调节各类食物所占比重的均衡,充分利用各种食物营养作用,最终达到合理膳食的目的。在实际应用中,常以"中国居民平衡膳食宝塔"为评价依据,对中国居民进行膳食结构评价。

　　(2)食物来源及分类:膳食调查有助于了解或掌握居民每日各种食物的来源和分配比例。实际工作中,主要评价动物性食物、豆类提供的优质蛋白质占总蛋白质的比例、饱和脂肪酸与多不饱和脂肪酸的比例、胆固醇含量、高生糖指数的碳水化合物食物来源的比例,以及产能营养素提供能量占总能量的构成比。

（3）能量和营养素摄入量:通过膳食调查数据库/软件等方法,可以得到能量及各种营养素的每人每日实际摄入量,将其与膳食营养素参考摄入量比较并评价满足机体需要的程度和可能带来的健康问题。需要指出的是对居民个体而言,实际摄入量和参考摄入量只是一个估算值,还需要进行个体化营养评价;另外,全面评价个体的营养状况,还需要结合人体测量、营养不良以及生化检测的结果。

（4）三餐供能比:除外儿童和老年人等特殊人群,对于一般人群而言,三餐定时定量,其能量比约为30%：40%：30%。提倡每日早餐吃得好且保证营养充分,午餐要吃饱且注意荤素搭配,晚餐要适量且清淡少油。如果加餐,多选用低能量高营养素的食物,如奶及其制品、新鲜的果蔬等。

（5）饮食行为、就餐方式及环境等:居民长期养成的饮食习惯(如喜食甜、咸、腌制品,暴饮暴食、经常在外就餐等)、食物烹调加工的方法以及食物贮存方式、进餐的环境或氛围等是否合理,均与个体营养缺乏或营养过剩导致的营养相关性疾病发生的危险有密切关系。

（王　慧）

第二节　特定人群营养

【学习要点】

1. 妊娠期营养对母体和胎儿的影响。

2. 孕妇、乳母的营养需要和膳食原则。

3. 婴幼儿的营养需要和喂养。

4. 老年人的营养需要和膳食原则。

不同年龄、性别、生理状态的个体或人群,其生理状况及营养需要、营养代谢等均有其各自的特点。因此,不同特殊生理条件下人群对营养的需求存在着差异,在膳食供应上需做出必要的调整以满足其各自的营养需要,达到促进健康、预防营养性相关疾病的目的。

"生命早期1 000天"被世界卫生组织定义为影响一生健康走向的生长发育"机遇窗口期",指的是从受孕开始至幼儿2岁这段时间,该时期的营养暴露影响着机体代谢模式的建立,这种代谢模式会持续终生,影响儿童期乃至成年期肥胖、糖尿病等代谢性疾病的发生风险。此外,随着社会经济和医疗保健事业的发展,人类寿命逐渐延长,老年人口比例和各类慢性疾病的患病率不断升高。合理营养可以降低老年人常见疾病的发病率,增进健康,延长寿命。因此,本节将主要针对"生命早期1 000天"中的孕妇、乳母、2岁以内婴幼儿以及老年人这几个特殊生理阶段中的生理变化,阐述其对营养素等的特殊需求,同时介绍如何进行合理的膳食指导。

一、孕妇和乳母的营养与膳食

妊娠期是生命早期1 000天机遇窗口期的第一个阶段,这个时期妇女的营养状况对母婴近、远期健康都将产生至关重要的影响。胎儿生长发育所需要的各种营养素均来自于母体的备孕和怀孕期。孕妇和乳母不仅要提供满足胎儿和婴儿生长发育所必需的各种营养素,还要满足自身的营养需要。因此,保证妊娠期和哺乳期的合理营养对母体健康以及下一代的正常发育和健康具有重要的意义。

（一）孕妇的营养与膳食

1. 妊娠期营养不良对母体健康的影响　为适应和满足胎体在宫内生长、发育的需求,母体在妊娠期间自身会发生一系列的生理或病理变化。

（1）体重：妊娠期母体的体重发生明显变化，一是胎儿、羊水和胎盘等新增妊娠产物的重量；二是母体组织的增长，如血液和细胞外液的增加、子宫和乳腺的增大以及为分泌乳汁而储备的脂肪和其他营养物质的增加。一般孕期平均增重约12kg较为适宜，其中孕早期增重不超过2kg。妊娠期体重增长是反映妊娠期妇女健康与营养状况的一项综合指标。妊娠前BMI不同，孕期适宜增加的体重也有所不同，具体推荐值详见表3-5。孕期体重如果增加过多，可能会导致产后泌乳启动延迟；此外，肥胖、2型糖尿病、心血管疾病和抑郁症等疾病的发生风险也会增加。

表3-5　妊娠期妇女体重增长范围和妊娠中晚期周增重推荐值

妊娠前BMI/(kg/m^2)	总增重范围/kg	妊娠中晚期每周体重增长值及范围/kg
低体重（BMI<18.5）	11.0~16.0	0.46（0.37~0.56）
正常体重（18.5≤BMI<24.0）	8.0~14.0	0.37（0.26~0.48）
超重（24.0≤BMI<28.0）	7.0~11.0	0.30（0.22~0.37）
肥胖（BMI≥28.0）	5.0~9.0	0.22（0.15~0.30）

数据来源：中国营养学会团体标准《中国妇女妊娠期体重监测与评价》（T/CNSS 009—2021）。

（2）消化系统不适：妊娠早期（停经6周左右），由于孕妇体内人绒毛膜促性腺激素（human chorionic gonadotropin, HCG）增多、胃酸分泌减少及胃排空时间延长，易出现头晕、乏力、食欲缺乏、喜酸食物或厌恶油腻、恶心、晨起呕吐等早孕反应。此外，人绒毛膜生长素、雌激素、孕酮等激素水平也明显升高，这些激素的变化也有可能给怀孕期间的母体带来不良影响，如牙龈肥厚、易患牙龈炎和牙龈出血等。

（3）营养不良性水肿：妊娠期蛋白质摄入严重不足可致孕妇营养不良性水肿。蛋白质缺乏轻者仅出现下肢水肿，严重者可出现全身水肿。此外，维生素B$_1$严重缺乏者亦可引起水肿。

（4）骨质软化症：妊娠期妇女缺乏维生素D可影响钙的吸收，导致血钙浓度下降。为了满足胎儿生长发育所需要的钙，母体需动用自身骨骼中的钙。如果母体钙不足，则会引起骨盆骨质软化或骨盆变形，重者甚至造成难产。此外，妇女生育年龄多集中在25~32岁，该时期正值骨密度峰值形成期，妊娠期若钙摄入量低，可能造成母体永久性的骨密度下降。

（5）营养性贫血：妊娠期贫血主要以缺铁性贫血为主，在妊娠末期患病率最高。主要原因是膳食铁摄入不足、来源于植物性食物的膳食铁吸收利用率差、母体和胎儿对铁的需要量增加以及某些其他因素引起的失血等。除此之外，妊娠期贫血还包括缺乏叶酸、维生素B$_{12}$引起的巨幼红细胞贫血。重度贫血时，可因心肌缺氧导致贫血性心脏病，如胎盘缺氧易发生妊娠高血压及妊娠高血压性心脏病。贫血还可降低孕产妇抵抗力，易并发产褥感染，甚至危及生命。

（6）妊娠高血压：妊娠期高血压病是妊娠期特有的疾病，包括妊娠期高血压、子痫、慢性高血压并发子痫以及慢性高血压病。妊娠高血压严重影响母婴健康，是孕产妇和围生儿发病和死亡的主要原因之一。该病在妊娠20周后出现，轻者可无症状或轻度头晕，血压轻度升高，伴水肿或轻度蛋白尿；重者头痛、眼花、恶心、呕吐、持续性右上腹痛等，血压升高明显，蛋白尿增多，水肿明显，甚至昏迷、抽搐。

（7）妊娠糖尿病：妊娠糖尿病是指妊娠前糖代谢正常或有潜在糖耐量减退者，妊娠期出现或首次确诊糖尿病，称为妊娠糖尿病（gestational diabetes mellitus, GDM）。糖尿病孕妇中80%以上为GDM，需与妊娠前已确诊糖尿病的"糖尿病合并妊娠"区分。多数妊娠糖尿病患者糖代谢可以在产后恢复正常，但此类患者后期患2型糖尿病的风险增加。妊娠糖尿病对母婴均有较大危害，必须引起重视。

2. 妊娠期营养不良对胎儿健康的影响

（1）巨大儿：孕妇过量进食或进补，可能造成能量与某些营养素摄入过多，孕期增重过多，易使胎儿生长过度,导致巨大儿的发生,即新生儿出生体重大于 4 000g。巨大儿不仅在分娩中易造成产伤,给孕妇分娩带来困难,还与婴儿成年后部分慢性病(如肥胖、高血压和糖尿病等)的发生密切相关。

（2）胎儿生长发育迟缓:妊娠中、晚期的能量、蛋白质和其他营养素摄入不足时,易使胎儿生长发育迟缓,导致低出生体重(low birth weight,LBW),即新生儿出生体重小于 2 500g。LBW 婴儿围生期死亡率为正常婴儿的 4 倍,胎儿生长发育迟缓不仅影响婴幼儿期的生长发育,还可影响儿童期和青春期的体能与智能发育,甚至与成年期的多种慢性病发生有关,如心血管疾病、血脂代谢异常和糖代谢异常。

（3）先天性畸形(congenital malformation):妊娠早期的妇女因某些矿物质、维生素摄入不足或摄入过量,常可导致各种各样的先天畸形儿。例如叶酸缺乏可能导致神经管畸形,主要表现为无脑儿或脊柱裂等;维生素 A 缺乏或过多可能导致无眼、小头等先天畸形。

（4）脑发育受损:胎儿脑细胞数的快速增殖期是从妊娠第 30 周至出生后 1 年左右,随后脑细胞数量不再增加而只是细胞体积增大。因此,妊娠期的营养状况,尤其是妊娠后期母体蛋白质和能量的摄入量是否充足,直接关系到胎儿的脑发育,还会影响婴幼儿以后的智力发育。

3. 妊娠期妇女的营养需要

（1）能量与蛋白质:适宜的能量和蛋白质对孕妇机体以及正在发育的胎儿都很重要。妊娠早期的基础代谢并无明显变化,到妊娠中期时逐渐升高,妊娠晚期约增高 15%~20%。中国营养学会建议妊娠期膳食 EER 为妊娠中、晚期在非孕妇女 EER 的基础上增加 1.26MJ（300kcal）/d、1.88MJ（450kcal）/d。由于地区、民族、气候、生活习惯以及劳动强度等不同,对能量的需要和供给也不同,一般建议根据体重的增减来调整。孕妇蛋白质 RNI 在妊娠中、晚期分别增加 15g/d、30g/d。妊娠期膳食中优质蛋白质至少占蛋白质总量的 1/3。

（2）脂类:脂类是胎儿神经系统的重要组成部分。脑细胞在增殖、生长过程中需要一定量的必需脂肪酸。孕妇膳食中应有适量脂类,包括饱和脂肪酸、n-3 和 n-6 系列长链多不饱和脂肪酸,以保证胎儿和自身的需要。孕妇在妊娠过程中平均需要储存 2~4kg 的脂肪,胎儿储存的脂肪可为其体重的 5%~15%。妊娠期膳食脂肪的供能百分比为 20%~30%,其中亚油酸的供能百分比为 4%,α-亚麻酸为 0.6%,EPA+DHA 的适宜摄入量为 0.25g/d。

（3）矿物质:由于我国居民膳食中钙摄入普遍不足,母体平时储存钙不多,而胎儿需从母体摄取大量的钙以供生长发育,故妊娠全过程都要补充钙。妊娠中晚期钙的 RNI 应在同龄人群参考基础上额外增加 200mg/d。建议奶类摄入较少的孕妇,宜补充钙制剂。妊娠期铁的需要量显著增多,铁 RNI 在同龄人群参考基础上额外增加,妊娠中期增加 4mg/d、妊娠晚期增加 9mg/d。整个妊娠期锌的 RNI 为同龄人群参考基础上额外增加 2mg/d。碘能促进胎儿生长发育,因此妊娠期碘需要量增加,碘的 RNI 在同龄人群参考基础上额外增加 110μg/d。

（4）维生素:维生素 D 缺乏可致婴儿佝偻病和孕妇骨质软化症,过量可致婴儿产生高钙血症,中国营养学会建议妊娠中晚期维生素 D 的 RNI 为 10μg/d。维生素 B_1 具有维持孕产妇的食欲、正常的肠道蠕动和促进产后乳汁分泌的作用,如不足易引起便秘、呕吐、倦怠、肌肉无力,以致分娩时子宫收缩缓慢,使产程延长,分娩困难。维生素 B_1 的 RNI 为妊娠中期 1.4mg/d,妊娠晚期 1.5mg/d。维生素 B_2 是机体中许多重要辅酶的组成成分,这些辅酶与热能代谢有密切关系,故维生素 B_2 的 RNI 分别为妊娠中期 1.4mg/d,妊娠晚期 1.5mg/d。维生素 A 的 RNI 在妊娠中晚期为非孕妇女基础上额外增加 70μg RAE/d。叶酸的 RNI 在非孕妇女基础上整个妊娠期均增加 200μg DFE/d。胎儿生长发育需要大量的维生素 C,它对胎儿骨骼和牙齿的正常发育、造血系统的健全和机体的抵抗力等都有促进作用。孕妇缺乏维生素 C 时易患贫血、出血,也可引起早产、流产及新生儿出血倾向等问题。妊娠中晚期维生素 C 的 RNI 应在同龄人群参考基础上额外增加 15mg/d。

4. 妊娠期的合理膳食原则　备孕期和妊娠期膳食应根据备孕期和妊娠期妇女的生理变化和胎体生长发育的状况而进行合理调配。《中国居民膳食指南（2022）》中,备孕和妊娠期妇女膳食指南在一般人群膳食指南基础上增加了 6 条核心推荐:①调整孕前体重至正常范围,保证妊娠期体重适宜增长；②常吃含铁丰富的食物,选用碘盐,合理补充叶酸和维生素 D；③孕吐严重者,可少量多餐,保证摄入含必需量碳水化合物的食物；④妊娠中晚期适量增加奶、鱼、禽、蛋、瘦肉的摄入；⑤经常户外活动,禁烟酒,保持健康生活方式；⑥愉快孕育新生命,积极准备母乳喂养。

（1）备孕期的合理膳食：备孕期应将体重调整至正常范围,即 BMI 为 18.5~23.9kg/m²,并确保身体健康和营养状况良好,特别关注铁、叶酸、碘等重要营养素的储备。孕前良好的铁储备是成功妊娠的必要条件,因此应储备足够的铁,常吃富含铁的食物。叶酸缺乏可影响胚胎细胞增殖、分化,增加神经管畸形及流产的风险,备孕妇女应从准备怀孕前 3 个月开始每天补充 400μg 叶酸,并持续整个妊娠期,同时也应多摄入富含叶酸的食物。为了避免克汀病,建议备孕期以及妊娠期妇女除使用碘盐外,每周摄入 1~2 次富含碘的海产品。

（2）妊娠早期的合理膳食：妊娠早期的营养需要与孕前没有太大差别,但此时大多数孕妇会因为早孕反应,使得饮食习惯发生改变,并影响营养素的摄入。因此妊娠早期应尤其注意以下几点：选择清淡、易消化、增食欲的食物,不偏食；少食多餐,保证正常的进食量；早孕反应在晨起和饭后最为明显,可在晨起或睡觉前吃些含水分少而碳水化合物丰富的谷类食物；避免煎炸、油腻的食物或引起反胃恶心的食物。建议每日服用适量叶酸和维生素 B₁₂ 等,以预防胎儿神经管畸形的发生。

（3）妊娠中、晚期的合理膳食：自怀孕第 4 个月起,妊娠反应开始消失或减轻,食欲好转,必须增加能量和各种营养素的摄入,要做到全面多样,荤素搭配,以保证胎儿的正常生长。这一时期孕妇消化功能下降,抵抗力减弱,易发生便秘,因此应尽量食用新鲜和易消化的食物,及富含膳食纤维的食物。妊娠中晚期若出现水肿,应限食含钠盐多的食物。为满足对优质蛋白质、钙、铁的需要,妊娠中、晚期膳食应尽可能包括谷类、豆类及豆制品、肉禽鱼等动物性食物以及鲜奶、蔬菜等食物并保证一定数量,且各类食物的数量应根据不同个体的具体情况作出适当的调整。建议妊娠中、晚期每天进行30 分钟中等强度的身体活动。

（二）乳母的营养与膳食

胎儿娩出后,产妇便进入以自身乳汁哺育婴儿的哺乳期。母乳分为三期：产后第 1 周分泌的乳汁为初乳,呈淡黄色,质地黏稠。初乳富含免疫蛋白,尤其是分泌型免疫球蛋白 A 和乳铁蛋白等,但乳糖和脂肪较成熟乳少。产后第 2 周分泌的乳汁称为过渡乳,过渡乳中的乳糖和脂肪含量逐渐增多。第 2 周以后分泌的乳汁为成熟乳,呈乳白色,富含蛋白质、乳糖和脂肪等多种营养素。产后第一天的泌乳量约为 50ml,第二天约 100ml,到第二周增加到 500ml/d 左右,之后每日正常乳汁分泌量约为 700~800ml。通常将婴儿体重增长率作为奶量是否足够的指标。泌乳量少是母亲营养不良的一个表现特征。

乳母的合理营养有利于母体自身健康的恢复,也有利于保证乳母有充足的乳汁喂养婴儿。乳母的营养状况好坏将直接影响泌乳量和乳汁的营养素含量,从而影响婴儿的健康状况,乳母膳食蛋白质质量差且摄入量严重不足时,将会影响乳汁中蛋白质的含量和组成。脂肪特别是必需脂肪酸,以及部分营养素（如维生素 A、碘、硒、锌等）受膳食营养状况影响较大,而维生素 D、叶酸、矿物质（钙、磷、镁、铁等）受膳食摄入量影响甚微。

1. 乳母的营养需要　乳母对营养的需要主要用于两个方面,除了满足母体恢复健康的需要外,更重要的是为乳汁分泌提供营养物质基础。

（1）能量：乳母对能量的需要量较大,一方面要满足母体自身对能量的需要,另一方面要供给乳汁所含的能量和乳汁分泌过程本身消耗的能量。根据哺乳期每日泌乳量 700~800ml（平均 750ml）,每100ml 乳汁含能量 280~320kJ（67~77kcal）,母体内的能量转化为乳汁所含的能量,其效率以 80% 计算,则母体每天为分泌乳汁应增加能量约 2 450~3 200kJ（586~762kcal）。由于乳母在孕期储存了一些脂肪,可用以补充部分能量。考虑到哺育婴儿的操劳及乳母基础代谢的增加,中国营养学会推荐的乳母EER 应较非妊娠期妇女增加 2 090kJ/d（500kcal/d）。衡量乳母摄入能量是否充足,应以泌乳量与母亲体重为依据。当母体能量摄入适当时,其分泌的乳汁量既能使婴儿感到饱足,又能使母体自身逐步恢复到孕前体重。

（2）蛋白质：乳母膳食蛋白质的摄入量，对乳汁分泌的蛋白质数量和质量的影响最为明显。乳母膳食蛋白质摄入量少且差时，乳汁分泌量将大为减少，并会动用乳母组织蛋白以维持乳汁中蛋白质含量的恒定。正常情况下，从乳汁中排出的蛋白质约为10g/d，乳母摄入的蛋白质变成乳汁中蛋白质的转换率约为70%，蛋白质质量较差时，转换率降低。考虑到我国的膳食构成以植物性食物为主，膳食蛋白质的生物学价值不高，其转换率可能较低。乳母蛋白质RNI为在非孕妇女的基础上增加25g/d。

（3）脂类：乳汁中脂肪的产能最高，可以为婴儿的生长发育提供足够的能量，而且由于婴儿中枢神经系统发育与脂溶性维生素吸收等的需要，乳母膳食中必须有适量脂肪，尤其是多不饱和脂肪酸。乳母的每日脂肪的推荐摄入量以占总能量的20%~30%为宜。

（4）矿物质：人乳中钙的含量较为稳定，每日从乳汁中排出钙的量约为300mg。如乳母的钙供给不足就会动用自身骨骼中的钙来满足乳汁中钙含量的恒定。乳母缺钙可导致乳母出现腰腿酸痛、抽搐甚至发生骨质软化症。为保证乳汁中正常的钙含量，并维持母体钙平衡，应增加乳母钙的摄入量，乳母钙RNI在非孕妇女的基础上增加200mg/d。除多食用富含钙质的食物（如乳类和乳制品）外，也可用钙剂、骨粉等补充。为预防乳母发生缺铁性贫血，乳母的膳食中应注意铁的补充。乳母铁的RNI为同龄非孕妇女的基础上增加4mg/d。乳汁中碘和锌的含量受乳母膳食的影响比较大，且这两种微量元素与婴儿神经系统的生长发育及免疫功能关系较为密切，乳母碘和锌的RNI分别在同龄非孕妇女的基础上增加120μg/d和4.5mg/d。

（5）维生素：维生素A能部分通过乳腺，所以乳母维生素A的摄入量可影响乳汁维生素A的含量，但膳食维生素A转移到乳汁中的数量有一定限度，超过这一限度则乳汁中维生素A含量不再按比例增加。乳母维生素A的RNI为1 300μg RAE/d。维生素D几乎不能通过乳腺，故母乳中维生素D含量很低，乳母维生素D的RNI为10μg/d。维生素E具有促进乳汁分泌的作用，乳母维生素E的AI为17mg α-TE/d。水溶性维生素大多可通过乳腺进入乳汁，但达到一定水平时不再增高。乳母维生素B$_1$、维生素B$_2$、烟酸、叶酸和维生素C的RNI分别为1.5mg/d、1.5mg/d、15mg NE/d、550μg DFE/d和150mg/d。

（6）水：乳母每天水摄入量与乳汁分泌有密切关系，当水摄入不足时可使乳汁分泌量减少。乳母平均每日泌乳量为750ml，故每日应从食物及饮水中比非孕期多摄入约1 100ml水。

2. 乳母的合理膳食原则　哺乳期的营养非常重要，要合理调配膳食，做到品种多样、数量充足、营养价值高，以保证婴儿与乳母都能获得足够的营养。《中国居民膳食指南（2022）》中，哺乳期妇女膳食指南在一般人群膳食指南基础上增加了5条核心推荐：①产褥期食物多样不过量，坚持整个哺乳期营养均衡；②适量增加富含优质蛋白质及维生素A的动物性食物和海产品，选用碘盐，合理补充维生素D；③家庭支持，愉悦心情，充足睡眠，坚持母乳喂养；④增加身体活动，促进产后恢复健康体重；⑤多喝汤和水，限制浓茶和咖啡，忌烟酒。

（1）产褥期的合理膳食：产褥期指从胎儿、胎盘娩出至产妇全身器官除乳腺外，恢复或接近未孕状态所需的一段时间，一般为6~8周。应纠正动物性食物摄入过多，某些食物摄入不足或不均衡等饮食误区，做到食物种类多样并控制膳食总量的摄入。产妇在分娩后可能会感到疲劳无力或食欲较差，可选择较清淡、稀软、易消化的食物，如面片、挂面、馄饨、粥、蒸或煮的鸡蛋及煮烂的菜肴，之后就可过渡到正常膳食，但应是富含优质蛋白质的平衡膳食。同时要多喝汤，多食用富含水分和膳食纤维的食物以防便秘，餐次可每日4~5次，适量补充维生素和矿物质。剖宫产的产妇，手术后约24小时胃肠功能恢复，应给予术后流食1天，但忌用牛奶、豆浆、大量蔗糖等胀气食品。情况好转后给予半流食1~2天，再转为普通膳食。采用全身麻醉或手术情况较为复杂的剖宫产术后妇女的饮食应遵医嘱。

（2）乳母的合理膳食：①食物品种多样量足：每日膳食应包括谷薯类、蔬菜水果类、畜禽鱼蛋奶类、大豆坚果类食物，可通过选择小分量食物、同类食物互换、粗细搭配、荤素双拼、色彩多样的方法，达到食物多样；②供给充足的优质蛋白质和维生素A：乳母每日摄入的蛋白质应在一般成年女性基础上增加25g，并应保证1/3以上是来源于动物性食物的优质蛋白质；③多食含钙和碘丰富的食品；④增加新鲜蔬菜、水果的摄入;⑤少吃盐、腌制品和刺激性强的食物;⑥注意烹饪方式:烹调方法应多用炖、煮、炒,少用油煎、油炸;⑦合理饮用汤、水和茶:餐前不宜喝太多汤,喝汤的同时还要吃肉,不宜喝多油的浓汤;每日应比孕前增加1 100ml水的摄入;浓茶中的咖啡因含量较高,乳母可饮用淡茶水补充水分。

二、婴幼儿营养与喂养

出生后至满2周岁的婴幼儿,处于生命早期1 000天机遇窗口期的关键阶段。良好营养和科学喂养为婴幼儿一生的体力、智力发育打下良好基础,不仅对童年期体力、智力发育有直接影响,而且对其成年后身体素质的提高也有重要影响。如果喂养不当,容易引起消化功能紊乱和营养不良,影响婴幼儿的生长发育。

(一)婴幼儿的营养需要

婴幼儿的营养需要特点具体表现在以下几个方面。

1. 能量　生长发育的能量消耗为婴幼儿所特有,与生长速度成正比,每增加1g新组织需要能量4.4~5.7kcal。如能量供给不足,可导致生长发育迟缓。婴儿期是生长发育的第一个高峰期,生长所需能量占总能量消耗的25%~30%。中国营养学会推荐婴幼儿每日能量摄入量为:0~6月龄为0.38MJ/kg[90kcal/(kg)],7~12月龄为0.33MJ/kg[80kcal/(kg)],1~2岁男女分别为3.77MJ(900kcal)、3.35MJ(800kcal)。长期能量摄入不足可导致生长迟缓或停滞,而能量摄入过多可导致肥胖。通常按婴儿的健康状况、是否出现饥饿的症状以及婴幼儿的体重增加情况判断能量供给量是否适宜。

2. 蛋白质　婴幼儿正处于生长阶段,对各种氨基酸的需要量按单位体重计算较成人高,应供给足量优质的蛋白质,以维持机体蛋白质的合成和更新。婴幼儿如喂养不当,尤其是膳食蛋白质供给不足时,可造成蛋白质缺乏症,影响生长发育,特别是大脑发育减慢、体重增长缓慢、肌肉松弛、贫血、免疫功能降低,甚至发生营养不良性水肿,即蛋白质缺乏型营养不良。另一方面,因婴幼儿的肾脏及消化器官尚未发育完全,过高的蛋白质摄入也会对机体产生不利影响。婴儿的蛋白质需要量是以营养状态良好的母亲喂养婴儿的需要量为标准来衡量。在充足母乳喂养时,婴儿蛋白质摄入量相当于每千克体重1.6~2.2g,其他的食物蛋白质的营养价值低于母乳蛋白质,因此,需要量要相应增加。中国营养学会建议的婴幼儿蛋白质RNI为:0~6月龄(AI)为9g/d,7~12月龄为20g/d,1~2岁为25g/d。

3. 脂类　脂肪是体内能量和必需脂肪酸的重要来源,摄入过多或过少对婴幼儿的生长发育都不利。中国营养学会推荐的婴幼儿每日膳食中脂肪能量占总能量的适宜比例为:6月龄以内为48%,7~12月龄为40%,1~2岁为35%。

必需脂肪酸对婴幼儿神经髓鞘的形成、大脑及视网膜光感受器的发育和成熟具有非常重要的作用。婴幼儿对必需脂肪酸缺乏较敏感,膳食中缺乏必需脂肪酸易导致婴幼儿皮肤干燥或发生脂溶性维生素缺乏。二十二碳六烯酸(docosahexaenoic acid,DHA)是大脑和视网膜中一种具有重要结构功能的长链多不饱和脂肪酸,在婴儿视觉和神经发育中发挥重要作用。婴儿缺乏DHA,一方面可影响神经纤维和神经突触的发育,导致注意力受损,认知障碍;另一方面可导致视力异常,对明暗辨别能力降低,视物模糊。早产儿和人工喂养儿需要补充DHA,这是因为早产儿脑中DHA含量低,体内促使α-亚麻酸转变成DHA的去饱和酶活力较低,且生长较快需要量相对大;而人工喂养儿的食物来源主要是牛乳及其他代乳品,牛乳中的DHA含量较低,不能满足婴儿需要。中国营养学会推荐的婴幼儿每日膳食中,亚油酸的适宜摄入量为:0~6月龄为总能量的7.3%,7月龄至1岁为6%,1~2岁为4%;α-亚麻酸的适宜摄入量为:6月龄以内为总能量的0.87%,7~12月龄为0.66%,1~2岁为0.6%。

4. 碳水化合物　婴儿的乳糖酶活性比成年人高,有利于对奶类所含乳糖的消化吸收,但3个月以内的婴儿缺乏淀粉酶,故淀粉类食物应在3~4个月后添加。中国营养学会推荐的婴幼儿每日膳食中碳水化合物AI为:0~6月龄为60g,7~12月龄为85g,1~2岁(EAR)为120g。

5. 矿物质　婴幼儿时期,较容易缺乏的矿物质有以下几种。

(1)钙:婴儿出生时体内钙含量占体重的0.8%,到成年时增加为体重的1.5%~2.0%,这表明在生长过程中需要储留大量的钙。母乳喂养的婴儿一般不会引起明显的钙缺乏。0~6月龄婴儿钙的 AI 为 200mg/d，7~12月龄婴儿钙的 AI 为 250mg/d，1~2岁幼儿钙的 RNI 为 600mg/d。

（2）铁：在婴幼儿中缺铁性贫血发病年龄主要是 6 月龄至 2 岁。缺铁除了引起血液系统的改变以外，还可影响婴幼儿行为和智能的发育，严重贫血可以增加婴幼儿的死亡率。婴儿出生后体内有一定量的铁储备，可供 3~4 个月之内使用，但母乳含铁不高，婴儿在 4~6 个月后即需要从膳食中补充铁。0~6月龄婴儿铁的 AI 为 0.3mg/d，7~12月龄婴儿铁的 RNI 为 10.0mg/d，1~2岁幼儿铁的 RNI 为 9.0mg/d。

（3）锌：锌对机体免疫功能、激素调节、细胞分化以及味觉形成等过程有重要影响，婴幼儿缺锌可表现为食欲减退、生长停滞、味觉异常或异食癖、认知行为改变等。0~6月龄婴儿锌的 AI 为 2.0mg/d，7~12月龄婴儿锌的 RNI 为 3.5mg/d，1~2岁幼儿锌的 RNI 为 4.0mg/d。

6. 维生素　几乎所有的维生素缺乏时都会影响婴幼儿的生长发育，其中关系最为密切的有以下几种：

（1）维生素 D：维生素 D 对于婴幼儿的生长发育十分重要。维生素 D 缺乏可导致营养性佝偻病，母乳中维生素 D 水平较低，因此，应给婴幼儿适宜补充维生素 D，并且应多晒太阳，以保持我国婴幼儿佝偻病发病率逐年下降的趋势。但应该注意的是，如果长期过量摄入维生素 D 会引起中毒。0~12月龄婴儿维生素 D 的 AI 为 10μg/d，1~2岁幼儿维生素 D 的 RNI 为 10μg/d。

（2）维生素 A：婴幼儿维生素 A 摄入不足可以影响体重的增长，并可出现上皮组织角化、眼干燥症和夜盲症等缺乏症状；但维生素 A 过量摄入也可引起中毒，表现出呕吐、昏睡、头痛、皮疹等症状。0~6月龄婴儿维生素 A 的 AI 为 300μg RAE/d，7~12月龄婴儿维生素 A 的 AI 为 350μg RAE/d，1~2岁幼儿维生素 A 的 RNI 为 310μg RAE/d。

（3）其他：B 族维生素中的维生素 B_1、B_2 和烟酸能够促进婴幼儿的生长发育，而且其需要量随能量需要量的增加而增高。母乳中维生素 K 水平很低，出生后应及时补充维生素 K，以降低新生儿出血症的发生风险。人工喂养儿还应该注意维生素 E 和维生素 C 的补充，尤其是早产儿更应该注意补充维生素 E。

（二）婴幼儿喂养

婴幼儿生长发育所需要的能量和营养素必须通过合理的喂养来获得，应该结合母亲的生理状态、婴幼儿生长发育特点以及胃肠道功能尚未完善的特点，确定科学的喂养方式。在喂养过程中应注意回应式喂养，父母需要对婴幼儿的进食需求，及时地进行喂养回应，从按需喂养逐渐过渡到规律喂养。

1. 喂养方式　可分为三种：母乳喂养（breast feeding）、人工喂养（artificial feeding）及混合喂养（mixed feeding）。

（1）母乳喂养：母乳是出生至 6 个月以内婴儿最适宜的天然食物，也是最能满足婴儿生长发育所需的食物。《中国居民膳食指南（2022）》指出母乳喂养有以下优点：

1）母乳最适合婴儿的消化、代谢能力，能满足婴儿全面营养需求：早期婴儿的器官特别是消化器官发育尚未成熟，功能未健全。母乳能最好地满足婴儿的营养需求，在营养构成及含量上能最好地适应婴儿肠道发育特点及消化、代谢能力。母乳以乳清蛋白为主，其在胃酸作用下形成的乳凝块，细小而柔软，容易为婴儿消化吸收；母乳中含有的脂肪颗粒小，并且含有乳脂酶，易被消化吸收；母乳中富含乳糖且以乙型乳糖为主，有利于糖原储存和脂类氧化，还有助于铁、钙、锌等吸收；母乳中的钙、锌、铜等矿物质含量更适合婴儿的需要，可保护婴儿尚未发育完善的肾功能。

2）母乳喂养能确保婴儿体格健康生长，有利于婴儿脑神经功能和认知发展：母乳中的高脂肪含量（供能比为 48%）能满足婴儿生长和能量储备的需要，所含 DHA 能满足婴儿脑发育的需要；母乳中必需氨基酸组成最佳，牛磺酸含量较多，为婴儿大脑及视网膜发育所必需。

3）母乳喂养有助于母婴情感交流，促进婴儿行为和心理健康：母乳喂养时的肌肤接触、眼神接触和语言动作等，有利于母婴情感交流，促进婴儿的行为发展和心理健康。

4）母乳喂养有助于婴儿免疫系统发展，增加抗感染能力，降低过敏性疾病风险：母乳本身几乎是无菌的,可直接喂哺,不易发生污染。母乳中含有的免疫球蛋白、乳铁蛋白、乳糖、低聚糖、溶菌酶、免疫活性细胞、双歧杆菌因子等多种免疫物质在婴儿体内构成了有效的防御系统,抵抗多种病原微生物的感染,降低多种疾病的发生风险。其中免疫球蛋白(IgA、IgG、IgM、IgD)具有抗肠道微生物和侵入微生物的作用;乳铁蛋白可抑制病原微生物的代谢和繁殖;溶菌酶通过水解细胞壁中的乙酰氨基多糖而使易感菌溶解,发挥杀菌抗炎作用;母乳中的乳糖和低聚糖,可促进肠道益生菌在肠道的定植和生长,有利于婴儿尽早建立健康的肠道微生态环境,促进免疫系统发育;免疫活性细胞可增强机体免疫功能;双歧杆菌因子促进双歧杆菌生长,降低肠道 pH,抑制腐败菌生长从而保护婴儿肠道免受感染。纯母乳喂养能有效避免婴儿过早接触异原蛋白质,减少对异原蛋白质的暴露水平,显著降低婴儿过敏性疾病的发生,且母乳喂养时间越长,保护效应越强。

5)母乳喂养有助于降低婴儿远期慢性病的发生风险:婴幼儿早期营养不良会导致成年期肥胖、高血压、冠心病和糖尿病等慢性病的发生风险增加,而母乳喂养对婴儿早期健康生长发育和成年期慢性病风险具有保护效应,例如母乳喂养时间越长,儿童肥胖风险越低。

6)母乳喂养有助于母亲健康:母乳喂养可以促进母亲近期和远期健康,可帮助子宫收缩,推迟月经复潮以及促使脂肪消耗等,可降低母亲产后体重滞留风险,有助于降低 2 型糖尿病、乳腺癌以及卵巢癌的发病风险。

(2)人工喂养:因疾病或其他原因不能进行母乳喂养时,则可采用牛乳或其他代乳品喂养婴儿。完全人工喂养的婴儿最好选择婴儿配方奶粉。对于一些患有先天缺陷而无法耐受母乳喂养的婴儿(如乳糖不耐症、乳类蛋白过敏、苯丙酮尿症等),需要在医生的指导下选择特殊婴儿配方食品:苯丙酮尿症患儿要选用限制苯丙氨酸的奶粉;乳糖不耐症的患儿要选用去乳糖的配方奶粉;对乳类蛋白质过敏的患儿则可选用以大豆为蛋白质来源的配方奶粉。

(3)混合喂养:母乳不足时,可用婴儿配方奶粉或其他乳品、代乳品补充进行混合喂养,其原则是采用补授法,即先喂母乳,不足时再喂以其他乳品,每日应哺乳 3 次以上。让婴儿按时吮吸乳头,刺激乳汁分泌,防止母乳分泌量减少。

2. 辅食添加　随着婴儿生长至 6 月龄后,母乳的数量和质量都无法满足需要,同时婴儿的消化吸收功能日趋完善,乳牙萌出,咀嚼能力增强,已可逐渐适应半固体和固体食物,可在继续母乳喂养的基础上添加辅食。同时,应避免过早(满 4 月龄前)或过晚(第 7 月龄后)添加辅食。

(1)辅食食品种类:婴儿辅助食品一般可分为 4 类,即补充主食的淀粉类食物、补充蛋白质的动物性食物和豆类、补充维生素和矿物质的蔬菜水果以及补充能量的油和糖。

1)淀粉类辅食:婴儿随着唾液腺及肠内淀粉酶活力的增强,可以接受淀粉类食物。通常首先添加大米粉,因为大米蛋白不容易引起食物过敏,其蛋白质利用率也优于面粉。此外,由于乳类缺铁,6 月后婴儿需要补充铁。强化铁的米粉有助于预防缺铁性贫血,又可与水调制成不同比例的糊状,可适应不同月龄婴儿的食用;6 个月后婴儿乳牙萌出,可喂食米粥、煮烂的面条;7 个月起可给饼干或略烤黄的馒头或面包干,以训练咀嚼能力,有利于牙齿发育。

2)蛋白质类辅食:随着母乳的减少,必须给予其他优质蛋白质。蛋类是首选的补充蛋白质的辅食,但蛋类的蛋白容易引起小月龄婴儿食物过敏,故一般先加蛋黄。蛋黄除可提供优质蛋白质外,又富含铁和维生素 A、维生素 D、维生素 B_2。鱼和禽类的肝脏都富含优质蛋白质和铁,且较容易消化,可从 6 月后起添加。7~8 个月时可添加肉类,包括由猪、牛、羊、禽肉制成的肉泥。豆浆、嫩豆腐等豆制品和牛乳都富含优质蛋白质和钙,是很好的蛋白质类辅食。

3)维生素、矿物质类辅食:主要是新鲜蔬菜和水果,它们含有丰富的胡萝卜素、维生素 C、多种矿物质以及膳食纤维。蔬菜和水果的营养成分不完全相同,不能互相替代。6~7 个月后可以食用菜泥、果泥。

4)能量类辅食:主要是植物油和糖,用来补充能量,可用于食量小的婴儿。

(2)辅食添加的原则:①由少到多,由细到粗,由稀到稠,次数和数量逐渐增加,待适应数日(一一般为 1 周)后再增加新的品种,使婴儿有一个适应的过程;②应在婴儿健康、消化功能正常时添加辅助食品;③避免调味过重的食物(如糖、盐和调味品较多的食物),需要指出的是,婴儿对食物的适应能力和爱好存在个体差异,辅食开始添加的时间以及品种和数量增加的快慢应根据具体情况进行调节。

(3)辅食添加的顺序:婴儿从 7~9 个月,添加面条、蛋黄泥、菜泥、鱼泥、虾泥、肝泥、肉泥、饼干;10~12 个月时,添加稠粥、软饭、面包、馒头、碎菜及肉末;13~24 月龄幼儿,母乳不足时,建议以合适幼儿配方奶粉作为补充,可引入少量鲜牛奶、酸奶、奶酪。另外,为与肾功能相适应,婴儿 1 周岁前,食物应尽量避免含盐量或调味品多的膳食。

添加辅助食品并不需要终止哺乳,母乳喂养时间至少应持续 6 个月,可持续至 2 岁以上,添加辅食后继续母乳喂养仍有益于婴幼儿的健康,母乳能够继续为婴幼儿提供各种必需营养素,然后开始减少哺乳量及哺喂次数,断乳后的婴幼儿应继续饮用牛乳或其他奶制品。

3. 喂养指南 《中国居民膳食指南(2022)》针对 0 岁至 2 岁的婴幼儿全面地给出了核心推荐和喂养指导,中国婴幼儿喂养指南是独立于一般人群膳食指南之外的喂养指导。

(1)6 月龄内婴儿喂养指南:①母乳是婴儿最理想的食物,坚持 6 月龄内纯母乳喂养;②生后 1 小时内开奶,重视尽早吸吮;③回应式喂养,建立良好的生活规律;④适当补充维生素 D,母乳喂养无须补钙;⑤一旦有任何动摇母乳喂养的想法和举动,都必须咨询医生或其他专业人员,并由他们帮助作出决定;⑥定期监测婴儿体格指标,保持健康生长。

(2)7 月龄至 24 月龄婴幼儿喂养指南:①继续母乳喂养,满 6 月龄起必须添加辅食,从富含铁的泥糊状食物开始;②及时引入多样化食物,重视动物性食物的添加;③尽量少加糖盐,油脂适当,保持食物原味;④提倡回应式喂养,鼓励但不强迫进食;⑤注意饮食卫生和进食安全;⑥定期监测体格指标,追求健康生长。

三、老年人营养与膳食

膳食营养因素在保证老年人的健康和长寿中有着重要的作用。其中多数高龄老年人身体各个系统显著衰退,营养不良发生率高,对营养需求更加多样化、复杂化,更加需要个体化的膳食指导。

(一)老年人的营养需要

1. 能量 老年人对能量的需要降低,所以膳食能量的摄入主要以体重来衡量,BMI 在 20.0~26.9kg/m² 为宜。

2. 蛋白质 老年人容易出现负氮平衡,且由于老年人肝、肾功能降低,摄入蛋白质过多可增加肝脏、肾脏负担。建议老年人膳食蛋白质的 RNI 男女分别为 65g/d 和 55g/d,且优质蛋白质应占总蛋白质摄入量的 50%。

3. 脂类 由于老年人胆汁分泌减少和酯酶活性降低而对脂肪的消化功能下降,因此,脂肪的摄入不宜过多,脂肪供能占膳食总能量的 20%~30% 为宜。而且,由饱和脂肪酸、单不饱和脂肪酸、多不饱和脂肪酸提供的能量分别占膳食总能量的 6%~8%、10% 和 8%~10% 比较合适,建议每日反式脂肪酸摄入量不超过 2%。

4. 碳水化合物 老年人的糖耐量降低,血糖的调节作用减弱,容易发生血糖增高。过多的碳水化合物在体内还可转变为脂肪,引起肥胖、高脂血症等疾病。建议碳水化合物提供的能量占总能量 50%~65% 为宜。而且老年人应降低单糖、双糖和甜食的摄入量,增加膳食纤维的摄入。膳食纤维可以增加粪便的体积,促进肠道蠕动,对降低血脂、血糖和预防结肠癌、乳腺癌、防止血管疾病有良好的作用,每日适当摄入 25~30g。

5. 矿物质

(1)钙:老年人的钙吸收率低,对钙的利用和储存能力低、容易发生钙摄入不足或缺乏而导致骨质疏松症,因此建议每日摄入牛奶 300~400ml。中国营养学会推荐老年人每日膳食钙的 AI 男、女均为 1 000mg/d。

（2）钠：中国营养学会推荐老年人每日膳食钠的 AI 为 1 400mg/d。

（3）铁：老年人对铁的吸收利用率下降且造血功能减退，血红蛋白含量减少，易出现缺铁性贫血。老年人铁的 AI 男女均为 12mg/d。铁摄入过多对老年人的健康也会带来不利的影响。

（4）其他矿物质：老年人每日膳食中需有一定的硒、铜、锌和铬，以满足机体的需要。中国营养学会推荐老年人 RNI 或者 AI 为硒 60mg/d，铜 0.8mg/d，铬 30μg/d，锌（男性）12.5mg/d，锌（女性）7.5mg/d。

6. 维生素　老年人对维生素的利用率下降，户外活动减少使皮肤合成维生素 D 的功能下降，加之肝、肾功能衰退导致活性维生素 D 生成减少，易出现维生素 D 缺乏。维生素 D 的补充有利于防止老年人的骨质疏松症，老年人维生素 D 的 RNI 为 15μg/d；维生素 E 是一种天然的脂溶性抗氧化剂，有延缓衰老的作用，老年人每日维生素 E 的 RNI 为 14mg α-TE；维生素 B_2 在膳食中最易缺乏；维生素 B_6 和维生素 C 在保护血管壁的完整性、改善脂质代谢和预防动脉粥样硬化方面有良好的作用；叶酸和维生素 B_{12} 能促进红细胞的生成，对防治贫血有利。叶酸有利于胃肠黏膜正常生长，有利于预防消化道肿瘤。叶酸、维生素 B_6 及维生素 B_{12} 能降低血中同型半胱氨酸水平，有防治动脉粥样硬化的作用。老年人每日叶酸、维生素 B_6 及维生素 B_{12} 的 RNI 分别为 400μg DFE、1.6mg 和 2.4μg。

此外，与一般老年人相对比，高龄老年人身体功能开始出现显著衰退，存在进食受限、感官能力降低、营养摄入不足等情况，因此高龄老年人需要摄入能量和营养密度高、品种多样的食物来保证营养的摄入。

（二）老年人的合理膳食原则

在《中国居民膳食指南（2022）》中，将老年人分为 65~79 岁的一般老年人和 80 岁及以上的高龄老年人。关于老年人的膳食指南特别强调食物要粗细搭配，易于消化；积极参加适度体力活动，保持能量平衡。其中，65~79 岁的一般老年人的合理膳食原则包括：

1. 平衡膳食，维持能量摄入与消耗的平衡，饮食饥饱适中，保持理想体重，预防肥胖，建议每日摄入 300~450g 新鲜蔬菜，200~300g 水果来保证老年人各种维生素的摄入量充足，以促进代谢、延缓机体功能衰退、增强抗病能力；

2. 控制脂肪摄入，蛋白质以优质蛋白为主，提倡多吃奶类、豆类和鱼类，动物性食物摄入总量争取达到日均 120~150g，其中鱼 40~50g，禽畜肉 40~50g，蛋类 40~50g，平均每天摄入 15g 大豆制品；

3. 碳水化合物以淀粉为主，重视膳食纤维和多糖类物质的摄入；

4. 重视补充钙、铁、锌等矿物质，保证充足的新鲜蔬菜和水果摄入，补充老年人机体所需的抗氧化营养素；

5. 食物选择荤素搭配、粗细搭配，烹调要讲究色香味、细软易于消化，建议与家人共同进餐，摄入足量食物；

6. 少食多餐，不暴饮暴食，饮食清淡少盐，不吸烟，少饮酒；

7. 少吃或不吃油炸、烟熏、腌渍的食物，减少并控制糖分摄入；

8. 每日摄入 1 500~1 700ml 饮用水以保证足量饮水，首选温热白开水；

9. 适度运动延缓肌肉衰减，积极进行户外运动，减少久坐，参加规范体检，做好健康管理；

10. 及时测评营养状况，纠正不健康饮食行为。

结合《中国膳食营养指南 2022》建议高龄老年人在一般老年人基础上应选择质地细软、能量和营养素密度高的食物，预防营养缺乏；鼓励多种方式进食；关注体重丢失，定期营养筛查；适时合理补充营养，提高生活质量；坚持健身与益智活动，促进身心健康。

（杨　燕）

第三节　膳食营养与相关疾病

【学习要点】

1. 肥胖的定义和诊断。
2. 肥胖的营养影响因素和防治。
3. 糖尿病的营养影响因素和膳食防治。
4. 糖尿病的食谱编制方法。
5. 动脉粥样硬化的营养影响因素和膳食防治。
6. 肿瘤的营养影响因素和膳食指导原则。

随着社会进步以及人民生活水平的提高,人们对营养的需求已超出单纯满足生存或防治营养缺乏病的范畴,合理营养已经成为防病治病的重要手段。目前严重威胁人类健康的慢性非传染性疾病大多与能量、营养素不适当摄入有关,因此,营养与疾病的关系已引起越来越广泛的关注。能量与营养素摄入不足、过多或不合理均会引起营养相关性疾病。当前,我国营养缺乏病依然存在,同时因营养过剩所致的疾病发病率不断增高。在经济不发达的农村地区居民主要以营养缺乏病为主,而经济发达的城市居民主要以与营养过剩和营养不平衡相关的慢性疾病为主。因此,改善我国人群的饮食结构,提倡合理饮食已成为预防和治疗营养相关疾病的重要措施之一。

一、膳食营养与肥胖

肥胖(obesity)是一种由多因素引起的体内脂肪堆积过多和/或分布异常,对健康造成一定影响的慢性代谢性疾病。超重和肥胖是心血管疾病、糖尿病、部分癌症等慢性非传染性疾病的主要危险因素。在过去的 20 年间,中国超重率、肥胖率以及相关慢性病的患病率迅速攀升。2020 年,我国的成年居民超重或肥胖患者数已超过一半,肥胖及其相关慢性病已经成为威胁我国人民健康的重大公共卫生问题之一。

肥胖按发生原因分为遗传性肥胖、继发性肥胖和单纯性肥胖。其中,单纯性肥胖约占肥胖总人数的 95%,主要指排除由遗传性肥胖、代谢性疾病、外伤或其他疾病所引起的继发性、病理性肥胖,单纯由于营养过剩所造成的全身性脂肪过量积累,由基因和环境因素相互作用导致的一种复杂性疾病。按脂肪在身体的分布不同,将肥胖分为中心性肥胖和外周性肥胖,脂肪在腹部蓄积过多为中心性肥胖,脂肪在臀部和肢体的分布多于腹部为外周性肥胖。其中,中心性肥胖与肥胖相关疾病有更强的关联,是许多慢性病的独立危险因素。

(一)肥胖的诊断

目前已经建立了多种诊断或者判定肥胖的标准和方法。常用的诊断方法可分为三大类,分别为人体测量法、物理测量法和化学测量法,其中最常用的是人体测量法,包括身高标准体重、BMI、腰围和腰臀比等方法。

1. 身高标准体重法　这是 WHO 推荐的传统上常用的衡量肥胖的方法,公式为:肥胖度(%)=[实际体重(kg)−身高标准体重(kg)]/身高标准体重(kg)×100%。超过 10% 为超重,20%~29% 为轻度肥胖,30%~49% 为中度肥胖,≥50% 为重度肥胖。

2. BMI 法　体质指数法是国际上测量与诊断 18 岁以上成年人超重和肥胖最广泛的指标。BMI=体重(kg)/身高(m)^2,我国居民 BMI 的理想值为 18.5~23.9,24.0~27.9 为超重,≥28.0 为肥胖。

3. 腰围和腰臀比法　腰围和腰臀比是反映中心性肥胖的间接测量指标。WHO 规定男性腰围≥102cm、女性腰围≥88cm 为中心性肥胖;腰臀比男性≥0.9、女性≥0.8 为中心性肥胖。我国针对腰围提出的标准为男性≥90cm、女性≥85cm 为成年人中心性肥胖。

（二）肥胖的营养影响因素

目前认为,遗传、年龄、性别、气候环境、营养与膳食、吸烟和缺乏体力活动等生活方式与行为、心理因素、社会文化和政策等都会不同程度影响肥胖的发生发展。本部分重点阐述营养的影响因素。

1. **能量** 人体能量的摄入应与消耗平衡,如果长期摄入的能量过高,过剩的能量就会在体内转变为脂肪储存下来,引起肥胖。此外,不良的饮食习惯、进食速度快以及暴饮暴食等都会导致能量过剩而引发肥胖。

2. **碳水化合物** 单、双糖在体内吸收快,但机体对其氧化作用有一定的限度,若摄入过多,在体内不能完全被氧化利用,容易以脂肪的形式储存在体内。根据碳水化合物-胰岛素理论,碳水化合物的摄入增加能够快速升高血糖水平并刺激人体产生胰岛素,促使外周性肥胖的发生。

3. **脂类** 脂肪是食物中能量密度最高的营养素,其利用效率较高,容易储存在脂肪细胞中,使体重增加。不同种类脂肪酸对健康的影响不同,富含饱和脂肪的食物可增加低密度脂蛋白胆固醇水平,促进肥胖及相关疾病的发生发展。此外,n-6 多不饱和脂肪酸与 n-3 多不饱和脂肪酸的摄入比例升高可影响甘油三酯代谢、脂肪聚积等,进而增加肥胖的发生风险。

4. **蛋白质** 临床研究表明,高蛋白饮食能够增加饱腹感,降低能量摄入,短期内对肥胖患者有减轻体重的作用,这与蛋白质为机体提供的能量较少有关。

5. **维生素** 维生素 D 能够抑制前脂肪细胞分化过程进而影响脂肪形成,研究发现,肥胖的发生常伴随着 $1,25\text{-}(OH)_2D_3$ 水平的改变。此外,B 族维生素对肥胖也具有一定调控作用,当维生素 B_1 严重缺乏时,ATP 生成障碍、丙酮酸和乳酸堆积、物质和能量代谢紊乱等,可引发肥胖。

6. **矿物质** 钙可与脂肪酸结合,减少肠道内脂肪的吸收,同时增加脂肪的排出,因此,长期低钙会加速脂肪生成和抑制脂肪水解,促进肥胖的发生。

7. **膳食模式** 流行病学调查表明,多种膳食模式被证实具有改善肥胖及相关慢性疾病的作用。例如,研究发现地中海饮食模式比低脂饮食更有利于超重或肥胖患者减轻体重。《中国居民膳食指南(2022)》提出了"东方健康膳食模式",其主要特点是清淡少盐、食物多样、蔬菜水果豆制品丰富、鱼虾水产多、奶类天天有,并且拥有较高的身体活动水平,这样的饮食模式更能避免营养素的缺乏,肥胖以及相关慢性病的发生。

（三）肥胖的营养防治

2022 年,中国营养学会肥胖防控分会等机构联合发布的《中国居民肥胖防治专家共识》提出肥胖的基本防治方法包括生活方式干预、药物治疗和手术治疗等,其中生活方式干预主要包含营养、运动和行为方式干预,而无论采取单一的或是综合的方法,肥胖的防治过程都是围绕机体能量摄入与消耗之间的平衡这一中心而进行的,因此饮食控制是各种治疗的基础。

1. **控制能量摄入** 营养干预的核心原则是基于能量的精准评估,使患者的能量代谢负平衡。建议依据代谢率实际检测结果,分别给予超重和肥胖个体 85% 和 80% 平衡能量的摄入标准,以达到能量负平衡,同时能满足能量摄入高于人体基础代谢率的基本需求。另外,推荐每日能量摄入平均降低 30%~50% 或 500kcal,或每日能量摄入限制在 1 000~1 500kcal。此外,建议通过增加活动量来促进能量消耗,同时限制能量摄入,这样机体才有可能消耗储备的过剩能量,达到减肥的效果。要达到消耗机体脂肪的目的,活动的时间、频率、强度也很重要,每日应坚持做不少于 1h 的运动。

2. **控制产能营养素的摄入** 以多糖摄入为主,减少单、双糖的摄入,保证每日碳水化合物供能比为 45%~60%。脂肪摄入量不宜过多,占总能量的 20% 为宜,饱和脂肪酸摄入量应少于总能量的 10%,应适当增加单不饱和脂肪酸和多不饱和脂肪酸的摄入。少吃胆固醇高的食物,如蛋黄、蟹黄、猪脑和动物内脏等,对于有高胆固醇血症的肥胖患者还应进一步降低饱和脂肪酸摄入量使其低于总能量的 7%。此外,在限制总能量供给的情况下,还要保证蛋白质的摄入,尤其是对于正在生长发育中的儿童,以免影响组织更新和生长发育。

3. **保证维生素和矿物质的供应** 新鲜的蔬菜和水果富含维生素和矿物质,食用后不仅产能低,还会有明显的饱腹感。减重过程中保证摄入充足的维生素和矿物质,既有助于减肥还能改善代谢紊乱。

4. 增加膳食纤维和某些植物化学物的摄入　膳食纤维能增加饱腹感,减少脂肪吸收,每天摄入膳食纤维在25~30g为宜。全谷类食物、豆类、蔬菜和水果含有丰富的膳食纤维,建议增加摄入量。花色苷、异黄酮、皂苷等植物化学物在减肥和治疗代谢综合征方面有一定的效果,可以适当补充,辅助减肥。

5. 酒精是纯能量物质,应不饮或少饮酒,包括白酒、红酒、啤酒等。

二、膳食营养与糖尿病

糖尿病(diabetes mellitus,DM)是一组由于胰岛素分泌和作用缺陷所导致的碳水化合物、脂肪、蛋白质等代谢紊乱,具有临床异质性的表现,以长期高血糖为主要标志的综合征。有关糖尿病的定义、病因、临床表现、并发症、诊断标准等请参见内分泌学,本文中主要阐述膳食营养因素与糖尿病的关系。

(一) 糖尿病的营养影响因素

1. 能量　能量过剩引起的超重或肥胖是糖尿病的主要诱发因素之一。糖尿病患者多有能量代谢紊乱的现象,如血清胰岛素水平高,脂肪、肌肉以及肝细胞内胰岛素受体数目减少且亲和力下降。能量若摄入过多,血糖难以控制,则加重糖尿病;但能量若摄入过少,机体供能不足,易导致酮血症。

2. 碳水化合物　碳水化合物与糖尿病的关系最为紧密。糖尿病患者存在碳水化合物代谢异常的情况,主要表现为肝脏中葡萄糖激酶和糖原合成酶下降,肝糖原合成减少;碳酸化酶活性加强,糖原分解加强。当碳水化合物摄入过量时,极易出现高血糖,并对胰岛 β 细胞的结构和功能造成损害,导致胰岛素分泌绝对或相对不足;摄入不足时,机体需调用脂肪和蛋白质来分解供能,从而引起酮血症。膳食纤维摄入量增加能有效降低糖尿病的患病风险。可溶性膳食纤维在肠内通过减慢糖的吸收以降低空腹血糖和餐后血糖,并通过减少肠激素以减少对 β 细胞的刺激,降低胰岛素的释放并提高周围胰岛素受体的敏感性,加速葡萄糖代谢。不溶性膳食纤维能促进肠蠕动,加快食物通过肠道,减少吸收,具有间接缓解餐后血糖升高和减肥的作用。

3. 脂肪　膳食脂肪的消化、吸收及代谢与碳水化合物密切相关。高脂饮食时,脂肪的氧化分解会产生大量葡萄糖分解的中间产物,阻断葡萄糖的彻底氧化分解,导致血糖浓度上升、胰岛素分泌增加;当游离脂肪酸浓度较高时,肌肉摄取脂肪酸进行氧化供能的作用增强,使得葡萄糖的利用率降低,由此出现胰岛素抵抗现象。

4. 蛋白质　虽然目前尚无确切证据表明膳食蛋白质含量与糖尿病发病有直接关系,但蛋白质代谢与碳水化合物和脂肪代谢密切相关。当碳水化合物和脂肪代谢出现紊乱时,蛋白质的代谢也必然处于不平衡状态,同样可以引起胰岛素分泌量的变化,促进糖尿病的发病。

5. 矿物质和维生素　大量的研究报道,摄入适量的矿物质和维生素对糖尿病有积极的防治作用,如三价铬是葡萄糖耐量因子的主要组成部分,也是胰岛素的辅助因子,促进葡萄糖利用并改善糖耐量;硒可通过胰岛素受体后的激酶抑制作用,产生"生理胰岛素样"效应;B 族维生素、维生素 C 及维生素 E 等缺乏,均可诱发或加重糖尿病及其慢性并发症的发生。

6. 水　水对糖尿病的影响最易被忽视。糖尿病患者最常见的临床表现即为多饮、多尿,机体将更多的水分从细胞中转移出来使体内过量的葡萄糖从尿中排出,极易出现脱水现象,其症状明显程度随糖尿病病情的严重程度而增加。

7. 食物血糖生成指数与血糖负荷　血糖生成指数(glycemic index,GI)是衡量食物升高血糖效应的一项有效指标,具体计算公式为GI= 食物餐后 2h 血浆葡萄糖曲线下总面积/等量葡萄糖餐后 2h 血浆葡萄糖曲线下总面积 ×100,其中 GI>70 的食物为高 GI 食物;55<GI<70 的食物为中 GI 食物;GI≤55 的食物为低 GI 食物。高 GI 食物在胃肠中消化快、吸收率高,葡萄糖释放快,使得血糖升高;低 GI 食物在胃肠中停留时间长、吸收率低,葡萄糖释放慢,使得血糖降低。

　　除食物类别外,食物(碳水化合物)的摄入量也是影响血糖的关键因素,由此提出血糖负荷(glycemic load,GL)的概念,为糖尿病患者在选择摄入食物的种类和数量方面提供全面指导。GL 的具体计算公式为 GL=GI× 碳水化合物含量(克)/100,其中 GL>20 的食物为高 GL 食物;10<GL<20 的食物为中 GL 食物;GL<10 的食物为低 GL 食物。

　　8. 膳食模式　来自大型前瞻性队列研究和随机对照试验的结果很好地证明了膳食模式在糖尿病预防和管理中的重要性。例如,地中海式饮食相对于低脂饮食,更能降低糖尿病患者的空腹血糖,并显著降低心脑血管疾病发生的危险;DASH 饮食以预防和控制高血压而得以推出,后经研究证明该饮食模式对改善血糖、高密度脂蛋白、低密度脂蛋白等具有良好的效果。

(二) 糖尿病的膳食防治

　　糖尿病的治疗应是综合治疗,主要包括饮食治疗、药物治疗、运动疗法及自我监测等综合措施,而营养饮食治疗是糖尿病治疗的基本措施。本部分重点阐述糖尿病的膳食指导建议和治疗原则。

　　1. 营养治疗目标　饮食治疗是糖尿病的基础治疗之一,美国糖尿病协会(ADA)于 2019 年更新糖尿病营养支持的目标,包括以下几个方面:①促进和支持健康的膳食模式,强调各种营养丰富、分量适当的食物;②依照个人和文化偏好、卫生知识和计算能力、健康食品的选择、意愿和能力,解决个人营养需求;③通过提供关于食物选择的积极信息来维持饮食的乐趣,而只有在有科学证据的情况下才限制食物的选择;④为糖尿病患者提供日常膳食计划的实用工具。

　　2. 膳食治疗原则　膳食治疗是有效防治糖尿病的基本措施,控制总能量摄入并合理膳食,食物多样化,注意微量元素和维生素的补充,饮食结构与餐次合理分配。轻型糖尿病患者单纯采用营养治疗常可达到控制血糖的目的;重型糖尿病患者进行药物治疗的同时配合饮食控制,可使病情稳定并减少药物用量。

　　(1) 合理控制总能量:控制总能量摄入是糖尿病饮食调控的首要原则,体重是检验总能量摄入量是否被合理控制的简便有效指标。应根据个人身高、体重、年龄、劳动强度,结合病情和营养状况来确定每日能量供给量(表 3-6)。超重或肥胖的糖尿病患者须严格限制能量摄入,执行低能量饮食,每日供能 1 000~1 500kcal,而且应使体重下降至理想体重 5% 左右。年龄超过 50 岁者,每增加 10 岁,体重应比规定值酌情减少 10% 左右。

表 3-6　糖尿病患者每日能量供给量　　　　　　　　　　单位:kJ(kcal)/kg

体型	卧床	轻体力	中等体力	重体力
消瘦	105~125(25~30)	146(35)	167(40)	188~209(45~50)
正常	84~105(20~25)	125(30)	146(35)	167(40)
肥胖	63(15)	84~105(20~25)	125(30)	146(35)

数据来源:《中国糖尿病医学营养治疗指南(2013)》。

　　(2) 适当摄入碳水化合物:碳水化合物的供给应占总能量的 45%~60%,在合理控制总能量的基础上,适量的糖类能改善葡萄糖耐量和胰岛素的敏感性。成人患者的摄入量应控制在 250~350g/d(相当于主食 300~400g/d),肥胖者可控制在 150~200g/d(相当于主食 150~250g/d)。此外,碳水化合物的摄入量还应根据患者个体差异、病情、血糖和用药情况等调整到适宜的量。糖尿病患者应多选用低GI 的食物,注意适当增加粗粮和面食等复合碳水化合物的比例,忌食单糖与双糖类食物,如蜂蜜、砂糖等(低血糖时例外)。糖尿病患者须按规定量食用米、面等谷类,可用土豆、山药等根茎类食物代替部分主食。水果中的糖吸收较快,对空腹血糖控制较好者应限制食用,对空腹血糖控制不理想者应忌食。蔬菜类含有少量糖类而含较多纤维素,吸收缓慢,可适量多食用。喜欢甜食的患者,可选用甜叶菊、木糖醇、糖蛋白或糖精等甜味剂。特别注意,低碳水饮食因会导致酮血症而不适用于某些 2 型糖尿病患者,包括处于妊娠或哺乳期、有饮食失调风险或肾病的患者。

（3）增加膳食纤维的摄入：在主食定量的基础上，糖尿病患者要注意饮食粗细搭配，全谷物、杂豆类占 1/3。用全谷物食品取代精制谷物产品是增加膳食纤维摄入量的一个实际方法。建议每日膳食纤维供给量为 25~30g/d，在正常膳食基础上多选用米糠、麦糟、玉米、南瓜等食物，以降低空腹血糖和防止餐后血糖快速升高。

（4）控制脂肪和胆固醇的摄入：限制脂肪的摄入并使脂肪供能占总能量的 25%~35%。合理选择脂肪的种类，减少食用富含饱和脂肪酸的猪油、奶油等动物性脂肪，适当选用芝麻油、菜籽油等富含不饱和脂肪酸的植物油，临时加餐可选择坚果。严格控制饱和脂肪酸的摄入不超过总能量的 10%，不饱和脂肪酸与饱和脂肪酸比值应在 1.5~2.5，胆固醇摄入量应低于 300mg/d（高胆固醇血症者应限制在 200mg/d 以下）。

（5）选用优质蛋白质：糖尿病患者机体糖异生作用增强，蛋白质消耗增加，易出现负氮平衡，因此要保证蛋白质的摄入量。蛋白质供给量应占总能量的 15%~20%，优质蛋白质至少占 1/3，多选用奶制品、大豆、兔、鱼、禽、畜瘦肉等食物，建议每日摄入 300g 液态奶，并要限制加工肉类摄入和减少肥肉摄入。糖尿病肾病阶段，在肾功能允许条件下酌情增加蛋白质摄入；但在氮质血症及尿毒症期，须减少蛋白质摄入，一般为 0.6~0.8g/（kg·d）。

（6）提供丰富的维生素和矿物质：糖尿病患者由于主食和水果的摄入受到限制，且代谢相对旺盛，所以常有维生素的缺乏，继而引起各种并发症。故食物中应注意摄入充足的 B 族维生素，平时多吃粗粮及绿叶蔬菜，必要时可使用维生素制剂。糖尿病患者出现尿糖或酮症酸中毒时，会因镁从尿中丢失过多导致低镁血症而引起胰岛素抵抗，补充镁后，胰岛素分泌能力得到改善。另外，补锌还能促进老年糖尿病患者下肢溃疡的愈合。

（7）食物多样化，合理进餐：糖尿病患者需要根据血糖升高时间、用药时间和病情是否稳定等情况，结合患者的饮食习惯合理分配餐次，至少一日三餐，定时、定量、少食多餐。口服降糖药或注射胰岛素后易出现低血糖的患者，可在 3 次正餐之间加餐 2~3 次。进餐时细嚼慢咽，注意进餐顺序，建议患者先吃蔬菜、再吃肉、最后吃主食。减少酒的摄入，因为长期饮酒对肝脏有损害，因每克酒精虽可增加 29kJ（7.1kcal）的能量，但它不含其他营养素，而且容易引起高甘油三酯血症，在应用胰岛素治疗患者时易发生低血糖。糖尿病患者多数伴有高血压和肥胖症，应低盐饮食。

3. 膳食指导建议 《中国糖尿病膳食指南（2017）》为糖尿病患者的膳食管理提供八大推荐意见：①吃、动平衡，合理用药，控制血糖，达到或维持健康体重；②主食定量，粗细搭配，全谷物、杂豆类占 1/3；③多吃蔬菜、水果适量，种类、颜色要多样；④常吃鱼禽，蛋类和畜肉适量，限制加工肉类；⑤奶类豆类天天有，零食加餐合理选择；⑥清淡饮食，足量饮水，限制饮酒；⑦定时定量，细嚼慢咽，注意进餐顺序；⑧注重自我管理，定期接受个体化营养指导。

（三）糖尿病食谱编制方法

糖尿病患者的饮食治疗应以患者体重改变、健康状况、活动能力、发育状态等总体情况作为参考，强调个体化，随时进行必要的调整。目前常用的食谱计算方法有细算法、食物交换法和统一菜肴法。

1. 计算法 计算法是糖尿病食谱计算中较经典的方法。此法以患者年龄、身高、体重、劳动强度等作参考。其计算步骤严谨，数值准确，但在实际运用中则显烦琐。计算法一般有四个步骤：①确定每日总能量；②确定三大营养素的比例和重量；③确定用餐次数和每餐食物比例；④根据食物成分表和等值食物交换表制定一日食谱。

2. 食物交换法 食物交换法的计算步骤与计算法相似。此法以食物成分为依据，将各种食物分为六大类，确定了每一类食物的一个交换单位的重量、能量及所含各种营养素的数量。此方法还制定了各类食物的等值交换表，以便根据患者的具体情况制定出一日食谱。基本流程为：先确定全日所需的总能量及三大营养素的量，然后指导患者运用食物交换表，选择个人喜爱的食物品种。

3. 统一菜肴法 由于糖尿病患者的饮食包括主食和菜肴两部分，统一菜肴法将每位患者的菜肴部分统一配制，然后用患者所需的总能量减去菜肴中的热卡数，所得出的能量差额由主食（谷类）补充。因此营养师只需按每位患者的具体病情配给相应的谷类（米饭）即可。此法主要由医院营养师使用，有利于统一安排，简化工作。

三、膳食营养与动脉粥样硬化

动脉粥样硬化（atherosclerosis，AS），是一种炎症性、多阶段的退行性的复合型病变。目前认为，除了遗传、年龄、肥胖、吸烟、血脂异常、机体内氧化应激水平升高和缺乏体力活动等危险因素外，膳食营养因素在动脉粥样硬化的发生和发展过程中起着极为重要的作用。

（一）动脉粥样硬化的营养影响因素

1. 能量　过多的能量摄入在体内转化成脂肪组织，储存于皮下或身体各组织，形成肥胖。肥胖患者的脂肪细胞对胰岛素的敏感性降低，引起葡萄糖的利用受限，继而引起代谢紊乱。

2. 碳水化合物　膳食中碳水化合物的种类和数量对血脂水平有较大的影响。一方面，摄入过多所生成的多余能量在体内转化成脂肪容易造成肥胖，并导致血脂代谢异常；另一方面，蔗糖、果糖摄入过多容易直接转化为内源性甘油三酯，导致血清甘油三酯含量升高。膳食纤维能够降低胆固醇和胆酸的吸收，并增加其从粪便的排出，具有降低血脂的作用。

3. 蛋白质　蛋白质与动脉粥样硬化的关系尚未完全阐明。用大豆蛋白和其他植物性蛋白代替高脂血症患者膳食中的动物性蛋白能够降低血清胆固醇。但是某些动物实验发现，高酪蛋白膳食可以促进动脉粥样硬化的形成。某些氨基酸与动脉粥样硬化的形成有关，研究发现高血浆同型半胱氨酸被认为是血管损伤或动脉粥样硬化的独立危险因素，同型半胱氨酸在体内由蛋氨酸转变生成。牛磺酸能减少氧自由基的产生，提高还原型谷胱甘肽水平，有利于保护细胞膜的稳定性，同时具有减少肝脏胆固醇合成、降低血胆固醇的作用。

4. 脂类　大量的流行病学研究表明膳食脂肪的总摄入量，尤其是饱和脂肪酸的摄入量与动脉粥样硬化呈正相关。此外，膳食脂肪酸的组成不同对血脂水平的影响也不同：

（1）饱和脂肪酸：饱和脂肪酸被认为是膳食中使血清胆固醇含量升高的主要脂肪酸。其中棕榈酸（palmitic acid，$C_{16:0}$）、豆蔻酸（myristic acid，$C_{14:0}$）和月桂酸（lauric acid，$C_{12:0}$）有升高血胆固醇的作用。流行病学研究发现，饱和脂肪酸可以通过抑制 LDL 受体活性，提高血浆 LDL-C 而导致动脉粥样硬化。

（2）单不饱和脂肪酸：单不饱和脂肪酸能降低血总胆固醇（total cholesterol，TC）和 LDL-C 水平，而不降低 HDL-C 水平，或使 LDL-C 下降较多而 HDL-C 下降较少的功能。以富含单不饱和脂肪酸的油脂如橄榄油和茶油，代替富含饱和脂肪酸的油脂，可以降低 LDL-C 和 TC。

（3）多不饱和脂肪酸：膳食中的多不饱和脂肪酸主要为 n-6 和 n-3 系列多不饱和脂肪酸。n-6 系列多不饱和脂肪酸如亚油酸（linoleic acid，$C_{18:2}$）能降低血液胆固醇含量，降低 LDL-C 的同时也降低 HDL-C，从而降低血清总胆固醇水平。膳食中的 n-3 系列多不饱和脂肪酸如 α-亚麻酸（α-linolenic acid，$C_{18:3}$）、EPA 和 DHA 能抑制肝内脂质及脂蛋白合成，降低血液胆固醇含量，降低甘油三酯含量，同时升高血浆 HDL-C 水平。n-3 系列多不饱和脂肪酸还具有预防心肌缺血导致的心律失常以及改善血管内膜的功能。但是，由于多不饱和脂肪酸含有较多的双键，易发生氧化，摄入过多可导致机体氧化应激水平升高，从而促进动脉粥样硬化的形成与发展。

（4）反式脂肪酸：反式脂肪酸是食物中常见的顺式脂肪酸的异构体，主要是一种人工合成或食品加工过程中生成的产物。近年来的研究表明摄入反式脂肪酸可使血中 LDL-C 含量增加，同时引起 HDL-C 降低，增加动脉粥样硬化和冠心病的发病风险。

（5）胆固醇：人体内的胆固醇来源有外源性和内源性两种途径。外源性约占 30%~40%，直接来自于膳食，其余由肝脏合成。当膳食中摄入的胆固醇增加时，不仅肠道的吸收率下降，而且可反馈性地抑制肝脏合成胆固醇的限速酶——HMG-CoA 还原酶的活性，减少内源性胆固醇的合成，从而维持体内胆固醇含量的相对稳定。但这种反馈调节并不完善，故胆固醇摄入太多仍可使血中胆固醇含量升高,是导致动脉粥样硬化的主要危险因素。

（6）磷脂:磷脂可使血液中胆固醇颗粒变小,易于透过血管壁为组织所利用,使血浆胆固醇浓度降低,避免胆固醇在血管壁的沉积,故有利于防治动脉粥样硬化。

（7）植物固醇:植物中含有与胆固醇结构类似的化合物称为植物固醇(phytosterol),其能够在消化道与胆固醇竞争形成"胶粒",抑制胆固醇的吸收,降低血浆胆固醇,因此也有利于防止动脉粥样硬化的发生。

（二）动脉粥样硬化的膳食防治

动脉粥样硬化或动脉粥样硬化性冠心病的防治原则是在平衡膳食的基础上,控制总能量和总脂肪,限制膳食饱和脂肪酸和胆固醇,保证充足的膳食纤维和多种维生素,保证适量的矿物质。但在发生或既往患有心肌梗死或心力衰竭等危急情况时,营养膳食措施应作适当的调整。

1. 限制总能量摄入,保持理想体重　能量摄入过多是肥胖的重要原因,而后者是动脉粥样硬化的重要危险因素,故应该控制总能量的摄入,并适当增加运动,保持理想体重。

2. 限制脂肪和胆固醇摄入　膳食中脂肪摄入量以占总能量 20%~25% 为宜,饱和脂肪酸摄入量应少于总能量的 10%,适当增加单不饱和脂肪酸和多不饱和脂肪酸的摄入。鱼类主要含 n-3 系列的多不饱和脂肪酸,对心血管有保护作用,可适当多吃。少吃含胆固醇高的食物,如蛋黄、蟹黄、猪脑和动物内脏等。高胆固醇血症患者应进一步降低饱和脂肪酸摄入量,使其低于总能量的 7%。

3. 提高植物性蛋白的摄入　蛋白质摄入应占总能量的 15%,植物中的大豆蛋白有很好的降低血脂的作用,所以应提高大豆及大豆制品的摄入。

4. 少吃甜食,保证充足的膳食纤维摄入　碳水化合物应占总能量的 60% 左右,限制单糖和双糖的摄入,少吃甜食和含糖饮料。膳食纤维能明显降低血胆固醇,从而降低动脉粥样硬化发生风险。因此应多摄入含膳食纤维高的食物,如燕麦、玉米、蔬菜等。

5. 供给充足的维生素和矿物质　维生素 E 通过防止 LDL-C 的氧化来抑制血小板黏附,减少前列腺素 E2 来抑制血小板聚集,抑制导致平滑肌增殖的蛋白激酶 C 来预防动脉粥样硬化。维生素 D 通过防止内皮功能障碍、血管平滑肌细胞增殖和迁移,免疫系统调节以及炎症反应来降低动脉粥样硬化。维生素 C 可以防止血管平滑肌细胞凋亡、抗氧化预防动脉粥样硬化。B 族维生素通过降低同型半胱氨酸、炎性因子从而作用在动脉粥样硬化部位以达到减少炎症细胞聚集、增加内皮依赖性血管舒张来发挥防治动脉粥样硬化的目的。钙具有保护作用,饮水的硬度与冠心病发病呈负相关;镁有降低血胆固醇,增加冠状动脉血流和保护心肌细胞完整性的功能;铜和锌是超氧化物歧化酶的组成成分,均有助于保持血管内皮细胞的完整性;铬是人体葡萄糖耐量因子的组成成分,硒是谷胱甘肽过氧化物酶的核心成分,均有益于保护心血管的功能。因此多食用蔬菜水果以增加维生素和矿物质的摄入量可起到保护心血管降低动脉粥样硬化的作用。

6. 饮食清淡,少盐限酒　高血压是动脉粥样硬化的重要危险因素,为预防高血压,盐的摄入应限制在 4g/d 以下。最好不要饮酒,严禁酗酒。

7. 适当多吃保护性食品　非营养素的植物化学物(phytochemical)具有促进心血管健康的作用,摄入富含这类物质的食物将助于心血管的健康和抑制动脉粥样硬化的形成,例如多酚(深色水果、蔬菜、谷物),类胡萝卜素(玉米、绿叶菜、黄色蔬菜、水果),皂苷(豆类、酸枣、枇杷),植物雌激素(大豆、葛根、亚麻籽),植物固醇(豆类、坚果、植物油)等可以有效预防动脉粥样硬化。

四、膳食营养与肿瘤

肿瘤的发生是由包括遗传、环境和精神心理等多因素共同作用的结果,其中由于不良生活方式和环境因素所导致的癌症占 80% 左右,而不合理膳食所占诱发肿瘤的比例约为 35%。膳食、营养可以影响恶性肿瘤生成的任何一个阶段。食物中既存在着致癌因素,也存在着抗癌因素,两者都可以影响肿瘤的发生发展。

（一）肿瘤的营养影响因素

1. 能量　流行病学研究显示,能量摄入过多,超重、肥胖者罹患乳腺癌、结肠癌、直肠癌、胰腺癌、子宫内膜癌、前列腺癌、肾癌、食管癌、贲门癌、肝癌、胆囊癌、卵巢癌和甲状腺癌,以及多发性骨髓瘤和脑膜瘤的风险高于体重正常者。此外,部分动物实验研究表明短期饥饿和隔日禁食,可以延缓小鼠胶质瘤和神经母细胞瘤进展。

2. 碳水化合物　有研究发现,高淀粉摄入的人群胃癌和食管癌的发病率较高,但这些个体的高淀粉摄入多伴有低蛋白的摄入。膳食纤维摄入量与结肠、直肠癌死亡率呈负相关,可能与其促进肠蠕动、减少肠道与致癌物的接触时间、影响肠道菌群的分布、改变胆酸的成分等有关。食用菌以及海洋生物中的多糖具有一定的防癌作用,例如蘑菇多糖、灵芝多糖以及海参多糖等。

3. 脂肪　肿瘤流行病学研究表明,脂肪的总摄入与乳腺癌、结肠癌、前列腺癌的发病率、死亡率呈正相关,而与胃癌呈负相关。

4. 蛋白质　蛋白质摄入过低或过高都有可能促进肿瘤的生长。有调查资料显示,过多摄入动物性蛋白质,使得一些癌症的发生风险升高,如结肠癌、乳腺癌和胰腺癌等,但常食用大豆及其制品可以使胃癌的危险度降低。

5. 维生素　流行病学调查认为维生素 A 及 β-胡萝卜素摄入量和肺癌、胃癌、食管癌、膀胱癌、结肠癌等肿瘤呈负相关。这可能与其防止上皮细胞的转化、修复上皮细胞损伤的功能有关。有资料表明,食管癌、胃癌高发区居民维生素 C 摄入量不足,且其发病率与人群维生素 C 摄入量呈负相关,其原因可能与其阻断体内 N-亚硝基化合物合成作用有关。也有调查发现维生素 E 的摄入量与喉癌、宫颈癌呈负相关。高维生素 D 膳食与肠癌发病率呈负相关。

6. 矿物质　流行病学报道,高钙饮食与肠癌发病率呈负相关。锌缺乏和过高都与癌症发生有关,过低导致机体免疫功能减退,过多会影响硒的吸收。流行病学调查发现食管癌患者血清、头发、组织中锌水平低于正常人及其他患者,同时饮水、食物、血中锌含量与肿瘤发病率呈负相关。硒的防癌作用比较肯定,大量流行病学资料显示,硒的摄入量、血清硒的水平与人类多种癌症的死亡率呈负相关。另外,高铁膳食可能增加胃癌和肝癌的危险性,镁缺乏可增加食管癌的发病率,砷与皮肤癌有关。

7. 植物化学物　植物活性物质中的花色苷、叶绿素、黄酮类化合物、茶多酚、大蒜素等有一定的防癌作用。研究表明,花色苷可诱导黑色素瘤细胞分化,在癌症的形成阶段发挥抗癌作用。叶绿素可显著影响胰腺癌细胞内的氧化还原,减小裸鼠胰腺肿瘤体积。槲皮素是广泛存在自然界中的一种黄酮类化合物,具有抗氧化和神经保护作用,可通过改变细胞周期、抑制细胞增殖、促进细胞凋亡、抑制血管生成和转移、影响自噬等方式对前列腺癌、乳腺癌、卵巢癌和胃癌等多种癌症细胞发挥抗癌作用。大豆异黄酮对白血病、淋巴瘤、胃癌、乳腺癌、前列腺癌和非小细胞肺癌具有显著的抗癌作用。多项研究表明茶多酚对前列腺癌、皮肤癌和口腔癌细胞具有显著的抑制作用。大蒜素可抑制乳腺癌、子宫内膜癌和结肠癌的细胞增殖,具有抗肿瘤活性。

8. 膳食模式与肿瘤　《2020 年膳食指南科学报告》指出,富含植物性食物,动物产品和精制碳水化合物少的膳食模式与绝经后乳腺癌风险较低有关,以植物性食物为基础,低红肉、加工肉、含糖饮料和甜食的膳食模式与较低的结直肠癌风险有关。流行病学报道,西方膳食模式可能与前列腺癌和结直肠癌风险增加有关;日本平衡膳食模式与前列腺癌和结直肠癌风险降低有关;地中海膳食模式与总体癌症、乳腺癌和结直肠癌的低风险有关。素食膳食模式、DASH 膳食模式、健康饮食指数(HEI)膳食模式和替代健康饮食指数(AHEI)膳食模式均与结直肠癌的低风险有关。此外,生酮饮食(KD),一种高脂肪、低碳水化合物和充足蛋白质的饮食,与抑制部分癌症进展,改善癌症患者的预后有关,被提议作为癌症治疗的辅助疗法。

9. 食物中的致癌因素　某些食物中自然存在、而非人工添加或受到污染而使食物含有的致癌物,例如某些霉菌在适宜条件下大量生长并产生有致癌性的代谢产物。食物在烹调加工中的热解产物也可形成能致人类肿瘤的致癌物。食物中已发现的致癌物以 N-亚硝基化合物、黄曲霉毒素、多环芳烃化合物、杂环胺类化合物这四大类分布比较广泛。此外,食品中还存在其他致癌物,如食物中残留的农药、某些食品添加剂、易污染到食物中的某些重金属和食品容器包装材料。

(二)肿瘤预防的膳食指导原则

WHO 指出,三分之一以上甚至一半以上的癌症都是可以预防的。降低癌症危险性的主要方法包括避免使用烟草、摄入适宜的膳食、避免接触致癌物。其中,通过切实可行的合理膳食措施和健康的生活方式,可使全球的癌症发病率减少 30%~40%。2018 年世界癌症研究基金会提出了预防癌症的膳食、健康体重和身体活动建议。

1. 维持健康体重。

2. 将积极运动作为日常生活的一部分。

3. 摄入丰富的全谷物、蔬菜、水果和豆类。

4. 限制消费快餐、富含脂肪、淀粉和糖的加工食物。

5. 限制红肉(牛肉、猪肉及羊肉)摄入,避免加工的肉制品摄入。

6. 限制消费含糖的甜饮料。

7. 限制消费酒精。

8. 不以补充剂预防癌症。

9. 提倡母乳喂养。

10. 癌症患者饮食应遵循癌症预防建议。

(杨 燕)

第四节 临 床 营 养

【学习要点】

1. 营养风险筛查的含义和筛查工具。

2. 医院常规膳食、治疗膳食和试验膳食的基本形式和调配原则。

3. 肠内肠外营养的定义、适应证和禁忌证。

4. 特殊医学用途配方食品的定义。

5. 围手术期营养的含义、需求。

6. 营养支持团队的构成。

临床营养(clinical nutrition),又称患者营养,是研究人体处于病理状态下的营养需求和营养给予途径的科学。临床营养的主要任务是以现代营养学基本理论为指导,根据患者疾病的种类、病情与病程、营养状况和营养需要,个体化制订和实施符合患者实际情况的膳食营养配方、营养治疗方案和给予途径;进而达到增强患者机体抵抗力、改善代谢、修补组织、治疗/辅助治疗疾病,积极促进疾病的转归,加速患者康复的目的。

临床营养工作包括营养风险筛查和营养评定、医院膳食管理、肠内与肠外营养支持治疗和营养健康教育等重要内容,在辅助诊断、治疗疾病中发挥着不可替代的作用,是疾病综合治疗措施的重要组成部分。规范化的临床营养工作需要由临床医师、营养师、药剂师和护师共同组成的营养支持团队(nutritional support team,NST)协作开展。

随着我国医疗事业的发展,临床营养工作越来越受到国家卫生行政部门和医院的重视。为提高国民营养健康水平而制定的《国民营养计划(2017—2030 年)》更是将"临床营养行动"作为贯彻落实《"健康中国 2030"规划纲要》的六大营养行动之一。2022 年 6 月,国家卫生健康委办公厅也出台了《临床营养科建设与管理指南(试行)》,要求二级以上综合医院以及肿瘤、儿童、精神等专科医院设置临床营养科,并按指南进行建设和管理。

一、营养风险筛查和营养评定

临床营养工作的核心目标是对存在营养风险的患者进行规范化营养支持治疗,以改善患者临床结局。规范化营养支持治疗包括营养风险筛查、营养评定、营养支持治疗和营养监测 4 个步骤,其中通过营养风险筛查发现具有营养风险的患者,是临床营养管理工作的基础。

(一) 营养风险筛查

营养风险(nutritional risk)是指现存或潜在的与营养因素相关的,导致患者出现不利临床结局的风险。营养风险是一个与临床结局(包括感染性并发症发生率、住院时间、住院费用、生活质量、成本-效果比等)相关的风险,并非指"营养不良"的风险。循证医学已证实,对有营养风险的患者给予规范化营养支持治疗,可以改善患者临床结局。

营养风险筛查(nutritional risk screening)是借助具有循证基础的量表化筛查工具判断患者是否具有营养风险的过程,即判定患者是否具有营养支持治疗适应证。营养风险筛查是规范化营养支持治疗工作,即"营养风险筛查-营养评定-营养支持治疗-营养监测"工作流程中的第一步,对营养风险筛查阳性(即存在营养风险)的患者,后续应进行营养评定。营养风险筛查针对所有非急诊手术的入院患者,一般由病区护士、营养师或主管医师于患者入院 24 小时内完成。

(二) 营养风险筛查工具

常用的营养风险筛查工具为营养风险筛查-2002(nutritional risk screening 2002,NRS-2002)。营养风险筛查-2002 是目前最常用的以临床结局是否改善为目标的营养风险筛查量表,它同时考虑到患者营养状态的改变和疾病的严重程度,是目前美国、欧洲和我国肠外肠内营养学会共同推荐的营养风险筛查工具。

营养风险筛查-2002(NRS-2002)量表如表 3-7 所示,其主要内容包括:①营养状况受损评分(0~3分);②疾病严重程度评分(0~3 分);③年龄评分(≥70 岁者,加 1 分),总分为 0~7 分。评分≥3 分即具有营养风险,后续需进行营养评定。而入院时筛查 NRS<3 分者虽暂时没有营养风险,但应每周重复筛查一次,一旦出现 NRS≥3 分情况,即进入营养评定程序。

表3-7　营养风险筛查-2002(NRS-2002)

A. 营养状态受损评分(取最高分)

1 分(任一项)	近 3 个月体重下降 >5%
	近 1 周内进食量减少 >25%
2 分(任一项)	近 2 个月体重下降 >5%
	近 1 周内进食量减少 >50%
3 分(任一项)	近 1 个月体重下降 >5% 或近 3 个月下降 >15%
	近 1 周内进食量减少 >75%
	体质指数 <18.5 及一般情况差

B. 疾病严重程度评分(取最高分)

1 分(任一项)	一般恶性肿瘤、髋部骨折、长期血液透析、糖尿病、慢性疾病(如肝硬化、慢性阻塞性肺疾病)
2 分(任一项)	血液恶性肿瘤、重症肺炎、腹部大型手术、脑卒中
3 分(任一项)	颅脑损伤、骨髓移植、重症监护

C. 年龄评分

1 分	年龄≥70 岁

注:NRS-2002 评分 =A+B+C。如患者 NRS-2002 评分≥3 分,则提示患者存在营养风险,应进行营养评定,并制订和实施营养支持治疗计划。

（三）营养评定

营养评定（nutritional assessment）是指通过人体组成分析、人体测量、生化检查、临床检查及综合营养评定方法等手段，对患者营养代谢和机体功能等进行检查和评定，以确定营养不良的类型及程度。营养评定工作一般由临床营养专业人员完成。

营养评定可以参照健康人群的营养状况评定方法（参见第三章第一节），也可应用综合营养评定工具，包括主观全面评定（subjective global assessment，SGA）、患者参与的主观全面评定（patient-generated subjective global assessment，PG-SGA）和微型营养评定（mini nutritional assessment，MNA）等。

二、医院膳食

膳食是患者经口摄取营养的主要途径，医院膳食（hospital patient diet）是根据患者的营养需要以及治疗或诊断疾病的需要而制定的膳食，可分为常规膳食、治疗膳食和试验膳食等。

（一）常规膳食

常规膳食（regular hospital diet）与一般健康人日常所用的膳食基本相同，膳食结构、能量与各种营养素和餐次均应遵守平衡膳食的原则，使能量及营养素数量和质量达到合理营养的要求。常规膳食是医院应用范围最广、食用频率最高的基本膳食，约占住院患者膳食的 50%~65%。常规膳食的基本形式为普通膳食、软食、半流质膳食和流质膳食。

1. 普通膳食

（1）适用对象：适用于咀嚼或消化吸收功能正常、体温正常或接近正常、无特殊膳食要求的住院或恢复期的患者。

（2）膳食营养调配原则：膳食接近正常人饮食，膳食配制应以食物多样、营养均衡为原则。①食物种类多样化：每日供给的食物种类中应包括谷薯类、蔬菜水果类、畜禽鱼蛋奶类、大豆坚果类及适量的脂肪和少量调味品，以提高食物营养素的生物利用率。②满足能量与各种营养素需要：根据患者基础代谢、实际体力活动与疾病消耗计算每日所需能量和营养素。膳食能量供给量约为 7.53~10.46MJ/d（1 800~2 500kcal/d），蛋白质推荐摄入量 55~65g/d，建议产能营养素供能比为蛋白质 12%~14%、脂肪 20%~25%、碳水化合物 50%~65%。优质蛋白质应占总蛋白质的 30%~40%。及时补充维生素（如维生素 A、维生素 B 族和 C）和矿物质（如钙、铁、锌、碘、硒、铬、钾和镁），其供给量参见《中国居民膳食营养素参考摄入量》。饮水量为 1 500~1 700ml/d，以保证水的摄入量与排出量之间的平衡；体力活动视病情进行运动量和运动强度的调整。③合理烹调和进餐：选择合理的烹调方法，最大限度减少营养素的损失，少食用油炸、油腻、易胀气食物，忌用过敏食品；并注意食物的色、香、味，以增强患者的食欲。三餐能量比为早餐 25%~30%，午餐 40%，晚餐 30%~35%。

2. 软食：与普通膳食比较，软食具有质地软、易咀嚼、少渣、易消化的特点。

（1）适用对象：适用于牙齿咀嚼困难、消化不良或吸收能力差、低热以及老年人和婴幼儿患者，也可用于急性胃肠炎和手术后恢复期患者。

（2）膳食营养调配原则：①膳食构成合理：应符合平衡膳食原则。②满足机体对能量和营养素的需要：能量和蛋白质略低于普通膳食，膳食能量供给量约为 7.53~9.20MJ/d（1 800~2 200kcal/d），建议其他营养素也应该符合中国居民膳食营养素参考摄入量的要求供给。③食物要求：要尽可能保证食物无刺激性、易消化、便于咀嚼；如多采用发酵类面食、果菜汁或泥、肉泥的形式，应较少选择植物膳食纤维和动物肌纤维丰富的食物，且保证食物少辛辣、少油炸、少糖、少盐；烹调的适宜方法为蒸、拌和炖等。④正常餐次或限量多餐次，通常每日 3~5 餐。

3. 半流质膳食：半流质膳食是质地介于流食与软食的过渡膳食，其外观呈半流体状态。

（1）适用对象：适用于发热、消化道疾患、咀嚼状况不佳以及手术后恢复期患者。

（2）膳食营养调配原则：①符合平衡膳食原则：能量供给应适宜，尤其是术后早期或虚弱、高热者,不宜供给过高的能量。膳食能量供给量约为 6.28~6.69MJ/d(1 500~1 600kcal/d),建议其他营养素也应该符合中国居民膳食营养素参考摄入量的要求,根据病情作适当调整。②食物要求:呈半流体、细软,少膳食纤维,体积小,易咀嚼或吞咽的状态,利于机体的消化吸收。尽量减少辛辣、油腻、坚硬食物的摄入。③限量多餐次:通常每日 5~6 餐,既能满足机体能量与营养素需求,又能减轻消化道负担。

4. 流质膳食:常用流质膳食分为普通流质、浓流质、清流质、冷流质和不胀气流质等形式。流质膳食所供营养素具有不均衡的特点,因此只能短期(一般 1~2 天)食用。

(1)适用对象:适用于高热、急性消化道炎症、急性传染病、大手术后、肠道手术前以及无力咀嚼或吞咽困难的患者。

(2)膳食营养调配原则:①保证一定能量和各种营养素供给:膳食能量供给量约为 3.35~4.18MJ/d(800~1 000kcal/d),蛋白质 20~40g/d、脂肪 30g/d,碳水化合物 130g/d。在病情允许的情况下,可选用少量易消化的脂肪来源,如芝麻油、花生油、黄油和奶油等。②食物要求:流体状态或进入口腔后即溶化成液体的食物,具有易吞咽、易消化、少渣、少油腻、不胀气的特点;同时,应避免过甜、过咸和过酸食物。③少量多餐,餐液量 200~250ml/次、每日 6~7 餐为宜。

(二)治疗膳食

治疗膳食(therapeutic diet)是指根据不同的病理与生理状况,调整患者膳食的营养成分和性状,治疗或辅助治疗疾病、促进患者康复的膳食。治疗膳食的基本原则是在平衡膳食的前提下,考虑到患者的消化、吸收和耐受力以及饮食习惯等,进行治疗膳食的制备。

1. 高能量高蛋白膳食　高能量高蛋白膳食(high calorie and high protein diet)指能量和蛋白质供给高于正常人膳食营养素参考推荐摄入量,以补充基础代谢率增高、分解代谢亢进,机体组织再生与修复或体力消耗增加的高代谢患者的需要。

(1)适用对象:分解代谢亢进(如大面积烧伤和创伤、甲状腺功能亢进、高热及癌症)、消瘦、贫血、吸收障碍综合征者。

(2)膳食营养调配原则:①提高能量和蛋白质的摄入:根据病情进行能量供给量的调整。主要通过增加主食量和调整膳食构成,并遵守循序渐进、少量多餐的摄入原则,以免造成胃肠功能紊乱。一般情况下,参照《中国居民膳食营养素参考摄入量》,根据病情适当提高能量需要量和蛋白质供给量,其中碳水化合物供能占总能量的 50%~60%,以大分子碳水化合物为主;脂肪供能则占总能量的 20%~25%,但应注意饱和脂肪酸和胆固醇的比例;膳食蛋白质应足量,供能占总能量的 15%~20%,其中优质蛋白质占 50% 以上。目前推荐的膳食能量与含氮物质之比为 0.42~0.84MJ(100~200kcal)∶1g,以提高治疗膳食的效果。②保证微量营养素供给:需要相应增加矿物质和维生素的摄入,尤其是与能量代谢密切相关的维生素 B_1、维生素 B_2 和烟酸。由于增加蛋白质摄入的同时,可引起维生素 A 的缺乏和负钙平衡,应及时补充维生素 A 制剂和钙;贫血者还应注意补充富含维生素 C、K、B_{12}、叶酸、铁和铜的食物。

2. 限制蛋白质膳食　限制蛋白质膳食(protein restricted diet)是指较低蛋白质摄入水平的膳食,以维持机体接近正常生理功能需要,减少蛋白质和氨基酸代谢产物在体内的堆积,减轻肝脏和肾脏负担。

(1)适用对象:肾脏疾病患者(如急性肾炎、急性和慢性肾功能不全、慢性肾衰竭与尿毒症等)和肝脏疾病患者(肝性脑病或肝性脑病前期)。

(2)膳食营养调配原则:①供给充足的能量:以碳水化合物供能为主,减少机体组织蛋白质的分解。可选用富含淀粉、低蛋白质的谷类和薯类食物。②限制蛋白质摄入:建议蛋白质供给量 20~40g/d或 0.6~0.8g/kg 体重,应根据病情随时调整。选择优质蛋白质食物,提高蛋白质生物利用率,避免出现负氮平衡;肝衰竭者以豆类蛋白(高支链氨基酸、低芳香族氨基酸)摄入为主,限制动物性蛋白质食物的摄入。③补充矿物质和维生素:供给充足的蔬菜和水果,以满足机体矿物质和维生素的需要;对伴有水肿者,应限制钠的摄入,建议摄入钠盐量为 2~4g/d。④注意烹调方法:烹调时应注意食品的色、香、味、形,增加患者的食欲,同时还应减少摄入刺激性的调味品。

3. 限制脂肪膳食　限制脂肪膳食(fat restricted diet)是指控制膳食脂肪的摄入量以改善机体脂肪代谢和运转等过程异常所致疾病的膳食。

(1)适用对象:肝胆疾病(如急慢性胰腺炎、肝硬化、胆囊胆道疾患)、脂肪消化吸收不良(如肠黏膜疾患、胃切除和短肠综合征等所致的脂肪泻)及肥胖者。

(2)膳食营养调配原则:①限制膳食脂肪含量:脂肪限量可分为三种,分别是轻度限制脂肪膳食(脂肪供能不超过总能量的 25%)、中度限制脂肪膳食(脂肪供能占总能量的 10%~20%)和严格限制脂肪膳食(脂肪供能占总能量的 10% 以下)。②保持其他营养素间的平衡:可适当增加豆类、豆制品、新鲜蔬菜和水果的摄入量;限制脂肪摄入容易导致机体脂溶性维生素和易与脂肪酸共价结合排出的矿物质(如钙、铁、铜、锌和镁等)缺乏,应注意及时补充相应制剂。③合理烹调方法:除减少烹调油用量外,宜选用蒸、煮、炖、煲和烩等方法,忌用油炸、油煎或爆炒的方法加工食品。

4. 限制钠(盐)膳食　限制钠(盐)膳食(sodium restricted diet)是指通过限制膳食中钠盐摄入量,以调整机体水、钠潴留,维持水电解质平衡的膳食。实际上,限钠主要是限制食盐、酱油等摄入量。限制钠(盐)膳食包括低盐膳食(钠 2g/d 以下,用盐 1~4g/d 或酱油 10~20ml/d)、无盐膳食(钠 1g/d 以下)和低钠膳食(含钠量 0.3~0.5g/d)。

(1)适用对象:心功能不全、急/慢性肾炎、肝硬化腹水、高血压和水肿等患者。

(2)膳食营养调配原则:根据血钠、血压和尿钠排出量变化来确定限制钠盐的程度,及时调整膳食中钠或钠盐的供给量;有时为了增加食量小的患者食欲,改善其营养状况,可适当放宽食物选择范围。①调整钠盐限量:根据病情确定每日食盐量;如肝硬化伴腹水者,开始时可用无盐或低钠膳食,然后逐渐改为低盐膳食;一般高血压者食盐量为 4g/d;伴水肿明显者食盐量为 1g/d。②选择适宜食物:若低盐膳食时,忌用一切咸食(如咸蛋、咸肉、咸鱼、酱菜、面酱、腊肠、腌制食物、含盐量不明的调味品);无盐膳食时,禁用食盐或酱油、盐腌制品等,可用糖醋等调味,也可用钾盐替代钠盐(但除外高血钾者),且只能短期食用;低钠膳食时,除无盐膳食的要求外,忌用含钠高(含钠量 100mg/100g 以上)的食物。③合理烹调方法,增进食欲:利用水煮或浸泡去汤汁方法减少高钠的食物中的钠量;采用番茄汁、芝麻酱、糖醋等提高食欲;必要时也可适当选用低钠盐或无盐酱油;同时,还应注意食物的色、香、味与形。

(三) 试验膳食

试验膳食(pilot diet)是通过暂时调整患者的膳食成分,以配合或辅助临床诊断和观察疗效的特殊膳食,常见的有以下几种:

1. 糖耐量试验膳食　糖耐量试验膳食(glucose tolerance test diet)是通过摄入一定量碳水化合物膳食,并测验空腹和餐后血糖,用以观察机体对摄入葡萄糖后的血糖调节能力。临床上主要用于协助诊断糖尿病和糖代谢异常。

(1)适应对象:疑似糖尿病者(如有糖尿病家族史,屡发疮疖痈肿及 40 岁以上的肥胖患者等),糖耐量异常和血糖受损者。

(2)膳食要求:试验前 3 天,每日食物中的碳水化合物不宜低于 250~300g,维持正常活动,影响试验的药物应在 3 天前停用;如正在使用胰岛素治疗,则必须在试验前 3 天停用胰岛素。试验前 1 日晚餐后禁食、忌咖啡或茶。试验当日空腹抽血,同时留尿标本。然后口服 75g 葡萄糖(用 300ml 水溶解,5 分钟内口服),于服后 30min、60min、120min 和 180min 各采血一次,测定血糖。采血同时每隔 1 小时留尿测定尿糖。

2. 胆囊造影检查膳食(cholecystography test diet)　是通过调整膳食脂肪量,观察胆囊收缩与排空的状况,用于辅助胆囊造影术检查胆囊和胆管疾病。

(1)适应对象:慢性胆囊炎、胆石症或怀疑有胆囊胆道疾病患者。

(2)膳食要求:①对检查前 1 天的午餐和晚餐要求:午餐摄入脂肪含量不少于 50g 的高脂肪膳

食(如油炒或煎蛋 2 个、肥肉等),以促使胆囊排空陈旧的胆汁;晚餐则摄入无脂肪高碳水化合物膳食,不摄入烹调油和含蛋白质的食物,以免刺激胆汁分泌和排泄;晚餐后口服造影剂,之后禁食和禁烟。②检查当日要求:早晨禁食,检查过程中,按照指定时间进食高脂肪餐。

3. 纤维肠镜检查膳食　纤维肠镜检查膳食(colonofiberscopy test diet)是通过给患者进食少渣或无渣膳食,减少膳食纤维和脂肪的摄入量以减少粪便量,为肠镜检查进行肠道准备。

(1)适应对象:原因不明的便血、疑有肠道肿瘤、结肠术后复查、结肠息肉等原因需做肠镜检查的患者。

(2)膳食要求:检查前 3 天,进食少渣的软食和半流质膳食;检查前 1 天,进食低脂肪低蛋白的全流质膳食。检查前 6~8 小时禁食;检查后 2 小时,待麻醉作用消失后方可进食。当日宜进少渣半流质膳食,已行活检者,最好在检查 2 小时后进食温牛奶,以后改为少渣半流质膳食持续 1~2 天。

三、肠内和肠外营养

临床营养支持治疗(clinical nutrition support treatment)分为肠内营养和肠外营养,其选择的基本原则为:①对于胃肠道有一定消化吸收功能者,首选肠内营养的方式,但在肠内营养不足时,可用肠外营养补足;②如需要大量营养素的补充或希望在较短的时间内改善营养状况时,可选用肠外营养。

(一)肠内营养

肠内营养(enteral nutrition,EN)是指具有胃肠道消化吸收功能的患者,因机体病理生理改变或一些治疗的特殊要求,需要采用口服或管饲等途径经胃肠道提供能量和营养素基质,以满足机体代谢需要的营养支持疗法。

1. 肠内营养适应证和禁忌证

(1)肠内营养适应证:适应于无法经口摄食或摄食量不足,但营养素需要量增加者,包括:①胃肠道外疾病者:口腔和咽喉炎症或手术、肿瘤及其化疗或放疗、烧伤或化学性损伤、慢性营养不良或吸收不良综合征、慢性消耗性疾病和肝肾衰竭者等;②胃肠道疾病者:胃肠道瘘(如低位小肠瘘、结肠瘘及胃十二指肠瘘)、短肠综合征、炎性和溃疡性肠炎、胃肠癌症及其手术者;③中枢神经系统相关疾病者:神经性厌食症、抑郁症以及脑血管疾病等;④其他:手术前或手术后营养补充者、心血管疾病、先天性氨基酸代谢缺陷病等。

(2)肠内营养禁忌证:①完全性肠梗阻或胃肠蠕动严重减慢者;②胃肠瘘,无论瘘上端或下端有渗漏现象者;③严重应激状态、上消化道出血、应激性溃疡、顽固性呕吐或严重腹泻急性期、急性胰腺炎者;④严重吸收不良综合征及长期少食者;⑤小肠广泛切除后 4~6 周以内者;⑥年龄小于 3 月龄婴儿。

2. 肠内营养的给予方式　肠内营养的给予方式有口服法和管饲法。口服法是一个简单、有效而安全的给予方式,适用于意识清醒、吞咽功能和消化功能正常者。管饲法是对患者刺激最小、操作简便、治疗效果较好的临床营养治疗重要方法。具体要求如下:

(1)方法与时间:预期营养支持所需时间是决定是否采用管饲的重要因素。需较长期(大于 4 周)管饲时,不能经口进食但胃肠道功能较好者应采用胃或空肠造瘘置入饲养管。需要时间较短(4 周以内)者可经鼻置入鼻胃管、鼻十二指肠管或鼻空肠管,这三种管饲是目前临床上应用最广泛、最简单且安全的方法。

(2)胃肠功能状态:胃肠吸收功能良好者,可以用匀浆膳等含完整蛋白的完全膳食。胃肠有一定功能者,在消化吸收功能受到一定损伤的情况下,可用明确化学成分的肠内营养制剂。

3. 肠内营养配方　肠内营养配方包括匀浆膳和肠内营养制剂两大类。

(1)匀浆膳:匀浆膳是选用普通食物经加工和搅碎制成的匀浆。一般根据患者对蛋白质、脂类、糖类、微量营养素和电解质的需要调整营养配方。匀浆应是液体状的,最好过滤后食用,以防阻塞喂养管。家庭制作的匀浆膳只能用于胃造口术或鼻胃管喂养,假如喂养管被放置在十二指肠和空肠内,必须选择无菌配方。

（2）肠内营养制剂：肠内营养制剂是化学成分明确的肠内营养配方。

根据氮源组成的不同分为整蛋白配方、短肽配方和氨基酸配方。整蛋白配方以大分子蛋白作为主要氮源，味道相对可口，渗透压接近等渗，口服与管饲均可，适用于胃肠道具有部分或全部消化吸收功能的患者。短肽配方也称低聚配方，由三肽、双肽和一些游离氨基酸作为氮源，碳水化合物主要由双糖和麦芽糖糊精提供，含有不同剂量的长链脂肪酸（作为必需脂肪酸来源）、中链脂肪酸（medium-chain fatty acid，$C_{8\sim12}$，作为能量来源）和每日推荐剂量的微量营养素，可直接被肠道吸收，适用于吸收不良患者。氨基酸配方也称单体配方，由游离氨基酸、单糖和双糖以及不同剂量的中链脂肪酸和/或必需脂肪酸组成，可直接被肠道吸收，相对低聚配方渗透压较高，味道欠佳。

肠内营养制剂根据用途不同分为通用型配方、疾病特异型配方和组件型配方。通用型配方营养全面且大多由完整的营养素组成，适用于有医学需求且对营养素没有特别限制的人群，单独食用即可满足其营养需求。疾病特异型配方根据疾病不同的代谢特点，给各种疾病或器官功能受损患者提供特殊营养需要，常见的有糖尿病型、肾功能不全型、肿瘤型、肝衰竭型、肺病专用型等。组件型配方是仅以某种或某类营养素为主的肠内营养制剂，可由单一宏量营养素或混合营养素组成，一般作为某些营养素缺乏的补充，满足患者的特殊需求。

（3）特殊医学用途配方食品：特殊医学用途配方食品（food for special medical purpose，FSMP）是指为了满足进食受限、消化吸收障碍、代谢紊乱或特定疾病状态人群对营养素或膳食的特殊需要，专门加工配制而成的配方食品。该类产品必须在医生或临床营养师指导下，单独食用或与其他食品配合食用，不能宣传其具有疾病治疗的作用。特殊医学用途配方食品是定型包装的肠内营养制剂，属于特殊膳食类食品，主要按照《特殊医学用途配方食品通则》（GB 29922—2013）和《特殊医学用途配方食品良好生产规范》（GB 29923—2013）两项国家标准进行管理，目前在临床营养中的应用越来越广泛。

特殊医学用途配方食品包括适用于 0~12 月龄的特殊医学用途婴儿配方食品和适用于 1 岁以上人群的特殊医学用途配方食品两大类。后者包括全营养配方食品、特定全营养配方食品和非全营养配方食品 3 类。全营养特殊医学用途配方食品适用于需要全面营养补充和/或营养支持的人群，如体弱、长期营养不良或长期卧床的患者。特定全营养特殊医学用途配方食品适用于特定疾病或医学状况下需对营养素进行全面补充的人群；根据疾病特点分为糖尿病、呼吸系统疾病、肾病、肿瘤、肝病、肌肉衰减综合征、创伤/感染/手术及其他应激状态、炎性肠病、食物蛋白过敏、难治性癫痫、胃肠道吸收障碍/胰腺炎、脂肪酸代谢异常、肥胖/减脂手术共 13 类特定全营养配方。非全营养特殊医学用途配方食品适用于需要补充单一或部分营养素的人群，按照患者个体的医学状况或特殊需求而使用；其配方设计主要包括营养素组件、电解质配方、增稠组件、流质配方、氨基酸代谢障碍配方等。

（二）肠外营养

肠外营养（parenteral nutrition，PN）是指由于胃肠道功能障碍或进食后不能利用营养物质，患者需要通过静脉途径来满足机体对能量和营养素的需要，以维持正常代谢，改善营养状况的营养支持疗法。要求肠外营养制剂的 pH 在人体血液缓冲能力范围内，有适当的渗透压，无菌、无致热源、无毒性，微粒异物不能超过规定的范围。

1. 肠外营养适应证和禁忌证

（1）肠外营养适应证：①非外科疾病：营养不良伴胃肠功能紊乱或障碍、神经性厌食或顽固性呕吐、肠道疾病（局限性或溃疡性结肠炎、肠结核、放射性肠炎等）、化疗与放疗辅助治疗期间、肝肾疾病等；②外科疾病：胃肠道梗阻、胃大部切除及胃肠吻合术、大手术创伤及复合性外伤、消化道瘘、急性胰腺炎、脏器或骨髓移植后功能尚未恢复、大面积烧伤和重度感染。

（2）肠外营养禁忌证：①无明确治疗目的或已确定为不可治愈者；②水电解质和酸碱平衡紊乱

或心血管功能紊乱期间需控制或纠正者;③预计发生肠外营养并发症的危险性大于其可能带来的益处者。

2. 肠外营养液的给予方式 根据患者的实际病情、营养液的组成和输液量等,选择适合患者肠外营养的方式。目前,临床上常用的有中心静脉和外周静脉置管。

（1）中心静脉置管（central venous catheters）:即通过较粗的外周静脉穿刺或切开插管进入中心静脉(上腔静脉和下腔静脉)。常用途径有:①锁骨下静脉穿刺:具有易固定、易消毒、不影响颈部及四肢活动等优点;该方法是长期营养支持中最普遍的方法;②颈内静脉穿刺:可作为临时输液途径。中心静脉输入法不受输入液体浓度、pH 及输注速度的限制,并能 24h 持续不断地输注液体。因此,能最大限度地根据患者的需要,大幅度地调整输入液的量、浓度和速度,保证满足机体能量和各种营养素的需要,同时可减少反复穿刺过程。

（2）外周静脉置管（peripheral venous catheters）:皮下浅静脉置短导管或钢针,但常因输入液体的低 pH、高渗透压、导管刺激和损伤性穿刺等引发静脉炎。用此方法输液时,应在 24h 更换输注部位,使用较细软的导管,并用磷酸盐缓冲液提高营养液的 pH,在液体中加入可的松、肝素用于预防静脉炎。外周静脉输入法适用于需要短期(小于 10h/d)肠外营养支持者。

3. 肠外营养制剂的种类

（1）氨基酸制剂:氮源是 *L*-氨基酸溶液,其中 9 种必需氨基酸占总氮量的 40%,并含有充足的条件必需氨基酸;同时,也需要一定比例的支链氨基酸（branched-chain amino acid）。良好的氨基酸制剂应符合以下要求:①生物利用率高,利于蛋白质合成,维持正氮平衡;②副作用小,使用安全;③必需氨基酸、条件必需氨基酸和支链氨基酸之间的比例合理。

（2）脂肪制剂:主要由大豆油和红花油为原料,经过卵磷脂乳化制成,并以脂肪乳剂形式经静脉输入机体,满足机体能量、必需脂肪酸和脂溶性维生素的需要。脂肪制剂特点在于:①能量密度高,可提供总能量的 30%~50%;②等渗,尤其适用于外周静脉营养;③作为脂溶性维生素的载体;④无利尿作用。

（3）葡萄糖溶液:主要有葡萄糖,高浓度的葡萄糖是肠外营养的主要能量来源,一般葡萄糖供给 200~300g/d,占总能量的 60%~70%;由于葡萄糖溶液渗透压较高,可选择中心静脉途径输入。

（4）维生素制剂:一般情况下,肠外营养只能提供维生素的生理需要量,如有特殊要求,则需要额外补充。对于短期肠外营养支持者,应常规补充水溶性维生素制剂(包括 B 族维生素和维生素 C);长期肠外营养支持者,还应适量补充脂溶性维生素(维生素 A、E、K)制剂,但要注意维生素 D 的补充量,否则将加重代谢性骨病发展。

（5）微量元素制剂:维持机体微量元素平衡也是长期肠外营养支持的重要环节。需要根据患者实际情况,进行微量元素需要量的调整,尤其要注意适量补充锌、铬、铁和硒等矿物质。

四、围手术期营养

围手术期,即围术期,是指从确定手术时起,直到与这次手术有关的治疗基本结束为止,一般为术前 5~7 天至术后 7~12 天。

围手术期营养（nutrition in perioperation）是指在围手术期患者饮食摄入不足或不能摄入的情况下,通过肠内或肠外途径进行补充或提供全面、充足的机体所需各种营养素,以达到预防和纠正患者营养不良、增强患者对手术创伤的耐受力和促进早日康复的目的。

围手术期营养支持治疗是加速康复外科（enhanced recovery after surgery, ERAS）工作中优化围手术期管理、减少创伤应激、减少并发症、缩短住院时间、减少因感染而发生的并发症及死亡率的重要举措之一。

（一）围手术期患者营养不良

围手术期患者营养不良主要指由于蛋白质和能量摄入不足而引起的蛋白质-能量营养不良

（protein-energy malnutrition,PEM）相应的一系列临床表现,如负氮平衡、血浆渗透压异常、免疫功能降低以及肝功能异常等机体代谢紊乱。若患者处于营养不良的状态,将直接影响手术治疗效果,甚至危及生命。

围手术期营养不良的主要原因包括:

1. 摄入量不足　消化道疾病、创伤、严重感染、神经性厌食等因素均可引起患者食欲下降、进食量减少,导致机体能量和各种营养素水平降低。

2. 营养物质吸收障碍　消化道炎性疾病（如慢性胰腺炎、慢性肠炎、出血性肠炎）、消化系统癌症以及胃肠道手术后的小胃综合征、短肠综合征等可导致营养物质消化吸收障碍。

3. 营养素需要量增加　应激、创伤、发热、甲状腺功能亢进以及严重感染是引发机体能量、蛋白质以及其他营养素消耗急剧增加的重要原因。

4. 营养素丢失增加　手术失血、感染、术后引流、创面渗出和腹膜炎等都可以导致营养素的丢失。

（二）围手术期患者营养支持治疗

由于手术创伤等因素可引起机体高度消耗能量和营养素,手术前期体内足够的营养贮备、手术期间患者对手术创伤和麻醉的耐受力以及手术后期营养素的适量补充都成为了决定患者术后恢复状况的决定因素。

围手术期营养支持治疗可以通过各种营养支持的途径,给围手术期患者提供平衡膳食,增强机体免疫功能和抵抗力,更好地耐受麻醉和手术创伤过程,且有利于保护患者手术组织、脏器和创面,促进伤口愈合和康复。

患者围手术期营养需要如下:

1. 能量　手术耐受性、伤口愈合、体重的稳定及康复直接受到能量摄入水平的影响,但能量的补充应该因人而异。①手术前患者:参考健康人群《中国居民膳食营养素参考摄入量》,符合能量需要量的要求,并根据病情加以调整;如安静卧床和发热者,体温每升高1℃,增加基础代谢的能量消耗13% 左右;如果在病床周围活动者,需增加基础代谢的能量消耗 10% 左右;如在室内外活动者,则增加基础代谢的能量消耗 20%~25%;危重的患者则应该以维持理想体重计算;②手术后患者:对于无并发症者,能量需要略高于术前,一般增加 10%;如果伴有腹腔感染者,则能量需要量可增加 50%。尽可能协调蛋白质供能的比例,保持合理的能量与氮的比值。

2. 碳水化合物　为增加肝糖原的贮存量,应供给充足而易消化的碳水化合物。①手术前患者:以碳水化合物作为主要的能量来源,其供能占总能量的 50%~65%;②手术后患者:足量的碳水化合物利于机体转入正氮平衡,建议碳水化合物摄入量为 300~400g/d。

3. 蛋白质　由于术前蛋白质摄入不足或术后蛋白质丢失,导致机体蛋白质严重缺乏而出现负氮平衡、血容量减少、血浆蛋白含量降低、免疫力减退、血氨升高以及水肿,影响机体对麻醉和手术的耐受力以及延迟伤口愈合。因此,应该保证质优量足的蛋白质;①手术前患者:参考健康人群《中国居民膳食营养素参考摄入量》,根据病情适量提高蛋白质供给量,且优质蛋白质占50% 以上,利于纠正负氮平衡;蛋白质供能应占总能量的 15%~20%;②术后反应期,应注意支链氨基酸如 L-亮氨酸、L-异亮氨酸、L-缬氨酸的供给,促进伤口愈合和全身康复。建议增加蛋白质摄入量,利于患者转入或维持正氮平衡状态。

4. 脂肪　应保证一定量脂肪的摄入,有助于脂溶性维生素的吸收和利用。①手术前患者:一般脂肪应占总能量的 15%~20%,不宜高于普通人;②手术后患者:应结合病情供给,如胃肠功能欠佳者,应减少脂肪摄入量;肝胆疾病患者除严格限制脂肪的摄入外,要注意必需脂肪酸和中链脂肪酸的供给。中链脂肪酸具有易消化吸收的特点,主要存在于棕榈油、椰子油以及乳制品等食物中。

5. 维生素　由于创伤后机体处于应激状态,各系统代谢旺盛,应在健康人群《中国居民膳食营养素参考摄入量》的基础上,适当增加维生素的摄入量。①手术前患者:水溶性维生素则以正常需要量的 2~3 倍供给为宜；为加速伤口愈合、促进凝血作用，应注意补充适量的脂溶性维生素（如维生素 A 和维生素 K）；②手术后患者：对于营养状况良好者，术后一般不用再额外补充脂溶性维生素，但仍要给予充足的水溶性维生素，如维生素 C 500~1 000mg/d、B 族维生素摄入量增加至正常量的 2~3 倍，可促进伤口愈合，提高对失血耐受力。

6. 矿物质 手术患者由于渗出物流失等原因，常出现钠、钾、镁、锌和铁等无机盐的丢失或失调；同时创伤后，随着尿氮的丢失，铁、钾、镁、锌、硫和磷的排出量也都增加。因此，需要根据生化检查结果随时调整矿物质的摄入量，以符合营养平衡、促进术后恢复的基本要求。

总之，针对患者的具体情况，进行患者个体化营养调整。如果是消瘦者，应增加能量和蛋白质的摄入，提高血浆蛋白质水平；若肥胖者，应降低能量和脂肪摄入，避免因体脂过多影响伤口愈合；消化道功能减退者，应给予适宜能量、低脂肪、低膳食纤维的膳食。目前，围手术期患者营养支持治疗的方式主要有口服、肠内营养和肠外营养，其适用对象、使用方法和注意事项应严格遵照医嘱进行。

（练雪梅）

第五节 食品安全

【学习要点】

1. 食品安全、食品安全风险分析及食物腐败变质基本概念。
2. 评价食品卫生质量的细菌污染指标及其意义。
3. 黄曲霉毒素和 N-亚硝基化合物的毒性、对食品的污染及其预防措施。
4. 常见农药与兽药、有毒金属及多环芳烃化合物等化学污染物的来源及对健康的危害。
5. 常见食品的主要卫生问题。
6. 食品添加剂的定义及使用要求。

"民以食为天，食以安为先"，食品安全（food safety）一直是人们所关注的重大公共卫生问题，它关系着广大人民群众的身体健康和生命安全，关系着社会经济发展及和谐稳定。食品从种植、养殖到生产、加工、贮存、运输、销售、烹调直至餐桌的整个过程中的各个环节，都有可能受到某些有害物质污染，以致降低食品卫生质量或对人体造成不同程度的危害。近年来，国际国内重大食品安全事故屡有发生。为了保证食品安全，保障公众身体健康和生命安全，2015 年 4 月中华人民共和国第十二届全国人民代表大会常务委员会第十四次会议修订通过的《中华人民共和国食品安全法》（以下简称《食品安全法》）自 2015 年 10 月 1 日起正式施行，并分别于 2018 年 12 月、2021 年 4 月进行两次修正。在中华人民共和国境内从事食品生产和加工、食品销售和餐饮服务等活动，应当遵守《食品安全法》。国家卫生健康委员会专家认为食品的微生物污染是影响我国食品卫生与安全的最主要因素，蔬果农药残留、畜禽滥用抗生素和化学药品也是影响食品安全不可忽视的重要因素。

一、食品安全概述

（一）食品安全概念

《食品安全法》中对食品安全的定义是："指食品无毒、无害，符合应当有的营养要求，对人体健康不造成任何急性、亚急性或者慢性危害。"

WHO 在《加强国家级食品安全性计划指南》中指出，"食品安全是对食品按其原定用途进行制作和食用时不会使消费者健康受到损害的一种担保"。即食品的种植、养殖、加工、包装、贮藏、运输、销售、消费等活动不存在可能损害或威胁人体健康的有毒有害物质致消费者病亡或者危及消费者及其后代的隐患。

区别于食品安全,食品卫生是为确保食品安全性和适合性在食物链的所有阶段必须采取的一切条件和措施。食品卫生是侧重过程安全的概念,而食品安全既强调过程安全又强调结果安全,更为全面,食品安全包括食品卫生、食品质量、食品营养等相关方面的内容。

(二)食品安全风险监测

食品安全风险监测(risk monitoring)是通过系统和持续地收集食源性疾病、食品污染以及食品中有害因素的监测数据及相关信息,并进行综合分析和及时通报的活动。为确保人民身体健康和生命安全,我国《食品安全法》规定,国家建立食品安全风险监测制度,对食源性疾病、食品污染以及食品中的有害因素进行监测。

(三)食品安全风险分析

食品安全风险分析(risk analysis)是评价食品中存在或农业生产操作过程中带来的危害对公众健康所产生的有害效应并对该危害实施规避或消减措施的过程。联合国粮农组织(FAO)/WHO定义的风险分析框架包括风险评估、风险管理、风险交流。

风险评估(risk assessment)是指对食品、食品添加剂、食品相关产品中生物性、化学性和物理性危害对人体健康造成的不良影响所进行的科学评估,由危害识别、危害特征描述、暴露评估及风险特征描述四个步骤组成的以科学为基础的一个过程。风险管理(risk management)是指对现有食品安全信息和备选政策措施进行权衡,并且在需要时选择和实施适当的预防和控制措施以保护消费者健康的过程。风险交流(risk communication)是指在风险分析过程中就危害、风险、风险相关因素和风险认知在风险相关各方中(包括风险评估者、风险管理者、消费者、业界、学术团体和其他利益相关方)相互交换或交流有关信息和观点的过程。

食品安全风险分析的过程可通过食品安全风险分析框架图描述,该图表明风险分析的三个部分在功能上相互独立,必要时三者间需要信息交换(图3-2)。通过风险分析可以阐明食品污染对人类健康的影响程度,并将提供危害的可接受水平(极限值)或产品中危害的可接受程度,同时还将提供最有效的措施预防食品中存在的危害等信息,是解决当前面临的食品安全问题的一个基本准则。

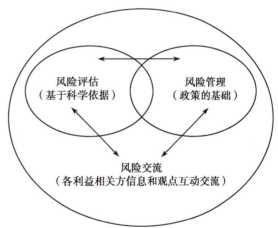

图3-2　食品安全风险分析框架图

二、食品污染

(一)食品污染的概念与分类

1. 食品污染的概念　食品污染(food contamination)是指在各种条件下,导致外源性有毒有害物质进入到食品,造成食品安全性、营养性和/或感官性状发生改变的过程。食品污染造成的危害,可以归结为:①影响食品的感官性状、营养价值及食品质量;②对机体健康的不良影响:包括急性中毒,慢性危害以及致畸、致突变和致癌作用等。

2. 食品污染的分类　食品的污染物按其性质可分成如下三类。

(1)生物性污染:食品的生物性污染主要来自于微生物、寄生虫及昆虫的污染等。微生物污染主要有细菌与细菌毒素、真菌与真菌毒素以及病毒等的污染。出现在食品中的细菌除包括可引起食物中毒、人畜共患传染病等的致病菌外,还包括能引起食品腐败变质并可作为食品受到污染标志的非致病菌。寄生虫和虫卵主要是通过患者、病畜的粪便间接通过水体或土壤污染食品或直接污染食品。昆虫污染主要包括粮食中的甲虫、螨类、蛾类以及动物食品和发酵食品中的蝇、蛆等。病毒污染主要包括肝炎病毒、脊髓灰质炎病毒和口蹄疫病毒。此外,生物性的污染还包括动植物中存在的天然毒素及动、植物性食物贮藏时产生的有毒物质。

（2）化学性污染：食品的化学性污染主要来自于生产、生活和环境中的污染物，如农药、兽药、有毒金属、多环芳烃化合物以及 N-亚硝基化合物等；食品容器、包装材料、运输工具等接触食品时溶入食品中的有害物质；滥用食品添加剂；掺假、制假过程中加入的物质。

（3）物理性污染：食品的物理性污染主要来自于食品生产、储存、运输、销售时落入的杂物，具有放射性的废物不合理排放或意外泄漏导致食品污染。食品的掺杂使假，如粮食中掺入的沙石、肉中注入的水、奶粉中掺入的大量糖等。

（二）食品的微生物污染及其预防

食品微生物污染是指食品在加工、运输、贮藏、销售过程中被微生物及其毒素污染。食品微生物污染一方面降低了食品的卫生质量，另一方面对食用者本身可造成不同程度的危害。根据对人体的致病能力可将污染食品的微生物分为三类：①致病微生物：包括致病性细菌、人畜共患传染病病原菌和病毒、产毒霉菌和霉菌毒素，可直接对人体致病并造成危害；②相对致病微生物：即通常条件下不致病，在一定条件下才有致病力的微生物；③非致病性微生物：包括非致病菌、不产毒霉菌及常见酵母，它们对人体本身无害，却是引起食品腐败变质、卫生质量下降的主要原因。

1. 食品的细菌污染　食品中常见的细菌包括致病菌、相对致病菌和非致病菌。食品中的细菌绝大多数是非致病菌，它们是评价食品卫生质量的重要指标。反映食品卫生质量的细菌污染指标有两个：一是菌落总数，二是大肠菌群。

（1）食品中菌落总数及其卫生学意义：菌落总数（aerobic plate count）是指在被检样品的单位质量（g）、容积（ml）内，所含能在严格规定的条件下（培养基及其 pH 值、培育温度与时间、计数方法等）培养所生成的细菌菌落总数，以菌落形成单位（colony forming unit，CFU）表示，代表食品中细菌污染的数量。其卫生学意义为：一是可作为食品被细菌污染程度及清洁状态的标志，我国许多食品安全国家标准中都规定了食品菌落总数指标，以其作为控制食品污染的容许限度；二是可用于预测食品耐保藏性，即利用食品中细菌数量作为评定食品腐败变质程度或新鲜度的指标。

（2）食品中大肠菌群及其卫生学意义：大肠菌群（coliforms）是指一群能在 36℃ 24h 内发酵乳糖产酸产气，需氧和兼性厌氧的革兰氏阴性无芽孢杆菌。它主要包括肠杆菌科的大肠埃希氏菌、枸橼酸杆菌、克雷伯氏菌和阴沟肠杆菌，这些菌属中的细菌，均系来自人和温血动物的肠道。食品中大肠菌群可用两种方式表示，当食品中大肠菌群的数量较低时，采用相当于每克或每毫升食品中大肠菌群的最可能数（most probable number，MPN）来表示；当食品中大肠菌群的数量较高时，采用平板计数培养后大肠菌群的菌落数，结果表示为每克或每毫升样品中大肠菌群的菌落数，即 CFU/g（ml）。其卫生学意义：一是作为食品粪便污染的指示菌，表示食品曾受到人与温血动物粪便的污染，因为大肠菌群都直接来自人与温血动物粪便；二是作为肠道致病菌污染食品的指示菌，因为大肠菌群与肠道致病菌来源相同，且在一般条件下大肠菌群在外界生存时间与主要肠道致病菌是一致的，可以推测该食品中存在着肠道致病菌污染的可能性。

2. 霉菌与霉菌毒素对食品的污染　霉菌（mold）污染食品后不仅可造成腐败变质，而且有些霉菌还可产生毒素，造成人畜霉菌毒素中毒。霉菌毒素（mycotoxins）是指霉菌在其所污染的食品中产生的有毒代谢产物。霉菌毒素通常具有耐高温、无抗原性、主要侵害实质器官的特性，而且霉菌毒素多数还具有致癌作用。根据霉菌毒素作用的靶器官，可将其分为肝脏毒、肾脏毒、神经毒等。人和动物一次性摄入含大量霉菌毒素的食物常会发生急性中毒，而长期摄入含少量霉菌毒素的食物则会导致慢性中毒和癌症。因此，粮食及食品由于霉变不仅会造成经济损失，有些还会造成误食导致人畜急性或慢性中毒，甚至导致癌症。

霉菌最初污染食品后，在基质及环境条件适应时，首先可引起食品的腐败变质，不仅可使食品呈现异样颜色、产生霉味等异味，食用价值降低，甚至完全不能食用，而且还可使食品原料的加工工艺品质下降，如出粉率、出米率、黏度等降低。

黄曲霉毒素（aflatoxin，AF）是黄曲霉菌和寄生曲霉菌的代谢产物，黄曲霉是我国粮食和饲料中常见的真菌,但我国寄生曲霉罕见。AF广泛存在于污染的食品中,尤以霉变的花生、玉米及谷类含量最多,其次是稻谷、小麦、大麦、豆类等。除粮油食品外,我国还有干果类食品、动物性食品以及干辣椒中也有AF污染的报道。在我国南方高温、高湿地区一些粮油及其制品容易受到AF污染。AF微溶于水,易溶于油脂和氯仿、甲醇等某些有机溶剂;AF具有耐热的特点,100℃20h也不能将其全部破坏,280℃高温下才裂解,故在通常的烹调条件下不易被破坏;AF在酸性条件下比较稳定,但在碱性条件下可被破坏而失去毒性;紫外线照射可使AF降解而失去毒性。研究证实,AF是到目前为止所发现的毒性最强的真菌毒素。1993年AF被WHO的癌症研究机构划定为Ⅰ类致癌物。AF是一类结构类似的化合物,其基本结构都有二呋喃环和香豆素(氧杂萘邻酮),在紫外线下都发生荧光,根据荧光颜色及其结构分别命名为B_1、B_2、G_1、G_2、M_1、M_2、P_1、Q_1、H_1、毒醇、GM等,目前已分离鉴定出的有二十余种,其中毒性较强的有6种,凡二呋喃环末端有双键者毒性较强并有致癌性,AF的毒性顺序如下:$B_1 > M_1 > G_1 > B_2 > M_2$。其中以$AFB_1$的毒性和致癌性最强,比氰化钾大100倍。同时由于天然污染的食物中AFB_1最多,故在食品监测中一般以AFB_1作为AF代表。

AF有很强的急性毒性,也有明显的慢性毒性与致癌性。AF具有较强的肝脏毒,对肝脏有特殊亲和性并有致癌作用。它主要强烈抑制肝脏细胞中RNA的合成,破坏DNA的模板作用,阻止和影响蛋白质、脂肪、线粒体、酶等的合成与代谢,干扰动物的肝功能,导致突变、癌症及肝细胞坏死。同时,饲料中的毒素可以蓄积在动物的肝脏、肾脏和肌肉组织中,人食入后可引起慢性中毒。AF是肝癌的主要致病因素之一。目前AFB_1中毒尚无特效治疗药物。

3. 食品的腐败变质　食品腐败变质(food spoilage)是指食品在微生物为主的各种因素作用下,造成其原有化学性质或物理性质发生变化,降低或失去其营养价值和商品价值的过程,例如肉、鱼、禽、蛋的腐臭、粮食的霉变、蔬菜水果的溃烂、油脂的酸败等。

(1)食品腐败变质的原因和条件:食品腐败变质是以食品本身的组成和性质为基础,在环境因素影响下,主要由微生物的作用而引起;是食品本身、环境因素和微生物三者互为条件、相互影响、综合作用的结果。食品中水分含量是影响微生物繁殖及引起腐败变质的重要因素,一般情况下,食品的水分活度(water activity,A_w)值越小,微生物越不易繁殖,食品越不易腐败变质。此外,食品的营养成分、氢离子浓度、渗透压、状态等均会影响食品的腐败变质。

(2)防止食品腐败变质的措施:针对食品腐败变质采取的控制措施常是对食品进行加工处理,延长食品可供食用的期限,即进行有效的食品保藏。食品保藏的基本原理是改变食品的温度、水分、氢离子浓度、渗透压以及采用其他抑菌杀菌的措施,将食品中的微生物杀灭或减弱其生长繁殖的能力,从而达到防止食品腐败变质的目的。常见的食品保藏方法包括食品的化学保藏、低温保藏、高温保藏、干燥保藏和辐照保藏。

(三)食品的化学性污染

1. 农药与兽药残留

(1)农药残留:农药(pesticides)是指用于预防、消灭或者控制危害农业、林业的病、虫、草和其他有害生物以及有目的地调节植物、昆虫生长的化学合成或者来源于生物、其他天然物质的一种物质或者几种物质的混合物及其制剂。农药按用途分为杀虫剂、杀菌剂、除草剂、植物生长调节剂和熏蒸剂等;按化学成分分为有机氯类、有机磷类、氨基甲酸酯类、拟除虫菊酯类、汞制剂和砷制剂等;按残留特性可分为高残留类、中等残留类和低残留类农药。农药残留物(pesticide residues)是指由于使用农药而在食品、农产品和动物饲料中出现的特定物质,包括农药本身的残留及具有毒理学意义的农药衍生物。最大残留限量(maximum residue limits,MRLs)是指在食品或农产品内部或表面法定允许的农药最大浓度,以每千克食品或农产品中农药残留的毫克数(mg/kg)表示。一些持久性农药虽已禁用,但还长期存在于环境中,从而再次在食品中形成残留。为控制这类农药残留物对食品的污染,我国还规定了其在食品中的再残留限量(extraneous maximum residue limits,EMRLs)。2021年农业农村部会同国家卫生健康委、市场监管总局发布新版《食品安全国家标准　食品中农药最大残留限量》

（GB 2763—2021），标准规定了 564 种农药在 376 种（类）食品中的 10 092 项 MRLs。农药的 MRLs 或 EMRLs 除了要测定其母体外，还应包括其有毒理学意义的代谢产物等。

由于农药品种和使用量不断增加，有些农药又不易分解，使农作物及畜禽、水产等动、植物体内受到不同程度的污染，通过食物链最终进入人体，给人类健康带来潜在危害。由于农药的化学性质不同，在环境中的降解度不同，所以对人体的影响也不同。环境中的农药可通过消化道、呼吸道和皮肤等途径进入人体。其中有机磷农药、有机氯农药是造成人体急性或慢性中毒的主要污染物。有机磷农药是一种神经毒剂；有机氯农药慢性中毒表现为肝脏病变、血液和神经系统损害，还可以对人体和动物造成内分泌系统、免疫功能、生殖功能等广泛影响。此外，经动物试验证明它们还具有致突变、致畸和致癌作用。目前广泛使用的农药是有机磷农药，其化学性质不稳定，易于降解而失去毒性，故不易长期残留，但毒性较大。有机氯农药于 1984 年禁止使用，但由于其在环境中化学性质稳定和残留时间长，目前环境中残留的仍然可通过食物链对人体造成危害。

（2）兽药残留：兽药（veterinary drugs）是指用于预防、治疗、诊断动物疾病或者有目的地调节动物生理功能的物质（含药物饲料添加剂），主要包括血清制品、疫苗、诊断制品、微生态制品、中药材、中成药、化学药品、抗生素、生化药品、放射性药品及外用杀虫剂、消毒剂等（《兽药管理条例》，2020 版）。兽药残留（residues of veterinary drugs）是指给动物使用药物后蓄积和贮存在细胞、组织和器官内的药物原形、代谢产物和药物杂质。

兽药残留的危害：①产生毒性反应：长期食用兽药残留超标的食品后，当体内蓄积的药物浓度达到一定量时会引起人体产生多种急慢性中毒；②耐药菌株的产生：抗微生物药物的广泛使用，特别是在饲料中长期亚治疗剂量添加抗微生物药物，易于诱导耐药菌株；③"三致"作用：研究发现许多兽药具有致癌、致畸、致突变作用；④过敏反应：一些抗菌药物如青霉素、磺胺类、氨基糖苷类和四环素类能引起过敏反应；⑤肠道菌群失调：有抗菌药物残留的动物源食品可对人类胃肠的正常菌群产生不良的影响，使一些非致病菌被抑制或死亡，造成人体内菌群的平衡失调，从而导致长期的腹泻或引起维生素的缺乏等反应；⑥生态环境毒性：兽药及其代谢产物通过粪便、尿等进入环境，由于仍具生物活性，对周围环境有潜在的毒性，会对土壤微生物、水生生物及昆虫等造成影响。

2. 有毒金属　有毒金属（poisonous metal）主要包括汞、镉及铅等，主要来自未经处理的工业废水、废气、废渣的排放，这是有毒金属元素及其化合物对食品造成污染的主要渠道。大气中的有毒金属主要来源于能源、运输、冶金和建筑材料生产所产生的气体和粉尘。除汞以外，金属基本上是以气溶胶的形态进入大气，经过自然沉降和降水进入土壤和水域。农作物通过根系从土壤中吸收并富集有毒金属，也可通过叶片从大气中吸收气态或尘态铅和汞等金属元素。以有毒金属为主的无机有毒成分或中间产物可通过废水或污水灌溉农作物造成严重污染。水产品通过食物链和生物富集作用，使体内有毒金属含量明显增加。作物和水产品中积累的有毒金属可通过食物链进入人体而给人类健康带来潜在的危害。

铅对生物体内的多器官组织都具有不同程度的损害作用，主要损害造血系统和肾脏。一次摄入铅超过 5mg/kg 可导致急性中毒，但食品铅污染导致的中毒主要是慢性中毒，临床表现为贫血、神经衰弱、神经炎和消化系统症状。儿童对铅比成人更敏感，过量铅对儿童的生长发育和智力发育会产生不良影响。

无机汞吸收率低、毒性小，而有机汞吸收率高、毒性大。汞在环境中被微生物作用可转化成甲基汞等有机汞。甲基汞中毒的主要表现是神经系统损害的症状，还有致畸和胚胎毒的作用。镉是一种半衰期很长的有毒重金属和环境污染物，许多包装材料和容器含有镉。镉除了引起人和动物的急、慢性中毒外，还具有较强的致癌作用。镉中毒主要损害肾脏、骨骼和消化系统。日本曾发生的典型公害病水俣病（minamata disease）、骨痛病（osteodynia disease）就是分别由于含汞、镉的工业废水污染了当地的水域，造成水产品和农作物严重污染所致。

3. N-亚硝基化合物　N-亚硝基化合物（N-nitroso compounds, NOCs）是对动物具有较强致癌作

NOTES

用的一类化学物质,根据分子结构的不同,N-亚硝基化合物可分为 N-亚硝胺和 N-亚硝酰胺。作为 NOCs 前体物的硝酸盐、亚硝酸盐和胺类物质,广泛存在于环境和食品中,在适宜的条件下,这些前体物质可通过化学或生物学途径合成各种各样的 NOCs。食物中 NOCs 主要来源于鱼、肉制品、乳制品、不新鲜的蔬菜和水果及啤酒,但是近年来由于生产工艺的改进,许多大型啤酒企业已很难检测出亚硝胺类化合物。人体也能合成一定量的 NOCs,口腔和胃是合成亚硝胺的主要场所。

人类许多的肿瘤都与 NOCs 有关,如胃癌、食管癌、结直肠癌、膀胱癌、肝癌。引起肝癌的环境因素,除黄曲霉毒素外,亚硝胺也是重要的环境因素。一些肝癌高发区的副食以腌菜为主,检测肝癌高发区腌菜中的亚硝胺显示,其检出率为 60%。亚硝胺类化合物性质较稳定,进入机体需经肝脏微粒体 P450 的代谢活化,生成烷基偶氮羟基化合物,此类化合物具有高度的致癌和致突变性。而亚硝酰胺类化合物为直接致癌物和致突变物,不需要经过机体的代谢活化。

预防 NOCs 可能给人带来危害的措施:①食品应冷藏,以保证其新鲜度,防止含蛋白质高的食物如鱼、肉、贝壳等腐败变质;②合理食用咸菜、泡菜,一般应在腌制一周后再食用,因为这时亚硝酸盐含量已明显下降;③经常摄取一定量的新鲜蔬菜、水果等含维生素 C 和胡萝卜素较高的食物,可以阻止前体在胃内合成 NOCs;④不要长期大量饮用啤酒;⑤注意口腔卫生,饭后要刷牙,以防止食物残渣经细菌作用合成 NOCs。

4. 多环芳烃化合物　多环芳烃化合物(polycyclic aromatic hydrocarbon,PAH)是有机物不完全燃烧时产生的挥发性碳氢化合物,是重要的食品和环境污染物,广泛存在于生产和生活环境中。多环芳烃通过对大气的污染,可直接落在蔬菜、水果、谷物和露天存放的粮食表面污染食物,也可在食品加工时如油炸、炭烤时产生而污染食物。植物也可从受多环芳烃污染的土壤及灌溉水中聚集这类物质。PAH 污染水体,可通过海藻、甲壳类动物、软体类动物和鱼组成的食物链向人体转移,最终聚集在人体中。成年人每年从食物中摄取的 PAH 总量为 1~2mg,如果累计摄入 PAH 超过 80mg,即可能诱发癌症。

苯并(a)芘[benzo(a)pyrene,B(a)P]是一类主要的多环芳烃致癌物,广泛存在于烹饪油炸和烟熏的食物中。B(a)P 被认为是高活性致癌剂,但不是直接致癌物,必须经细胞微粒体中的混合功能氧化酶激活才具有致癌性,最终形成的致癌物为 7,8-二氢二醇-9,10-环氧化 B(a)P,其四种异构体能与 DNA 以共价键的形式相结合,造成 DNA 损伤。如果 DNA 不能修复或修而不复,细胞就可能发生癌变。B(a)P 主要导致上皮组织产生肿瘤,如皮肤癌、肺癌、胃癌和消化道癌。随食物摄入人体内的 B(a)P 大部分可被人体吸收,经消化道吸收后,通过血液很快遍布人体,人体乳腺和脂肪组织可蓄积 B(a)P。

三、各类食品的卫生问题

各类食品卫生问题包括食品在生产、运输、储存、销售等环节可能受到生物性、化学性及物理性有毒有害物质的污染,食品添加剂的残留,以及食品本身存在的某些天然有害成分。

(一) 各类食品的卫生问题

1. 粮豆的主要卫生问题

(1)霉菌和霉菌毒素的污染:常见污染粮豆的霉菌有曲霉、青霉、毛霉、根霉和镰刀菌等。霉菌可在农田生长期、收获、购销、运输及贮存过程中的各个环节污染粮食,在温度、湿度和通风不力等条件下使粮食发霉变质。

(2)农药残留:粮豆中的农药可来自防治病虫害和除草时直接喷洒施用,或通过水、空气和土壤等途径从污染的环境中吸收。残留在粮豆中的农药可转移到人体损害健康。

(3)其他有毒有害物质的污染:用未经处理或处理不彻底的工业废水和生活污水对农田和菜地进行灌溉时,其中可能含有汞、镉、砷、铅、铬、酚和氰化物等,容易对粮豆作物造成污染。

(4)仓储害虫:使粮豆发生变质失去或降低食用价值的常见仓储害虫主要有甲虫、螨虫及蛾类等

50 余种。害虫在原粮、半成品粮豆上孵化虫卵、生长繁殖的仓库温度通常为 18~21℃、相对湿度 65%以上。

（5）其他污染：主要包括无机夹杂物（如砂石、泥土、金属等）和有毒植物种子的污染。此外，粮豆的自然陈化和人为掺杂掺假亦可导致其品质下降，甚至对人体健康造成危害。

2. 蔬菜、水果的主要卫生问题

（1）农药污染：蔬菜和水果最严重的污染问题是农药残留。喷洒过量农药的蔬菜、水果在收获后，会有农药残留，残留量超过标准会对人体产生危害，甚至造成农药中毒。

（2）细菌及寄生虫污染：蔬菜、水果在栽培过程中，如施用人畜粪便和用生活污水灌溉，则会造成较为严重的肠道致病菌和寄生虫卵污染的情况。另外，在运输、贮藏或销售过程中若出现表皮破损或卫生管理不当，也可受到肠道致病菌的污染。

（3）工业废水污染：用工业废水和生活污水灌溉菜田可增加肥源和水源，提高蔬菜产量，但这些水中常含有许多有害物质（如镉、铅、汞、酚等）影响蔬菜的生长，并会造成蔬菜水果铅、镉等有害物质含量超标。

（4）其他污染：蔬菜、水果在生长时遇到干旱或收获后不恰当地存放、贮藏和腌制，以及土壤长期过量施用氮肥，其硝酸盐和亚硝酸盐含量便会增加。蔬菜和水果因为含有大量的水分、组织脆弱等，当贮藏条件稍有不适，极易腐败变质。腐败变质时，大量的硝酸盐转变为亚硝酸盐，人畜食用后可引起中毒。

3. 畜禽肉的主要卫生问题

（1）腐败变质：畜禽肉在加工和保藏过程中，如果卫生管理不当（如温度过高或时间过长），肉质往往会发生腐败变质。腐败变质的主要表现为畜肉发黏、发绿、发臭。腐败肉含有的蛋白质和脂肪分解产物，如吲哚、硫化物、硫醇、粪臭素、尸胺、醛类和酮类和细菌毒素等，食用可引起中毒。

（2）人畜共患寄生虫病：常见的人畜共患寄生虫病包括囊虫病、旋毛虫病、蛔虫、姜片虫、猪弓形虫病等。牛的囊虫病病原体为无钩绦虫，猪为有钩绦虫，家禽为绦虫中间宿主。

（3）人畜共患传染病：常见的人畜共患传染病主要有炭疽、鼻疽、口蹄疫、猪水疱病、猪瘟、结核病和布鲁氏菌病等。

（4）原因不明死畜肉：死畜肉可来自病死、中毒或外伤死亡牲畜。死畜肉因未经放血或放血不全外观呈暗红色，肌肉间毛细血管淤血，切开后按压可见暗紫色淤血溢出，切面呈豆腐状，含水分较多。死因不明的畜肉，一律不准食用。

（5）药物残留：为防治牲畜疫病及提高畜产品的生产效率，经常会使用各种药物，如抗生素、抗寄生虫药等。畜禽的治疗一般用药量大、时间短，而饲料中的添加用药量虽少，但持续时间长。两者都可能会在畜禽肉体中残留，可导致中毒，或使病菌耐药性增强，危害人体健康。

4. 鱼类食品的主要卫生问题

（1）重金属污染：由于环境的污染，导致鱼类动物生长水域污染，可使鱼类动物体内含有较多的重金属。鱼类对重金属如汞、镉、铅等有较强的耐受性且可在体内蓄积。

（2）化学农药污染：农田施用农药，农药厂排放的废水污染池塘、江、河、湖水，使生活在污染水域的鱼，不可避免地摄入农药并在体内蓄积。相比较而言，淡水鱼受污染程度高于海鱼。

（3）病原微生物的污染：病原微生物通常来自受到污染的水域或者在运输、销售、加工等生产过程接触到受病原菌微生物污染的容器工具。鱼类动物受病原微生物污染，常见致病菌有副溶血性弧菌、沙门菌、志贺菌、大肠埃希菌、霍乱弧菌以及肠道病毒等。

（4）寄生虫感染：在自然环境中，有许多寄生虫是以淡水鱼、螺、虾、蟹等作为中间宿主，人作为其中间宿主或终宿主。华支睾吸虫、肺吸虫等是我国常见的鱼类寄生虫。华支睾吸虫的囊蚴寄生在淡水鱼虾体内，肺吸虫的囊蚴常寄生在蟹体内，当生食或烹调加工的温度和时间没有达到杀死感染性幼虫的条件时，极易使人感染这类寄生虫病。

（5）腐败菌污染：鱼类营养丰富，水分含量高，污染的微生物多，并且酶的活性高，与肉类相比，其僵直持续时间较短，更易发生腐败变质。活鲜鱼肉是无菌的，但体表、鳃及肠道中则有与水域大致相同种类的细菌。

5. 蛋类的主要卫生问题

（1）微生物污染：微生物可通过不健康的母禽及附着在蛋壳上的微生物污染禽蛋。污染途径有：①产蛋前污染：禽类（特别是水禽）感染传染病后病原微生物通过血液进入卵巢卵黄部，使蛋黄带有致病菌，如鸡伤寒沙门菌等；②产蛋后污染：蛋壳在泄殖腔、不洁的产蛋场所及运输、贮藏过程中受到细菌污染，在适宜条件下，微生物通过蛋壳气孔进入蛋内并迅速生长繁殖，使禽蛋腐败变质。腐败变质的蛋不得食用，应予销毁。

（2）农药及其他有害物质的污染：饲料受农药、重金属污染，以及饲料本身含有的有害物质如棉饼中游离棉酚、菜籽中硫葡萄糖苷可以向蛋内发生转移和蓄积，造成蛋的污染。鲜蛋的化学性污染物主要是汞，蛋内汞的来源可能为水和饲料等。制作皮蛋松花蛋时还可能造成铅的污染。此外，不规范地使用抗生素、激素等，均可通过禽饲料及饮水进入母体内，残留于所产的蛋中。

6. 奶及奶制品的主要卫生问题

（1）微生物污染：奶是富含多种营养成分的食品，适宜微生物的生长繁殖，是天然的培养基。微生物污染奶后在奶中大量繁殖并分解营养成分，造成奶的腐败变质。鲜奶中含有溶菌酶，有抑制细菌生长的作用，其抑菌时间与奶中存在的菌量及放置温度有关，奶挤出以后应及时冷却，以免微生物大量繁殖引起腐败变质。

（2）化学性污染：奶类中残留的有毒有害化学物质主要包括来自工农业生产中的有害金属、农药残留、放射性物质等。病牛应用抗生素、饲料中真菌的有毒代谢产物等都可对奶造成污染。

（3）人为的掺杂使假：在牛奶中除掺水以外，还有许多其他掺入物，如非法添加化工原料三聚氰胺以提升其通过定氮法推算的"蛋白质"含量，掺入胶体物质和防腐剂等。

7. 食用油脂的主要卫生问题

（1）油脂酸败：油脂由于含有杂质或在不适宜条件下长久保藏而发生一系列化学变化和感官性状恶化，称为油脂酸败。油脂酸败的原因包括生物学和化学两个方面的因素。由生物学因素引起的酸败是一种酶解过程；化学过程主要是水解和自动氧化，其中自动氧化是油脂酸败的主要原因。油脂酸败常用的卫生学评价指标有酸价、过氧化值、羰基价及丙二醛含量等。

（2）油脂污染：①霉菌及霉菌毒素：油料种子被霉菌及其毒素污染后，其毒素可转移到油脂中，最常见的霉菌毒素是黄曲霉毒素。各类油料种子中花生最容易受到污染，其次为棉籽和油菜籽。②多环芳烃化合物：油脂在生产和使用过程中，可受到多环芳烃化合物的污染。其污染主要来源于油料种子的污染、油脂加工过程中受到的污染以及使用过程中油脂的热聚。高温条件下反复使用某一油脂煎炸食物，可使油脂本身发生一系列化学反应，在营养价值下降的同时还会产生某些毒性物质，如丙烯酰胺、多环芳烃、醛基和羰基物质等。

（3）天然存在的有害物质：①棉酚：棉籽的色素腺体内含有多种毒性物质，如棉酚、棉酚紫和棉酚绿。棉酚有游离型和结合型之分，具有毒性作用的是游离棉酚。游离棉酚化学性质十分活泼，含有酚毒苷，毒性强，是一种细胞原浆毒素和血液毒素，游离棉酚能被消化道吸收，对人畜机体的神经、血管、生殖系统、消化系统、心、肝和肾均有毒害作用。游离棉酚是棉籽油的一个重要的卫生学指标。②芥子油苷：普遍存在于十字花科植物，油菜籽中含量较多，芥子油苷在葡萄糖硫苷酶的作用下，可分解为硫氰酸酯、异硫氰酸酯和腈。腈的毒性很强，能抑制动物生长或致死，硫氰化物具有致甲状腺肿的作用，但这些硫化物大多为挥发性物质，在加热过程中可去除。③芥酸：在普通菜籽油中约含20%~55%。芥酸可使脂肪在多种动物心肌中聚积，导致心肌的单核细胞浸润和纤维化。除此之外，还可导致动物生长发育障碍和生殖功能下降。但有关芥酸对人体的毒性作用还缺乏直接的证据。④反式脂肪酸：主要来源于氢化植物油，少部分来源于反刍动物的脂肪和乳制品；人造奶油含有反式脂肪酸较高,故用其制作的食物如涂抹奶油的蛋糕、饼干、冰激凌等亦通常有较高含量的反式脂肪酸。

四、食品添加剂

(一) 食品添加剂的定义与分类

1. 定义　根据《食品安全法》和《食品安全国家标准 食品添加剂使用标准》(GB 2760—2014),食品添加剂(food additives)定义是指为改善食品品质和色、香、味,以及为防腐、保鲜和加工工艺的需要而加入食品中的人工合成或者天然物质。食品用香料、胶基糖果中基础剂物质、食品工业用加工助剂也包括在内。食品工业用加工助剂(processing aid)是指保证食品加工能顺利进行的各种物质,与食品本身无关,如助滤、澄清、吸附、脱模、脱色、脱皮、提取溶剂、发酵用营养物质等。

2. 分类　中国《食品安全国家标准 食品添加剂使用标准》(GB 2760—2014)按照食品添加剂主要功能作用的不同将其分为:酸度调节剂、抗结剂、消泡剂、抗氧化剂、漂白剂、膨松剂、胶基糖果中基础剂物质、着色剂、护色剂、乳化剂、酶制剂、增味剂、面粉处理剂、被膜剂、水分保持剂、防腐剂、稳定剂和凝固剂、甜味剂、增稠剂、食品用香料、食品工业用加工助剂和其他共 22 类。

(二) 食品添加剂的使用要求

《食品安全法》规定食品添加剂应当在技术上确有必要且经过风险评估证明安全可靠,方可列入允许使用的范围。食品生产者应当依照食品安全标准关于食品添加剂的品种、使用范围、用量的规定使用食品添加剂;不得在食品生产中使用食品添加剂以外的化学物质和其他可能危害人体健康的物质。食品添加剂的使用应该遵循《食品安全国家标准 食品添加剂使用标准》(GB 2760—2014)。

1. 食品添加剂使用时应符合以下基本要求

(1)不应对人体产生任何健康危害。

(2)不应掩盖食品腐败变质。

(3)不应掩盖食品本身或加工过程中的质量缺陷或以掺杂、掺假、伪造为目的而使用食品添加剂。

(4)不应降低食品本身的营养价值。

(5)在达到预期目的前提下尽可能降低在食品中的使用量。

2. 在下列情况下可使用食品添加剂

(1)保持或提高食品本身的营养价值。

(2)作为某些特殊膳食用食品的必要配料或成分。

(3)提高食品的质量和稳定性,改进其感官特性。

(4)便于食品的生产、加工、包装、运输或者贮藏。

3. 食品添加剂带入原则

在下列情况下食品添加剂可以通过食品配料(含食品添加剂)带入食品中:

(1)食品配料中允许使用该食品添加剂。

(2)食品配料中该添加剂的用量不应超过允许的最大使用量。

(3)应在正常生产工艺条件下使用这些配料,并且食品中该添加剂的含量不应超过由配料带入的水平。

(4)由配料带入食品中的该添加剂的含量应明显低于直接将其添加到该食品中通常所需要的水平。

当某食品配料作为特定终产品的原料时,批准用于上述特定终产品的添加剂允许添加到这些食品配料中,同时该添加剂在终产品中的量应符合《食品安全国家标准 食品添加剂使用标准》(GB 2760—2014)的要求。在所述特定食品配料的标签上应明确标示该食品配料用于上述特定食品的生产。

(三) 食品添加剂的安全性评价

食品添加剂多为化学合成品,其中一些有一定的毒性,使用不当或过量使用,会对人体健康造成严重的影响,因此世界各国对食品添加剂的使用量和残留量都作了严格的规定。国家对食品添加剂的生产实行许可制度,食品添加剂生产企业必须取得省级卫生行政部门发放的卫生许可证后方可从事食品添加剂生产。

国际上通常采用"日允许摄入量(acceptable daily intake,ADI)"来确保食品添加剂的使用安全,对其进行毒理学评价。ADI 值是指人体每日容许摄入量,以人的体重(kg)为基准,人每天摄入某种物质(如添加剂),而不产生可检测到的、对健康产生危害的剂量。添加剂的 ADI 值是根据添加剂毒理试验的结果所确定的,根据 ADI 即可确定添加剂在食品中的使用限量范围。

我国食品添加剂安全毒理学评价应该参照《食品安全国家标准 食品安全毒理学评价程序》(GB 15193.1—2014)的规定。

(黄国伟)

第六节　食源性疾病

【学习要点】

1. 食源性疾病的定义及特征。

2. 食物中毒的定义、分类、发病特点及流行病学特点。

3. 细菌性食物中毒流行病学特点、中毒原因、临床表现、治疗原则及预防措施。

4. 常见细菌性食物中毒、真菌及其毒素食物中毒、有毒动植物食物中毒和化学性食物中毒的流行病学特点、中毒原因、临床表现、治疗原则及预防措施。

食源性疾病(foodborne disease)是世界上分布最广、最为常见的疾病之一,也是对人类健康危害最大的疾病之一。WHO 公布,发达国家每年约有 1/3 人发生食源性疾病,这一问题在发展中国家更为严重。

一、食源性疾病概述

(一)定义

1984 年 WHO 对食源性疾病的定义为:"食源性疾病是指通过摄入食物进入人体的各种致病因子引起的、通常具有感染或中毒性质的一类疾病。"我国《食品安全法》中对食源性疾病的定义为"食品中致病因素进入人体引起的感染性、中毒性等疾病,包括食物中毒"。随着人们对食源性疾病认识的逐渐加深,食源性疾病所包含的范畴也在不断扩大,它既包括传统的食物中毒,还包括经食物而感染的肠道传染病、食源性寄生虫病、人畜共患传染病、食物过敏,以及由食物中有毒有害污染物引起的慢性中毒性疾病。

(二)食源性疾病的特征

食源性疾病具有三个基本特征:①食物是食源性疾病暴发或流行过程中传播病原物质的媒介;②引起食源性疾病的病原物质是食物中所含有的各种致病因子;③食源性疾病的临床特征是急性中毒性表现或感染性表现。食源性疾病的暴发通常与病原物质对食物的污染、在食品中增殖或残存等各种因素有关。食品中仅有少量病原体存在,未达到致病剂量时,一般不足以引起疾病暴发。引起人体感染或毒性反应所需病原物质的最低含量或数量称为最低感染剂量或最小中毒剂量(minimum infective dose,minimum intoxicating dose,MID)。在食源性疾病暴发时,可能有一种或数种影响因素使得食品中已污染或存在的病原体数量达到了人体最低感染剂量或最小中毒剂量,从而引起食源性疾病。如果食用者人数较多或范围较广,就可能引起规模较大的食源性疾病的暴发或流行。

NOTES

二、食物中毒概述

(一) 定义

食物中毒(food poisoning)是指摄入含有生物性、化学性有毒有害物质的食品或把有毒有害物质当作食品摄入后所出现的非传染性的急性、亚急性疾病。食物中毒是食源性疾病中最为常见的疾病。食物中毒既不包括因暴饮暴食而引起的急性胃肠炎、食源性肠道传染病和寄生虫病,也不包括食物过敏及因一次大量或长期少量多次摄入某些有毒有害物质而引起的以慢性毒害为主要特征的疾病,如致癌、致畸、致突变。

(二) 食物中毒的分类

根据病原物质可将食物中毒分为以下 5 类:

1. 细菌性食物中毒(bacterial food poisoning)　指因摄入了细菌及细菌毒素污染的食品而引起的食物中毒,是食物中毒中的常见类型。发病率较高,但病死率较低,发病有明显的季节性,以每年的 5~10 月最为多见。

2. 真菌及其毒素食物中毒(mycotoxic fungi food poisoning)　指食用了被真菌及其毒素污染的食物而引起的食物中毒。真菌污染食品后,在适宜的温度、湿度等条件下可以大量繁殖并产生毒素,而且一般烹调方法加热处理不能破坏食品中的真菌毒素,人体食入后即可引起中毒。这种中毒发病率较高,死亡率也较高。发病有明显的季节性及地区性,如霉变甘蔗中毒常见于初春的北方。

3. 有毒动物中毒(toxic animal poisoning)　指食入了动物性中毒食品而引起的食物中毒。发病率较高,病死率因动物种类的不同而有所不同。中毒食品有两种:①将天然含有有毒成分的动物或动物的某一部分当作食品,如河豚、动物的甲状腺等;②在一定条件下,产生了大量有毒成分的可食动物性食品,如鲐鱼等引起的组胺中毒。

4. 有毒植物中毒(toxic plant poisoning)　指食入了植物性中毒食品引起的食物中毒。中毒食品主要有三种:①将天然含有有毒成分的植物或其加工制品当作食品,如毒蘑菇、桐油、大麻油等;②在加工过程中未能破坏或除去有毒成分的植物当作食品,如含有氰苷的木薯、苦杏仁等;③在一定条件下,产生了大量有毒成分的可食植物性食品,如含有龙葵素的发芽马铃薯等。

5. 化学性食物中毒(chemical food poisoning)　指食用了化学性中毒食品引起的食物中毒。发病率和死亡率均较高,但发病季节性和地区性不明显。中毒食品有四种:①被有毒有害的化学物质污染的食品,如有机磷农药等;②误认为是食品、食品添加剂、营养强化剂的有毒有害的化学物质,如误将亚硝酸盐当作食盐使用等;③添加非食品级的或伪造的或禁止使用的食品添加剂、营养强化剂的食品,以及超量使用食品添加剂的食品,如亚硝酸盐作为发色剂在肉制品中添加过量等;④营养素发生了化学变化的食品,如酸败的油脂等。

(三) 食物中毒的特点

食物中毒发生的原因各不相同,但其发病均具有如下特点:

1. 食物中毒的发病与特定的食物有关　中毒患者在相近的时间内食用过某种共同的中毒食品,未食用者不中毒。停止食用中毒食品后,发病很快停止。

2. 发病潜伏期短,来势急剧,呈暴发性　短时间内可能有较多人发病,发病曲线呈突然上升之后又迅速下降的趋势。

3. 中毒患者临床表现基本相似　以胃肠道症状为主,表现为恶心、呕吐、腹痛、腹泻等,且病程较短。

4. 一般无人与人之间的直接传染

(四) 食物中毒的流行病学特点

1. 季节性　食物中毒发生的季节性与食物中毒的种类有关。如细菌性食物中毒主要发生于夏秋季,化学性食物中毒全年均可发生。

2. 地区性 绝大多数食物中毒的发生有明显的地区性,如我国东南沿海省区多发生副溶血性弧菌食物中毒,肉毒梭菌中毒主要发生在新疆等地区,霉变甘蔗中毒多见于北方地区等。地区性的分布主要与致病因素分布的区域、地理环境及特点有关,但随着近年来食品的快速配送,食物中毒发生的地区性特点越来越不明显。

3. 引起食物中毒的食品种类分布特点 我国关于食物中毒的统计资料表明,动物性食物引起的食物中毒的起数和发病人数最多,其次为植物性食物。

4. 中毒原因分布特点 我国食物中毒事件情况的通报资料显示,2011—2015 年,微生物引起的食物中毒事件占 36.5%,有毒动植物食物中毒占 37.3%,化学性食物中毒占 12.7%,其他占 13.5%。中毒人数最多的为微生物引起的食物中毒,占 59.9%。

5. 食物中毒病死率特点 食物中毒一般病死率较低。2011—2015 年,我国报告食物中毒事件共 844 起,造成 32 151 人中毒,死亡 625 人,病死率为 1.9%。死亡人数以有毒动植物食物中毒最多,占死亡人数的 63.4%,病死率为 7.8%;其次为化学性食物中毒,死亡人数占死亡总数的 22.5%,病死率为 6.3%;微生物性食物中毒引起的死亡较少,占死亡人数的 8.0%,病死率为 0.3%。

6. 食物中毒发生场所分布特点 食物中毒发生的场所多见于家庭、集体食堂和饮食服务单位。其中,最常见的场所是家庭,如 2018 年发生在家庭的食物中毒事件数和死亡人数最多,分别占总体的 36.4% 和 86.7%;发生在集体食堂的食物中毒人数最多,占总体的 44.0%。

三、细菌性食物中毒

(一)概述

细菌性食物中毒是最常见的食物中毒。根据我国食源性疾病监测网的资料,细菌性食物中毒发病数依次为沙门菌属、变形杆菌、葡萄球菌、副溶血弧菌、其他细菌或细菌毒素。

1. 中毒原因 引起细菌性食物中毒发生的三个主要环节是:①食品被细菌污染:食物在加工、运输、贮藏、销售等过程中被致病菌污染;②细菌大量繁殖:被致病菌污染的食物在较高温度下存放,食品中充足的水分、适宜的 pH 及营养条件使食物中的致病菌大量生长繁殖或产生毒素;③食物吃前未加热或加热不彻底:大多数细菌,不耐高温,但污染的食物未经高温彻底杀灭细菌,或食物中有耐高温的毒素,加热不起作用,都会最终导致食物中毒。

2. 流行病学特点 ①发病季节性明显,夏秋季发病率最高,以 5~10 月较多;②常见的细菌性食物中毒病程短、恢复快、预后好、病死率低,但有一些细菌性食物中毒如李斯特菌、小肠结肠炎耶尔森菌、肉毒梭菌、椰毒假单胞菌食物中毒的病死率较高,而且病程长、病情重、恢复慢;③引起细菌性食物中毒的主要食品为动物性食品,其中畜肉类及其制品居首位,其次为禽肉、鱼、乳、蛋类。

3. 发病机制 细菌性食物中毒发病机制可分为感染型、毒素型和混合型三种,不同中毒机制的临床表现通常不同。

(1)感染型:病原菌随食物进入肠道后,附着在肠黏膜上或侵入肠黏膜,引起肠黏膜的肿胀、充血,白细胞浸润、渗出等炎性病理变化。某些病原菌,如沙门菌进入肠黏膜后可被吞噬细胞吞噬或杀灭,死亡后的病原菌菌体裂解,随后释放出内毒素,内毒素可引起体温升高。

(2)毒素型:细菌外毒素刺激肠壁上皮细胞,激活其腺苷酸环化酶或鸟苷酸环化酶,使细胞质内环磷酸腺苷或环磷酸鸟苷浓度增高,进一步促进细胞质内蛋白质磷酸化过程并激活细胞有关酶系统,改变细胞分泌功能,使氯离子的分泌亢进,并抑制肠壁上皮细胞对钠离子和水的吸收,导致腹泻。

(3)混合型:某些病原菌,如副溶血性弧菌,进入肠道后,可侵入肠黏膜,引起肠黏膜的病理变化,为感染型食物中毒的表现;此外,还产生引起急性胃肠道症状的肠毒素。这类病原菌引起的食物中毒是致病菌对肠道的侵入(感染型)及其产生的肠毒素(毒素型)的协同作用。

4. 临床表现 大多数细菌性食物中毒的临床症状以急性胃肠炎为主,如恶心、呕吐、腹痛、腹泻等。感染型食物中毒通常伴有发热,而毒素型食物中毒很少有发热。中毒的潜伏期的长短与食物中毒的类型有关。

5. 诊断标准

（1）流行病学调查资料：首先，根据食物中毒的特点，中毒者发病急，短时间内同时发病及发病范围局限在食用同一种有毒食物的人等特点，确定是食物中毒而不是其他胃肠道疾病。其次，根据细菌性食物中毒的流行病学特点，如明显的季节性、引起中毒的食品等确定为细菌性食物中毒并查明引起中毒的具体病原体。

（2）患者的潜伏期和特有的中毒表现符合食物中毒的特征：不同的细菌性食物中毒的潜伏期长短不同，临床表现也各不相同，因此，应根据患者的潜伏期的长短及特有的临床表现作出初步的判断。

（3）实验室检查：对中毒食品或与中毒食品有关的物品或患者的样品进行实验室检查。主要包括细菌学及血清学检查两个部分的检查。应该对可疑食物、患者呕吐物及粪便进行细菌学培养、分离鉴定菌型，做血清凝集试验。

6. 鉴别诊断

（1）非细菌性食物中毒：某些非细菌性食物中毒如食用发芽马铃薯、苦杏仁、河豚或毒蕈等中毒者，潜伏期通常较短，仅数分钟至数小时，一般不发热，胃肠道症状较轻，以多次呕吐为主，腹痛、腹泻较少，但神经症状较为明显，病死率较高。

（2）霍乱：为无痛性腹泻，大多数患者先泻后吐，无发热，粪便呈米泔水样。潜伏期较长，约1周。粪便涂片荧光素标记抗体染色，镜下检查及培养找到霍乱弧菌可确诊。

（3）急性细菌性痢疾：一般呕吐较少，腹痛部位以下腹部及左下腹明显，有明显的里急后重，粪便多混有脓血，粪便镜检有红细胞、脓细胞及巨噬细胞，粪便培养志贺菌属阳性，常伴有发热。多为散发，偶见食物中毒型暴发。

（4）病毒性胃肠炎：以急性小肠炎为特征，潜伏期24~72h，主要表现发热、恶心、呕吐、腹胀、腹痛及腹泻等胃肠炎症状，粪便呈水样或蛋花汤样，吐泻严重者可发生水、电解质及酸碱平衡紊乱，粪便电镜检查可找到病毒颗粒。

7. 治疗原则

（1）对症治疗：治疗腹痛、腹泻，纠正酸中毒和电解质紊乱，抢救呼吸衰竭等。

（2）特殊治疗：一般不需用抗菌药物。症状较重，考虑为感染性食物中毒或侵袭性腹泻，可考虑使用抗菌药物。对肉毒毒素中毒应及时使用多价抗毒素血清。

8. 预防措施

（1）防止食物被细菌污染：应对污染源加强管理，如牲畜宰前、宰后的卫生检验，海产品的卫生管理。做好食具、炊具等的清洗消毒工作，要生熟分开，防止交叉污染。食品企业、公共食堂要严格遵守饮食行业及炊事人员的个人卫生制度。

（2）控制细菌繁殖：引起食物中毒菌污染食品必须达到中毒量才会引起食物中毒，因此为控制其繁殖，可采用冷藏、冷冻和加有效的抑菌剂等方法。值得注意的是，一些致病细菌，如李斯特菌、耶尔森菌等在4℃左右能缓慢繁殖，所以食品不宜在冰箱中过久保存，且食用前必须再次加热。

（3）杀菌或破坏其毒素：对污染食物中毒菌的食品进行杀菌或破坏其毒素，就可以防止食物中毒的发生。但对污染食品的某些耐热毒素，如葡萄球菌肠毒素，一般的烹调方法不能使其破坏，预防重点在防止病原菌污染和控制其繁殖。

（二）沙门菌食物中毒

1. 病原　沙门菌属（*Salmonella*）是肠杆菌科中的一个重要菌属，为革兰氏阴性杆菌，需氧或兼性厌氧，绝大部分具有鞭毛，能运动。沙门菌属生活能力较强，在水、土壤及肉食品中能存活较长时间；不耐热，55℃ 1h、60℃ 15~30min 或 100℃数分钟即被杀死。由于沙门菌属不分解蛋白质、不产生靛基质，污染食物后无感官性状的变化，故易引起食物中毒。

2. 流行病学特点　①季节：全年皆可发生，多见于夏秋季，5~10月发病数可达全年发病总数的

80%；②中毒食品：引起沙门菌食物中毒的食品主要为动物性食品，特别是畜肉类及其制品，其次为禽肉、蛋类、乳类，由植物性食物引起者很少。

3. 临床表现 潜伏期多为 4~48h。主要症状表现为恶心、头晕、头痛、寒战、冷汗、全身无力、饮食不振、呕吐、腹泻、腹胀、腹痛、发热，重者可引起痉挛、脱水、休克等。发热可达 38~40℃，急性腹泻以黄色或黄绿色水样便为主，有恶臭，腹泻次数每日可达数次至十余次。以上症状可因病情轻重而反应不同。病程约 3~5d，预后一般良好，病死率低约为 1%，主要是抢救不及时的老人、病弱者及儿童。临床表现可分为胃肠炎型、类伤寒型、类霍乱型、类感冒型和败血症型，其中以胃肠炎型最为多见。

4. 治疗与预防

（1）立即停止食用可疑中毒食品，并根据病情不同对症治疗，及时纠正水、电解质紊乱，重症患者可应用抗菌药物。

（2）防止肉类食品在贮藏、运输、加工、销售等环节的污染，避免生熟交叉污染。加热杀灭病原菌是防止沙门菌食物中毒的关键措施。

（三）副溶血性弧菌食物中毒

1. 病原 副溶血性弧菌（*V. parahaemolyticus*）是一种嗜盐性细菌，革兰氏染色阴性。抵抗力较弱，56℃加热 5min，90℃加热 1min，或用含醋酸 1% 的食醋处理 5min，均可将其杀灭。副溶血性弧菌在淡水中存活不超过 2d，但在海水中可存活近 50d。神奈川（Kanagawa）试验阳性，即副溶血性弧菌能使人或家兔的红细胞发生溶血，使血琼脂培养基上出现 β 溶血环。

2. 流行病学特点 ①地区分布：沿海、喜食海产品地区发病率较高；②季节：夏秋季节，尤其是7~10月是副溶血性弧菌食物中毒的高发季节；③中毒食品：主要是海产品，其中以墨鱼、带鱼、虾、蟹、贝类（牡蛎）最为多见，其次为咸菜、腌肉、熟肉类及禽肉。中毒原因主要是烹调时未烧熟煮透或熟制品被污染。

3. 临床表现 潜伏期一般为 11~18h，最短者 4~6h，长者可达 32h。临床症状主要表现为上腹部阵发性绞痛，继而腹泻、恶心、呕吐、发热，腹泻次数每天 5~10 次。约 15% 的患者出现洗肉水样血水便，但很少有里急后重症状。病程一般 1~3d，恢复较快，预后良好。重症患者可出现脱水、休克及意识障碍。

4. 治疗与预防

（1）立即停止食用可疑中毒食品，对症治疗，及时纠正水、电解质紊乱。

（2）对加工海产品的器具必须严格清洗、消毒，海产品一定要烧熟煮透，加工过程中生熟用具要分开，烹调和调制海产品拼盘时可加适量食醋。食品烧熟至食用的放置时间不要超过 4h。

（四）变形杆菌食物中毒

1. 病原 变形杆菌（*Proteus*）为革兰氏阴性杆菌，属于肠杆菌科，为腐败菌，一般不致病。变形杆菌食物中毒是我国常见的食物中毒之一。引起食物中毒的变形杆菌主要有普通变形杆菌、奇异变形杆菌。变形杆菌为需氧或兼性厌氧菌，其生长繁殖对营养要求不高，在 4~7℃即可繁殖，属低温菌。变形杆菌不耐热，加热 55℃持续 1h 即可被杀灭。

2. 流行病学特点 ①季节：全年皆可发生，多在夏秋季节；②中毒食品：引起中毒的食品主要以动物性食品为主，其次为豆制品和凉拌菜等，由于制作时造成污染而引起食物中毒；③分布：变形杆菌广泛分布于自然界，亦可寄生于人和动物的肠道，食品受其污染的机会较多。受污染的食品在较高温度下存放较长时间，细菌大量生长繁殖，食用前未加热或加热不彻底，食后即可引起食物中毒。

3. 临床表现 潜伏期多数为 12~16h。症状以上腹部刀绞样痛和急性腹泻为主，有的伴以恶心、呕吐、头疼、发热，体温一般在 38~39℃ 之间，腹泻物多为水样便，伴有黏液，有恶臭，一日数次至 10 余次。病程较短，一般 1~3d 可恢复，很少有死亡。

4. 治疗与预防

（1）立即停止进食一切可疑中毒食物，根据患者症状及时抢救与对症治疗，较重者可用抗生素治疗,如氯霉素、庆大霉素等。

（2）防止污染、控制繁殖和食用前彻底加热杀灭病原菌是预防变形杆菌食物中毒的主要环节。

（五）葡萄球菌食物中毒

1. 病原　葡萄球菌（*Staphylococcus*）食物中毒是因进食含葡萄球菌肠毒素（enterotoxin）的食物引起,能够产生肠毒素的葡萄球菌主要是金黄色葡萄球菌（*S. aureus*）中血浆凝固酶阳性的菌株,此外表皮葡萄球菌的某些菌株也可以引起。葡萄球菌是微球菌科,为革兰氏阳性兼性厌氧菌。30~37℃、pH 7.4 为最适生长环境,对外界抵抗力强,耐热,70℃ 1h 方能灭活。50% 以上的金黄色葡萄球菌可产生肠毒素,多数肠毒素耐热性强,一般烹调温度不能将其破坏,并能抵抗胃肠道中蛋白酶的水解作用。破坏食物中存在的葡萄球菌肠毒素需在 100℃加热食物 2h 或在 218~248℃油中经 30min 才能被破坏。引起食物中毒的肠毒素是一组对热稳定的低分子量可溶性蛋白质,按其抗原性分为 A、B、C$_1$、C$_2$、C$_3$、D、E、F 共 8 个血清型,其中以 A、D 型较为多见,B、C 型次之,F 型为引起中毒性休克综合征的毒素。

2. 流行病学特点　①季节:全年皆可发生,多见于夏秋季;②中毒食品:国内最常见的中毒食品为乳及乳制品,蛋及蛋制品,各类熟肉制品,其次为含有乳制品的冷冻食品,个别也有含淀粉类食品;③分布:金黄色葡萄球菌广泛分布于自然界,如空气、土壤、水、食具等。人和动物的鼻腔、咽、消化道带菌率均较高,健康人带菌率为 20%~30%,上呼吸道被金黄色葡萄球菌感染的患者,其鼻腔带菌率83.3%。金黄色葡萄球菌是常见的化脓性球菌之一,人和动物的化脓性感染部位常成为污染源。肠毒素的产生与温度、食品受污染的程度和食品的种类及性状有密切关系,食物存放的温度越高,产生肠毒素需要的时间越短;食物受金黄色葡萄球菌污染程度越严重,繁殖越快越易产生毒素;食物含蛋白质或油脂多,金黄色葡萄球菌污染后易产生毒素。

3. 临床表现　起病急,潜伏期短,一般为 2~5h。主要症状表现为剧烈呕吐,可吐出胆汁和血性胃液,并有头痛、恶心、腹痛、腹泻等;儿童发病较成年人多,且病情严重;体温一般正常。葡萄球菌中毒病程较短,一般数小时或 1~2d 症状消失痊愈,很少死亡。

4. 治疗与预防

（1）对症治疗,及时纠正脱水、电解质紊乱。

（2）防止金黄色葡萄球菌污染食物,对乳和乳制品进行消毒和低温保存,从业人员定期健康检查。

（3）防止肠毒素形成,食物应冷藏,或放置在阴凉、通风条件下,放置时间不应超过 6h。

（六）肉毒梭菌食物中毒

1. 病原　肉毒梭菌（*C. botulinum*）为革兰氏染色阳性、厌氧、短粗杆菌,可在没有氧气的环境下生长、繁殖。肉毒梭菌芽孢抵抗力强,需在 180℃干热加热 5~15min,或在 121℃高压蒸气加热 30min,或在 100℃湿热加热 5h 才能将其杀死。它产生的肉毒毒素（botulinum toxin）是一种强烈的神经毒素,是已知毒性最强的急性毒物,毒性比氰化钾强 1 万倍,对人的致死量约为 0.1μg。人消化道中的消化酶、胃酸很难破坏其毒性。根据肉毒毒素的抗原性,肉毒梭菌至今已有 A、B、C$_\alpha$、C$_\beta$、D、E、F、G 共 8 型,其中 A、B、E、F 四型可引起人类中毒,不同菌型的肉毒梭菌其耐热性有所差异,A、B 型耐热性强,E 型耐热性弱。食盐能抑制肉毒梭菌的发育和毒素的形成,但是不能破坏已形成的毒素。提高食品中的酸度也能抑制肉毒梭菌的生长和毒素的形成。

2. 流行病学特点　①季节:一年四季均可发生,主要发生在 4~5 月;②中毒食品:多为家庭自制发酵豆谷类制品,其次为肉类和罐头食品;③分布:肉毒梭菌引起的食物中毒与人们的饮食习惯密切相关,多以家庭或个体形式出现,很少集体爆发;肉毒梭菌广泛分布于土壤、江河湖海淤泥沉淀物、尘埃及动物粪便中。粮谷豆类等食品受其污染的机会很多。

3. 临床表现　与其他细菌性食物中毒不同,其临床症状以运动神经麻痹的症状为主,而胃肠道症状少见。潜伏期数小时或数天,一般为 12~48h,短者 6h,长者 8~10d,潜伏期越短,病死率越高。主要症状表现为头晕、无力、视力模糊、眼睑下垂、复视、咀嚼无力、张口困难、伸舌困难、咽喉阻塞感、吞咽困难、呼吸困难、头颈无力、垂头等,患者症状轻重程度和出现范围可有所不同,不一定发热。严重的导致呼吸困难,多因呼吸停止而死亡。

4. 治疗与预防

(1)及时抢救治疗,催吐、洗胃,及早给予多价抗肉毒毒素血清治疗。

(2)对可疑污染食物进行彻底加热是预防肉毒梭菌中毒发生的可靠措施。加工后的食品应迅速冷却并在低温环境贮存,避免再污染和在较高温度或缺氧条件下存放,以防止毒素产生。

四、真菌及其毒素食物中毒

真菌在谷物或其他食品中生长繁殖,产生有毒的代谢产物,人或动物食用了此类食物可引起中毒。常见的有赤霉病麦中毒、霉玉米中毒、霉甘蔗中毒等。

(一)赤霉病麦中毒

1. 病原菌及毒素 小麦、玉米等谷物被镰刀菌（*fusarium*）感染引起谷物的赤霉病。赤霉病麦引起中毒的有毒成分为赤霉病麦毒素,如雪腐镰刀菌烯醇、镰刀菌烯酮-X、T-2毒素等。这一类毒素属于单端孢霉烯族化合物,是镰刀菌产生的霉菌代谢产物,主要引起呕吐。赤霉病麦毒素对热稳定,一般烹调方法不能去除。

2. 流行病学特点 中毒食品为赤霉病麦、霉变小麦、霉变玉米等。赤霉病麦食物中毒多发生在麦收季节5~7月,霉变小麦和霉变玉米食物中毒可发生在任何季节。在我国长江中、下游地区较为多见,东北、华北地区也有发生。

3. 临床表现 潜伏期一般0.5~2h,短者10~15min,长者4~7h。主要症状表现为胃部不适,恶心、呕吐、头痛、头晕、腹痛、腹泻等症状。还可有无力、口干、流涎,少数患者有发热、颜面潮红等。症状一般一天左右可自行消失,缓慢者一周左右,预后良好,呕吐严重者需进行补液。个别重病例有呼吸、脉搏、体温及血压波动,四肢酸软、步态不稳、形似醉酒,故有的地方称为"醉谷病"。

4. 治疗与预防

(1)对患者可采取对症治疗,严重呕吐者,应予以补液。

(2)应注意农作物的田间管理,特别在春季低温多雨时,要预防赤霉病;使用高效、低毒、低残留的杀菌剂,以控制赤霉病病情;收获时则应及时脱粒、晒干或烘干,尽快将粮食的含水量降低,以防止霉菌的继续蔓延生长。

(二)变质甘蔗食物中毒

1. 病原菌及毒素 甘蔗是一种含水量很高,含糖量丰富的食物,虽然果皮坚硬,但收割时两端皆有切口,为霉菌侵染提供了途径。甘蔗霉变后具有酒糟味和酸霉味,而且外皮失去光泽,质地变软,瓤部的颜色比正常甘蔗深,一般呈浅棕色,闻之有霉味。霉变甘蔗的产毒真菌为甘蔗节菱孢霉,所产生的毒素为3-硝基丙酸,是一种神经毒,主要损害中枢神经系统。新鲜甘蔗节菱孢霉的侵染率极低,仅为0.7%~1.5%,经过3个月贮藏后,其污染率可达34%~56%。食用了保存不当而霉变的甘蔗可引起食物中毒。

2. 流行病学特点 中毒多发生于我国北方地区的2~3月。

3. 临床表现 潜伏期短者10min,长者可达十几个小时。重症患者多为儿童,严重者1~3d内死亡,幸存者常留有终身残疾的后遗症。症状最初表现为消化道功能紊乱,恶心、呕吐、腹痛、腹泻、黑便,随后出现神经系统症状,如头昏、头痛、复视等;重者可出现阵发性抽搐,抽搐时四肢强直、屈曲内旋、手呈鸡爪状,眼球向上偏向凝视、瞳孔散大,继而进入昏迷,患者可死于呼吸衰竭。诊断需根据其流行病学特点、临床表现及从中毒变质甘蔗中分离出节菱孢及3-硝基丙酸。

4. 治疗与预防

(1)霉变甘蔗中毒目前尚无特殊治疗,在发生中毒后应尽快洗胃、灌肠以排出毒物,并对症治疗,在急性期应消除脑水肿,改善脑血液循环等。

NOTES

（2）甘蔗必须于成熟后收割,收割后需防冻,防霉菌污染繁殖。贮存期不可过长,并定期对甘蔗进行感官检查,如发现甘蔗外观光泽不好,断面有白絮状或绒毛状菌丝,表面有深色霉斑,切面结构疏松、呈黄色或棕褐色或有红色黑色条纹,有酸味、酒糟味、辣味的甘蔗不能出售和食用。

五、有毒动植物食物中毒

自然界中有毒的动植物种类很多,所含的有毒成分复杂,常见的有毒动植物食物中毒有河豚中毒、含高组胺鱼类中毒、毒蕈中毒、含氰苷植物中毒、发芽马铃薯中毒、四季豆中毒、生豆浆中毒等。

(一) 河豚中毒

1. 河豚及河豚毒素　河豚(globefish)的种类很多,主要产于沿海江河口,是一种味道鲜美但含有剧毒的鱼类。河豚的外观较为特殊,头部呈菱形,眼睛内陷,半露眼球,上下唇各有明显的两枚门牙。鳃小而不明显,身体浑圆、胸腹部大、尾部小,肚腹为黄白色,背上有鲜艳的斑纹或色彩,背腹有小白刺,皮肤表面光滑无鳞呈黑黄色。由于河豚肉质细嫩,味道鲜美,我国沿海居民有食用河豚的习惯。

河豚所含主要有毒成分是河豚毒素(tetrodotoxin,TTX),是一种神经毒素,毒素进入人体后作用于周围神经及脑干中枢致神经呈麻痹状态。河豚毒素主要存在于河豚的肝、脾、肾、卵巢、卵子、睾丸、皮肤、血液及眼球中,其中以卵巢毒性最大,肝脏次之。一般河豚肉的毒性较低,即新鲜洗净的鱼肉内一般不含毒素,但如鱼死后时间较长,其内脏毒素便可从内脏渗透到肌肉中,仍不可忽视;但是个别河豚品种的肉本身也具毒性。河豚毒素是毒性极强的非蛋白类毒素,0.5mg能毒死一个70kg体重的人。河豚毒素对热稳定,煮沸、盐腌、日晒均不能将其破坏。河豚毒素的耐热性极强,100℃加热4h、115℃加热3h、200℃以上加热10min才可使毒素全部破坏,故一般的烹调温度与时间对河豚毒素无任何影响。

2. 流行病学特点　在每年春季2~5月为河豚的生殖产卵期,此时含毒素最多,毒性最强,因此春季最易发生河豚中毒。6~7月产卵后,卵巢退化,毒性减弱。此外,肝脏也以春季产卵期毒性最强。

3. 临床表现　潜伏期短,一般为10min至3h,早期症状是口唇、舌、指尖发麻,眼睑下垂,不久即出现消化道症状,主要有胃部不适、恶心呕吐、腹痛腹泻、口渴、便血,进而出现口唇、舌尖及肢端麻木、四肢无力或肌肉麻痹、共济失调等神经系统症状。重症者出现瘫痪、言语不清、发绀、呼吸困难、神志不清、休克,最后因呼吸、循环衰竭而死亡。

4. 治疗与预防　目前无特效解毒药,一般以排出毒物和对症处理为主。水产品收购、加工、供销等部门要严格把关,防止鲜河豚流入市场或混入其他水产品。在加工处理时,应先断头(弃掉),充分放血,去除内脏、皮,最后用清水反复冲洗鱼肉,加入2%碳酸钠处理24h,然后将其制成干制品后,经鉴定安全无毒方可出售,其加工废弃物应妥善销毁。

(二) 鱼类引起的组胺中毒

鱼类引起的组胺(histamine)中毒的主要原因是食用某些不新鲜鱼类而引起的类过敏性食物中毒。

1. 有毒成分及其作用机制　青皮红肉的鱼类(如鲣鱼、鲐鱼、鱼参、秋刀鱼、沙丁鱼、竹荚鱼、金枪鱼等)肌肉中含血红蛋白较多,因此组氨酸含量也较高,当受到富含组氨酸脱羧酶的细菌(如摩氏摩根菌、组胺无色杆菌、大肠埃希菌、链球菌、葡萄球菌等)污染后,可使鱼肉中的游离组氨酸脱羧基而形成组胺。组胺引起毛细血管扩张和支气管收缩,导致一系列临床症状。一般认为当鱼体中组胺含量超过200mg/100g即可引起中毒。

2. 临床表现　鱼类引起的组胺中毒的特点是发病快、症状轻、恢复快。潜伏期短,仅数分钟至数小时。主要症状表现为面部、胸部及全身皮肤潮红,眼结膜充血,并伴有头疼、头晕、脉快、胸闷、心跳呼吸加快、血压下降;有时出现荨麻疹,口渴、咽部烧灼感、口唇水肿;个别患者出现哮喘,呼吸困难、眼花目眩;部分患者伴有恶心、呕吐、腹痛、腹泻等胃肠道症状或发生口舌及四肢发麻,全身乏力、烦躁。一般体温正常,病程大多为1~2d,预后良好。

3. 治疗与预防　一般可采用抗组胺药物和对症治疗的方法。常用药物为口服盐酸苯海拉明，或静脉注射 10% 葡萄糖酸钙，同时口服维生素 C。防止鱼类腐败变质，鱼类在产储运销等各个环节均应注意冷冻。

（三）毒蕈中毒

1. 有毒成分及其作用机制　蕈类（mushroom）通常称为蘑菇，属于真菌。毒蕈（toxic mushroom）是指食后可引起中毒的蕈类，在我国目前已鉴定的蕈类中，可食用蕈类近 300 种，有毒蕈类约 100 多种，其中含剧毒能对人致死的近 10 种。一种毒蕈往往含有多种毒素；中毒程度与毒蕈种类、进食量、加工方法及个体差异等有关。毒蕈含有的毒素成分尚不完全清楚。毒性较强的毒素有以下几种：毒肽主要损害肝脏，毒伞肽引起肝肾损害，毒蝇碱作用类似于乙酰胆碱，光盖伞素引起幻觉和精神症状，鹿花毒素导致红细胞破坏。

2. 流行病学特点　毒蕈中毒在云南、广西、四川三省发生的起数较多，多发生于春季和夏季。在雨后，气温开始上升，毒蕈迅速生长，常由于不认识毒蕈采摘食用而引起中毒。

3. 中毒症状按各种毒蕈中毒的主要表现，大致分为五型。

（1）胃肠炎型：由误食毒红菇、红网牛肝菌及墨汁鬼伞等毒蕈所引起。潜伏期 0.5~6h，主要症状有剧烈恶心、呕吐、腹痛、腹泻等。经过适当对症处理可迅速恢复，病程 2~3d，预后良好。

（2）神经精神型：由误食毒蝇伞、豹斑毒伞等毒蕈引起。其毒素为类似乙酰胆碱的毒蕈碱（muscarine）。潜伏期约 1~6h，中毒症状除有胃肠炎外，主要表现为副交感神经兴奋症状，可引起多汗、流涎、流泪、瞳孔缩小、缓脉等。重者有神经兴奋、精神错乱和精神抑制等。此型中毒用阿托品类药物及时治疗，可迅速缓解症状。病程短，1~2d 可恢复，无后遗症。

（3）溶血型：因误食鹿花蕈等引起，其毒素为鹿花蕈素。潜伏期为 6~12h。发病时除胃肠炎症状外，有溶血表现，并可伴随贫血、肝大脾大等。此型中毒对中枢神经系统亦常有影响，有头痛等症状，给予肾上腺皮质激素及输血等治疗多可康复。重者可造成死亡。

（4）脏器损害型：因误食毒伞、白毒伞、鳞柄毒伞等所引起。此型中毒病情严重，死亡率较高。临床表现可分为六期：①潜伏期：多发生在食后 10~24h，一般无任何症状，潜伏期长短与中毒严重程度有关。②胃肠炎期：患者出现急性胃肠炎症状，恶心、呕吐、脐周围腹痛、水样便腹泻，多在 1~2d 后缓解。③假愈期：此时患者多无症状，或仅感乏力、不思饮食等，实际上肝脏损害已经开始。轻度中毒患者肝损害不严重，可由此进入恢复期。④内脏损害期：此期内肝、脑、心、肾等器官皆有损害症状，以肝损害最严重，可出现肝大、黄疸、转氨酶升高，严重者可出现急性肝坏死，甚至肝性脑病。侵犯肾脏可发生少尿、无尿或血尿，蛋白尿。严重者出现尿毒症，肾衰竭。患者可死于肝性脑病或肾功衰竭，亦有死于休克或消化道大出血者，但也有因中毒性心肌炎或中毒性脑病而死亡者。⑤精神症状期：此期的症状主要是由于肝脏的严重损害出现肝昏迷所引起，患者可出现烦躁不安，表情淡漠、嗜睡，继而出现惊厥、昏迷，甚至死亡。⑥恢复期：经过积极治疗的病例一般在 2~3 周后进入恢复期，各项症状体征逐渐消失而痊愈。此外，有少数病例呈暴发型经过，潜伏期后 1~2d 突然死亡，可能为中毒性心肌炎或中毒性脑炎等所致。

（5）光过敏性皮炎型：猪嘴蘑（胶陀螺）中毒时，身体暴露部分出现明显的肿胀、疼痛，特别是嘴唇肿胀外翻，形如猪嘴唇。此外，还有人出现指尖剧痛、指甲根部出血等症状。

4. 治疗与预防

（1）应及时采用催吐、洗胃、导泻、灌肠等措施，迅速排出尚未吸收的有毒物质，对症治疗。特殊治疗中，神经精神型可使用阿托品治疗，溶血型可使用肾上腺皮质激素治疗，肝肾损伤型可使用巯基解毒剂治疗。

（2）为预防毒蕈中毒的发生，最根本的办法是切勿采摘自己不认识的蘑菇食用，毫无识别毒蕈经验者，千万不要自采蘑菇。

六、化学性食物中毒

（一）亚硝酸盐中毒

1. 中毒原因及机制　亚硝酸盐（nitrite）中毒是指由于食用腐烂变质的蔬菜、腌制不久的咸菜或存放过久的熟菜，使用过量的亚硝酸盐腌肉，或误将亚硝酸盐当作食盐烹调食物而引起的中毒，也可见于饮用含有硝酸盐或亚硝酸盐的苦井水、蒸锅水引起。中毒的机制是亚硝酸盐能使血液中正常携氧的低铁血红蛋白氧化成高铁血红蛋白，因而失去携氧能力而引起组织缺氧。亚硝酸盐的中毒量为0.3~0.5g，致死量为1~3g。亚硝酸盐有松弛平滑肌的作用，特别是小血管平滑肌易受影响，可造成血管扩张，血压下降。

2. 临床表现　轻者有头晕、头痛、乏力、胸闷、恶心、呕吐，口唇、耳廓、指（趾）甲轻度发绀等，高铁血红蛋白在10%~30%。重者可有心悸、呼吸困难，甚至心律不齐、惊厥、休克、昏迷、皮肤、黏膜明显发绀，高铁血红蛋白往往超过50%。患者可发生呼吸衰竭甚至死亡。

3. 治疗与预防

（1）治疗：急救措施包括催吐、洗胃、导泻、静脉输液、利尿、纠正酸中毒，应用特效解毒剂亚甲蓝、吸氧及其他对症处理，亚甲蓝和维生素C联合使用效果更好。小剂量亚甲蓝在还原型辅酶Ⅱ的作用下，产生还原型亚甲蓝，还原型亚甲蓝可使高铁血红蛋白还原为正常血红蛋白，同时还原型亚甲蓝变为氧化型亚甲蓝，氧化型亚甲蓝再在还原型辅酶Ⅱ的作用下形成还原型亚甲蓝，故体内亚甲蓝可循环使用。如果亚甲蓝使用过量，超过体内还原型辅酶Ⅱ还原能力，多余的亚甲蓝反而可作为氧化剂加重病情。

（2）预防：切勿食用存放过久的或腐烂变质的蔬菜。剩余的熟蔬菜应冷藏保存，不可在高温下存放过久；腌菜时所加盐的含量应达到15%~20%，至少需腌制20天再食用。加强对肉制品的监督、监测，严格控制亚硝酸盐的最大使用量。防止把亚硝酸盐误当成食盐或碱面食用。

（二）有机磷农药中毒

1. 毒性及中毒机制　有机磷农药（organophosphate pesticide）是农业生产应用最广泛的一类高效杀虫剂。有机磷是一种神经毒物，经消化道、呼吸道及皮肤进入人体后，其磷酰根与体内胆碱酯酶活性部分紧密结合，形成磷酰化胆碱酯酶，使其丧失水解乙酰胆碱的能力，导致乙酰胆碱积聚，引起胆碱能神经和部分中枢神经功能的过度兴奋，继而转入抑制和衰竭，产生中毒症状。

2. 中毒原因　有机磷农药中毒的原因和途径，包括进食了未按《农药合理使用准则》施药致超过农药最大残留量的粮、菜、果、油等食物；食用了运输、贮藏过程中被有机磷农药污染的食物；误把有机磷农药当作食用油、酱油等调料烹调的食物。

3. 临床表现　潜伏期一般为30min，短者数分钟，长者达2h。急性轻度中毒表现为头疼、头晕、恶心呕吐、出汗、视力模糊、无力等，全血胆碱酯酶活性一般在50%~70%。急性中度中毒，除上述症状加重外，还有肌肉跳动、瞳孔缩小、胸闷或全身肌肉紧束感、出汗、流涎（口腔、鼻孔可有大量的白色或淡红色泡沫样分泌物）、腹痛、腹泻、轻度呼吸困难、轻度意识障碍，全血胆碱酯酶活性一般在30%~50%。急性重度中毒，除上述症状外，并有心跳加快、血压升高、发绀、瞳孔缩小如针尖、对光反射消失、呼吸困难、肺水肿、大小便失禁、惊厥、患者进入昏迷状态，最后可因呼吸中枢衰竭，呼吸肌麻痹或循环衰竭肺水肿而死亡，全血胆碱酯酶活性一般在30%以下。有些患者会出现迟发性神经毒性，即在急性重度中毒症状消失后2~3周，有的病例可出现感觉运动型周围神经病，神经-肌电图检查显示神经源性损害。

4. 急救治疗与预防

（1）急救治疗：迅速给予中毒者催吐、洗胃，以排出毒物。轻度中毒者可单独给予阿托品，中度或重度中毒者，需要阿托品和胆碱酯酶复能剂（如解磷定、氯解磷定）两者并用。敌敌畏、乐果等中毒时，由于胆碱酯酶复能剂的疗效差，治疗应以阿托品为主。急性中毒者临床表现消失后，应继续观察2~3d。乐果、马拉硫磷、久效磷等中毒者，应适当延长观察时间；重度中毒者，应避免过早活动，以防病情突变。

（2）预防：遵守《农药安全使用标准》。有机磷农药必须由专人保管，必须有固定的专用储存场所，其周围不得存放食品。喷药及拌种用的容器应专用，配药及拌种的操作地点应远离畜圈、饮水源和瓜菜地，以防污染。喷洒农药必须穿工作服，戴手套、口罩，并在上风向喷洒，喷药后须用肥皂洗净手、脸。禁止食用因有机磷农药致死的各种畜禽。禁止孕妇、乳母参加喷药工作。

七、食物中毒的调查与处理

（一）食物中毒的调查

1. 了解发病情况，参与抢救患者 调查人员赶赴现场，首先要积极参与抢救患者，同时向患者详细了解有关情况。切忌不顾患者病情只顾询问。

2. 中毒患者的临床表现和进餐史的调查 应详细了解患者的发病情况，包括发病时间、临床表现、体征、诊治情况、吐泻物的性状、可疑餐次等情况。中毒餐次比较清楚时，可不必对发病前72h内的食品都进行调查。一餐食品品种较多时，可以先把食品列表，再进行统计；中毒餐次不清时需对发病前72h内进餐情况进行调查（进餐食谱、进餐时间、进餐量）。对同餐次就餐而没有发病的部分人员的进餐情况也要进行一定数量的调查（健康对照）。

3. 对可疑中毒食物的调查 根据患者进餐情况的调查结果，调查人员应追踪至食堂或可疑食物制作单位，对可疑中毒食品的原料、辅料、质量、加工烹调方法、加热温度、加热时间、所用容器的清洁度、食品储存条件进行调查，同时应采集剩余的可疑食物和对可能污染的环节进行涂抹采样。

4. 食品从业人员健康状况的调查 对于疑似细菌性食物中毒的事故，应对可疑中毒食物的制作人员的健康状况进行调查，了解其近期是否有不适症状，必要时进行采便、咽拭采样。

（二）食物中毒诊断及技术处理

1. 食物中毒诊断 食物中毒诊断主要以流行病学调查资料及患者的潜伏期和中毒的特有表现为依据，实验室诊断是为了确定中毒的病因而进行的。

食物中毒的确定应尽可能有实验室诊断资料，由于采样不及时或已用药或其他技术的原因而未能取得实验室诊断资料时，可判定为原因不明食物中毒，必要时可由三名副主任医师以上的食品卫生专家进行评定。

2. 食物中毒技术处理

（1）对患者采取紧急处理。若经食物中毒诊断，一次食物中毒人数不足30人，按照《食源性疾病监测报告工作规范（试行）》规定，应当在1个工作日内向所在地县级卫生健康行政部门报告；一次食物中毒人数30~99人，未出现死亡病例，按照《突发公共卫生事件应急条例》，应当在2h内向所在地县级人民政府卫生行政主管部门报告。

1）停止食用中毒食品。

2）采集患者血液、尿、吐泻物等标本，以备送检。

3）对患者进行急救治疗：①急救：催吐、洗胃、清肠；②对症治疗：如纠正水、电解质紊乱，防止各脏器损伤等；③特殊治疗，如使用特效解毒剂等。

（2）对中毒食品控制处理

1）保护现场，封存中毒食品或疑似中毒食品。

2）采集剩余的可疑中毒食品，以备送检。

3）追回售出的中毒食品或疑似中毒食品。

4）对中毒食品进行无害化处理或销毁。

（3）根据不同的中毒食品，对中毒场所采取相应的消毒处理。

（黄国伟）

小结

　　本章首先介绍了食物与人体健康的关系,合理营养、平衡膳食能够促进健康,预防疾病,营养失衡就会导致营养不良,产生营养缺乏或营养过剩,系统阐述了合理营养的要求、中国居民膳食指南与平衡膳食宝塔、膳食营养素参考摄入量、中国食物与营养发展纲要、营养调查及其评价方法。针对"生命早期1 000天"中的孕妇、乳母、2岁以内婴幼儿以及老年人这几个特殊生理阶段中的生理变化,阐述其对营养素等的特殊需求,同时介绍如何对其进行合理的膳食指导。此外,能量与营养素摄入不足、过多或不合理均会引起营养相关性疾病,本章根据营养相关性疾病的特点分别介绍了其营养影响因素以及膳食防治原则。在临床营养中,介绍了临床营养工作的主要内容包括:医院膳食管理、营养风险筛查和营养评定、肠内与肠外营养、营养健康教育和围手术期营养等重要内容。本章还介绍了食品安全、食品安全风险监测和食品安全风险分析的概念,食品污染的概念、分类及其预防、各类食品的卫生问题、常见化学性污染物危害及其预防,食品添加剂的定义、分类。最后本章还阐述了食源性疾病的概念,食物中毒的定义、分类、中毒食品、流行病学特点及其预防,常见食物中毒的原因、中毒机制、流行病学特点、临床表现、治疗及预防,以及食物中毒的调查与技术处理。

思考题

　　1. 请举例说明什么是蛋白质互补作用?
　　2. 试述母乳喂养的优点。
　　3. 试述糖尿病的膳食治疗原则。
　　4. 如何组织和开展住院患者的临床营养工作?
　　5. 食品化学性污染主要来自于哪些物质?请简述其对人体健康的主要危害。
　　6. 请简述细菌性食物中毒的原因、流行病学特点、主要临床表现、治疗原则及预防措施。

第四章
社会因素与健康

人具有的生物与社会双重属性决定了人的健康既受到生物遗传因素和自然环境因素的影响,也受其所生存的社会环境中多种社会因素的影响。当前,威胁人群健康的慢性非传染性疾病及社会卫生问题更是多种社会因素共同作用的结果。因此,研究社会因素与健康的关系,可以更加全面地认识健康社会决定因素,为疾病预防和控制提供决策依据。

第一节 概 述

【学习要点】

1. 社会因素的概念。
2. 社会因素影响健康的特点。
3. 社会因素影响健康的作用机制。

一、社会因素的内涵

社会因素(social factor)是指人类社会生活环境中的各项构成要素,内容非常广泛,涉及人们生活的各个环节。社会因素包括以生产力发展水平为基础的经济状况、社会保障、教育、人口、科学技术和以生产关系为基础的社会制度、法律、文化、社会关系等。社会因素与人的健康密切相关,甚至是健康的决定因素。

世界卫生组织于 2005 年设立健康社会决定因素委员会(Commission on Social Determinants of Health,CSDH),旨在推动全球健康公平运动,并于 2008 年发布了委员会报告《用一代人时间弥合差距:针对健康社会决定因素采取行动以实现健康公平》(*Closing the gap in a generation:health equity through action on the social determinants of health*)。该报告从决定健康的社会因素分析出发,阐明了不同地域和人群健康差异的根本性原因,提出了改善健康公平的行动策略。图 4-1 是该委员会提出的健康社会决定因素框架,概括了各个层面影响健康的主要因素。

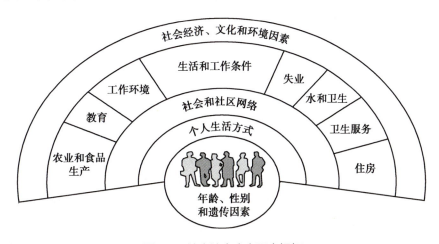

图 4-1 健康社会决定因素框架

该图由内环到外环分别是影响疾病和健康的主要因素,以及这些因素产生的诱因。从图中可以看出,影响人群健康的因素除了生物学因素外,更多的是各种社会因素,并且影响健康的社会因素内容十分丰富,对健康的影响呈多路径、多方式和多层次。处于不同社会经济、文化、阶层状态下的人群,具有不同的物质环境(工作、生活环境)、社会支持、行为方式和卫生服务条件,这些因素共同作用,决定和影响人的健康及相关的福利水平。该框架尤为强调贫困和不公平是健康和疾病的主要影响因素,因为贫困和不公平会直接影响到人们获取生活资源,诸如水、工作及居住场所,以及相关的食品安全、环境卫生及气候变化等因素。按照世界卫生组织的观点,影响人类健康的社会因素是人们工作和生活环境中引发疾病的"原因的根源"。这一章将重点介绍社会经济、文化、社会关系等社会因素对健康的影响。

经济发展是社会发展的基础,更是人类赖以生存和保护健康的物质条件。经济发展包含四个方面的含义:一是经济增长,即一个地区在一定时期内的产品和服务实际量的增加,一般用国内生产总值来衡量;二是经济结构的变化;三是经济成果的分配,即是否将经济成果用于改善民生、提高社会成员的生活水平及健康状况,包括全体社会成员平均生活水平、健康状况的提高和成员间差异的缩减;四是环境与经济可持续发展,即经济发展不能以危害环境为代价。

文化是一种人类特有的社会现象,是一个国家或民族长期生存过程中的物质文明和精神文明的积淀和传承。从广义的文化来看,人类生产活动产生的一切产物,包括发明、产品以及基于人类相互交流的语言、文字、观念,在人类活动基础上发展派生出来的理论、文学与艺术、思想、习俗、宗教信仰、道德规范、教育和科技知识等都可以归属于文化的范畴。因此文化与人类的发展密切相关,存在于人类的一切活动中,并对人的健康产生重要影响。

人是一种社会动物,在社会生活中,人与人之间需要交往、联系、沟通、共同参与一些活动,在这些活动中人与人之间必然会形成各种各样的关系。因此,所谓社会关系可以认为是人们在社会的共同活动中所形成的各种各样的相互联系的总称。从关系的双方来讲,社会关系包括个人之间的关系、个人与组织之间的关系、个人与社会之间的关系、组织与组织之间的关系、组织与社会之间的关系等。从关系的领域来看,社会关系涉及面众多,包括经济关系、政治关系、法律关系。此外,宗教、军事等也是社会关系体现的重要领域。

二、社会因素影响健康的特点

人类社会生活环境中的各项构成要素内容丰富,各个因素之间相互关联,相互作用,共同对人的健康及疾病产生影响,与生物因素与健康的关系相比,社会因素与健康的关系更加复杂、多样,具有一些自身的特点。

(一) 社会因素与健康多因多果的关系

社会因素对健康的影响具有非特异性,即某种健康状况的成因很难用某种单一的社会因素作出完全的解释。例如贫困人口较高的婴儿死亡率,可能是营养不良、母亲缺乏相关知识、卫生服务条件较差等多种因素综合作用的结果。同时,社会因素的作用又是发散性的,即某种社会因素可能对多种疾病产生影响,例如贫困、吸烟等因素是许多健康问题的原因。社会因素与健康多因多果的关系说明了对疾病"原因的根源"予以重视的重要性。

(二) 社会因素对健康的影响呈交互作用

社会因素既可以直接影响健康,如吸烟(危险行为因素)可以直接导致许多疾病的发生,也可以相互作为中介对健康产生影响,例如经济状况可以影响营养状况,而营养是健康的重要决定因素;经济状况还可以通过影响教育水平影响健康;教育水平可以影响人们健康知识水平,从而影响健康行为,而健康行为是影响健康的重要因素;经济因素及教育状况自身也可以作为其他社会因素的中介影响健康,因素间互相影响并最终产生健康结果。社会因素间的交互作用表明了对主要健康社会决定因素进行干预的重要性。

（三）社会因素对健康的作用具有持久性

人具有的社会属性决定了其必然生活在一定的社会环境中,其生存的社会环境中各要素也就会对其健康持续产生影响。而与健康相关的各种社会因素,主要来源于社会的生产力和生产关系,因此只要人类社会存在,社会因素的作用就持久存在。社会因素对健康作用的持久性提醒人们对健康社会决定因素干预必须注重可持续性。

（四）社会因素与健康互为因果的关系

许多社会因素与健康的关系是互为因果的双向关系。经济是影响健康的重要因素,而健康状况也决定着经济水平。例如贫困是结核病患病的重要因素,而结核患者在个人卫生服务付费体制下其经济状况会进一步恶化,从而出现贫困—疾病—贫困的恶性循环。再例如,社会阶层与健康有着非常密切的联系,较低社会阶层的人群健康状况往往较差,而不良的健康状况也阻碍着他们社会阶层的转化。社会因素与健康的双向关系使我们能够明确健康本身在社会发展中的作用。

三、社会因素影响健康的作用机制

社会因素对健康的影响包括直接作用和间接作用。生活方式、风俗习惯等因素可以直接作用于机体影响健康。间接作用可以通过心理因素为中介,心理与躯体之间产生相互作用而影响健康,也可以通过影响人的社会适应产生作用。

社会因素首先被人的感知系统纳入,经过中枢神经系统的判断、调节和控制,形成心理折射,使机体处于应激状态,启动神经、内分泌、免疫系统调节功能,产生一系列的心理-生理反应。当应激过度或应激失败,可能导致强烈而持久的生理反应,从而产生一系列的躯体症状。

社会适应是人的成长过程中不断的社会化过程。一个人在出生后的整个生理成长过程中会不断地接受到来自家庭、同龄人、学校、社区、单位或团体、大众传媒等各方的社会教化,通过社会化获得基本的生活技能,接受所生存社会环境的社会文化观念、行为准则,并逐步形成该社会绝大多数人共同遵循的行为模式。如果社会化的过程受到阻碍,导致社会适应不良,就可能产生生理、心理健康的损害。

此外,社会因素亦可以间接地影响和改变人体对自然因素的躯体感受。因此,自然、社会和人是一个统一体。人类要保持健康必须使躯体和心理适应自然和社会环境。这种适应不只是被动适应,更需主动适应,包括能动地改造自然、改造社会和改造自身,以创造更高水平的和谐与统一。

（李宁秀）

第二节 社会发展因素与健康

【学习要点】

1. 社会发展指标。
2. 经济发展与健康的双向关系。
3. 文化的概念及特点。
4. 文化的类型及影响健康的途径。
5. 人口发展与健康。

社会发展应以经济发展为基础,但在经济发展的同时,不能忽视文化发展的协调,要以人为中心,把人的发展、人类生存环境的完善作为社会发展的最终目标。因此,社会发展涉及的内容虽然广泛,但本节主要探讨社会经济发展、文化因素及人口发展对健康的影响。

一、社会发展指标

社会发展指标是描述和反映社会发展状况的统计数据系统,是比较和评价社会进步与否及进步程度的重要尺度,是监测、预报和提示社会发展过程中所存在问题的有效手段。以下是一些重要的社会发展指标。

(一)人类发展指数

基于当代人类发展的基本理念,从1990年起,联合国开发计划署(UNDP)开始发布《人类发展报告》,对人的能力提升予以特别关注。这些能力涉及三个主要领域:①长寿且健康的生活;②受教育水平;③体面的生活和尊严。为更好地综合评估世界各国的人类发展水平,制定了人类发展指数(HDI),这是一个从三个维度——健康、教育和收入来衡量人类发展的综合评估指标。UNDP最初根据预期寿命计算预期寿命指数、用成人识字率和综合入学率计算教育指数、用人均国内生产总值计算收入指数,在此基础上计算人类发展指数(health development index,HDI)。公式如下:

$$HDI=\sqrt[3]{平均期望寿命指数 \times 教育指数 \times 收入指数}$$

但在2010年的人类发展报告中,对HDI中的教育指数、收入指数计算进行了修订,用平均受教育年限取代了识字率,用预期受教育年限取代了入学率来计算教育指数,认为这样的修订既考虑了教育的数量也考虑了教育的质量;考虑到全球化背景下,一国的居民收入与国内生产总值之间有较大的差距,故用人均国民总收入(GNI)取代人均国内生产总值计算收入指数。

改革开放以来,中国的HDI持续增长,根源于三个构成指数的指标都得到不断提高。根据2020年人类发展报告公布的数据可以看到,中国的HDI从1990年的0.499不断上升,到2019年已经增至0.761(图4-2)。这表明,中国近三十年来经济、教育与医疗卫生事业都有较大的发展,为中国人类发展奠定了比较坚实的基础。

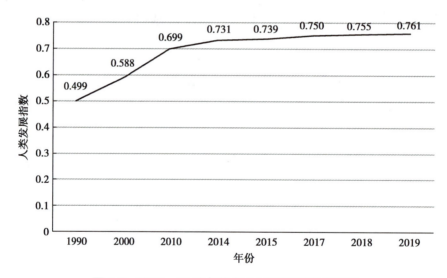

图4-2　1990—2019年的中国人类发展指数趋势图

(二)生活质量指数

生活质量指数(physical quality of life index,PQLI)是一个综合评价居民健康状况、文化素质的指标,其突出强调了卫生与教育质量在经济、社会发展中的作用,弥补了仅用国内生产总值指标评价社会发展的不足。例如,1970—1975年期间,阿拉伯酋长国人均国内生产总值世界第一,达到14 368美元,但国民平均期望寿命只有53.4岁,婴儿死亡率为13.8‰,15岁及以上人口识字率只有21%,生活质量指数值居全球第70位,说明了该国卫生和教育发展与经济发展脱节,社会发展不健康。PQLI计算公式为:

$$PQLI=(婴儿死亡率指数 +1 岁期望寿命指数 + 成人识字率指数)/3$$

（三）美国社会卫生协会指标

美国社会卫生协会指标（American Social Health Association index，ASHA index）是由成人识字率、就业率、人均国民生产总值增长率、平均期望寿命、出生率与婴儿死亡率等多个反映一个国家或地区居民教育、卫生、人口变动及经济发展的指标组成的综合评价指标。其是评价人群健康状况的重要指标之一，也是衡量社会发展的综合指标。计算公式为：

$$ASHA\ index = \frac{成人识字率 \times 就业率 \times 人均国民生产总值 \times 平均期望寿命}{出生率 \times 婴儿死亡率}$$

二、经济发展与健康

经济发展与人群健康关系密切。经济发展为维护人群健康，提高人群健康水平提供了物质基础，在一定的情况下可以促进人群健康水平的提高。社会经济的发展也应以人群健康为先决条件，健康的人群对于更好地推动社会经济的发展有着至关重要的作用，"健康就是财富"。因此，经济发展与人群健康具有双向作用，两者是一种辩证统一的关系。

（一）经济发展与健康相关指标

1. 经济发展指标　常用的描述经济发展对健康影响的指标包括国内生产总值（gross domestic product，GDP）或国民生产总值（gross national product，GNP）以及人均 GDP 或人均 GNP 等。这些指标体现的是一个国家或地区的综合经济实力。国内生产总值指一个国家或地区的经济在一定时期内（通常是 1 年）所生产出的全部最终产品和劳务以货币形式表现的价值总量；国民生产总值是指一个国家或地区所有常住机构单位在一定时期内（通常为 1 年）收入初次分配的最终成果。人均 GDP 或人均 GNP 是人均量指标，排除了人口数量的影响，能够更好地在不同国家或地区间进行比较。

一个国家或地区的经济实力虽然对国民的健康有影响，但也与其经济分配政策密切相关。再好的经济实力，如果经济分配政策不利民、不公平，不可能产生有利于人群健康的结果。因此，在描述经济发展对健康影响时也用到居民的收入指标及反映收入分配公平的指标。

收入是经常用于测量经济发展水平的指标，包括客观收入和主观相对收入，客观收入又包括客观绝对收入和客观相对收入。

客观绝对收入是指居民现期绝对的实际收入水平。例如农村居民纯收入，就是反映一个国家和地区农村居民实际收入的平均和绝对水平的指标，具体计算公式为：农村居民人均纯收入 =（农村居民家庭总收入−家庭经营费用支出−生产性固定资产折旧−税费支出−赠送外部亲友支出）/农村居民家庭常住人口。

客观相对收入是将自身的收入与相应人群的收入情况进行比较而得到的变量。计算公式为：某人（家庭）客观相对收入 = 某人（家庭人均）纯收入−该人（家庭）所在地居民平均收入。

主观相对收入是调查对象对自己相对收入的自我评价。如果用尺子中的刻度代表不同的收入水平，被调查者所指出的其经济水平的刻度位置，可以代表其主观判断的相对收入水平。

基尼系数是意大利经济学家基尼（Corrado Gini）于 1912 年提出的，定量测定收入分配差异程度，国际上用来综合考察居民内部收入分配差异状况的一个重要分析指标。其经济含义是：在全部居民收入中，用于进行不平均分配的那部分收入占总收入的百分比。基尼系数最大为"1"，最小等于"0"。前者表示居民之间的收入分配绝对不平均，即 100% 的收入被一个单位的人全部占有了；而后者则表示居民之间的收入分配绝对平均，即人与人之间收入完全平等，没有任何差异。但这两种情况只是在理论上的绝对化形式，在实际生活中一般不会出现。因此，基尼系数的实际数值只能介于 0~1 之间，0.4 被认为是收入分配不均的警戒线。

基尼系数由于给出了反映居民之间贫富差异程度的数量界线，可以较客观、直观地反映和监测居民之间的贫富差距，预报、预警和防止居民之间出现贫富两极分化，因此得到世界各国的广泛认同和普遍采用。

2. 人群健康指标　常用于反映人群健康水平的指标主要是一些死亡指标,包括粗死亡率、婴儿死亡率、孕产妇死亡率、平均预期寿命等。有时也用发病率、患病率、出生率等指标。其中,出生率、死亡率是反映人口变化情况的指标,平均期望寿命是反映社会成员健康状况的综合指标,婴儿死亡率则是反映社会成员健康状况比较敏感的指标。

随着医学模式的转变、人群健康意识的提高,也用健康期望寿命(healthy life expectancy,HLE)、减寿人年数(potential years of life lost,PYLL)、伤残调整生命年(disability adjust life years,DALY)等新指标评价人群健康状况。

(二) 经济发展对人群健康的促进作用

国内外大量研究表明,经济发展对人群健康有着不可忽视的促进作用。以我国为例,国内贫困省份人均期望寿命低于富裕省份,据 2010 年人口普查数据,像北京、上海这样的大都市人均期望寿命达到 80 岁以上(北京 80.18 岁;上海 80.26 岁),而中国贫困的一些省份,例如:甘肃省的人均期望寿命为72.23 岁,青海省的人均期望寿命甚至不到 70 岁(69.96 岁)。

不同经济发展状况导致不同国家或地区人群健康水平差异的现象在国家之间或国家内部普遍存在(表 4-1~表 4-3)。尽管全球卫生状况不断改善,但发达国家的人群健康状况仍好于发展中国家,特别是最不发达国家的人群健康水平普遍低下。

表 4-1　部分国家居民健康指标与经济水平的关系

国家/地区	人均国民总收入(2017 美元购买力平价)2019[a]	出生时期望寿命/岁 2019[a]	孕产妇死亡率/(1/10 万) 2017[b]	新生儿死亡率/‰ 2019[b]	5 岁以下儿童死亡率/‰ 2019[b]	基尼系数 2010—2018[a]
挪威	66 494	82.4	2	1	2	27.0
美国	63 826	78.9	19	4	6	41.4
阿根廷	21 190	76.7	39	6	9	41.4
马来西亚	27 534	76.2	29	5	9	41.0
中国	16 057	76.9	29	4	8	38.5
南非	12 129	64.1	119	11	34	63.0
印度	6 681	69.7	145	22	34	37.8
肯尼亚	4 244	66.7	342	21	43	40.8
苏丹	3 829	65.3	295	27	58	34.2

资料来源:a. UNITED NATIONS DEVELOPMENT PROGRAMME. Human Development Report 2020.[2023-04-21]. http://report2020.archive.s3-website-us-east-1.amazonaws.com/;

b. WORLD HEALTH ORGANIZATION. World health statistics 2021:monitoring health for the SDGs,sustainable development goals.[2023-04-21]. https://www.who.int/publications/i/item/9789240027053.

表 4-2　不同经济发展水平国家/地区的居民健康水平

世界银行收入分组	新生儿死亡率[a]/‰			5 岁及以下儿童死亡率[a]/‰			孕产妇死亡率[b]/(1/10 万)		
	2000	2010	2019	2000	2010	2019	2000	2010	2017
低收入	41	33	27	144	97	68	833	573	462
中低收入	41	31	24	97	67	49	428	302	254
中高收入	19	10	7	37	20	13	69	51	43
高收入	4	3	3	8	6	5	12	11	11

资料来源:a. UNICEF. Levels and Trends in Child Mortality:report 2020. Estimates developed by the UN Inter-agency Group for Child Mortality Estimation(IGME).[2023-04-21]. https://www.who.int/publications/m/item/levels-and-trends-in-child-mortality-report-2020.

b. UNFPA,WHO,UNICEF,WORLD BANK GROUP,THE UNITED NATIONS POPULATION DIVISION. Trends in Maternal Mortality:2000 to 2017.[2023-04-21]. https://www.unfpa.org/featured-publication/trends-maternal-mortality-2000-2017.

NOTES

表 4-3　我国城乡居民健康指标与收入水平的关系

地区	人均可支配收入/元	新生儿死亡率/‰	孕产妇死亡率/（1/10 万）	婴儿死亡率/‰	5 岁以下儿童死亡率/‰
	2019[a]	2019[b]	2019[b]	2019[b]	2019[b]
城市	42 359	2.0	16.5	3.4	4.1
农村	16 021	4.1	18.6	6.6	9.4

资料来源：a. 国家统计局 .2020 年中国统计年鉴 . 北京：中国统计出版社，2021.
　　　　　b. 国家卫生健康委员会 .2020 中国卫生健康统计年鉴 . 北京：中国协和医科大学出版社，2021.

社会经济状况是国力的综合反映，经济发展对居民健康的影响是通过多渠道综合作用的结果。

1. 通过提高教育水平　经济发展为促进教育水平的提高提供了物质基础。教育水平的提高可以促进人们获得卫生服务和健康知识的能力，有利于形成良好的生活方式，提高人们对健康状况的关注，从而影响健康水平。

2. 通过改变营养状况　营养不良不仅可以直接导致贫血、发育迟缓等营养不良性疾病，而且可以通过降低人的免疫功能导致其他疾病的易发。经济发展可以有足够的资源提高食品供应水平，解决营养不良的问题。

3. 通过改善公共卫生条件　清洁饮用水和良好的公共卫生设施是控制疾病发生和传播的重要措施，而经济发展为改善公共卫生设施提供了保障。根据国家卫生服务调查，我国城市 2008 年安全饮用水为 98.2%，农村为 85.8%。随着经济发展，2018 年城市安全饮用水基本保持不变，农村安全饮用水率提高到 91.1%。

4. 通过提高医疗保障水平　缺乏医疗保障是许多居民应利用而没有利用卫生服务的原因。经济发展可以为一个国家或地区实施全民医疗保障提供经济基础。医疗保障通过医疗经济风险的分担，能够促进卫生服务利用，并对健康状况产生影响。我国目前实行的城镇职工基本医疗保险制度、城镇居民基本医疗保险制度、新型农村合作医疗制度、城乡医疗救助制度，几乎覆盖了所有居民，对卫生服务利用产生了积极影响。

5. 通过改善卫生服务条件　经济发展为增加卫生投入奠定了基础，为提高卫生资源质量创造了条件。而居民对高质量卫生服务利用可及性的提高可以影响健康状况的改善。

6. 通过改善生活环境和劳动条件　经济发展为人们改善居住环境及劳动条件提供了基础，良好的生活环境及劳动条件有利于保护人群健康。

（三）经济发展对健康带来的新问题

经济发展有利于促进人群健康水平的提高，这是积极的总趋势。但任何事物均存在两重性，经济发展在使以前的一些健康问题得到解决的同时，又会带来一些新的健康问题，对健康产生负面影响。

1. 现代社会病的产生　现代社会病是指与社会现代化、物质文明高度发展有关的一系列疾病。随着社会经济的发展，人们的物质资源丰富，居民的生活方式随之改变，"多食少动"成为常态，使高血压、冠心病、恶性肿瘤、肥胖症、糖尿病等"富裕病"增加；由于电气、电子设备、化学制品等使用，会导致诸如空调综合征、过敏性疾病等不适病症。

2. 心理紧张因素增加　经济发展促进了社会生产方式改变和高技术的应用，使人们工作紧张、人际关系复杂、应激事件增加，造成现代社会心身疾病、精神疾病与自杀增多。

3. 环境污染的出现　环境污染是当前人类面临的重大问题之一，环境污染破坏了生态平衡和人们正常的生活条件，对人体健康产生直接、间接或潜在的危害。

4. 城市化带来的健康新问题　当前，中国城市化进程加快。根据第七次全国人口普查公报（第七号）公布的第七次全国人口普查结果显示，城镇人口占比为 63.89%，与 2010 年第六次全国人口普查相比，城镇人口比重上升了 14.21 个百分点。近年来，随着城镇化发展，许多流动人口已经取得城

NOTES

市户口,但仍有部分处于"流动状态",这些人居住在城市但仍持有农村户口,难以获得城市居民才能获得的社会服务。

城市化和移民都对疾病模式产生影响。居住在城市的老年人比较富裕,与居住在农村的老年人疾病模式明显不同。前者更易患与城市生活方式相关的疾病,如心脏病、糖尿病、肌肉骨骼疾病。后者和生活在城市但经济状况较差的流动人口,则更容易感染传染病。为了保证经济增长和社会稳定,不断发展的城市化社会需要一个全新的卫生服务体系和健康保障体系。

(四) 健康对经济发展的影响

在经济发展中,人是第一位的生产力,具有一定体力、智力、劳动技能的人是生产力中最重要的因素。因此,人群的健康对经济发展具有重要的促进作用。

1. 人力资本作用 健康可以提高人力资本的数量和素质,通过为市场提供充足和合格的劳动力,保证经济活动的正常运行。有研究表明,儿童健康状况可以影响到教育水平的提高,比如儿童疾病防治可以减少其旷课率。健康可以激励对教育的投资,较低的平均期望寿命会降低教育回报率,进而降低人们对教育和人力资本的投入。

2. 物质资本积累作用 健康状况可以通过影响投资而对经济发展产生作用。较低的期望寿命会降低国家储蓄和投资水平,对疾病治疗的投入也会限制对其他领域的投入。

3. 经济效益作用 低收入国家因为支付不起昂贵的医疗费用解决健康问题,可能陷入疾病贫困"陷阱",影响经济效益。同时,由于健康不公平的存在,也可能影响社会稳定,从而影响经济增长。

在世界卫生组织《宏观经济与健康》中,强调了疾病对经济增长的直接阻碍作用,并更为具体和详细地提出了七个疾病影响经济发展的路径,包括:①疾病和疾病造成的死亡使个体劳动生产率下降;②家庭通过生育更多的孩子来应对婴幼儿高死亡率,过度生育使得贫困家庭没有能力对每个孩子的健康和教育进行足够的投资;③疾病降低了家庭储蓄率;④疾病影响生产效率;⑤疾病侵蚀了"社会资本"(社会体系内整体的信任与合作水平);⑥疾病影响宏观经济的稳定性;⑦家庭对疾病预防和治疗的支出会直接导致因病致贫。

三、文化因素与健康

在影响人类健康的社会诸因素中,文化因素的作用十分明显。文化是人类社会的特有现象,存在于人类的一切活动中。医学人类学强调人类社会中的每一个个体或群体都分别属于不同的社会文化系统,具有不同的社会文化背景,人类的观念、意识、行为都受到特定文化的影响。世界卫生组织曾指出:"一旦人们的生活水平超过起码的需求,有条件决定生活资料的使用方式,文化因素对健康的作用就越来越重要。"

(一) 文化的概念及特点

1. 文化的概念 "文化"(culture)一词源于欧洲,在拉丁语和中古英语中,其本义为耕种和作物的培育。后来逐渐被引申到精神领域。文化是人类历史发展的产物。任何一种文化的产生,都离不开特定的社会历史条件。文化相对于自然而言,是一种社会现象,是人类创造活动的产物、人类创造力的结果。"创造"是文化的实质。自然存在物不是文化,经过人类加工制作出来的东西才是文化。例如,石头不是文化,石器才是文化;天然树木本身不是文化,但将树木进行加工后生产出来的纸张就是文化产物;铁元素不是文化,但用铁制成的铁器是文化。中国的《辞海》(1989年版)对"文化"一词有3条注解:①广义指人类社会历史实践过程中所创造的物质财富和精神财富的总和,狭义指社会的意识形态以及与之相适应的制度和组织机构;②泛指一切知识,包括语文知识;③中国古代封建王朝所施的文治与教化的总称。也就是说,文化有广义与狭义之分,广义的文化包括人类在其生产和生活活动中所创造的一切物质产物和精神产物。而狭义的文化即精神文化,指人类精神财富的总和,包括思想意识、观念形态、宗教信仰、文学艺术、社会道德规范、法律、习俗、教育以及科学技术和知识等。

2. 文化的特点 文化有以下基本特点:第一,历史继承性。人类文化的产生和发展是世代积累的结果,因此,总结和借鉴前人的经验和智慧才成就了后人的天才创造。历史的各个沉积层都饱含了带有明显时代特征的内容,其中鱼龙混杂。正因为如此,文化对后世的影响有些是积极的,有些是消极的。第二,相互渗透性。文化的形式和内容种类繁多,不同文化之间可以随着人类活动的空间和时间而相互影响和传播。例如,中国自改革开放的政策实施以来,国门打开,随着与国外的交流与活动日益增多,中国文化受到了外来文化的影响和冲击。同时,中国文化,如武术、中医等也被介绍、传播到了国外。文化的相互影响和传播速度与广度受传播媒介和交通的制约。第三,现实差异性。古今中外,人类总是生活在一定的文化模式之中,受一定文化的熏陶和制约,因而必然反映出地区间、民族间、国家间的差异。每一生活在其中的人或人群都会相应地刻上特征性烙印。研究文化与健康必须正视这种现实特征,有针对性才能有所发现,有所作为。

(二) 文化的类型及影响健康的途径

1. 文化的类型 从不同的角度对文化的类型有不同的划分标准,以文化在社会中所处的地位划分,可将文化分为主文化、亚文化、反文化、跨文化等。

(1) 主文化:是指以政权作基础、侧重权力关系的主导文化;或经社会发展长期造就的、占据文化整体的主要部分的文化;或对一个时期产生主要影响,代表主要趋势,表现为当前的思想潮流和社会生活风尚的主流文化。

(2) 亚文化:是相对于主文化而言的,它所包含的价值观和行为方式有别于主文化,在权力关系上处于从属地位,在文化整体里占据次要部分。"亚文化"这个概念最初由米顿·格顿在1947年提出,他指出亚文化是文化系统中较宽泛的部分,认为"亚文化是一种对部分人口的文化类型的再分割,这是由于诸如种族、经济、宗教和地区等社会要素的不同所产生的文化差异"。

(3) 反文化:是一种特殊的亚文化,这种亚文化所代表的价值观和行为方式处于主文化的对立面,其在性质上与主体文化极端矛盾。

(4) 跨文化:是由于文化背景的变化所形成的文化现象。

以文化在社会中所起的作用划分,可将文化分为智能文化、规范文化、思想文化。智能文化包括生产知识和科学技术。规范文化包括社会制度、政治法律、伦理道德等。思想文化包括思想意识、观念形态、宗教信仰等。

2. 文化影响健康的途径 研究文化对健康的影响途径更多的是根据文化在社会中所起的作用对文化进行分类,不同类型的文化,通过不同的途径影响人群健康。由图4-3可见,智能文化通过影响人的生活环境和生活条件而作用于人群健康。随着人类智能的不断提高,科学技术不断发展,人类物质条件日益丰富,生活环境不断向有利于人类生存和发展的方向改善。但当科学技术利用不良时,会产生一些有害于人群健康的环境因素(如环境污染),从而造成人的生理上的损害。规范文化则通过支配人们的行为来影响人群健康。无论是政治制度、道德标准,还是风俗习惯,都是有关人们的行为的标准和规范。一些不良的道德规范和风俗习惯,使人们采

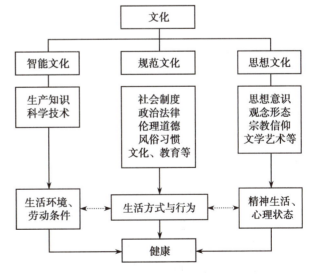

图 4-3 不同文化类型对人群健康的作用模式

取有损自身健康的行为,从而造成人们生理上的自我损害。思想文化主要是通过干扰人们的心理过程和精神生活来影响人群健康。不同的价值观念和思想方式,使人形成不同的个性和心理倾向,由此影响人们的心理健康。

心理、行为、环境，三者是相互关联的。人的心理状态是在特定的环境中形成的，而心理又是行为的动因，行为是心理的外显和表现，而行为总是施于环境并取决于一定的环境条件。由此可见，不同的文化形态类别对人群健康的影响是交叉的，不可截然地分割。

（三）主要文化现象对健康的影响

1. 教育对人群健康的影响　虽然各种文化都能对人群健康产生影响，但从可定量化的角度，更多地用人们受教育的程度对文化加以研究。教育属于一种规范文化。确切地说，教育是传播文化的一种方式，是人们社会化的过程和手段。因而，教育具有两种职能，一是按社会需要传授知识，即对人的智能的规范；二是传播社会准则，即对人的行为的规范。也就是说，成功的教育是使人能够承担一定的社会角色并有能力执行角色功能。

国内外很多研究显示，教育对健康状况的影响超过收入、职业及生活条件的改善。受教育程度与健康状况之间存在强相关关系。根据 2018 年全国卫生服务调查，文化程度越高的人，两周患病率及慢性病患病率越低，相应的两周就诊率、住院率也有同样变化趋势，见表 4-4。受教育程度越高，死亡率越低，期望寿命越高，出现疾病和伤残的可能性越小。从主观上评价，受教育程度高的人感觉自己对生活和健康状况具有更大的调控力。

表 4-4　被调查人群文化程度与健康相关指标　　　　　　　　　　　单位：%

文化程度	两周患病率	慢性病患病率	两周就诊率	住院率
没上过学	49.8	52.1	39.2	22.4
小学	44.4	44.4	33.4	19.1
初中	33.8	31.9	23.4	13.4
高中/中技	29.5	27.6	19.6	11.1
中专	27.7	25.4	18.1	14.2
大专	20.8	17.5	13.6	10.5
本科及以上	18.9	14.1	12.4	10.1

资料来源：国家卫生健康委统计信息中心.2018 年全国第六次卫生服务统计调查报告.北京：人民卫生出版社，2021.

此外，妇女受教育的程度，更关系到下一代健康，对出生体重、成活率、营养、疾病和智力发育等都有明显的影响。美国的一项研究指出：受过教育 16 年以上的母亲，其生育的低出生体重儿的比例为 4.9%，而受过教育不到 9 年的则为 9.9%，母亲受教育程度与低出生体重儿呈明显负相关；文盲妇女的婴儿死亡率为受过 10 年以上教育妇女的婴儿死亡率的 2.5 倍。我国学者采用病例对照研究方法，调查了常见的环境因素、遗传因素与患病、出生缺陷的关系后，发现母亲文化程度与发生出生缺陷的危险相关，即文化程度越高，发生出生缺陷的危险越低。WHO 认为，妇女识字和受教育情况是影响卫生状况的长期核心问题，妇女受教育状况远低于为改善卫生状况所需要的水平，因此将提高妇女的教育程度作为增进健康的一条重要途径。

教育对健康的作用过程十分复杂，可能通过以下途径实现：

（1）教育影响人们对生活方式的选择：受教育程度高者更倾向于选择健康的生活方式。生活方式是人们采取的生活模式或式样，它以经济为基础，以文化为导向。是否拥有一定的物质生活资料，这是一个经济问题；如何消费这些物质资料，这是一个文化问题。文化对人们的生活方式的导向作用表现在多个方面，思想观念、宗教、科学技术、道德伦理、风俗习惯、文化艺术均可以从不同的侧面影响人的生活方式。而教育则通过培养人的文化素质来指导人的生活方式，因此，不同文化程度的人其生活方式不同，反映在他们的消费结构和闲暇时间利用上不同。

在收入一定的条件下，文化程度不同的人对生活资料的支配方式也不同，从而产生不同的健康效果。人们对生活资料的支配，取决于对生活的认识，包括怎样生活才好的价值取向和如何实现好的生活的知识范畴。教育正是通过传播这两方面的知识,对人的物质消费进行文化导向。当收入一定时,增加了这方面的开支必然减少另一方面的开支,任何开支上的偏颇都可能带来一些健康问题。不合理的花费本身也会影响健康,例如,知识型的人群可能偏重智力投资,从而影响营养和生活条件的改善;享乐型的人群注重物质资料的满足,可能导致精神生活的匮乏;堕落型的人群则将金钱花费在无意义的活动上,如酗酒、赌博、吸毒等,这些花费不仅影响基本的生活条件,而且消费本身也是有损健康的;唯有积极型和发展型人群能比较合理地安排消费结构,在保证基本生活条件的基础上合理安排娱乐、智力开发和体育锻炼方面的支出,从而产生较好的健康效果。高知识层人群中,知识型和发展型所占比例较大;低知识层人群中,享乐型和堕落型较多。因此,不同文化程度人群的健康差异可部分地从消费结构中找到原因。

闲暇时间是指人们维持工作和基本生活活动(如进食、睡觉等)以外的时间。一种生活方式的实施不仅需要物质条件,而且需要时间条件。如何支配闲暇时间,这仍是一个文化问题,它取决于人们的观念、兴趣、爱好和修养。闲暇时间的消磨方式与人群健康有密切的关系。从病因的时间分布看,人类病因的绝大多数暴露在闲暇时间。在工作时间内,人的活动较为单一,工作的环境也较为单一。除某些有害作业外,工作环境一般对人群健康无害。在闲暇时间内,人的活动较复杂,如娱乐、休息、锻炼等。生活环境远比工作环境复杂,人际关系也较为复杂。并且人的不良行为和意外损伤也常常发生在闲暇时间。不同文化程度的人对闲暇时间的消磨方式是不同的。知识型的人把闲暇时间作为增长知识的机会;事业型的人把闲暇时间作为工作的延续;享乐型的人把闲暇时间作为寻欢作乐的机会;堕落型的人把闲暇时间作为醉生梦死的天地。由于闲暇时间的消磨方式不同,因而接触致病因素的机会也不同,最终带来的健康效果也必然不同。

(2)教育影响人们对卫生服务的利用:受教育程度高的人,从总体上掌握更多的健康知识,更能了解预防保健的重要性,对健康服务能更合理地使用。在出现健康问题时,能更好地获得医疗服务和处理自己的健康问题。

此外,教育可通过影响收入、社会凝聚力等其他社会因素影响人群健康。

2. 风俗习惯对人群健康的影响 风俗指社会上长期形成的风尚、礼节等,一般是对社会人群而言;习惯指人们长期生活养成的、一时不易改变的行为倾向,一般是对个人而言。风俗习惯是人们在长期的共同生活中约定俗成的,是人的继承性行为。风俗习惯属于规范文化的范畴,主要通过作用于人的日常生活活动和行为而影响人的健康。

由于风俗习惯属于一种传统文化,因此越是在古老的社会形态中,风俗习惯的作用愈强烈。又由于古老的社会结构常常受到地理环境的限制,因而风俗习惯常常表现出地区性和民族性。不同的地区和民族具有不同的习俗,这些习俗也正代表着不同民族的特征和风尚,包括与人们日常生活联系最为密切的衣、食、住、行、娱乐、体育、卫生等各个方面。由此可见,研究风俗习惯对人群健康的影响,实际上是研究地区性亚文化对人群健康的影响。

(1)衣着习惯对人群健康的影响:当人们把衣着与美学相联系时,衣着变成了人体装饰,由此造成的健康问题也出现了。纯粹的人体装饰常见于一些原始的野蛮民族,即使在科学技术高度发展的今天,仍有一些民族保留着这一习俗。人体装饰的产生主要出自人们的审美意识,无论是中非谢鲁克人以牛粪涂身,还是近代法国人的束腰风尚,都是以他们各自的审美标准为基础所采取的自我美化行为。从健康角度看,人体装饰大多是由审美意识导致的自身损害行为。人体装饰有如下几种形式:绘身、文身、人体饰物和人体变形。这几种形式对人体健康几乎都是有百害而无一利。其中对人体健康影响最大的是人体变形和人体饰物。缅甸巴洞地区女子以长颈为美,为了延长颈部,她们在颈部戴上铜环,有时颈环长达0.3m(1英尺),重13.6kg(30磅),结果造成颈部肌肉萎缩,声带变形,锁骨和胸骨下压,影响呼吸功能。澳大利亚土著人以皮肤瘢痕为美,为了获得"美丽"的瘢痕,他们不惜用石头或贝壳割破皮肤,然后涂抹泥土,使其人为地感染以造成更大瘢痕,由此造成的伤亡事故时有发生。另外,我国封建时期崇尚妇女小脚,经人为致畸所造成的"三寸金莲"之美,却是以我国妇女的健康和痛苦为代价的。

（2）饮食习惯对人群健康的影响:进食是人类乃至动物的本能,但人类的摄食行为与动物的差异在于,人类对食物的选择不是被动地适应,而是积极地开发。而且,人类不能直接从外界环境摄入食物,通常需要经一定的加工过程来生产食品。正是在食品的选择和加工过程中,产生了人类的食品文化。

人类对食品的选择与加工,除了对营养的考虑外,更多的是对美味的追求。人们对于美味的追求,一如对于服装款式的追求。有时为了满足色香味,竟忽视了食品的营养意义,由此引起一些健康问题。

不同的人群根据自己的特定环境选择一定的食品,并根据自己的嗜好进行加工,行之已久,就形成了独特的饮食习惯。有些饮食习惯有损人的健康,在人们未认识到以前,一直危害着人群健康,即使在认识后,有时也很难革除。我国广东、福建一带有食生鱼或半生鱼的习惯,因而该地区华支睾吸虫病流行。我国华东及东北地区由于有进食生或半生蟹与蝲蛄的习惯,故该地区肺吸虫病流行。日本人有冒死食河豚之勇,因而每年都有成百上千的居民死于河豚中毒。我国太行山地区居民的食管癌患病率增高,与长年摄入含亚硝胺的酸菜有关。

3. 思想意识对人群健康的影响　思想意识是人们对客观世界认识的带有相对固定性的理性化产物,常以观念、观点等形式出现,其核心是指导人的言行的世界观,包括人生观、道德观和价值观。由于人的观念形成既取决于个人生活阅历和体验,亦受社会观念和现实的影响,这就使得思想意识具有个体特异性和社会普遍性。正确的积极向上的思想观念和意识有利于身心健康,而颓废消极的思想观念和意识会对健康产生极大的危害。

四、人口发展与健康

人口(population)是指某个国家或地区的人的总和,人口发展包括人口数量、质量、人口结构、人口变动等各方面的发展变化。人口不仅是一切人类社会存在和发展的基本要素,人口的发展对人群健康也有重要影响。

(一) 人口规模、结构与健康

1. 人口规模与健康　随着社会的发展,人口数量的增加是必然的结果,在一定的社会发展时期,甚至是人群健康状况良好、死亡率降低的表现。但人口增长过度,与经济和社会发展不相适应,则可能对健康产生负面影响。包括:过量的人口增长会导致社会负担加重,影响人们的生活质量;加重教育及卫生事业的负担,影响人口质量;为了满足过量人口的生存,必然需要大力促进经济的发展,甚至不惜以破坏环境为代价,对资源的耗竭性利用,加重环境污染及破坏。环境的污染及破坏不仅会对当代人的健康产生影响,甚至影响后代的健康及整个社会的可持续发展。因此,适当的控制人口规模,使其与经济、社会发展相适应,才能够更好地促进人群健康发展。

2. 人口结构与健康　与人群健康关系密切的人口结构主要包括人群的年龄结构和性别结构。

（1）年龄结构:从目前来看,年龄结构与健康关系受到较大关注的是人口老龄化问题。老年人的界定标准有两个,60 岁或 65 岁,即以 60 岁或 65 岁及以上的人口为老年人口。根据 WHO 规定,一个国家或地区 60 岁及以上的人口占到总人口的 10% 及以上,或 65 岁及以上人口占到总人口的 7% 及以上,称为人口老龄化。

人口老龄化问题是当前人类面临的一个重要问题。根据世界卫生组织健康老龄化报告,从全球来看,2020 年 60 岁及以上人口已经占世界总人口的 13.5%,预计到 2030 年,6 个人中就有一个是 60 岁及以上的老年人,这一比例在 2050 年预计将增加到五分之一;根据第七次全国人口普查公报(第五号),我国 2020 年 60 岁及以上人口已经占总人口的 18.7%,65 岁及以上人口占 13.5%;与 2010 年第六次全国人口普查相比,60 岁及以上人口的比重上升 5.44 个百分点,65 岁及以上人口的比重上升 4.63 个百分点。人口的老龄化带来一系列新的健康及卫生问题,老年人口的患病率高于其他年龄人群,并且以慢性非传染性疾病为主。一旦患有慢性非传染性疾病经常多种疾病并存,需要消耗较多的卫生资源,增加社会经济负担。老年人的身体功能衰退,行动能力、自我照顾能力降低,需要较多的家庭及社会照料,增加社会照顾负担。老年人的疾病及照料需求不同于年轻人,对传统的医疗保健服务也提出了新的要求。因此研究老年健康问题,做好老年保健工作,促进老年人健康老化,不仅有利于提高全人群的健康水平,也有利于减少卫生资源的消耗,减轻社会负担。

（2）性别结构:人的性别一般是指因生理结构所决定的生理性别,但在研究性别与健康的关系时更多地关注社会性别。

社会性别是指"男女两性在社会文化的建构下形成的性别差异,即社会文化形成的对男女差异的理解,以及在社会文化中形成的属于男性或女性的群体特征和行为方式"。在许多社会中,包括中国,作为男人或者女人不仅仅反映了生理差别,同时还面对着来自社会不同的表现、特征、行为和工作期望。"社会性别分析"基本原则是:性别的差异除了受到性别的生物学影响之外,主要来源于社会发展过程中社会性别关系的差异。目前社会性别分析方法作为一种看问题的视角已经被广泛用来分析各种社会现象、社会关系和社会结构。与男性相比,女性在社会、经济资源的占有及决定权等方面处于劣势,因此目前性别公平性的策略更关注女性。

国际上已经把社会性别概念广泛应用于卫生领域,帮助人们重新审视社会现实,发现男女两性在享有卫生保健资源和健康服务上的差异与不平等,以便进一步有针对性地促进两性获得健康。国际上发展了许多性别分析框架,指导研究者、政策制定者及项目执行者如何利用性别分析的视角分析社会、经济、文化等领域的性别不平等及有针对性地改变性别不平等的状况。这些性别分析框架有的是与健康相关的,有的是专门为卫生领域设计的。目前国际上关于卫生领域的性别公平性及性别分析的应用主要集中在两个层次:一是基础描述性研究,二是应用性研究,后者主要探讨如何设计实际的卫生政策及项目来解决通过基础描述性研究确认存在的性别不公平现象。

作为描述性研究,主要从以下三个层次分析卫生领域的性别不平等问题:一是卫生服务需求和利用的两性差异及不平等的现状分析,二是中介变量影响两性卫生服务需求和利用或两性卫生服务需求和利用对中介变量影响的分析,三是产生卫生服务需求和利用的性别差异及性别不公平的现状的动因分析。性别分析作为一个分析视角,其内容涵盖了卫生的所有研究领域,但主要针对健康状况的性别差异及其决定因素、求医行为的性别差异、预防保健行为的性别差异、卫生服务可及性的性别差异等方面。

社会性别与健康密切相关。社会规定女性和男性在不同的社会环境承担不同的角色,女性和男性可获得的机会和资源以及他们作出决定和履行自身人权(包括与保持健康以及在健康不良情况下求医相关的人权)的能力也有差别。性别角色及不平等的性别关系与其他社会和经济变量发生相互作用,可以造成两性在疾病的易感性、健康状况、对预防服务和卫生服务的可及性,以及疾病负担及治疗质量等方面的不公平。在过去的十几年中,由性别产生的健康不公平现象不仅激发了医学和社会科学的各种研究,而且成为许多国家公共卫生领域的政策议程中的主要问题。深入领会决定男女健康不平等产生的社会和生物学的原因及男女健康不平等如何反映和维持社会差别待遇,是决策者们更准确地定位不同健康差距的一个非常重要的前提条件。

(二) 社会阶层与健康

社会阶层是指由财富、权力和威望不同造成的社会地位、生活方式等方面不同的基本层次。经济地位是划分社会阶层的主要指标。此外,阶层还由个人文化水平、受教育程度、职业、价值观念、生活条件和收入水平等因素来决定。因此,社会阶层可以认为是一种综合的人口社会结构。

对不同社会阶层人群的健康差异的研究,目的在于以社会阶层作为一项综合指标,探讨社会经济发展对不同人群健康的影响,从不同阶层的角度研究人群健康、卫生服务需求和卫生措施等问题。

1. 社会阶层分类　在西方社会学史上,马克斯·韦伯是最早提出社会分层理论的社会学家,他提出了著名的"三位一体"的综合标准:在经济领域存在着阶层(class),在社会领域存在着身份地位(status)或声望群体(social honor),在政治领域存在着政治派别(即政党)。在他看来,"社会分层应当根据以下三种标准进行：即经济标准、政治标准和社会标准，也就分别是市场条件、权利和声望"。在此基础上，丹尼尔·贝尔也断言，在后工业社会中，"在某种程度上，职业化是社会阶层最重要的因素"。新马克思主义的主要代表人物之一赖特，基于马克思的生产关系理论视角，也认为"阶层不能被简单地定义为某种职业分类，而是一种控制资本、决策、他人工作和自己工作的关系"。

2. 社会阶层对健康的影响　社会阶层的划分决定了不同阶层间社会经济和文化环境的差异，以及个体在社会中所拥有的权力、资源及威信。社会阶层在很大程度上影响着健康危险因素在不同社会阶层中的分布。

（1）不同社会阶层中健康相关因素的暴露不同：健康相关因素包括健康危险因素和健康促进因素。暴露的差异包括健康相关因素种类的差异、数量的差异和暴露持续时间的差异。大量的研究显示，在高收入国家，几乎所有的健康危险因素（包括物质因素和行为因素）都与社会经济状况呈负相关，而健康促进因素（比如母乳喂养等）却与社会经济状况呈正相关关系。也就是说，在社会经济状况较差的人群中，健康危险因素的暴露更严重，健康保护促进因素更缺乏。

在不同的社会环境中，健康危险因素与社会经济状况之间并不总是呈负相关关系。比如，在低收入国家，肥胖更多地发生在社会经济状况较好的人群。但随着社会发展和经济水平的提高，肥胖和社会经济地位之间的这种正相关关系逐渐消失，并进而被负相关关系取代。

（2）同样的暴露在不同社会阶层中产生的健康影响不同：在不同社会阶层中，某种健康危险因素同等程度的暴露可能产生不同的健康影响。这种健康影响的差异主要与多种健康危险因素间的协同作用有关。当多种健康危险因素同时存在时，各因素间可能出现协同作用。也就是说某一特定危险因素对健康的影响程度可能会因为其他健康危险因素的存在而被扩大。以心血管疾病危险因素为例，多种心血管疾病危险因素的群聚现象使俄罗斯人口心血管病死亡率增加了 5~7 倍。到目前为止，以社会经济状况较差的人为对象探讨健康危险因素间协同作用的研究还非常有限。因此，世界卫生组织建议将健康影响因素间的相互作用作为健康公平研究的优先领域。

生理和社会原因造成的人群间易感性差异也是引起健康危险因素在不同社会阶层中影响不同的原因。生理原因包括年龄、性别和生长发育状况等。社会原因主要指个体所拥有的资源、社会支持，以及卫生服务可及性和利用等健康危机应对能力。因此，为了减少社会经济状况较差人群中健康危险因素的影响，需要为这些弱势人群提供更多的社会支持和资源，并改善这些人群对卫生服务的可及性，促进卫生服务利用，进而降低他们对健康危险因素的易感性。此外，应设计同时针对多种健康危险因素的综合干预措施，减少或消灭健康危险因素间的协同作用。

（3）不同社会阶层中患病的社会经济后果不同：疾病除了导致健康状况恶化以外，还会从社会和经济方面影响人们的生活。在社会生活方面，患病后的个体可能因为行动不便而无法参与社会活动；某些特殊疾病，比如癫痫、肺结核等还可能伴随着对患者的社会歧视。在经济方面，患者可能因为无法正常工作而损失部分收入，甚至失去原有的工作；在医疗保障制度缺失或不健全的国家，患者还要支付医疗费用。虽然每一个患者患病后需要支付的医疗费用是相同的，但在社会经济状况较差的阶层中，由于患者支付能力较差，又没有医疗保险，疾病给他们带来的经济压力更大。由于疾病的社会和经济后果会进一步影响人们的健康，使健康状况恶化，不同社会阶层间疾病后果的差异可能会进一步扩大健康差异。

（三）人口流动与健康

人口流动（population mobility）是指人口在地理空间位置上的变动和阶层职业上的变动。由于研究角度不同，对人口流动有不同的分类方法，包括垂直流动、水平流动、代际流动、结构流动；也有分为自动流动、被动流动；个体流动、集体流动、国内流动、国际流动等。人口流动是任何社会都经常发生和普遍存在的一种社会现象，但由于流动人员的多样性以及各种法律法规，人员流动成为当今世界面临的最复杂的问题之一。

1. 人口流动规模　《2009 年人类发展报告》指出：研究人口流动问题一般是从描述发展中国家到发达国家人口流动开始，然而世界上的大多数人口流动不是发生在发展中国家和发达国家之间，甚至也不是发生在国家之间,而是发生在国家内部。估计目前世界上大约有 7.4 亿的国内流动人口,2.14 亿国际移民。我国的人口流动与我国的经济发展进程紧密联系,中国经济在改革开放后的几十年中经历了快速的发展,原有经济社会二元化下导致的城乡经济发展不平衡,导致改革开放以来,大量农村剩余劳动力冲破传统城乡二元体制的束缚,向城镇流动。根据第七次全国人口普查公报(第七号)公布,2020 年全国人口中,流动人口为 3.8 亿人。流动人口中,跨省流动人口为 1.2 亿人,省内流动人口为 2.5 亿人。与 2010 年第六次全国人口普查相比,流动人口增加 1.5 亿人,增长 69.73%。

2. 人口流动对健康的影响　人口流动是一个社会或地区经济发展的必然产物,一种普遍存在的社会现象。人口流动有可能对居民健康产生有利的影响,但也会产生不利的影响。人口流动可促进经济繁荣及社会发展,从而对居民健康带来有利影响。但如果人口流动量过多或过速,也会产生负面作用,如增加大城市人口拥挤,从外地带入某种疾病,或引起传染病暴发流行,从而对人群健康产生不利影响,尤其对流动人口的健康不利影响更突出。导致流动人口健康不利影响的因素主要包括:

(1)生存环境因素:生存的具体环境会影响移民健康的公平性,首先是其居住和工作的条件、其次是社区的周边环境。农村迁移到城市的流动人口大多集中生活在城市边缘区域,居住空间、居住设施等居住条件较差,容易导致传染性疾病的发生和传播。并且城市边缘区域通常社区治安较差,缺乏体育娱乐设施以及图书馆等周边环境条件,都有可能对流动人口健康产生不利的影响。

(2)社会经济地位因素:社会经济地位决定了人们的社会阶层以及相对应的物质条件和行为生活方式等与健康密切相关的因素。目前,关于社会经济地位与健康公平关系的研究通常从职业、收入、教育程度三个维度展开。这三个维度互相关联,但在对健康的影响上又有一定的独立性。

职业作为社会经济地位的基础,将决定不同群体所面对的与职业相关的健康危险因素。收入是社会经济地位的主体,大量研究表明,收入与健康存在显著关系。流动人口在城市大多从事劳动强度大、职业病危害风险较大、收入较低的建筑、制造加工及低端服务等行业,这对他们的健康都会产生不利的影响。教育程度是社会经济地位的预测因子。教育程度决定人的基本知识和技能,包括基本常识、情绪管理、行为方式、自我约束能力等,这些与健康密切相关。流动人口大多文化程度较低,对危害健康的行为认知不足,存在较多危害健康的行为生活方式,增加了健康不利影响。暴露在职业危险中的流动人口会由于教育程度低,导致对从事工作的危害性认识不足,且缺乏基本的防范意识,从而增加患病的风险。

(3)社会支持因素:流动人口从农村迁移到城市会面临原有的社会关系网络被打破,短时间内新的社会支持网络尚未形成,在新环境里,流动人口得到的社会支持会减少,尤其是在新环境中较难获得团体和社区社会支持,当遭遇负性生活事件特别是健康危机时能够获得的支持非常有限,这会对他们的身心健康产生较大威胁。

(4)心理压力因素:研究发现,大多数流动人口从闭塞的农村来到开放的城市,面对陌生而崭新的环境,他们会感到无所适从,加上生活、工作上的巨大压力,精神生活的严重缺乏,对自己是农民还是城市居民的身份产生模糊和边缘化,加之社会网络破裂导致的社会支持不足,导致产生很多心理健康问题,主要有焦虑、抑郁、人际关系敏感、恐怖等。

(5)卫生服务需求因素:在我国流动人口规模不断扩大的同时,流动人口的结构也发生了重大变化。最显著的结构变化之一就是流动人口的家庭化,随着国家一系列利好于流动人口的政策出台,农村流入城市打工的流动人口子女入学、基本医疗服务享有等得到保障,流动人口从改革开放初期的仅仅是青壮年农村劳动力人口的流动逐渐变为家庭为单位的流动。这也就意味着流动人口中有越来越多的儿童和老年人,对卫生服务的需求出现多样化,也给流动人口的卫生服务带来了新的要求,如果不加以关注将对流动人口健康产生不利影响,甚至影响到我国未来的经济建设以及社会、文化的发展和进步。

(李宁秀)

第三节　社会关系与健康

【学习要点】

1. 社会关系、社会支持、社会资本、医患关系的概念。
2. 社会关系对健康的影响。

一、社会关系概述

(一) 社会关系的概念

社会关系是人们在共同的社会活动中所形成的各种各样的相互联系。其主要的表现形式就是人际关系。人际关系是在一定的社会团体中,通过个体交往形成的相互联系、相互作用、相互依存的人与人的关系。人际关系对于社会的人是不可缺少的,它影响到人们的日常生活、各种社会活动。人际关系的多少、好坏影响着人们在社会生活中获得社会支持的多寡,进而影响人的心理感受、人的身体和心理健康。

人际关系包括三种成分:认识成分(指相互认识、相互了解)、行为成分(指人际交往的行为)和情感成分(指积极情绪或消极情绪)。其中情感成分是核心成分。人际关系反映了交往双方需要的满足程度。若交往双方能互相满足对方的需要时,就容易结成亲密的人际关系;反之,则容易造成人际排斥。由于在人的社会生活中,人们的需要多种多样,因此人与人之间会形成多种多样的关系,其基本的人际关系类型主要包括以下几种:

1. 物缘关系　在直接的生产过程中,由于产品的交换与分配所形成的人际关系。例如商品交换关系、同事关系,医患关系等。

2. 血缘关系　由于人口的再生产所形成的人际关系。主要是家庭关系。

3. 情缘关系　在直接生活资料的生产及人口自身的再生产(即两种生产)的准备与进行的过程中,由情感因素引起的人际关系。包括夫妻关系、恋人关系、朋友关系等。

4. 地缘关系　在两种生产进行的过程中,由于居住地理上的接近而引起的人际关系,例如邻里关系。

5. 机缘关系　由于某种特殊的机遇把人们结合在一起的相互关系。

(二) 社会支持

人们的各种人际关系构成了人们社会交往的关系网络,社会关系网络的大小、强弱与人们有某种需要时能够获得的物质和精神的帮助密切相关,因此可以从社会支持的角度评价社会关系的状况。

1. 社会支持的概念　社会支持(social support)是指一个人从社会网络中所获得的情感、物质和生活上帮助。获得社会支持是人的基本社会需要,获得社会支持不是被动的,而是一个互动过程。社会网络结构的健全或合理性是人们获取社会支持的基本条件。它包括个人社会网络和服务性社会网络。

(1) 个人社会网络:是指一个人的社交活动网络。一个人社会网络中人数的多少、社会网络的亲疏程度(如相互了解和影响的程度、中心人物与社会网络成员接近的难易程度等)、社会网络成员的特征的相似程度(如年龄、社会阶层和宗教信仰等)都直接或间接影响个人交际圈内成员获得社会支持的可能性和力度。

(2) 服务性社会网络:是指满足公众社会需求的各种服务系统,如医疗服务系统、商业服务系统等。服务性社会网络的构成、布局及服务人员的工作质量体现了社会支持的客观条件。个体可以通过从社会网络中获得的支持,如主观归属感、被接受感和被需要感,建立健康的感觉,减轻焦虑和紧张;并且可以从社会的服务性网络获得的实际服务提高生活质量,得到健康和安全保障。

2. 社会支持的测量　人们获得社会支持的基本条件是社会网络,因此,社会支持可以从社会网络的状况角度进行测量。

（1）人际关系指数：这一指标是通过综合评价个人的社会网络大小及联系的强弱程度来评价当一个人有需要时，可能获得的社会支持状况及人际关系的好坏。其计算公式为：

$$RI=\sum R_iT_i$$

式中 RI 表示人际关系指数，R_i 表示某种关系存在与否，用 0、1 表示，T_i 表示某种关系强度，可用多级排序估量法估计。

人际关系一方面本身构成社会健康的重要内容，另一方面也是身体和心理健康的重要影响因素。

（2）社会支持量表：国内外学者都制定了一些社会支持量表，目前国内用得较多的是中南大学的肖水源教授根据中国人群环境与文化特点研制的社会支持量表。该社会支持量表包括三个部分：即主观支持，客观支持与对支持的利用度。主观支持是个体所能体验到的或情感上的支持，客观支持是个体所接受到的实际支持，对支持的利用度是个体对各种社会支持的主动利用，包括倾诉方式、求助方式和参加活动的情况。社会支持量表共有 10 个条目，其中反映主观支持的为 4 个条目，即"在您需要时能够从朋友处得到帮助的状况；你从你的邻居处得到的支持状况；你从你同事处得到的支持状况；你从家庭成员那里得到的支持状况"。反映客观支持程度的条目共有 3 个，即"最近一年您与他人共同生活的状况；当你遇到困难时，你获得财产或者其他物质帮助的情况；当你遇到困难时，你获得安慰或者其他情感支持的情况"。反映对支持的利用度的条目也是 3 个，即："当你感到悲伤或者无助时，你的倾诉求助状况；当你有困难时的求助状况；你参加宗教组织、政治组织、工会、学生会等团体组织的活动的状况"。量表总得分取值范围为 0~12 分，得分越高，说明社会支持程度越好。

3. 社会支持对健康的影响　社会支持与个体心理健康有着直接密切的关系，它在缓解个体心理压力、消除个体心理障碍、增进个体心理健康等方面具有重要的影响作用。社会支持在应激条件下与个体身心健康发生联系，它能缓冲压力事件对身心状况的消极影响，保持与提高个体身心健康水平。也有观点认为，无论个体是否面对压力情境，高的社会支持总伴随着良好的身心状况，两者之间存在着明显的正相关。

此外，也有研究证据表明，良好的社会支持与死亡率呈负相关。妇女妊娠期间的社会支持和陪伴也可减少并发症。

二、社会资本与健康

（一）社会资本理论及其定义

社会资本（social capital）是一个复杂的多维度的概念，到目前为止尚没有统一的定义。不同的学者对社会资本有不同的定义。其中，布尔迪厄（Bourdieu）、科尔曼（Coleman）和普特南（Putnam）等人分别给出了具有典型代表意义的定义。

1. 布尔迪厄的社会资本网络观　法国著名社会学家布尔迪厄提出，社会资本是社会网络成员或群体拥有的"实际的或潜在的资源总和"。布尔迪厄第一个把社会资本和社会关系网络联系起来。根据这一定义，社会资本是个人在社会结构中的社会关系网络联系以及成员资格，这一网络联系和成员资格为个人提供共有资源支持，有助于个人目标的达成。布尔迪厄还强调，"个人占有的社会资本的数量，依赖于他可以有效使用的联系网络的规模大小，依赖于和他有联系的每个人以自己的权力所占有（经济的、文化的、象征的）资本数量的多少"。

2. 科尔曼的社会资本功能观　科尔曼认为，社会资本是"个人拥有的表现为社会结构资源的资本财产，由构成社会结构的要素组成，主要存在于人际关系和社会结构之中，并为结构内部的个人行动提供便利"。科尔曼从功能的角度对社会资本进行定义：社会资本是属于个人，同时存在于人与人的关系之中的社会结构资源。社会资本属于公共物品，表现为人与人之间的"义务与期望"关系、信任关系与权威关系，也表现为一个社会的信息网络、规范和有效惩罚、各种有意创建的多功能社会组织。

NOTES

3. 普特南的社会资本集体观　普特南认为，"社会资本指的是社会组织的特征"，例如信任、规范与网络，它们能够通过促进协调的行动来提高社会效率。他的贡献在于将社会资本从个人层面上升到集体层面，并把它引入政治学研究领域，阐明了一个组织、地区乃至国家所拥有的社会资本的数量和质量与制度绩效的关系，把社会资本视为解决"集体行动困境"的有效机制。根据普特南的观点，从政治学的角度理解社会资本的定义，有三点需要明确：①社会资本主要是由与公民的信任、互惠和合作关系有关的一系列态度和价值观构成的；②社会资本的主要特征体现在那些将朋友、家庭、社区、工作及公私生活联系起来的人际关系网络；③社会资本是社会结构和社会关系的一种特性，它有助于推动社会行动和实现行动目标。

社会资本具有以下特征：①无形性。社会资本最主要的载体是社会关系网络。从家庭、单位、社区，到民族和国家，在不同层级的社会网络中，社会资本看不见摸不着，却又发挥着重要的作用。②增值性和保值性。同其他类型的资本一样，社会资本也可以给拥有和使用者带来收益，而且社会资本一般不会因为使用而减少；③公共物品性。社会资本的投资者创造的利益难以为投资者全部掌握，往往为行动之外的个人带来利益。社会资本嵌入到社会关系中，并不属于某个人或团体；④非迁移性。社会资本的使用与具体目的性活动相连接，在一种活动中适用，在另一种活动中则不一定适用。

(二) 社会资本的层次、类型和功能

社会资本覆盖了微观(个人、家庭、邻里、社区)、中观(组织机构)和宏观(地区/国家)三个层次。在微观层次上，研究者考虑的是个人通过其嵌入的社会网络动员资源的潜在能力；在中观层次上，考虑的是一个具体网络的构架，网络中各要素的纽带关系模式以及网络中资源的流动方式；在宏观层次上，关注较为广泛的结构体系中的社会资本问题，如政治经济体系、社会文化、政策环境等，它对社会网络的构建、人们观念的形成、行为的约束等起着制度化和非制度化的作用。

有的学者将社会资本分为认知型和结构型两大类型。认知型社会资本指的是价值、信念、态度、行为和社会规范等抽象的部分，评价的是人们对人际信任、分享和互惠水平的感受。而结构型社会资本指的是社会组织外在的可以观察到的部分(例如社会网络的密度以及公共参与的方式等)，鉴别的是社会当中团体/组织联系和活动的程度和强度。这两个部分是互为补充的。有的学者还把社会资本分为纽带型、桥梁型和连接型三种类型。纽带型社会资本源自背景相似的人的互相交往(例如，人口学和社会经济特征比较相似)；桥梁型社会资本指的是那些地位和权力相差不大，但是在其他方面迥然不同的人之间的相互联系；连接型社会资本是一个最近提出的新概念，有点类似于桥梁型社会资本，不同之处在于它源于不同等级和权力阶层的人的互相往来。对健康领域而言，纽带型社会资本在信息传播、健康规范构建、控制偏离行为、促进互助以及保护脆弱人群方面具有重要意义；而桥梁型和连接型社会资本也对信息传播、服务提供和实施以及偏离行为的控制具有一定的意义。

社会资本具有积极和消极两个方面的功能。积极功能包括：①使人们比较容易解决集体问题；②减少交易成本；③拓展人们对于自己各方面的认识从而改善命运；④构成社会资本的网络关系是有助于人们实现目标的信息沟通渠道；⑤社会资本也通过心理和生物过程来改善个人的生活。然而，人们也发现，社会资本有时也会产生负面的影响。包括：①将外部人员排斥于网络成员控制的资源之外；②在一个高度团结的团体里，搭便车者和不努力的新成员对团体的索取过多；③限制个人的自由(尤其在那些纽带关系密切的网络中)；④设立不合时宜的规范，阻碍一些小的群体参与到主流社会当中。

(三) 社会资本的测量

由于社会资本的概念不一，结构复杂，使其在测量上也存在很多困难。目前关于社会资本测量主要方法包括以下两个不同的维度。

首先，依据概念的层次，可以将社会资本分为微观社会资本和宏观社会资本。微观社会资本即个人的社会关系所蕴含的社会资源，或者个人的社会网络结构位置所能带来的资源。对个体层次社会资本的测量几乎都集中于对个人社会网络状况的测量。社会网络分析是一套分析社会结构的理论和

NOTES

方法,其基本观点是将个人或组织之间的社会联系所构成的系统视为一个个"网络",并认为整个社会就是由这些网络所构成的大系统。个体层次社会资本的测量通常从个人网络的规模(结构)和网络中嵌入的资源数量这两个方面来着手。

宏观层面的社会资本是一种公共物品,是一个组织、一个社区甚至是整个社会所拥有的资源和财富。在测量宏观层面社会资本时,研究者使用的指标集中于信任、公共参与、社会联结和社会规范等方面。

其次,依据构成要素的不同,社会资本可以从结构性维度和认知性维度两方面进行测量。结构性维度包括组织参与、机构联系、参与集体活动的频率、与利益团体之间的联系等方面。认知性维度包括一般社会支持、感情支持、信任、认同感、社会和谐等方面。

(四) 社会资本与健康的关系

1. 宏观社会资本与健康的关系　社会制度是宏观社会资本的集中体现。社会制度中的社会规范和道德标准对人们的行为起着强制性的约束作用,文化理念对健康观念的形成起着潜移默化的影响。社会制度通过信息渠道和有效支持途径对健康产生影响。例如,不同层次的教育、各种新闻媒体广泛传播健康信息,促使人们自觉抵制吸烟、酗酒等不健康的行为生活方式,形成健康的思想观念和生活习惯。民主的社会制度可以营造出公民团结、互惠合作、共同参与的良好社会氛围;人群享有平等的政治参与权利,对社会事务关注程度高,社会凝聚力强大。在这样的社会当中,关注社会成员健康利益的卫生政策和法律更有可能得以通过,共建共享全民健康更有可能有效实施,"健康中国"的目标更有可能实现。

2. 微观社会资本与健康的关系　微观水平的社会资本包括个人、家庭以及社区的社会资本。从个人角度讲,能否从社会网络(家庭成员、邻里、朋友、同事等)获得相应的物质、情感和信息支持对于个人应对负性生活事件,保持良好的生活质量和心理状态有着重要的意义。研究发现,微观个体水平的社会资本比宏观层面的社会资本对健康产生更大的影响。以孕妇为例,妊娠期间的社会支持和陪伴可以减少并发症,缩短分娩时间,分娩的情绪也更好。从家庭角度讲,家庭结构的破坏(离婚、丧偶、子女或同胞死亡等),家庭功能的失调(如儿童或老年人缺乏家庭支持),家庭关系的失调(如夫妻关系失调)都会对家庭成员的健康产生不良影响。日本的一项关于离婚家庭与正常家庭的比较研究发现,男性离婚者平均期望寿命缩短了 12 年。社区水平的社会资本对健康的影响,有三个可能的作用机制:①影响健康相关行为;②影响服务和设施的可及性;③影响社会心理作用过程。第一,社会资本会通过迅速传播健康信息,增加改善健康行为(如锻炼身体)的可能性以及对不健康的行为施加社会控制来影响社区居民的健康行为。第二,富有凝聚力的社区居民更有可能聚集起来创立适当的社会组织以确保服务的可及性,比如交通运输、社区卫生机构、娱乐设施这样一些与健康相关的服务。第三,社区社会资本还可以通过社会心理过程影响个人健康,这些过程提供了情感支持,并且是自尊和相互尊重的来源。

(五) 社会资本与卫生服务和筹资的关系

1. 社会资本与卫生服务利用的关系　从宏观上讲,社会资本存量高的社会对于全人群的关注程度相对平衡,国家和社会群体会采取有效措施(法律法规、行业规范)提高卫生服务的公平性和可及性。从中观上讲,随着社会现代化进程的加快,以契约为基础的合作网络和互惠关系逐步取代传统的狭隘的网络,并在社会生活中发挥越来越重要的作用。这种网络对其中的个体可以起到扬长避短的作用。因此,通过对卫生服务体系内的各种要素进行有效组合和分配,可以使有限的卫生资源发挥更大的功效。医院后勤社会化管理、医院集团化管理、乡村一体化管理、医联体建设等模式都是充分利用社会资本的表现。

从微观上讲,良好的社区社会资本有助于提高卫生服务,尤其是社区卫生服务的可及性。普特南指出,良好的社会资本可能会改善社区内社会机构的功能和效率。在这一观点基础上,有学者认为良好的社会资本有助于创建更人道的、富有效率的、协调的和广泛深入的卫生服务体系。在社会资本水平比较高的社区,医务人员与居民的联系更为密切,能够切实解决居民的日常卫生保健问题;社区医疗机构更有可能接诊无力支付的患者,而患者由于感受到机构的服务质量和对机构的信任,也愿意花更多的钱来购买社区卫生服务;社区全体居民和团体组织更有可能协调起来推动社区卫生服务各项功能的发挥。社区卫生服务体系积极转变和机构功能改善的一个关键问题是社区责任,即促使"社区卫生体系与当地的行为规范,共同的价值观和社区目标相一致"。责任机制的一个重要目标就是保证弱势人群对服务的可及性。社会资本是社区归属感和价值观的构成要素,有助于责任机制的形成和作用发挥;因为在社会资本水平比较高的社区,声誉比较重要,更容易形成共同的价值观和社区目标。此外,社会资本也是求医行为的重要影响因素。求医行为是社会、个人、文化与经验等因素综合作用的产物,而社会资本在这一过程中扮演着极其重要的角色,因为它提供了将求医过程的核心从个人转至社会群体以及将个人行为嵌入社会网络的手段。对于行动不便、存在意识障碍、缺乏治疗信息或是经济困难的患者而言,社会网络所提供的支持对他们的求医行为往往起着决定性的影响。

2. 社会资本与卫生服务筹资的关系　目前,世界上一个备受关注的问题是如何为中低收入国家的穷人筹资以提供卫生服务。传统的公共筹资工具,例如政府税收和社会保险,在为弱势人群提供经济风险保护方面并不像人们期待的那么成功。在欧洲发达国家,医疗卫生费用的80%~90%由政府负担,但是面对沉重的医疗经济负担,要求改革的呼声已经出现;而中低收入国家就更不可能完全依靠政府投入来解决卫生筹资问题。社会保险虽然具有广泛筹集资金和风险共担的优势,却很难覆盖到整个人群;很多特困人群根本无力支付保险金,而加入之后也往往无力支付共付的医疗费用。社会资本被视为解决卫生筹资问题的一条重要途径。从宏观上讲,社会可以更好地将医疗保健与市场机制融合起来,容许和鼓励各种形式的社会经济资源如个人、集体、外资等参与公共卫生机构的建设,引入有效的市场竞争机制,弥补政府对卫生事业投入低的不足,从而拓宽卫生筹资渠道。从微观上讲,在经济困难的时期(如发生灾难性卫生支出),个人的社会关系网络往往是低收入群体的最后一道安全屏障。建立在社区社会关系网络基础上的社区筹资机制,在向疾病负担沉重的弱势人群提供资金保护方面正发挥着越来越重要的作用。近年来,一系列社区基础上的卫生筹资工具相继问世,例如微小信贷、社区卫生基金、互助医疗组织等。然而,当社区或社会网络变得孤立狭小,或者与社会集体利益存在冲突时,社区筹资机制的不足就会体现出来。例如,参加者均为穷人的风险共担机制剥夺了他们从高收入群体获得资金的机会;孤立狭小的人群范围内的筹资机制无法将风险共担扩大到更广泛的人群;与广泛的转诊体系和卫生服务网络缺乏联系使筹资计划的参加者无法从正式的卫生服务体系获得全面的服务。在这种情况下,建立跨社区或网络的纽带和桥梁有助于克服狭隘的利益倾向,而增强社会成员的社会共济意识和社会凝聚力将吸引更多的人参加筹资。

三、家庭与健康

家庭是以婚姻与血缘关系为基础建立起来的一种社会生活群体。婚姻构成夫妻关系,血缘构成父母子女及兄弟姐妹关系,这些关系是通过相互间承担义务而巩固发展的。家庭是社会的细胞,是人出生后首先接触的社会,是人们一生中主要活动的场所。家庭状况,包括家庭类型、家庭功能、家庭人际关系等,都会对家庭成员的身心健康产生很大影响。

(一) 家庭的类型

根据家庭关系的多少和种类形成不同的家庭类型:

1. 核心家庭　核心家庭指由已婚夫妇和未婚子女或收养子女两代人组成的家庭。核心家庭的特点是人数少,结构简单。核心家庭内部一般只有一个权力中心,关系较为简单,家庭成员容易沟通和相处。

2. 主干家庭　主干家庭由两个或更多的住在一起的核心家庭组成,即除一对夫妻和他们的子女之外,还有上代或上几代的人口或同辈未婚人口共同组成。最典型的形式是直系双偶家庭,即父母和一个已婚子女同居家庭,这种家庭包括两对配偶、两代或三代人。这类家庭除有一个主要权力中心外,尚有一个次要的中心,关系比之核心家庭复杂。

3. 联合家庭 指家庭中在同一代里有两对或两代以上夫妇的家庭;我国传统的几世同堂家庭就属于这种家庭。这种家庭可能有多个权力中心,关系复杂,结构松散而不稳定。

4. 其他家庭 未包含到上述三类的家庭,如单亲家庭,丁克家庭,鳏、寡、孤独等一个人的家庭,未婚同居,同性恋家庭等。

(二) 家庭的功能

家庭主要有下列四种功能:

1. 养育子女 生儿育女是社会发展的需要,亦是种族繁衍的需要,是圆满家庭的重要条件。家庭的养育功能不仅包括生养,也包括教育,从而使人类自身的繁衍亦有一个质的提高,使出生的子女健康成长,成为对社会有用人才,以达到家庭幸福与推动社会进步。从教育功能说,家庭是儿童成长的重要环境,父母是儿童的第一任教师,育儿是父母应负的责任。

2. 生产和消费 家庭的生产功能是历史性的,将随着社会发展而逐渐缩小并趋向消失,而家庭的消费功能则是永存的。随着社会发展,消费结构有很大改变,从满足生理需要的吃饭、穿衣为主,变为高层次的娱乐、享受等精神生活为主。家庭的消费状况直接影响着家庭成员的健康。

3. 赡养 下辈家庭成员有赡养上辈老人的义务。我国赡养老人是一种传统美德。当老人丧失劳动能力,完成社会责任时,在物质上与精神上的需要首先应由家庭承担。随着社会发展,家庭规模逐渐缩小,大家庭由核心家庭代替,虽然负担着老人的物质生活,但生活照顾与精神安慰常感不足,这是家庭赡养功能的不完全。

4. 提供休息娱乐的特殊环境 社会发展为人的休息娱乐提供了充分的条件,但是家庭环境作为人们一天工作之后的休息、娱乐环境是其他任何场所不能代替的。家庭是人一生中接触最多的环境,是出生成长的地方,有最熟悉的房间卧室,有自己喜爱的玩具摆设,有自己的亲人,构成了最适合个人的特有环境,在这种环境中可以得到完全的放松与充分的休息,这种环境对体力的恢复、对精神的调节都有重要作用。

(三) 家庭对健康和疾病的影响

健康的家庭既是社会安定的必要条件,亦是家庭成员身心健康的重要环境。家庭结构、家庭功能、家庭成员间关系正常与否成为影响健康的重要因素,并且家庭结构与家庭功能、家庭人际关系之间形成交互作用,进一步影响家庭成员的健康。

1. 遗传和先天的影响 每个人都是一定的基因型与环境之间相互作用的产物,许多疾病都是通过基因而继承下来的,如血友病、地中海贫血、白化病等。由先天性因素(如胎内感染、怀孕期间用药或射线照射等)所致的婴儿残疾,将会给儿童的身心健康造成直接的影响。

2. 家庭对儿童发育及社会化的影响 个体心身发育的最重要阶段(0~20 岁)大多是在家庭内完成的。儿童躯体和行为方面的异常与家庭病理有密切的关系。例如,父母亲情的长期剥夺(parental deprivation)与三种精神问题有关:自杀、抑郁和社会病理人格障碍(sociopathic personality disorder)。3 个月至 4 岁这段时间是儿童心身发育的关键时期。在这一时期,父母的行为对儿童人格的形成有很大的影响。例如,生活在父母因感情不和而经常打架或父亲经常虐待母亲的家庭中的儿童容易形成攻击性人格。

3. 家庭对成年人发病率和死亡率的影响 对于成年人的大部分疾病来说,丧偶、离婚和独居者的死亡率均比结婚者高得多。研究发现,良好的婚姻状况能够促进老年人的健康长寿,对老年人健康具有保护作用。同家庭生活美满的家庭相比,离婚者平均寿命显著缩短。离婚不仅影响离婚夫妻双方,并且严重影响子女的身心健康。父母离婚容易对子女造成心灵上的创伤,导致其心理上的痛苦和人格上的缺陷。

4. 家庭对生活习惯和行为方式的影响 家庭成员的健康信念往往相互影响,一个家庭成员的行为受另一个家庭成员或整个家庭的影响。家庭中的成员往往具有相似的生活习惯和行为方式,一些不良的生活习惯和行为方式也常成为家庭成员的"通病",明显影响家庭成员的健康。

5. 家庭环境对健康的影响　家庭环境中比较重要的因素就是拥挤程度。过分拥挤的环境不但为许多疾病的传播创造了条件,而且可能引起家庭成员的心身障碍。另外,家庭与邻居的关系、住房的牢固程度、社区环境的卫生和治安状况等都将影响家庭成员的身心健康。

6. 家庭保健　家庭也是提供和接受保健服务的场所。以家庭为单位的健康保健服务对于家庭成员的健康有着不可替代的作用。家庭保健是家庭签约服务的主要内容之一。全科医生团队通过家庭健康评估,制订并实施家庭保健计划。家庭保健的内容包括:建立家庭健康档案、开展家庭健康教育等。

四、医患关系与健康

近年来,医患关系紧张的问题引起社会广泛关注。患者感到"看病难、看病贵";医生反映工作压力大,工作紧张,待遇不高。医患之间互相不信任,医患矛盾突出,医患冲突经常发生,甚至发展为一些恶性冲突,影响了正常的医疗秩序,间接地增加了人群的医疗负担,影响患者的健康权利,也使医生的身心健康受到影响。医患关系直接影响到医患双方的身心健康。

(一) 医患关系的概念

医患关系是医务人员与患者在医疗实践过程中产生的特定关系,是医疗过程中最重要的人际关系。狭义的医患关系是指医护人员与患者的关系。广义的医患关系是指以医生为主体的人群(包括医生、护士、医技人员、医院行政管理人员、后勤保障人员)与以"求医者"为中心的人群(患者、患者亲属、朋友、患者单位人员)之间的关系。医患关系就是上述两群人以保持健康和消除疾病为目的而建立起来的供求关系。

医患关系的本质是一种社会关系。著名医史学家西格里斯特(H. Sigerist)曾有论述,医学的目的是社会的,它不仅仅是治疗疾病、使患病机体康复,而是使人调整以适应其所处环境,成为一个有用的社会成员。每一个医学行为始终涉及两类当事人——医生和患者,或更广泛为医学团体和社会,医学无非是这两群人之间多方面的关系。医患关系从本源上来说,是人们道德关系的表现形式,体现个人利益和他人利益或社会利益相互关系的一种特殊社会关系,依靠一定道德规范以及风俗习惯来维持。可以说医学本质是一种文明现象。医学是一门极复杂的科学,又是一个充满变数和未知数的领域,对同一种病,不同的人有不同的体质,即使同一种治疗方法,得出的效果也会截然不同。不同的医学结果可以显现出不同的医患关系,不同的医患关系可以显现不同的社会影响。

(二) 医患关系的类型

如果按照医务人员与患者在相互关系中的互动情况,尤其是从患者的参与角度进行划分,可以将医患关系的类型分为主动被动型、指导合作型、共同参与型。主动被动型的特点是医生是主动的,患者是被动的,患者完全听从医生的安排和处置,不会提出任何异议。这是古老而又普遍的医患关系模式。指导合作型的特点是医生主动的,有一定的权威性,其意见受到患者的尊重;同时,患者也有一定的主动性,可以提出疑问,寻求解释,主动配合医生治疗。共同参与型的医患关系是医生和患者具有相同的主动性和权利,相互参与医疗的决定实施,其特点是"医生帮助患者自己治疗",医生尊重患者意见,患者意见有很高的参考价值。

1. 主动被动型关系　这种模式的"医患关系"比较普遍多见,医生完全是主动的,患者是完全被动的,医生对患者处置的权威性不会受到怀疑,患者不会提出任何异议。这种情况多见于昏迷、休克、或其他严重损伤的患者,他们已经失去了表达意见的主动性,完全听命于医生是不可避免的,也是必要的。

2. 指导合作型医患关系　这种观点认为,为了达到恢复健康的目的,医生必须控制和患者的交往,医患双方都希望医生在整个交往过程中行使更大的权力和权威。医生是主动的,患者也有一定主动性;医生的意见将受到患者的尊重,但患者可以提出疑问,可以寻求解释。这种情况多见于病情危重或发病不久的急性患者,他们意识清醒,对疾病了解很少,要依靠医生的诊断和治疗,处于比较忠实地接受和执行医生劝告的地位,也是不可避免的和必要的。

3. 共同参与型医患关系　这种关系强调传统医患关系模式应向人本模式转化,使医患双方成为协作者关系。医患的作用不是单向的,而是相互依存的,有同等的权利。尤其是在"以患者为中心""尊重患者权利"等价值导向下,这些都充分体现了医患平等、共同参与的理念。

(三) 影响医患关系的主要因素

1. 信息不对称　信息不对称(information asymmetry)指信息在相互对应的个体之间呈不均匀、不对称的分布状态,即有些人对关于某些商品或者服务的信息比另外一些人掌握得更多。相比于医生来说,患者对疾病的诊断和治疗方法往往缺乏足够的信息。首先,患者对医疗服务的质量和价格缺乏信息。一般患者缺乏医疗服务知识,他无法知道自己患了什么病,需要接受什么治疗,花多少钱才能治好,从而无法判断自己所接受的治疗是否是最恰当的治疗方法,也无法判断自己支付的是否是合理的价格,只能完全处于被动状态,一切听从医生的安排。其次,患者对医生自身的专业特长,技术水平等了解不多。一般来讲,患者对医生缺乏了解,缺乏对各个医生专业方向以及其医德等方面的信息,不容易选择到自己满意的医生。再者,患者在治疗过程中也缺乏医院的管理信息。患者对医院收支状况、医生用药和治疗处置与医生工资之间的关系、有关治疗结果的评价信息了解很少,不利于患者在选择医院时进行比较。信息不对称使患者在消费医疗服务过程中具有被动性,患者往往是主动寻找医院,被动接受服务,患者不能选择医疗服务的类型、内容,在医疗服务中处于劣势,也容易造成对医疗机构和卫生技术人员的误解。

除了患者对医生和医疗机构缺乏足够信息之外,医务人员对患者的信息有时也会缺乏了解。在实际的医疗服务中,医务人员了解患者的既往史、病情以及预后转归等信息资料至关重要,但有部分患者或家属为了过度消费、骗取医保会向医务人员谎报、隐瞒实际病情,或不能将其既往病史、检查结果等如实告知医务人员。

2. 患者对"自身权利"把握失度　患者只强调"维权"不注重"自律"是普遍存在的现象,让患者明白自己的疾病状况并作出相应的医疗选择,是在向传统医学模式挑战以及在与国际接轨方面迈进一步,但医患双方必须相互理解、友好合作,需要作出理性的调整,而不能一味地强调知情同意权、隐私权、择医权,却不配合医院合理的诊疗方案,当治疗效果受到影响时,就会用"维权"来捍卫自己的利益,这样必然导致医疗秩序混乱,激化医患矛盾。

3. 卫生体系因素　包括医疗保障体系不健全,现行医疗机构运行机制包括激励机制不合理,医疗资源配置不平衡。

4. 其他因素　包括医患之间诚信缺失,医患关系中的人文关怀缺失,医患双方沟通意识薄弱以及医务人员工作压力过大无暇顾及沟通,缺乏沟通技巧。

(四) 医患关系发展趋势和改善途径

1. 医患关系发展趋势　随着医学科学技术的发展,人们的法律意识逐步提高,自我保护意识不断增强,以及医疗法律法规的完善,医患关系出现新的发展趋势。

(1) 间接化趋势:由于医学科学技术发展,医生诊断对设备和化验结果的依赖性越来越大,诊疗方式正在向自动化、信息化、遥控化发展,医患之间的交往日益减少,患者从开始就诊到检查结束,大量理化检查替代了医患交流,医患关系逐步出现"间接化趋势"。

(2) 利益化趋势:在医疗活动中为满足医患双方各自需要而产生了物质利益和精神利益的关系,但商品化直接影响了医患关系,医或者患都可能出现逐利行为。

(3) 多元化趋势:由于人们价值观念的多元化倾向,患者及亲属对医院的服务需求及质量要求越来越高,医生对患者也要求既要尊重他们的劳动价值,又要积极配合,使得医患需求呈现出"多元化趋势"。

(4) 法治化趋势:随着社会主义法治化建设加强,医患关系的调整方式由以往主要依靠伦理道德调节上升到法律规范上来,如医疗事故与纠纷的处理等,这些仅靠道德标准调节已是力所不及,而必须通过法律手段和方式来调节。

（5）平等化趋势:随着卫生事业的发展,供方与需方平等合作的新格局正在逐步形成,医患之间内行与外行的主从型关系客观上要求转为服务与被服务、选择与被选择的人与人之间的平等关系,形成现医患地位的"平等化趋势"。

2. 构建和谐医患关系的政策选择　①在制度层面,规范医患双方在诊疗服务过程中的行为规则,倡导良好的社会风气,促进医患双方之间平等相待和相互尊重;②在宏观管理层面,合理分配卫生资源,加强卫生体系建设,提升医疗卫生服务水平,建立医患之间的缓冲机制,减少医患之间的直接冲突;③在微观管理层面,建立和完善医疗冲突和纠纷的处置机制,加强社会监督。

（刘晓云）

小结

人具有的生物与社会双重属性决定了人的健康既受到生物遗传因素和自然环境因素的影响,也受其所生存的社会环境中多种社会因素的影响。与健康相关的社会因素多种多样,涉及人们社会生活的各个环节。既包括以生产力发展水平为基础的经济状况、社会保障、教育、人口、科学技术,也包括以生产关系为基础的社会制度、法律、文化、社会关系等。本章重点介绍的是社会经济、文化、社会关系等社会因素对健康的影响。

经济发展是社会发展的基础,更是人类赖以生存和保护健康的物质条件。经济与健康具有双向作用,健康水平的提高可以促进经济发展,经济发展是健康改善的重要影响因素。文化是一种人类特有的社会现象,是一个国家或民族长期生存过程中的物质文明和精神文明的积淀和传承。在影响人类健康的社会诸因素中,文化因素的作用十分明显。世界卫生组织曾指出:"一旦人们的生活水平超过起码的需求,有条件决定生活资料的使用方式,文化因素对健康的作用就越来越重要"。人是一种社会动物,在社会生活中,人与人之间需要交往、联系、沟通、共同参与一些活动,在这些活动中形成各种人际关系及社会网络。这些人际关系及社会网络构成个人或群体的社会资本,借助于这样的社会资本,个人或群体能够获得各种健康保护及卫生服务利用的资源和支持,从而影响人的健康。与健康密切相关的社会发展因素还包括社会阶层、社会性别、人口流动等。通过对不同阶层、不同社会状况人群的健康、卫生服务需求和卫生措施等问题的研究,可以发现高危人群,采取相应策略与措施维护和促进他们的健康。

思考题

1. 试述社会因素概念及影响健康的特点。
2. 试述经济发展与健康的关系。
3. 试述教育如何通过人们的生活方式对人群健康产生影响。
4. 为什么需要关注年龄对健康的影响?
5. 简述社会资本与健康的关系。
6. 影响医患关系的主要因素有哪些?

第五章
心理行为因素与健康

　　心理和行为因素是指社会环境中普遍存在的、能导致人的心理应激从而影响健康的各种因素,其致病机制是通过刺激中枢神经、内分泌和免疫系统对机体产生作用。心理和行为因素对健康影响的研究始于20世纪20年代前后,它是研究心理和行为因素对健康和疾病的作用,以及它们之间相互联系的科学。心理和行为因素较为复杂,人是生活在社会环境中的有各种心理活动和行为的高级动物,社会环境中的各种因素必然要影响人的心理活动,导致情绪变化、行为改变,并对健康产生影响。心身医学是当代研究精神和躯体间相互关系的医学科学的一个分支,其基本概念分为狭义和广义两种。狭义的心身医学是主要研究心身疾病的病因、病理、临床表现、诊治和预防的学科;广义的心身医学则是研究人类和疾病斗争中一切心身相关的现象,涉及医学、生物学、心理学、教育学和社会学等多个学科。心身疾病是主要表现为生理功能障碍与心理因素有关,但无明显精神活动或行为障碍的一组疾病,凡有形态学变化者均列入其中。

第一节　心理因素与健康

【学习要点】
1. 掌握应激、生活事件的定义。
2. 熟悉应激和生活事件的不同分类方法。
3. 了解应激对健康的作用、生活事件的测量和量化及其对健康的作用。

一、概述

　　目前认为心理和行为因素刺激可能主要通过中枢神经、内分泌和免疫系统对机体产生作用,从而影响健康,甚至致病。心理和行为因素刺激可能会引起人的情绪反应,作用于大脑皮层、边缘系统、下丘脑等中枢神经,引起自主神经系统调节紊乱,神经递质(去甲肾上腺素、5-羟色胺)释放,或可直接作用于器官、内分泌腺体,导致内分泌紊乱,免疫功能下降。

　　心理现象是心理活动过程的表现形式,分为心理过程和个性(人格)两个方面。心理健康是健康的重要组成部分。社会心理现象是在一定的社会情境或影响因素下产生的各种心理和行为。心理因素,例如个体的负面情绪、消极的生活态度和社会因素,例如工作学习的压力和家庭关系不和谐都会对健康产生影响,导致各类心身疾病。这主要是通过使人体产生应激,如果应激状态强烈而持久,超过机体的调节能力就会影响健康,甚至导致精神和躯体疾病。

二、应激

(一)定义

　　应激(Stress)是指个体面临或觉察到环境变化对机体有威胁或挑战时作出的适应性和应对性反应的过程。应激的概念是随着医学模式的转变而发展的。20世纪30年代Cannon引用于人类生理学研究,将应激定义为超过一定临界阈值后,破坏机体内环境稳态(homeostasis)的一切物理、化学和情感刺激。50年代Selye提出机体对上述一切刺激的非特异性反应统称为应激。70年代社会精神病学家提出了由心理社会因素应激源作用于机体,从而导致躯体疾病的模式,认为应激反应取决于个体的遗传素质、早年环境的影响、获得的知识和经验等诸因素与应激源的相互作用。因此,应激的研究广泛地涉及生物学、医学、心理学、社会学、人类学等多门学科。

(二)分类

1. 按产生应激的环境因素分类

(1)工作或学习环境因素:工作负担过重、兼职过多形成角色冲突、事业上成就很少、升学竞争、学习负担过重、各种考试压力、人际关系不融洽等。

(2)外部物质环境:包括自然环境变化如水灾、火灾、地震等,以及人为因素变化如交通事故、工业噪声、环境污染等。

(3)家庭内部因素:离异、亲子关系恶劣,家庭成员之间关系紧张,子女远离父母形成"空巢"状态,家中重大经济困难、家庭成员死亡等。

2. 按应激源性质分类

应激源是引起应激的刺激,通常指向机体提出适应和应对要求并进而导致充满紧张性的生理和心理反应的刺激物。

(1)躯体性应激源:指对人的躯体直接发生刺激作用的刺激物,包括各种物理、化学和生物学刺激物,例如极端的温度、强烈的噪声、酸性或碱性刺激等。

(2)心理性应激源:指来自人们头脑中的紧张性信息,主要指冲突、挫折和各种原因导致的自尊感降低。例如人际关系冲突、过高的期望、工作或心理挫折等。但是心理性应激源常常源自外界的刺激。

(3)社会性应激源:指能导致个人生活风格变化,并要求人们对其作出调整或适应的事件。一般包括应激性生活事件和日常生活困扰,例如社会动荡、战争、政治经济制度的重大变化以及日常生活琐事等。

(4)文化性应激源:指由因语言、风俗和习惯等的改变而引起的应激。例如,从一个国家迁入另一个国家,由于个体将面临一种生疏的生活方式而不得不改变自身原有的生活方式与习惯以顺应新的情况,从而产生应激。

(三)应激对健康的作用

应激对健康的有利方面是动员机体非特异性适应系统,产生对疾病的抵抗,增强体质与适应能力,这可以给人带来激励和振奋,使人心情愉快、精力充沛,保持心身健康。应激对健康的不利方面是由于适应机制失效而导致不同程度的心理、行为和躯体障碍,使人产生焦虑、恐惧、抑郁等情绪。情绪不稳、易激惹、易疲劳等会造成注意力分散、记忆力下降、工作效率降低等不良后果。

长期处于应激状态或慢性应激状态则会引起心身疾病和心理障碍。应激的转归一般包括适应、亚适应和不适应。适应是一种良性应激,指躯体为了维持内环境稳态而作出改变,属于生理性应激;不适应则属于病理性应激;亚适应介于两者之间。对应激源的不适应可能引起各种健康问题,包括影响神经、内分泌、免疫、心血管、消化、呼吸、泌尿或生殖等系统而产生生理变化,或引起精神心理障碍。

1. 儿童及青少年时期的常见应激源　儿童及青少年时期常见的应激源包括学习压力、教师压力、家庭环境压力、父母压力、同伴压力和社会文化压力等。高强度、长时间的应激可能会减缓儿童及青少年的心理健康发展。因应激源引起精神心理适应障碍在儿童中可能表现为出现退行现象,在青少年中主要表现为品行障碍。

2. 成年时期的常见应激源　成年时期常见的应激源可能来自工作、家庭和外部环境等。职业性应激源主要来自于工作者本身、工作条件、工作性质和组织等方面。家庭应激源包括正常变迁应激(如新家庭建立、家庭成员离别)和不正常变迁应激(如离婚、家庭暴力等)。环境应激则包括自然灾害、噪声、空气污染及过度拥挤等。其他成年时期常见应激还包括疼痛、悲伤、隔离、监禁、睡眠剥夺和生物节律变化等。

1949 年,被称为"家庭压力理论之父"的希尔(Hill)提出了经典的用于解释家庭压力的 ABC-X 模型:A 指引发压力的事件或情境,B 指家庭拥有的资源和弹性,C 为家庭对事件的认知,X 为压力或危机的程度或现状。一个能够动用资源解决压力或危机事件且持有较正面认知的家庭具有较好的适应性。

(四)遗传对应激的影响

在暴露于同样的应激源之后,不同个体的应激反应存在异质性,以往研究发现,该异质性具有遗传学基础。与交感神经系统或下丘脑-垂体-肾上腺轴(HPA)相关的基因可能影响应激反应。

三、生活事件

(一)定义

生活事件(life events)指人们日常生活环境中遇到的家庭、工作、人际关系、经济、社会、环境、个人健康等事件,由于各类事件通常互相交织,难以准确分类。根据生活事件对当事人的影响和当事人的体验,可分为正性生活事件和负性生活事件:正性生活事件通常指个人认为对自己具有积极作用或意义的事件,例如晋级、立功、获奖等;负性生活事件指个人认为对自己产生消极作用的不愉快事件,如亲人死亡、身患重病等。重大生活事件造成心情紧张、精神压力,成为应激源,从而对疾病的发生起到直接或间接的作用。紧张性生活事件作为客观精神刺激,其引起的心理紧张在一定时间范围内具有叠加作用,且各种紧张性生活事件引起的心理紧张的总和与个体心理和躯体健康状况有一定的联系,不同性质、强度和频率的紧张性生活事件对健康可能会产生不同的作用。

(二)生活事件的测量与量化

Holmes 和 Rahe(1967 年)开创了对生活事件的定量研究方法。他们把生活过程中对人们情绪产生不同影响的事件称为生活事件,并按它们影响人们情绪的轻重程度划分等级,用生活变化单位(life change unit,LCU)进行定量评定,制定了"社会再适应评定量表"(social readjustment rating scale,SRRS)。Holmes 等人对 5 000 人进行的调查结果显示,若一年内经历的生活事件小于 150LCU,则未来一年基本健康;若为 150~300LCU,则未来一年患病概率超过 50%;若为 300LCU 以上,则来年患病的概率超过 70%。SRRS 在日本、美国、法国、比利时、瑞士及北欧国家进行了跨文化研究,相关系数在 0.65~0.98 之间,目前已被广泛应用。Sarason 等(1978 年)在 Holmes 工作的基础上,编制了"生活经历调查表"(life experiences survey,LES)。与 SRRS 的不同点是此表把生活事件对个人的影响分成正向和负向,即好的影响和坏的影响;由受试者本人评定事件对情绪影响的程度及性质。该评定方法更接近人们生活的实际情况。

我国张明园等(1987 年)在上海、郑延平(1990 年)分别组织了国内协作组,参考国外经验,结合我国文化背景制定了生活事件量表和紧张性生活事件评定量表。生活事件量表包括正性和负性事件,是一种他评量表,分为职业、学习、婚姻恋爱、家庭子女、经济、司法和人际关系等多个类别,表中每一个生活事件都被赋予相应的生活事件单位(life event unit,LEU)。紧张性生活事件评定量表将生活事件归纳为:学习、婚姻恋爱、健康、家庭、工作与经济、人际关系、环境和法律与政治等类别。研究发现我国正常人群中最严重的刺激因素是丧偶和家庭主要人员死亡;最轻微的刺激是生活琐事、与人争吵、违章罚款或扣发奖金,该结果与国外研究一致。

我国张亚林、杨德森等编制的生活事件量表包括家庭生活(28 项)、工作学习(13 项)、社交及其他(7 项)等类别和 2 个空白项目。量表强调填写者根据自身的实际感受去判断事件的性质、影响程度和影响持续的时间。

(三)生活事件对健康的作用

1. 学习问题　学习是应对当代社会激烈竞争的必要过程,来自社会和家庭的压力给不同层次的学生群体带来不同程度的精神紧张。在学习过程中成绩不理想或考试失败是较大的精神刺激,可造成应激状态,严重时则可能诱发精神和躯体疾病。

2. 恋爱婚姻问题　作为人生中的重大生活事件,成功的恋爱或美满的婚姻等正性生活事件易使心理活动张力增高,从而产生愉快的体验。相反,恋爱失意或婚姻破裂及其过程中遇到的各种挫折都属于负性生活事件,若破坏了精神活动的平衡,就可能诱发各种精神和躯体疾病。

3. 健康问题　个人、家庭成员、亲戚好友罹患急性病、重病或遭受意外事故都是负性的紧张性生活事件,这些刺激因素发生的频率虽然不太高,但心理刺激的强度却非常高,若不能及时进行心理支持和心理治疗,加之心理和性格上的缺陷,很容易造成大脑精神活动的紊乱,发展为认知功能和情感活动的异常,最终罹患精神和躯体疾病。

4. 家庭问题　在家庭中子女难以管教、夫妻感情不和、家庭成员之间关系不和、家庭成员发生意外或因病死亡等负性生活事件都可引起心理紧张,若发生的频度较高,在一定时间范围内产生了叠加作用,则可影响心理健康,从而诱发各种疾病。

5. 工作与经济问题　工作中遇到矛盾和困难等是发生频度较高的紧张性生活事件。经济困难,如失窃、罚款或扣发奖金等强度低而频度高的紧张性生活事件造成的应激状态长时间持续存在,通过多种心理社会因素综合作用,就有可能发生精神和躯体疾病。

6. 人际关系问题　上下级之间关系不和、受他人歧视或冷遇、名誉受损、被人误会和错怪等不良人际关系,都会造成心理压力;邻里关系紧张、与好朋友关系破裂,也是应激因素。郑延平(1990 年)的研究表明,我国正常人群中最常见的低强度心理紧张性刺激因素中,人际关系问题发生的频率最高,是日常生活中常见的心理紧张刺激源。如果这些刺激源持续存在,超过了人的心理压力承受限度,就会影响到心理健康的水平。

7. 环境问题　在现代社会中各种环境因素的干扰会使脑神经处于持续性紧张状态;生活环境受到了有害物质的污染可能会使人情绪不稳;遭受严重的自然灾害更是急骤的、强烈的精神刺激,若不能得到及时有效的心理支持和物质援助,则可能使人体内环境活动失去平衡,严重时就有可能罹患各种疾病。

8. 法律与政治问题　介入到法律纠纷中、受牵累而使前途受到不可挽回的影响等都是令人难以承受的精神创伤。这类紧张性生活事件引起的强烈心理紧张在一段时间持续叠加,很有可能诱发各种精神障碍和躯体疾病。

(吴息凤)

第二节　行为与健康

【学习要点】
1. 掌握健康相关行为的概念。
2. 熟悉吸烟、饮酒、膳食、运动、性行为对健康的作用。
3. 了解吸烟、饮酒、膳食、运动、性行为影响健康的机制以及合理化指导。

一、概述

影响人类健康的行为有多种,通常把人所表现出来的与健康和疾病有关的行为称为健康相关行为(health-related behavior)。根据行为对行为者自身和他人健康状况的影响,健康相关行为可以分为两类:促进健康行为(health-promoted behavior)和危害健康行为(health-risky behavior)。促进健康行为指客观上有利于自身和他人健康的行为,主要有平衡膳食、适度睡眠、适度运动、缓解心理压力和保持心态平稳、定期体检、不吸烟、不酗酒、不滥用药物、积极应对突发事件、正确看待疾病和死亡等。危害健康行为,也称不良行为,指偏离自身、他人或社会期望方向的行为,对自身、他人乃至社会的健康具有一定作用强度和持续时间的、直接或间接的、明显或潜在的危害,该行为对健康的危害有相对的

NOTES

稳定性，一般是个体在后天生活经历中习得的；常见的危害较大的健康行为包括吸烟、饮酒、不平衡膳食、不运动和不洁性行为等。

二、吸烟与健康

(一) 吸烟对健康的危害

吸烟不仅危害吸烟者本人的健康，还可能影响他人的健康及后代的健康。国内外对吸烟的危害有大量的研究，其中对于吸烟与癌症的关系研究的资料最为丰富。吸烟增加人群患多种癌的危险性，特别是肺癌。德国、荷兰、英国和美国的研究表明，重度吸烟者患肺癌的危险性比非吸烟者大 3~30 倍。Doll 等人于 1976 年对一组美国医生进行了研究，作了前瞻性调查，发现这些医生的肺癌死亡率降低与吸烟的数量相对减少相吻合。国外有的学者的研究也指出，吸烟与肺癌存在着一定的量效关系。每天吸烟在 10 支以下者，其肺癌死亡率为非吸烟者的 4.4~5.8 倍；而每天吸烟 21~39 支者其肺癌死亡率则增至 15.9~43.7 倍。此外，在长期吸烟的人中，卵巢癌、膀胱癌、口腔癌等发病率也很高。除此之外，咳嗽、咳痰等症状以及慢性支气管炎、肺气肿、支气管扩张、肺功能损害等也均与吸烟有关。

吸烟可通过污染环境造成不吸烟者的被动吸烟而危害不吸烟人群。据研究，在曾有吸烟者吸了 20 支烟的房间中，不吸烟者会吸入相当于一支烟的烟气。美国报道，成年人在充满烟气的办公室内被动吸烟，与那些 20 多年来每天平均吸 10 支烟的人肺部受害程度相等。家庭有人吸烟，子女支气管炎患病率比不吸烟家庭高 2~3 倍。

孕妇吸烟可能影响胎儿的发育。调查表明，妇女在怀孕期间重度吸烟，其新生儿体重小于 2 500g 的人数增加。根据母亲吸烟量的多少，可使早产增加 20%~50%，自然流产增加 10%~70%。

(二) 吸烟危害健康的机制

烟雾本身及其中的有害物质可能对机体的局部产生强烈刺激作用，这种刺激作用使上皮细胞纤毛受损，破坏呼吸道上皮的自我清洁功能，而不能排除呼吸时吸入的一些有害物质及机体中的废物。烟草中的一些有害成分，如烟碱、3-4 苯并芘、亚硝胺、砷、钋、一氧化碳等可能干扰人的正常生理生化反应和代谢功能，从而对人体的心血管、胃肠道、神经系统和肝、肾等器官造成不同程度的损害，并引起激素分泌紊乱、免疫功能受损、抗体产生受到抑制、IgM 和 IgG 减少以及巨噬细胞功能受限等。有人用吸烟者的尿提取物作致突变实验，发现比不吸烟者的致突变性增加。

(三) 吸烟人群的特征及动机

吸烟的危害相当大，吸烟曾被世界卫生组织称为"20 世纪的瘟疫"。吸烟对人体的危害已经为越来越多的人所了解。但迄今为止，尽管宣传机构和卫生人员做了大量的工作，吸烟却仍然屡禁不止。所以，要真正做好这一工作，必须了解吸烟者的社会特征及行为动机，从而使戒烟工作的针对性更强。国外资料表明，吸烟者主要集中在男性人群、中青年人群及文化水平较低的人群。我国研究结果也基本如此。

吸烟人群根据各自的特征又具有不同的心理动机。青少年吸烟的主要动机可能是感觉吸烟有男子汉的阳刚风采、认为吸烟可以消除烦恼，或把吸烟作为交际联络的手段。此外，如果青少年身边有朋友或家庭成员吸烟，或对朋友吸烟评价较高、具有冒险或叛逆个性、具有较低的社会支持或喜欢烟草带来的效应，则更易开始吸烟。中年人吸烟的动机一般包括提神、能提高工作效率、借烟解愁和作为社会交际的一种方式等。在文化水平较低的人群中，吸烟的动机还可能包括对吸烟的危害性的不充分认识。

(四) 戒烟和控烟措施

为帮助吸烟者戒烟，国内外研究者探索并应用了很多技术和方法，如药物戒烟、针刺戒烟、心理封闭戒烟、自我帮助戒烟等。当然，这些技术和方法应用的前提条件是吸烟者要认识烟草的危害，树立戒烟的决心，克服环境的影响，以坚强的意志为后盾，运用科学的方法，提高戒烟的成功率。对吸烟应该采取综合性的控制措施，减小环境的许可性和烟草的可得性，包括对大众的健康教育、控烟立法、提高香烟税收和价格等,而健康教育是这一综合措施的重要一环。

三、饮酒与健康

(一)酗酒的危害

适量饮酒有疏通血脉、调节精神、驱除疲劳和舒筋健骨等作用。但是长期大量饮酒对健康有极大的危害。近年来,全球由于酗酒带来的健康问题和社会问题,已越来越引起人们的注意,酒依赖及其相关问题是仅次于心血管疾病、肿瘤的第三位公共卫生问题。酗酒(alcohol abuse)又被称为酒精滥用,可能造成躯体或精神损害或不良社会后果,属于过度饮酒。根据世界卫生组织(WHO)提出的标准,男性每日摄入乙醇总量≥20g为过量,女性每日摄入乙醇总量≥10g为过量。研究表明,酗酒对肝脏的损害最大。由于酒精要在肝脏分解,长期饮酒会造成脂肪肝和肝硬化。据报道,肝硬化的发病率,饮酒者比不饮酒者高7倍。在法国,因饮酒而引起肝硬化造成的死亡人数占总死亡人数的35%。John Higginson指出,在工业化国家里,过量饮酒是引起肝癌增多的重要原因。苏联学者亦从流行病学研究中指出,食管癌发病状况和酒的消耗之间有明显的相关。据研究,在酿酒过程中会产生诸如亚硝胺之类的致癌物。此外,由于酒对其他致癌物如苯并(a)芘等,具有增加溶解的作用,故认为过度饮酒与吸烟对促癌有协同作用。慢性酒精中毒也可以从多方面损害心脏的健康。长期饮酒者容易罹患酒精性心肌病和心脏病,心脏可发生脂肪性变,心脏的弹性和收缩力减退,血管可出现硬化。如果孕妇酗酒,酒精会通过胎盘侵入损害胚胎。据报道,酗酒母亲生下的婴儿体重和身长偏小,新生儿的死亡率也比较高,32%的胎儿具有中枢神经系统异常、心血管系统及外观发育异常等胎儿性酒精综合征。

酗酒可引起健康损害以外,也造成广泛的"社会损害",包括四类:①公共场合的无序与暴力行为;②无法行使个人惯常承担的职责和角色;③工作中的问题,包括生产能力下降直至完全失去劳动能力;④事故,尤其酒后驾车发生的事故。因此,酗酒相关问题不仅仅是一个生物学问题,更是一个社会问题。

(二)饮酒人群特征及动机

酗酒者的心理动机多种多样,例如压力、人格因素、家庭环境因素、同辈影响以及对生活的满意度等。体力劳动者一般是为了松弛肌肉、消除疲劳。有的人是心中常有抑郁不快之事,试图以酒解愁。酗酒者常具有成瘾性人格特征,爱自我显示,好胜心切。

美国的一项调查表明,男性饮酒百分率比女性高,成人各年龄组的饮酒百分率随年龄增高而下降。每个饮酒者的平均饮酒量与性别、年龄无关。美国另一项研究指出,饮酒者所占百分比随收入和文化程度增高而增高,但平均饮酒量与收入和文化程度之间都没有明显的关系。

(三)限酒措施

目前世界各国对酒的限制,大都采取综合措施,包括对酒类征收附加消费税;进行健康教育,尤其是针对青少年;通过立法禁止酒后驾车、禁止在工作场所饮酒、禁止向18岁以下未成年人出售含酒精饮料、规定最低合法饮酒年龄;颁发销售执照;实行酒类的国家专卖;对宣传戒酒和帮助酗酒者的志愿组织予以支持等。

四、膳食与健康

(一)膳食对健康的作用

膳食是人们通常所吃的食物和饮料。所有的食物都来自植物和动物。人们通过饮食获得所需要的各种营养素和热量,维持自身健康。合理的饮食和充足的营养,能提高人群的健康水平,预防多种疾病的发生发展,延长人群寿命,提高国民身体素质。

不合理的饮食,营养过度或不足,都会给健康带来不同程度的危害。饮食过度会因为营养过剩导致肥胖症、糖尿病、胆石症、高脂血症、高血压等多种疾病,甚至诱发肿瘤,如乳腺癌、结肠癌等,不仅严重影响健康,而且会缩短寿命。饮食中长期营养素不足,可导致营养不良,贫血,多种元素和维生素缺乏,影响儿童智力生长发育,人体免疫功能和抗病能力下降,劳动、工作、学习能力均下降。怀孕期营养不良可引起流产、早产甚至胎儿畸形。饮食的卫生状况与人体健康更是密切相关,食物上带有可致病的细菌、霉菌和有毒化学物质,随食物进入人体,可引起急性和慢性中毒,感染性疾病,甚至可引起恶性肿瘤。

(二) 合理膳食

饮食是维持生命的最基本的行为,饮食得当、科学合理可以保持良好的营养状态并预防各类疾病的发生。从营养的角度要提倡合理膳食,重在食物多样、合理搭配。《中国居民膳食指南(2022)》提出了八项平衡膳食准则,准则一即为"食物多样,合理搭配"。《中国居民膳食指南(2022)》指出,食物多样是平衡膳食的基础,是指三餐包含种类全、品样多的食物;合理搭配则是指食物种类和重量的合理化,从而提高和优化膳食的营养价值,是平衡膳食的保障。

从卫生的角度要提倡吃新鲜卫生的食物,防止食源性疾病、保证食品安全。鱼、禽、肉、蛋、乳等动物性食物含有丰富的蛋白质但易腐败,可引起食物中毒,因此采购食物时应特别注意鉴别是否新鲜。此外还应注意保藏和烹调加工对食物质量的影响。食物保藏的主要目的是防止食物腐败变质、延长食用期限、保持新鲜和避免污染。高温加热能杀灭食物中大部分微生物,延长保存时间;冷藏温度常为4~8℃,只适于短期贮藏;而冻藏温度低达-23~-12℃,可保持食物新鲜,适于长期贮藏。烹调加工是保证食物卫生安全的另外一个重要环节,在烹调加工过程中,需注意保持良好的个人卫生以及洁净的环境和用具,慎重处理动物性食物并注意避免食物的交叉污染。此外,也要改变不良的烹调方式并防止腌制食物变质。

五、运动与健康

(一) 运动对健康的作用

运动不仅锻炼肌肉、骨骼、内脏,还可以提高智力,陶冶心境。提倡生命在于运动,主要是提倡运动要讲科学,只有科学地运动才有利健康。现代生活中,由于电气化、机械化、自动化已进入了人们的工作环境和家庭,与上几代人相比,当今人们大约少消耗三分之一的体力,加之休闲时光和娱乐方式已经被电子游戏机、电脑、电视、多媒体、网上生活所占据,人们就更缺乏应有的运动了。随着现代化程度的提高,缺乏体力劳动和体育运动的现象更加严重。缺乏运动可使人体新陈代谢功能下降,可能导致心脑血管疾病、慢性肾病、糖尿病等慢性疾病的发病率升高。

经常锻炼身体可以增强心肺功能,使心脏收缩力加强,搏出量增多,跳动次数减少;增大肺活量,增加肺和组织中的气体交换,促进二氧化碳的排出。运动可以降低血液中胆固醇含量,升高血液中的高度脂蛋白胆固醇含量,这种物质能够清除血管中沉积的脂肪和胆固醇,主要功能是把肝外组织的胆固醇转运到肝脏进行代谢,然后经由胆汁排出体外。从而起到预防动脉硬化、冠心病、高血压、脑卒中等作用,延缓心血管系统的衰老。运动可以改善神经系统的功能,增强记忆力,提高机体反应的灵活性,使人保持充沛的精神,提高生理自理能力和工作效率。运动可以增强人体的免疫力功能,增强机体对寒冷、高温等不良环境因素的适应性,提高机体对各种疾病的抵抗力。运动可以改善人体的消化功能,增加胃肠道的供血、促进胃肠蠕动,升高各种消化液的分泌,加速各种营养素的消化、吸收和利用。运动可以增强肌肉、韧带和骨骼,防止肌肉萎缩、关节僵硬和骨质疏松,从而保持健壮的体魄,保持肌肉、皮肤的弹性以及全身运动的灵活性。总之,适当的运动锻炼和体力劳动能够促进人体新陈代谢,改善人体生理功能,增强体力,防止早衰。

(二) 合理运动

为了达到增强健康的目的,要提倡适度运动。运动健身贵在坚持,根据个人体质选择适当的运动项目和运动量。提倡有氧运动和无氧运动相结合。有氧运动属于耐久性运动项目,在整个运动过程中,人体吸入的氧气大体与机体所需相等。其运动特点是强度低、有节奏、不中断、持续时间长,并且方便易行,容易坚持。这一运动包括:步行、慢跑、骑车、越野滑雪、打网球等。在健美运动中,韵律健美操以及在跑步机、登山机、划船器、滑雪机、拉力马等器械上的运动也都属有氧代谢运动。从生理生化这个角度来看,在氧气供应充足的状态下,机体运动所需的能量 ATP 主要靠糖、脂肪完全氧化来供给,此时相同重量的糖、脂肪所提供的能量较无氧或缺氧状态下多许多,而且理论上也不产生代谢中间产物乳酸。又因为它能动用机体的能源库脂肪,所以它是目前健身强体和减肥的最有效运动方法。无氧运动属于力量性的运动项目,在整个运动过程中,人体吸入的氧气少于机体所需要的氧气,运动强度较高,持续时间短,爆发力强。而机体运动所需的能量 ATP 主要靠糖酵解来提供,提供的能量只是有氧化的几十分之一,而且还产生大量能使人感到疲劳的中间物质乳酸。这类运动包括举重、拳击、短跑以及田径项目中的竞技运动。在日常运动中,还有很大一部分既不属有氧运动,也不属无氧运动,而是两者兼而有之。如足球、篮球、排球、体操、中距离跑步、游泳及摔跤等,是耐力和力量的综合体现,这种运动同样有健身减肥的作用。

六、性行为与健康

(一) 性行为对健康的作用和安全性行为

性行为是人和动物都具有的一种本能行为,关于人类性行为的定义目前尚有争论,有的学者认为,从广义上来说,所有以达到性满足为目的的行为或者任何能够引起性高潮的行为都是性行为,但严格意义的性行为仅指男女两性生殖器之间的接触,即性交。

正常的、适当的性行为是人的生活中所必须的,通过婚姻缔约得到保证和保护,能够维持人类的繁衍,并且有利于人的身心健康。但异常的、过度的性紊乱为社会道德规范所不容,并且可能导致健康危害,这一类的性行为称为不洁性行为。

不洁性行为的危害最主要是性传播疾病。不洁性行为是导致性传播疾病发生的主要途径,也是近年严重危害人类健康的艾滋病的重要传播途径。美国有调查发现,男性人类免疫缺陷病毒携带者,78% 是由同性或异性性接触所引起。截至 2020 年底,我国报告的现存艾滋病感染者超过 104 万例,性传播比例在 95% 以上,其中异性传播占 70% 以上。艾滋病感染风险较大的不安全性行为包括:没有保护的男性同性性行为、非固定性伴性行为、有偿性行为等。由于性传播疾病可通过母婴传播,可祸及胎儿,使孩子一出生就染上性病或艾滋病,且性行为与婚姻、家庭、子女教育等问题之间有着直接的联系,不洁性行为包括卖淫嫖娼、多性伴、婚外性行为等都有可能导致婚姻破裂、家庭解体,进而使夫妻中无错的一方身心受到伤害。更重要的是,家庭一旦破裂,未成年子女失去依托,无法接受家庭的突然变故,从而严重损害他们的身心健康,甚至导致心理变态,发生离家出走、青少年犯罪、性放纵等。

(二) 艾滋病预防

艾滋病又称为获得性免疫缺陷综合征(acquired immunodeficiency syndrome, AIDS),是由人类免疫缺陷病毒(human immunodeficiency virus, HIV)感染引起的综合征。该病毒可严重破坏人体免疫系统,使机体抵抗疾病能力的极度下降,容易重复感染。艾滋病晚期常发生恶性肿瘤,长期的消耗易导致全身衰竭甚至死亡。同时,艾滋病感染者一旦得知自己的病情,将承受巨大心理压力,其家庭和社会负担也会增加。2020 年,全球约 3 760 万人感染 HIV,死亡 69 万人。2019 年我国全国因艾滋病死亡的人数近 2.1 万人,占甲乙丙类传染病死亡总数的 83%。

1. 行为因素与艾滋病　个人危险行为的改变能够有效防止感染,群体危险行为的改变则可以预防和控制艾滋病感染在人群中的传播和流行,家庭和社会支持可以间接影响艾滋病的传播和发展速度。

情绪、人格和社会支持等心理因素都会影响艾滋病的发展变化,艾滋病的发展可能与应激性的生活事件、抑郁和较少的社会支持等相关。生活方式因素,例如共用注射器静脉吸毒、卖淫嫖娼、夫妻中一方已感染 HIV 情况下发生无保护性行为等,是目前 HIV 感染的主要传播途径。性别歧视、偏见、贫

NOTES

困、社会公众和媒体态度等社会因素可能通过影响某些群体的心理和行为而进一步影响到艾滋病的传播。有些艾滋病患者可能由于害怕歧视而逃避检测或故意推迟检测,甚至选择放弃治疗并继续从事不安全的性行为。性别歧视可能阻止女性获得艾滋病预防服务和性生殖健康服务,造成女性艾滋病防治工作出现漏洞。

2. 艾滋病的预防　　艾滋病的常见预防手段包括:①推广使用安全套,同时教育人们说服性伴侣使用安全套的重要性和技巧;②减少与危险性伴发生性行为;③采用安全性行为,性交时采取保护措施;④减少性伙伴数量;⑤避免共用注射器吸食毒品或用口服美沙酮替代疗法;⑥控制艾滋病的母婴传播等。通过设立世界艾滋病日等方式加强社会干预,宣传和普及预防艾滋病的知识,提高人们对艾滋病的认识,也对预防艾滋病具有重要意义。

此外,要给予艾滋病患者心理支持、治疗和正确引导,为患者家属提供相关信息,提高治疗依从性,尽量减少艾滋病对个人、家庭和社会的不良影响。

(三) 综合防控

对不洁性行为的控制措施应该是综合性的,包括社会措施、道德教育、健康教育及必要的自我保护方法宣传。进行恋爱、婚姻及性、性道德等正确观念的教育,让群众,尤其是青少年树立起正确严肃的恋爱婚姻观。加强法律意识教育和法治建设,严厉打击卖淫嫖娼等社会丑恶现象和违法犯罪行为,从社会生活中铲除滋生不洁性行为的温床,是控制不洁性行为发生不可缺少并且行之有效的社会措施。

(吴息凤)

第三节　心 身 疾 病

【学习要点】
1. 掌握心身医学、心身疾病的概念、心身疾病的诊断步骤和治疗原则。
2. 熟悉心身医学的基本理论,心身疾病的判断依据和常见的心身疾病。
3. 了解心身医学的发展史,心身疾病的心理和药物治疗。

一、心身医学

(一) 定义

心身医学(psychosomatic medicine)是当代新兴医学科学体系的重要组成部分,是研究精神和躯体间相互关系的医学科学的一大分支。心身医学的基本概念有狭义和广义两种。狭义的心身医学是主要研究心身疾病(psychosomatic disease)的病因、病理、临床表现和预防的学科,也称生理心理医学;广义的心身医学是主要研究人类和疾病斗争中一切心身相关的现象,涉及医学、生物学、心理学、教育学和社会学等多个学科。

(二) 发展简史

"心身医学"这一概念是1922年德国学者Felix Deatsch首次提出,但德国精神病学家Johann Heinroth早在1918年就提出了"心-身"这一概念。其后各国的学者对心身医学问题进行了大量研究。随着人类社会的发展和生活、生产及行为方式的变化,生物医学模式发展为新的生物-心理-社会医学模式。心身医学的产生和发展对新医学模式的提出具有启迪作用,新医学模式的发展又对心身医学的发展具有指导意义。

虽然心身医学的科学体系于20世纪30年代正式确立,但受自然哲学医学模式的影响,东西方的原始医学都具有心身医学的性质。我国医学经典著作《黄帝内经》和古希腊的希波克拉底均阐述过情绪和性格对人类疾病和健康的重大影响,提出了朴素整体论的思想。随着第一次工业革命的兴起和自然科学的发展,生物医学模式得以确立。20 世纪以来,随着科技的高速发展,在系统论、控制论、信息论的影响下,医学家发现了生物医学模式的更多缺点和弊病,进而提出了全面、综合、整体地看待人类健康和疾病的心身医学理论。受弗洛伊德(Freud)的精神分析学说的影响,心身医学才被真正作为一门科学来研究。弗洛伊德重视情绪的研究,将精神与躯体重新联系在一起,并证明情绪在精神障碍及躯体疾患中的重要作用。弗洛伊德的心理发展、内部冲突和无意识动机的理论给心身医学以新的推动力,成为心身医学的理论支柱之一。

自 20 世纪 30 年代起,美国、德国、英国、苏联、日本等发达国家均开展了心身医学的研究,并不断取得进展。我国 80 年代才开始广泛开展心身医学研究。1986 年中国心理卫生协会成立心身医学委员会,1987 年创办了《中国心理卫生杂志》,并举办了多次全国性心身医学学术研讨会,推动了我国心身医学的发展。

(三) 基本理论

1. 心理动力学与心理生理学　心身医学基本理论的最初支柱是弗洛伊德的心理分析理论和巴甫洛夫的条件反射理论。后经过人们的补充发展,形成心身医学两大学派——心理动力学派和心理生理学派。

Alexander 是心理动力学的代表者。心理动力学派认为,未解决的潜意识冲突是导致心身疾病的主要原因。特殊的、无意识的矛盾冲突情境,可引起患者焦虑及一系列无意识的防御性和退行性的心理反应,导致相应的自主神经活动变化,一旦作用在相应的特殊器官和具有易患素质的个体身上,将产生器质性病理变化或心身疾病。如生活中部分个体对爱情抱有强烈而矛盾的渴望,可伴随胃的过度活动,就可能导致具有易患素质的个体罹患溃疡病。心理动力学派强调心理因素对身体的影响,并通过大量的观察研究阐明了心理因素在心身疾病中的重要作用。这无疑对克服机械唯物论纯生物学的片面观点和推动心身医学的发展具有积极意义。但是,该学派片面夸大无意识作用,把躯体疾病的许多症状都解释为潜意识中情绪反应的象征,影响了对其他病因的研究和全面治疗。因此,该学派的发展目前已受到很大的限制。

心理生理学派主要是由 Wollf 和 Holmes 等人经过 30 年的研究发展起来的。他们以生理学家 Cannon 的情绪生理学说和巴甫洛夫高级神经活动类型学说为基础,采用精心设计的科学实验研究心理因素在疾病中的作用,并量化研究中的变量,研究有意识的心理因素,如情绪与可测量生理生化改变之间的关系。他们认为情绪对一些躯体疾病影响很大,对自主神经系统支配的某一器官和某一系统影响更为明显。此外,他们还探索了由心理社会刺激引起的情绪是通过何种途径引起生理生化变化而导致疾病的。在进行心理生理学的研究中,他们不仅重视对心理生理障碍的发生发展机制的研究,而且把心理因素扩大为心理社会因素对人体健康和疾病的影响,强调人们对环境刺激的心理生理反应,即强调心理社会的紧张刺激对人体的影响以及机体对疾病的易感性、适应性和对抗性等在致病过程中的作用。该理论对现代心身医学的发展起着决定性作用。

2. 情绪与躯体功能　心理因素对躯体内脏器官功能的影响,一般认为是以情绪活动为中介实现的。情绪可分为愉快的或积极的情绪和不愉快的或消极的情绪两大类。积极的情绪对人体的生命活动起着良好的促进作用,可提高体力和脑力劳动的强度和效率,使人保持健康;而消极情绪,如愤怒、怨恨、焦虑、忧郁和痛苦等,其产生虽是一种适应环境的必要反应,若强度过大或持续过久,可导致神经活动功能失调,从而对机体器官功能产生不利的影响,使某些器官或系统发生疾病。近代动物实验及模拟心理压力的研究发现,心理压力可使实验动物和受试者产生各种功能性的改变,使机体对许多致病原的抵抗力降低。反复或持续地引起内脏功能性改变,可导致器官产生不可逆的组织形态上的变化。然而,我们不应该把心理因素与疾病的关系简单地理解为直接的因果关系,这也是早期心身观念得不到支持的主要原因。近代研究证明,心身疾病是多种因素交互作用所致,既不能忽视心理社会因素的影响,也不能忽视遗传生物学因素的作用,必须从整体观念上来辩证看待。

3. **性格与心身疾病**　医学发展史上有许多人类的性格类型与躯体疾病关系的相关研究,尚无定论。1935 年 Dunbar 提出某些疾病与性格特点和生活方式密切相关的理论,并认为至少八种疾病和性格特征关联,如冠状动脉梗死、心律失常、风湿性关节炎、糖尿病和骨折等。其后,Freedman 等在对患者进行前瞻性和回顾性研究的基础上,提出了与冠心病有密切关系的 A 型行为模式的理论。A 型性格的人具有雄心勃勃、竞争性强、爱显示其才能、比较急躁和难于克制等特点。实验室检查显示A 型性格者若胆固醇、甘油三酯、去甲肾上腺素等都高,则患冠心病的概率很高,但该相关性在与此相反的 B 型性格人群中不存在。对其他疾病的临床心理学研究发现,罹患消化性溃疡的患者大多比较被动、依赖、较少社交、缺乏创新等;类风湿性关节炎患者常表现为宁静、敏感、内向,并有洁癖、求全及刻板等特点;癌症患者则往往自我克制和不善宣泄,并长期处于孤独、矛盾、忧郁和失望中。但上述个性特征与心身疾病关系的研究,大部分是回顾性研究,其结论尚需更严格的研究设计加以检验。

4. **生活事件与心身疾病**　Holmes 等为调查人们在生活中遭受变故而重新适应所需付出的努力程度,制定了 SRRS 量表(social readjustment rating scale)。量表共列出 43 项常见的生活变化事件。但 SRRS 量表没有考虑个体的主观态度,Brown 等的生活事件和困难量表(life event and difficulty scale,LEDS)对此进行了弥补,该量表有助于医生在诊治患者时了解患者发病前的生活环境。其他学者也进行了广泛研究,如 Greene 发现淋巴肉瘤、白血病与帕金森病的患者,不仅有类似的病前性格特征,在起病前都遭受过心理创伤,且病情的恶化与患者的失落感有密切联系,特别是亲人丧亡,人际关系破裂等。Schmale 重点观察亲人分离和忧郁与各种疾病起病的关系,发现住院的大部分患者均有失落感的主诉,并在疾病的症状出现前已感到失望和无助。有研究报告配偶死亡后,存活一方的死亡率和冠心病患病率都显著增高。

5. **个体易感性与心身疾病**　相同的心理社会刺激,仅有一部分人罹患心身疾病。很多学者进行了大量临床和实验室研究以探索造成该差别的原因。一般认为该现象可能与患病前患者的自身生理特点有关,但现有结果中存在矛盾。只有当存在由遗传因素所带来的素质上的易感性倾向,以及过去经历中所造成的生理或心理的反应模式,再加之社会心理因素的刺激,才有可能在某一器官首先出现病态反应。

6. **心身疾病的中介作用**　近代心身医学的研究发现,一切心理应激主要通过中枢神经系统、内分泌系统和免疫系统作为中介影响机体功能。中枢神经系统作为中介机制影响内脏器官功能,即心理应激引起情绪变化,通过边缘系统、下丘脑使自主神经功能发生明显改变,引起有关脏器的过度活动或抑制其正常生理活动。内分泌系统通过反馈作用维持机体内环境的稳定,心理应激可通过内分泌系统引起机体的各种变化。目前研究表明,情绪状态的改变,除伴有自主神经功能和内分泌腺活动的变化外,也伴有神经递质和肽类物质水平的改变。实验证明,动物处于应激状态下,其免疫功能可能下降。血液循环中肾上腺皮质激素水平升高的同时,抗体和免疫球蛋白的水平下降,巨噬细胞的活力减弱,T 细胞成熟的速度延缓,使机体对疾病的抵抗能力减弱。

(四) 心身医学与中医的联系

　　中医是最古老的治疗系统之一。中医学的大部分原理都源于道教和儒学的哲学思想。在中医学中,所有自然现象都被归为阴阳和五行,宇宙以及人体都在不断地向动态平衡转变。

　　中医对精神和躯体的合一性也一直有着自己独特的看法。例如,七情致病论认为人有七情,包括喜、怒、思、忧、悲、恐、惊等情志变化。七情与人体的脏腑功能具有密切的关系,五脏的生理功能变化可能影响人体的情志活动;反过来,强烈、持久或突然的情志过激又能导致脏腑的气机逆乱、气血失调,引发各种疾病。中医认为心主喜、肝主怒、脾主思、肺主悲(忧)、肾主恐(惊),这也能在多个俗语如"肝火旺""心急如焚""肝火冲天""肾气衰竭"等得以体现。中医对情志致病的基本病理解释为气机郁滞,先伤神后伤人,同时肯定了意疗与心身一体治疗的必要性。

二、心身疾病

(一)定义

心身疾病的概念随着学科发展而变化。早期一般沿用心身疾病的名称。自 20 世纪后期,美国采用"心理因素影响的医学状态"的名称;在国际疾病分类第 10 版(ICD-10)中称"与心理或行为因素有关的生理功能障碍"。目前,我国采用心理生理障碍与心身疾病的二者术语结合来描述这类疾病。心理生理障碍主要表现为生理功能障碍,与心理因素有关但无明显精神活动或行为障碍的一组疾病。根据有无形态学变化可区分心理生理障碍和心身疾病,凡有形态学变化的心理功能障碍均列入心身疾病中。

正常的机体对于外界环境的刺激都有一定的耐受及调节能力,社会心理因素的刺激如果过强或持续过久,超过机体的耐受能力,就会导致疾病的发生。社会心理因素的刺激引起的持久生理功能紊乱,并由此导致的器质性疾病称为心身疾病。

(二)心身疾病的判断依据

1. 疾病特征　所患疾病是已被公认的心身疾病,或受自主神经支配器官的器质性疾病,或已具有某种肯定的病理生理过程的病理状态等。

2. 心理特征　疾病的发生发展过程中,由相关的生活事件所引起或使之恶化,但患者本人并未意识到。患者通常具有特殊的个性特点或行为模式,而该特点或模式为某种心身疾病的易患素质。

3. 躯体症状　患者均具有自主神经功能的不稳定性,如手指震颤、掌心出汗、皮肤划痕试验阳性、腱反射亢进、感觉过敏等。

4. 鉴别　不包括以躯体症状为主要表现的精神障碍(如由心理矛盾所致的癔症性转换障碍、疑病症等)。

(三)常见的心身疾病

心身疾病是累及人体的器官和系统的一类疾病。随着心身医学的发展,心身疾病的概念被广泛接受,范围扩大到几乎包括人类的所有疾病,大致可分为 10 个类型,包括心血管系统、呼吸系统、消化系统、内分泌系统、泌尿生殖系统、神经系统、皮肤系统、肌肉骨骼系统、其他如恶性肿瘤以及心理生理疾病。以下介绍常见的心身疾病。

1. 原发性高血压　原发性高血压是指以高血压为主要临床表现且病因不明。在高血压的病因和危险因素中,社会心理因素占重要地位。强烈的负性情绪如紧张、痛苦、愤怒、焦虑和压抑,常是高血压的诱发因素。有高血压遗传素质的人暴露在负性情绪反应中会发生血压调节机制障碍,使肾上腺素释放增加,作用于心脏肾上腺素能 β 受体,增加心输出量和外周动脉的阻力,导致高血压的发生。原发性高血压患者有一定的心理特征,患者常常表现出心情烦躁、易怒、记忆力减退等心理症状,还可能合并头痛、头晕、耳鸣、眼花、心悸、倦怠等躯体不适,少数患者会出现精神症状和智力减退。

2. 支气管哮喘　支气管哮喘是一种常见的心身疾病,心理社会因素对此症有不同程度的影响。呼吸功能与情绪关系十分密切,处在各种情绪状态,如哭泣、叹息、欢笑、气愤等时,会有其特殊的呼吸节律和深度变化。虽然多种因素都可影响哮喘的发作,但是主要作用因素往往只有一种,且该因素被激发后,会导致个体条件反射式的哮喘发作。例如,首次哮喘发作源于过敏因素,此后在相同的环境中,即使没有过敏原也可引起发作。例如,由于花粉过敏而发作哮喘的患儿,当看到或接触到无花粉的塑料假花时,也可引起哮喘发作。此外,患者本人的性格特点也影响哮喘的发生。一般认为哮喘患者具有依赖性强、较被动、懦弱而敏感、情绪不稳和自我中心等性格特点。

心理情绪因素引起哮喘发作的发病机制可有两条途径:其一,情绪通过边缘系统影响下丘脑功能,直接刺激副交感神经引起兴奋,反射性地使支气管平滑肌收缩、痉挛、黏膜水肿、分泌物增加而导致哮喘发作。其二,情绪改变内分泌或免疫功能,引起应激激素(促皮质激素、去甲肾上腺素、生长激素、内啡肽等)分泌的变化,促使生物活性物质释放,抑制免疫功能,从而引起哮喘发作。

3. **消化性溃疡** Wollf 于 1941 年通过对胃瘘患者的观察，认为情绪可引起胃肠运动、血管充盈和黏膜分泌。此后很多学者都证实了情绪对胃液分泌的影响。Alexander 与 Dunbar 等报告了溃疡病患者的性格特征，他们大多表现为沉着自负、认真固执、善于控制自己和富有强迫色彩等。Weiner 和 Mirsky 在 20 世纪 50 年代的前瞻性研究发现消化性溃疡发病时心理因素和躯体因素之间的关系，特别阐明了机体对应激引起的非特异性反应是普遍存在的，但不一定引起疾病，只有当它同机体的各种体质因素联合作用时，才会引起溃疡。我国有调查发现，消化性溃疡发病率城市高于农村，发病人群以中青年为主；工作时间不规律、家庭婚姻关系不和睦的人发病比例较高，还常伴有紧张、焦虑、忧伤、怨恨等不良情绪。以上资料表明心理社会因素与消化性溃疡的发生密切相关。

4. **溃疡性结肠炎** 溃疡性结肠炎又称慢性非特异性溃疡性结肠炎，是以溃疡为主、多侵犯远端结肠黏膜的慢性炎症性疾病，多见于青壮年。一般起病缓慢，易反复发作。有学说认为该病可能与过敏性结肠炎、卡他性结肠炎是同一种疾病的不同阶段，故统称为非特异性结肠炎。

溃疡性结肠炎的病因不明，可能与感染和自身免疫过程有关，但该病的发生、发展、复发，常与社会心理因素密切相关。患者发病前常暴露于焦虑、愤怒、恐惧等负性情绪之中，如愤怒和焦虑时，可使降结肠出现持续性收缩，肠腔变窄，溶菌酶分泌增加，黏膜变脆并出现瘀点等病变；抑郁、沮丧和失望时，结肠的收缩和分泌均会降低。总之，不良的社会心理因素引起情绪变化，刺激副交感神经，使结肠运动亢进，分泌增加，发生腹泻；同时因结肠黏膜的保护屏障功能降低，黏膜和黏膜下血管易破裂和引起溃疡和出血。

5. **甲状腺功能亢进** 甲状腺功能亢进与多种因素有关，凡是造成心理紧张的各种社会心理因素都对该病有影响，而且该病与患者的心理变化和精神障碍的关系更为复杂。有研究发现，接近半数的甲状腺功能亢进的患者出现精神障碍，常见的症状有兴奋、情绪不稳、易疲劳、注意力不集中等，严重者还会出现躁狂状态和抑郁状态。这些症状可能是过多的甲状腺素对中枢神经系统作用的结果，而患者发病前的人格特征，如内向、敏感多疑、情绪不稳、焦虑、抑郁等倾向对该病的发生也有一定的意义。根据艾森克的理论，内向的人大脑皮层唤醒水平高，兴奋阈值低，皮肤电反应的条件反射较易形成，而情绪不稳的人易因情绪刺激而引起内脏反应，因此产生甲状腺功能亢进的心理生理基础。

6. **神经性皮炎** 神经性皮炎是一种以瘙痒和皮肤苔藓化样变为特征的慢性复发性皮肤疾病，其病因尚不明确。一般认为该病与精神神经因素有关，情绪波动、过度紧张、神经衰弱常常会导致发病或使病情加重；消化不良、内分泌功能紊乱、感染、酒精中毒、日晒、多汗、搔抓和摩擦、理化刺激等可以诱发该病。患者多有特异体质，会因情绪极度压抑而爆发、过度紧张，搔破皮肤代替肌肉运动以释放恶劣情绪。此类型的人一旦患病，常缺乏自信心，使疾病不易康复，缓解后亦容易复发。

7. **类风湿性关节炎** 类风湿性关节炎是病因未明的慢性全身性炎症性疾病，主要症状是全身多发性关节炎，早期呈红、肿、热、痛和运动障碍，晚期关节强硬和畸形。研究表明，心理障碍既可以是该病的病因，也可以是它的结果，其疼痛和功能障碍的症状亦可因心理障碍而加重。因此，该病的形成有躯体方面的原因，还有心理方面的原因。

有学者认为，关节附近肌肉群的高度紧张状态对疾病发生有重要作用，而肌肉紧张可能是情绪紧张造成的，也与人际交往有关。该病患者常伴随内向、过度谨慎、生活方式呆板等特点。

三、心身疾病的诊断和治疗

（一）诊断原则

1. 确定躯体症状。

2. 寻找致病的心理社会因素。

3. 排除躯体疾病和神经症的诊断。

4. 关注疾病症状与心理应激反应的相似性。

(二) 诊断步骤

心身疾病是指躯体有明确器质性病理改变或存在已知的病理生理学变化,但心理和社会因素在疾病的发生发展中起重要作用,与躯体症状有明确时间关系。在诊断时需要排除精神和心理障碍。具体诊断步骤为:

1. 采集病史   病史收集心理、躯体、社会三方面的信息,还应考虑个体发育过程中的有意义的生活事件及成长历史的关键阶段,家庭变迁、事(学)业成就,人际关系等;从现代应激理论看,还需要特别关注个体的认知评价能力。

2. 体格检查   除一般常规检查外,应特别强调自主神经支配的器官检查。心身疾病的诊断主要集中于心理及医学领域的相互作用。仅仅检查出心理因素与心身疾病的共存并不能说明它们之间的相互作用,要作出正确诊断,必须了解心理因素影响病程、干扰治疗、危害健康、加重病情的作用。

3. 精神检查   对心身疾病的检查方法有晤谈(面对面交谈)、神经心理测查、心理生理检查等。晤谈是取得病史的主要手段,研究心身疾病必须注意了解个体发病过程中有意义事件的连接与脱离。初次晤谈要了解患者就诊动机,因此要采取“开放”式提问;晤谈记录要兼顾精神、躯体、社会资料和其中的时间及空间关系。晤谈时的心理分析有助于了解患者的个体现实(individual reality),且晤谈记录除了患者报告的语言内容外,还需注意患者描述时的移情与反移情现象。神经心理测查应用于临床已有多年,是临床心理工作了解患者不可缺少的工具。现有的神经心理测查还不足以使临床工作者了解患者的一切,而且国内这类检查基本局限于精神科应用。就心身医学而言,应该着重于从心理应激源、心身健康状况、个体适应应对能力、社会支持等方面开展心理测查。心理生理学检查是在一定的心理负荷刺激下测量各种生理功能的变化,这种心理负荷可以在实验室条件下造成,也可在自然生活状态中造成。前者是人为制造紧张局面,使被试处在心理应激状态中,多数采用各种心理测试方法;后者是在生活中自然发生的,如学生的考试,亲人的突然伤亡、自然灾害等。生理学检查可以应用到各系统的临床各种功能测量,如心肺功能、消化道功能、肾功能、免疫功能以及各种生化指标等,从机体整体到分子水平都可进行检查并记录,也可直接(如肌肉交感神经活性)或间接(通过颈动脉窦反射来了解迷走神经对心脏影响)测定神经调节功能。

(三) 治疗原则

心身疾病应采取心、身相结合的治疗原则,但对于具体病例则应各有侧重。

1. 以躯体疾病为主   对于急性发病且躯体症状严重的患者,应以躯体对症治疗为主,辅之以心理治疗。例如对于急性心肌梗死患者,综合的生物性救助措施是解决问题的关键,同时对有严重焦虑和恐惧反应的患者实施床前心理指导;对于过度换气综合征患者,在症状发作期必须及时给予对症处理,以阻断恶性循环,否则将会使症状进一步恶化,呼吸性碱中毒加重,出现头痛、恐惧甚至抽搐等。

2. 以心理症状为主   对于以心理症状为主、躯体症状为次,或虽然以躯体症状为主但躯体症状已呈慢性的心身疾病,则可在实施常规躯体治疗的同时,重点安排好心理治疗。例如更年期综合征和慢性消化性溃疡患者,除了给予适当的药物治疗,应重点作好心理和行为指导等各项工作。

(四) 心理治疗

心理治疗(psychotherapy)是医学工作者在密切建立及维持医患关系的基础上,通过心理学的语言和非语言的交谈及其他心理学的技术改变治疗对象的心理活动,从而治疗疾病的过程。心理治疗的对象是健康人和有心理问题及心理障碍的患者。在心身疾病的治疗中,心理治疗应作为一种主要的疗法贯穿始终。

心理治疗的机制是利用有声和无声语言及文字对心理活动的作用、脑的生理活动和心理活动相互影响的密切关系、高级神经系统条件反射的建立,从而改变行为等方面而达到治疗疾病的目的。心理治疗一方面解决患者当前的问题,提供情绪支持,减轻相应症状;另一方面通过改变患者的认知评价系统和应对方式,重塑人格系统,预防心理问题和障碍的发生。

心理治疗分为一般心理治疗和特殊心理治疗两个层次。一般心理治疗是医务人员在与患者交谈过程中,通过举止、表情、态度、姿势等影响患者的感受、认知、情绪和行为的过程;特殊心理治疗是针对某些疾病所进行的一些专业化、个性化、定制化的治疗方法。一般心理治疗适用于所有疾病患者,是医务工作者都应该掌握的。特殊心理治疗是针对一定的适应证,以一定的理论为指导,有一定的操作程序或技术,有时还需要特殊的仪器设备,由经过专门培训的施治人员完成的。

心理治疗根据学派理论分为基于心理动力学理论的心理治疗、基于行为主义学习理论的心理治疗和基于人本主义理论的心理治疗。根据心理现象的实质分为语言治疗法、情景治疗法和认知行为疗法。根据医患的沟通方式分为个别心理治疗和集体心理治疗。根据患者意识范围的大小分为觉醒治疗、半觉醒治疗和催眠治疗。

心理治疗,首先要详细询问病史,其次进行一般体格检查和必要的特殊检查,根据病情进行心理测验;而后通过晤谈和各项检查,对疾病的性质和病情的严重程度作出初步诊断,最后根据初步诊断制订适合患者及其症状的治疗方案。

(五)药物治疗

除了对各种具体患病的组织和器官进行对症治疗外,大部分心身疾病患者适用抗焦虑及抗抑郁药物。目前临床上较广泛应用的抗焦虑药物为苯二氮䓬类。对有疼痛或有抑郁症状的患者可服用小量丙咪嗪、阿米替林、多虑平等。近年来新研制成功的抗焦虑药物丁螺环酮以及新型抗抑郁剂选择性5-羟色胺再摄取抑制剂、作用于多受体的抗抑郁药也有一定的抗焦虑作用,可协同应用。自主神经功能失调的患者,可服用谷维素以调节间脑功能,药物的合理应用可为心理治疗创造条件。

心身医学把生物医学、心理康复疗法和社会康复疗法的原则看作整体医学的互为补充的各个部分。因此,正确地对心身疾病进行诊治,可以提高心身疾病的疗效,有效地改善患者的生活质量。

四、心身疾病的预防

心身疾病的预防同样应采取心、身结合的原则,具体措施包括个人心理学预防和社会预防两方面。

(1)个人心理学预防:通过积极学习现代科学知识提高个人修养、思辨能力和社会阅历,进而培养健全的人格;通过学习缓解心理压力的方法提高对社会生活的适应能力;通过积极建立和谐健康的人际关系增强社会支持的获得、改善个体认知能力并帮助宣泄负性情绪;提高个体的抗挫折能力,学会在较强应激的情况下运用成熟的心理防御机制,及时消除应激相关情绪反应、尽早恢复内心平静等。

(2)社会预防:通过社会力量改善个体的社会生活环境,增加个体的社会认同感和价值感,为个体创造一个良好的工作和生活环境,营造良好的社会氛围,减少社会性应激因素的产生。

此外,也应注意易感因素的识别,例如心理素质薄弱、行为异常、持续处于应激、情绪危机、存在心身疾病遗传倾向或出现心身疾病先兆现象等。

(王素青)

小结

心理和行为因素对健康影响的研究是研究心理和行为因素对健康和疾病的作用,以及它们之间相互联系的科学。本章主要讲述心理和行为因素与健康的相关知识,主要分为三个部分:心理因素与健康、行为因素与健康和常见的心身疾病。心理因素与健康部分主要介绍了影响人心理活动的心理现象,同时详细介绍了应激的定义及其分类和生活事件的概念及其测量方式。理解并熟悉应激和生活事件的相关知识有利于更好地解释和评估心理因素对于健康的影响。行为因素与健康部分主要介绍了健康相关行为的概念以及影响人体健康的健康相关行为。随着人类疾病谱和死因谱的改变和科学研究与实践的长期发展,人们对行为与健康关系的认识不断加深,发现了健康对行为的影响是多种多样的,不同的生活方式会对健康产生不同的影响。该节内容中阐释了吸烟、饮酒等成瘾行为、饮食行为、运动行为及性行为等均与我们的健康息息相关,要改善人们的行为与生活方式、提高人群健康水平,需要让人们广泛地认识到促进健康行为对健康的积极作用和不良行为对于健康的危害,同时采取科学的干预策略。心身医学是当代新兴的医学科学体系的重要组成部分,是研究精神和躯体间相互关系的医学科学的一大分支。心身医学的科学体系是 20 世纪 30 年代确立的,弗洛伊德的心理发展、内部冲突和无意识动机的理论给心身医学以新的推动力,成为心身医学的理论支柱之一。国外自20 世纪 30 年代起,我国自 80 年代开始广泛开展了心身医学的研究。由于社会心理因素的刺激引起的持久生理功能紊乱并导致的器质性疾病称为心身疾病,其范围几乎包括所有器官系统。对于心身疾病的治疗遵从心、身结合的原则,除了对各种具体患病的组织和器官进行对症治疗外,大部分心身疾病患者适用抗焦虑及抗抑郁药物辅助治疗。

思考题

1. 简述应激如何影响人体健康。
2. 简述应激的分类。
3. 促进健康行为和危害健康行为的概念是什么,各举出 1 例。
4. 试述心身疾病与其他疾病如躯体疾病、精神疾病的异同。

第六章

预防保健策略

扫码获取
数字内容

在当今世界,人民健康已成为衡量一个国家社会进步的重要标志之一。为了做好医疗保健服务,有效地预防和控制疾病,各国政府应该在国家治理和全球卫生合作层面加大卫生事业的投入,加强卫生事业的规划和管理,采取切实可行的预防保健方针、政策和措施,制订和完善卫生法律法规,加强卫生监督工作,提高人民健康水平。

第一节　全球卫生策略

【学习要点】

1. 全球卫生状况。
2. 全球卫生目标。
3. "三个十亿"目标的具体内涵。
4. 全球卫生策略主要内容。

一、全球卫生状况

从 20 世纪 70 年代开始,世界卫生组织(World Health Organization,WHO)就全面关注并研究世界卫生状况,认为自第二次世界大战以后,特别是进入 21 世纪后,人类的健康水平有明显改善,但其现状及发展趋势并不令人满意。例如,在人口众多的亚非拉国家,特别是撒哈拉以南地区,仍有许多居民的温饱问题得不到解决,文化、卫生及营养水平低,疾病、贫困、文盲、人口拥挤、环境污染、民族纠纷和局部战争等问题不断。此外,不断涌现的传染病疫情大流行,如新型冠状病毒感染对全球人口健康和福祉构成重大挑战,尤其对许多发展中国家的卫生服务网络造成了巨大的冲击。

(一) 健康状况存在普遍的不公平性,儿童及妇女健康问题仍需高度关注

不同国家和国家内部的不同人群之间的健康状况存在较大差异。发展中国家有 10 亿人生活极度贫困,得不到基本的医疗卫生服务;尽管全球人均期望寿命值从 2000 年的 66.8 岁增加至如今的 73.3 岁,但许多低收入国家的期望寿命值仍落后于全球平均期望寿命值,如非洲地区的期望寿命值仅为 64.5 岁。国家、地区以及城乡之间的卫生资源分布不合理,大多数卫生资源集中在经济发达地区和城市,而经济发展较落后地区的基本卫生服务资源明显不足。

WHO 认为应首先关注儿童和妇女健康存在的问题,认为全球范围内儿童死亡率虽然在持续下降,但发达国家与发展中国家之间的差异仍然存在。目前已经有 122 个国家和地区已经达成了控制 5 岁以下儿童死亡率的可持续发展目标,20 个国家将于 2030 年达成目标。另外 53 个国家需要作出进一步的努力才能实现目标。WHO 还指出,营养不良是导致全世界大约 1/3 儿童死亡的主要原因之一。某些发展中国家和不发达国家由于食品价格上涨,以及居民收入较低,加大了人们患营养不良的风险,尤其是儿童营养不良的情况有所增长,2020 年全球约有 1.49 亿 5 岁以下儿童仍然因营养不足而影响生长发育。同样,营养不良也会导致女性贫血。2019 年全球育龄女性的贫血率高达 29.9%,在亚洲可持续发展地区和撒哈拉以南的非洲,女性贫血问题尤为突出。另外,全球每年约有 30 万名妇女死于妊娠和分娩并发症,这些死亡几乎都发生在低资源地区,在国家之间或国家内部,孕产妇死亡

率是可以显示贫富间差距的一项健康指标。

(二) 传染性疾病的流行不容忽视

传染性疾病的发生和流行对人民健康水平和社会经济影响巨大,尤其对儿童、老年人等的健康影响较大。WHO 在《2022 年世界卫生报告》指出:"2020 年,全球患疟疾人数总共达到 2.41 亿,尽管较 2000 年的 2.29 亿相比总数上升,距离达到 2030 年可持续发展目标仍有一大步要走";虽然,结核病发病率在持续缓慢下降,痰涂阳性结核病治愈率不断提高,但结核病仍是世界上造成单一感染病原体死亡的主要原因,耐多药结核病和艾滋病毒相关结核病给人类健康带来了相当大的挑战。WHO 公布,全世界约有 46.5 万新结核病例对利福平耐药,然而利福平是目前最有效的一线抗结核药物,总之高负担的耐多药结核病是造成治愈率低的主要原因之一。目前全球约有 3 770 万人患有艾滋病,2020 年约新增 150 万人感染艾滋病毒,全球青春期少女和年轻女性占所有新发病例的 25%,是艾滋病的高危人群。虽然死于艾滋病的人数逐年减少(从 2005 年顶峰时的 220 万例死亡减少到 2020 年的 68 万例),人类免疫缺陷病毒检测和咨询覆盖面扩大,抗逆转录病毒疗法的可及性也有所提高,但低收入和中等收入国家中仍有许多人类免疫缺陷病毒携带者并不知晓其病毒感染状况。另外从 20 世纪 70 年代至今,已有 40 种新发现的传染病,如近年来甲型 H1N1 流感、埃博拉出血热和新型冠状病毒感染等传染病的暴发和流行,显示了控制传染病仍迫在眉睫。

新型冠状病毒感染于 2020 年底宣布为全球大流行,是 2020 年全球十大死亡原因之一,对全球人口健康造成前所未有的威胁。截至 2022 年 4 月 20 日,世卫组织已报告超过 5.044 亿的确诊新型冠状病毒感染病例和 620 万的相关死亡病例,美洲和欧洲区域受影响最大,占全球报告病例总数的近 3/4。新型冠状病毒感染除了直接造成的健康影响外,还导致了一系列连锁反应,对社会经济和保健服务产生极大的冲击,90% 的国家的基本卫生服务遭到一次或多次中断,对制定更有效和更有针对性的政策和资源分配构成极大的挑战。开发和接种疫苗是目前控制新型冠状病毒感染传播和减轻经济负担最重要的措施之一,但仍存在着疫苗资源分配不平等的问题。

(三) 慢性非传染性疾病负担加重

当今世界,无论是发达国家还是发展中国家,慢性非传染性疾病(non-communicable disease, NCD)的发病率和死亡率大多处于上升趋势,造成的疾病负担不断增加。据 WHO 统计,目前五种主要威胁人类健康的慢性非传染性疾病为癌症、心血管疾病、糖尿病和慢性呼吸道疾病以及精神类疾病。前四种传统慢性非传染性疾病总共造成 3 320 万人失去生命,其中将近 60%(约 2 000 万人)发生在中低收入国家。心血管疾病引起的非传染性疾病死亡人数最多,达到 1 790 万,是目前人类主要死因,其次是癌症(约 930 万人)、呼吸系统疾病(约 410 万人)以及糖尿病(约 200 万人),这四类疾病所致死亡约占所有非传染性疾病死亡人数的 80%。糖尿病患者面临的心脏病和脑卒中危险更高,自 2000 年以来,因糖尿病造成的死亡人数不断上升,在 2019 年达到了约 200 万例。抑郁症等精神障碍类疾病在生活节奏不断加快的现代社会已经成为严重的公共卫生问题,全世界约有 2.8 亿人罹患不同程度的抑郁症,预计这一数字还将继续上升,并且世界卫生组织预测到 2030 年抑郁症将高居全球疾病负担第一位。然而精神类疾病是公共卫生领域容易被忽视的问题之一,只有不到半数的患者能够获得适当的治疗和卫生保健。听力丧失、视力问题和精神障碍是最常见的致残原因,这些障碍可能会影响到人们的正常生活和生计。

(四) 各类伤害不断增加

各类伤害人数占全球死亡人数的 8%,2019 年超过 400 万人死于受伤。世界卫生组织制定的可持续发展目标中,四种特定伤害为谋杀、道路伤害、自杀和意外中毒。伴随着发展中国家的经济增长,汽车拥有量逐渐上升,预计将导致道路交通伤害增多情况。目前,道路交通事故每年导致约 130 万人死亡,受伤者达 520 多万。而在道路交通事故死亡者中,45 岁以下的占 70% 以上。据估计,如果不采取新的更有效的措施进行预防,今后 20 年道路交通事故死亡人数将增加 65%。此外,全球每年有近百万人死于自杀,男性自杀死亡率是女性的两倍,老人是自杀死亡风险最高的人群,全球老年自杀死亡率为 9.2/10 万。在过去 45 年中，全世界的自杀率上升了 60%。在一些国家，自杀位居年龄在 15~44 岁人群的前三位主要死因之列，是 10~24 岁年龄组的第二位主要死因，且这些数字尚不包括自杀未遂情况，自杀未遂发生的频次比自杀身亡要高出 20 倍。

（五）人口老龄化、环境压力越来越大

目前世界人口约为 75 亿。联合国预测，到 2050 年全球总人口可达到 90 亿，这就意味着人们对食品、水、燃料的需求也将增加。而在全球范围内，人口老龄化继续以前所未有的速度增长，2020 年 65 岁以上老年人在世界人口中比例达到 9.3%，已经超过 5 岁以下儿童。2050 年老年人口预测将增加 300%，老年人口比例的上升将造成严重的社会负担，需要卫生部门给予足够多的关注。加上目前不断恶化的环境条件、营养不足以及不健康行为等因素，将会导致更多的慢性病发生。在传染病疫情尤其现在 COVID-19 大流行背景下，不安全的饮水、缺乏卫生设施是死亡的重要原因。对于许多发展中国家来说，将面临传染病和慢性病的双重疾病负担。如全世界目前有一半受到结核病影响的患者都因该疾病而要承担巨大的开销，如果没有强有力的社会保护措施，那么大多数国家的贫穷家庭将面临灾难性治疗成本的困境。

室内和室外空气污染是多种疾病的环境风险因素，包括心血管疾病、卒中、呼吸系统疾病和癌症，在 2016 年导致全球约 700 万人死亡。全球 PM2.5 浓度为 $34.7\mu g/m^3$，比每年平均空气质量安全标准 $10\mu g/m^3$ 高出几倍。饮水、食品安全对人类健康至关重要，在传染病暴发背景下饮水、食品安全问题更加突出。WHO 统计，2017 年全球仅有 71% 的人口享有安全的饮水服务。

（六）卫生人力资源危机加大

卫生人力资源是卫生系统的核心要素，卫生事业发展的关键。WHO 指出，当前全球卫生人力资源存在危机，具体表现在以下几个方面：

1. 总量不足 全球大约缺少 240 万名医生、护士和助产士。短缺比例最大的是撒哈拉以南非洲地区，而短缺数量最多的是东南亚地区。全球有 28% 的国家的卫生设施无法提供用于治疗传染性和非传染性疾病的基本药物。由于贫穷、劳务市场不完善以及公共资金不足等因素，这些地区往往是人力短缺与卫生技术人员失业并存。

2. 分布不均衡 目前全球共有约 5 922 万名全职医务人员，但其在年龄、性别、地区分布很不均匀。每千人口中医务人员，非洲只有 2.3 人，大大低于世界平均数 9.3 人，而欧洲有 18.9 人，美洲则高达 24.8 人。美洲地区占全球疾病负担的 10%，医务人员却占 37%；而在非洲地区疾病负担占到全球的 24%，但其医务人员只占全球的 3%。从城乡分布看，几乎所有的国家都存在卫生人力资源向城市集中而农村短缺的现象。在性别上也存在着不平衡，70% 以上医生是男性，而 70% 以上的护士是女性。

3. 技术结构不合理 卫生队伍的综合技能方面也存在巨大差别。医务人员总数中，护士和医生的比例，非洲接近 8：1，西太平洋地区为 1.5：1。在国家之间，加拿大和美国大约每个医生在比例上平均配有 4 个护士，而在智利、秘鲁和墨西哥等地，每个医生平均不到 1 名护士。从专业来看，许多国家严重缺乏公共卫生人才和卫生保健管理人员。

二、全球卫生目标

（一）"人人享有卫生保健"的全球战略目标

WHO 在其宪章中宣告："享受最高标准的健康是每个人的基本权利之一。"WHO 从 20 世纪 70 年代开始进行了广泛的调查分析，发现世界上许多国家居民的生存条件恶劣。发展中国家大约只有不到 1/3 的人口能够得到清洁的饮用水；传染病、寄生虫病流行，心脑血管疾病、癌症等疾病发病率上升及意外事故频发；文化教育不普及，成人识字率低；社会经济发展不平衡；卫生资源分配不合理；人口剧增和老龄化等；这些都成为卫生保健资源的负担。针对上述状况，WHO 逐步明确了以下观点：卫生工作的重点应从大城市、大医院转移到农村基层；应当从治疗疾病为主转移到预防疾病为主；应当

从为少数人服务转移到为大多数人服务。WHO 对我国农村卫生工作中正确解决这些问题进行了考察，且从我国农村卫生工作经验中受到了启发，提出了使人人得到保健服务的设想，并落实为 WHO 各成员国的共同行动。1977 年第 30 届世界卫生大会决定："各国政府和世界卫生组织的主要卫生目标应该是：到 2000 年使世界所有的人民在社会和经济方面达到生活得有成效的健康水平"，提出了 "2000 年人人健康"（health for all by the year 2000）的战略目标，后来更确切地译为 "2000 年人人享有卫生保健"。

WHO 提出了 "2000 年人人享有卫生保健" 的战略目标旨在扭转全球卫生资源分配严重不均衡的局面，缩小国家、地区之间的差距，使人人享有基本医疗和预防保健。目标的重点是针对发展中国家人民人人能够得到最低限度的卫生保健服务。其具体含义是：

（1）人们在工作和生活场所都能保持健康。

（2）人们将运用更有效的办法去预防疾病，减轻不可避免的疾病和伤残带来的痛苦，并且通过更好的途径进入成年、老年，健康地度过一生。

（3）在全体社会员成员中均匀地分配一切卫生资源。

（4）所有个人和家庭，通过自身充分地参与，将享受到初级卫生保健。

（5）人们将懂得疾病不是不可避免的，人类有力量摆脱可以避免的疾病。

自从 WHO 提出 2000 年人人享有卫生保健全球战略目标以后，全球卫生状况和卫生服务得到了明显的改善。但随着社会的不断发展和人类生存环境的改变，世界卫生也仍不断面临新的挑战。为了应对这些新的挑战，在 1998 年第 51 届世界卫生大会上，WHO 发表了《21 世纪人人享有卫生保健》宣言，确立了 21 世纪的前 20 年的全球重点和具体目标。WHO 强调，"人人享有卫生保健" 不是一个单一的、有限的目标，它是促使人民健康状况不断改善的过程。每个公民都有相同的权利、义务和责任获得最大可能的健康；人类健康水平的提高和幸福是社会经济发展的最终目标。"人人享有卫生保健" 并不是指不再有人生病乃至病残，也不是指医护人员将为全部患者治好其已患的病，而是有其更为深远和广泛的内涵。

1."人人享有卫生保健"社会准则　"人人享有卫生保健" 目标的实现需要有强有力的社会准则和伦理规范来确保人人受益，其核心社会准则包括：

（1）承认享有最高可能的健康水平是一项基本人权：健康是充分享有一切其他权利的前提，应确保全体人民都能利用可持续发展的卫生系统，并促进部门间的行动以减少影响健康的危险因素。

（2）公平：公平准则要求根据人们的需求来提供卫生服务，消除个人之间和群体之间的不公平、不合理的差别，实施以公平为导向的政策和策略，并强调团结。

（3）伦理观：继续加强在卫生政策制定、科学研究和服务提供过程中应用伦理原则，用伦理原则指导人人享有卫生保健计划制订和实施的所有方面。

（4）性别观：必须消除性别歧视，在政府研究和决策制定过程中要强调男女平等，承认妇女和男子具有同等的卫生需求。

2. 21 世纪"人人享有卫生保健"的全球总目标　经过全人类的共同努力，到 21 世纪末，使全体人民增加期望寿命和提高生活质量；在国家之间和国家内部促进卫生公平；使全体人民得到由政府卫生系统提供的可持续发展的卫生保健服务。

3. 21 世纪"人人享有卫生保健"的实施策略　21 世纪 "人人享有卫生保健" 是 2000 年 "人人享有卫生保健" 的延续与发展，各国政府、机构和全体人民应共同采取行动。其基本实施策略是：

（1）将与贫困作斗争作为工作重点：在全球范围内采取行动，包括增加对贫困国家及人民的支持、改善公共卫生基础设施和基本卫生服务、控制阻碍经济发展的疾病等。

（2）全方位促进健康：在包括家庭、学校、工厂在内的各种场所采取干预措施促进健康的生活方式和创造健康的生活环境。

（3）动员各部门合作：影响健康的因素具有多元性和复杂性特点，有些因素单独依靠卫生部门无力控制。因此，所有部门都应积极协调和参与，共同为健康服务。

4."人人享有卫生保健"的中国道路　在革命和建设的不同历史时期，中国围绕预防为主的核心卫生工作方针进行了不断的尝试和摸索，如改革开放时期进行的医药卫生改革、中国特色社会主义新时期实施健康中国计划。中国共产党领导人民坚定不移地朝着基于社会主义核心价值观的目标迈进，不断取得卫生健康领域令人瞩目的伟大成就。目前我国健康指标已经达到中高收入国家水平，建立了世界最大的医疗保障网和基本医疗服务网，走出了属于中国自己的道路，为其他国家实现"人人享有卫生保健"的目标提供中国经验。

（二）全民健康覆盖

2005 年，WHO 所有成员国作出承诺要实现全民健康覆盖。该承诺表达了共同的信念，即所有的人都应该有获得他们所需要的卫生服务，且无遭受经济损失或陷入贫困的风险。实现全民健康覆盖是实现更好的健康和福祉，是促进人类发展的一个有力的途径。

全民健康覆盖的目标是确保所有人都可以获得所需的卫生服务而不会有大的经济风险或陷入贫困的危险。作为"人人享有卫生保健"行动的延伸，全民健康覆盖广泛关注了保证健康状态所需的服务。这些服务涵盖了从个体患者的临床护理到保障全人群健康的公共卫生服务，包括了卫生部门权限内外的各种服务。经济风险保护是提供全面社会保护举措的组成部分之一，在患病时保护其不陷入严重的经济困难，有助于心境平和，这也是保持健康状态不可分割的一部分。

支持全民健康覆盖也是对公平性和对尊重所有人健康权利的关注，是人们期望的个人选择和道德选择，使全民覆盖超出了卫生筹资、公共卫生和临床护理的专业范畴。

随着对全民健康覆盖适用范围的理解加深，目前很多国家政府通常把实现全民覆盖的目标视为卫生系统发展和人类发展的一个指导原则。很显然，更健康的环境意味着更健康的人。预防和治疗服务保护健康和收入，健康的儿童能够更好地学习，而健康的成人则能够更好地为社会和经济作出贡献。

通向全民健康覆盖的道路被称为继人口学和流行病学转变后的"第三次全球健康转变"。目前，全民健康覆盖是所有发展水平的国家的共同追求。每个国家行动的时间表和重点虽然存在差异，但是实现确保"所有人可以获得所需的卫生服务而不会面临经济风险"的更高目标都是相同的。

（三）"三个十亿"目标

2019 年 3 月 8 日，WHO 在世界卫生大会上提出了"三个十亿"目标，作为世卫组织今后五年战略计划的核心内容，即全民健康覆盖受益人口新增 10 亿人、面对突发卫生事件时受到更好保护的人口新增 10 亿人、健康和福祉得到改善的人口新增 10 亿人。这个新的战略目标要求世卫组织制定新的方针。新型冠状病毒感染的大流行强调了给健康事业投入资源的重要性，提示 WHO 必须建立有弹性的卫生系统，为所有人提供高质量的基本卫生服务，并拥有运作良好的机制，来高效地准备、预防、发现和应对突发卫生事件。

其中全民健康覆盖受益人口新增 10 亿人，旨在鼓励更加健康的生活行为方式和创造更加适宜的环境，到 2023 年让 10 亿人过上更加健康的生活。衡量这一目标的进展的指标时使用更健康的人口指数，该指数由主要来自可持续发展目标的第十三个工作总规划结果指标中的 17 个追踪指标组成。这些指标涵盖清洁空气、安全用水、卫生和道路、烟草和酒精使用、肥胖、家庭暴力、儿童营养和儿童发育、反式脂肪和心理健康。面对突发卫生事件受到更好保护的人口新增 10 亿人，是通过卫生紧急情况保护指标（HEPI）来衡量，该指数包括准备、预防、检测和反应这些指标。健康和福祉得到改善的人口新增 10 亿人，则是通过 14 项卫生服务覆盖范围和经济困难追踪指标进行评估。

为实现"三个十亿"目标，WHO 将进行全面改革，采用新的组织结构和运作模式，同时加强前沿科技用于改善全球健康。改革主要着眼于三大方面：首先，通过项目规划改善人们的健康；其次，通过优化治理增强全球卫生领域行动的一致性；最后，通过提升管理追求组织的卓越性。并且 WHO 特别注重这一轮改革中全球突发卫生事件应急能力的提升,成立"战略卫生行动中心",对全球卫生状况进行全天候监测。

三、全球卫生策略

全球卫生策略是 WHO 提出的指导世界各国为实现"人人享有卫生保健"所制订的全局性的计划,包括全球卫生目标、卫生政策、衡量目标实现程度的评价指标和具体措施等方面,这是世界各国人民共同协调与合作,为全人类的健康事业所制订的共同战略。WHO 和各成员国共同提出的全球卫生策略有:

(1)健康是每个人的基本权利,是全世界的一项共同目标。

(2)当前在人民健康状况方面存在着巨大的差异是所有国家共同关切的问题,这些差异必须大大地加以缩小,为此要求在各国内部和各国之间合理分配卫生资源,以便人人都能得到初级卫生保健及其支持性服务。

(3)人民有权利,也有义务单独或集体地参加他们的卫生保健计划和实施工作。

(4)政府对人民的健康负有责任。

(5)各国要使自己的全体人民都健康,就必须在卫生事业中自力更生,发挥本国的积极性,尽可能自给自足,卫生策略的制订和实施需要国际合作。

(6)实现"人人享有卫生保健",需要卫生部门与其他社会经济部门协调一致的工作,特别是同农业、畜牧业、粮食、工业、教育、住房、公共工程及交通等部门协作。

(7)必须更加充分和更好地利用世界资源来促进卫生事业的发展。

这些基本政策充分体现了医学的社会化、卫生资源的公平分配、政府的责任、强调人民大众参与及各部门协作等基本方针。

自 20 世纪 70 年代以来,各国政府和非政府组织日益接受 WHO 提出的"人人享有卫生保健"策略,并作为改善社会健康状况的总目标,大多数国家采纳了初级卫生保健。随着社会经济的发展,居民收入逐步增加,以及营养、环境卫生、教育机构逐步改善,许多国家传染病发病率、婴儿和儿童死亡率逐年下降,平均期望寿命增加。但是,在实施全球卫生策略进程中仍存在不少问题,如有的国家对"人人享有卫生保健"的政治承诺不足,在获得初级卫生保健服务方面未能实现公平,妇女地位依旧低微,社会经济发展缓慢,许多国家在协调卫生行动方面困难重重,资源分布不平衡及其支持的力度薄弱,健康促进活动普遍不足,环境污染、食品安全性差、缺乏安全水供应和环境卫生设施,人口老龄化和疾病流行模式迅速变化,昂贵技术的不适当使用,自然和人为灾害等。2009 年,我国政府提出"建立健全覆盖城乡居民的基本医疗卫生制度,为群众提供安全、有效、方便、价廉的医疗卫生服务"。目前,基本医疗保障已经覆盖了 95% 以上的人群,标志着我国已经进入世界实施全民保健的国家行列。

(吴思英)

第二节　我国卫生体系和卫生策略

【学习要点】

1. 我国不同时期的卫生工作方针。

2. "38 字卫生方针"的具体内涵。

3. 公共卫生的概念、作用与功能。

4. 我国公共卫生体系。

5. 我国卫生事业的成就及问题。

一、我国的卫生工作方针

卫生工作方针是疾病预防控制总的策略,是开展疾病预防控制工作的基本策略,也是制订预防保健策略的基本政策依据。

新中国成立之前,全国卫生资源极度匮乏,广大群众受尽急慢性传染病、寄生虫病和地方病的侵袭危害,据 1900—1949 年的不完全统计,全国鼠疫的发病人数达 115 万人,死亡 102 万多人;霍乱自 1820 年传入我国后曾引起大小流行数百次;此阶段人口死亡率高达 25‰ 左右,人口平均寿命仅有约 35 岁。针对这一贫穷落后的局面,建国初期党和政府提出了卫生工作方针,即 "面向工农兵,预防为主,团结中西医,卫生工作与群众运动相结合",使我国的医疗卫生工作得到了快速的发展,取得了让世界瞩目的成绩。

到 20 世纪 90 年代,医学模式的转变和人们健康观念的不断深化,人民群众对卫生保健的需求日益增长,改革开放时代给我国卫生事业指明新方向并赋予新的发展动力。因此,1996 年党中央、国务院召开了全国卫生工作会议,会议讨论通过了《中共中央、国务院关于卫生改革与发展的决定》,确定了新时期的卫生工作方针为 "以农村为重点,预防为主,中西医并重,依靠科技与教育,动员全社会参与,为人民健康服务,为社会主义现代化建设服务"。这个方针是在认真总结新中国成立以来卫生工作历史经验的基础上,面对新形势提出的今后相当长一个时期卫生工作的行动指南,具有重要的现实意义和历史意义。

2009 年 4 月《中共中央 国务院关于深化医药卫生体制改革的意见》中提出:当前我国卫生工作要 "着眼于实现人人享有基本医疗卫生服务的目标,着力解决人民群众最关心、最直接、最现实的利益问题。坚持公共医疗卫生的公益性质,坚持预防为主、以农村为重点、中西医并重的方针,实行政事分开、管办分开、医药分开、营利性和非营利性分开,强化政府责任和投入,完善国民健康政策,健全制度体系,加强监督管理,创新体制机制,鼓励社会参与,建设覆盖城乡居民的基本医疗卫生制度,不断提高全民健康水平,促进社会和谐"。最终实现 "建立健全覆盖城乡居民的基本医疗卫生制度,为群众提供安全、有效、方便、价廉的医疗卫生服务"。

2016 年习近平总书记在全国卫生与健康大会上发表重要讲话,指出要把人民健康放在优先发展的战略地位,以普及健康生活、优化健康服务、完善健康保障、建设健康环境、发展健康产业为重点,加快推进健康中国建设,努力全方位全周期保障人民健康。同年国务院印发《"健康中国 2030" 规划纲要》,正式将习近平总书记在全国卫生与健康大会讲话中的 38 个字确立为新时期我国卫生与健康工作方针,俗称 "38 字卫生方针",即以基层为重点,以改革创新为动力,预防为主,中西医并重,将健康融入所有政策,人民共建共享。至此,我国的医疗卫生工作重点从过去的 "预防为主" 转向 "防治结合",新的卫生工作方针将人民健康保障工作从过去的医疗卫生领域拓展为 "大卫生" "大健康" 理念,进入新时代我国卫生工作开始面临更多的机遇和挑战,但是伴随着社会发展和技术创新,我们的卫生工作同样将奏响前进的乐曲,为新时代健康中国行动谱写新的篇章。

二、我国卫生体系

(一) 公共卫生体系

1. 公共卫生的概念、作用与功能　公共卫生是保障公民的健康长寿、社会进步的必要条件。随着时代的发展,人们对公共卫生的认识也不断深化。WHO 指出公共卫生(public health)是通过有组织的社区努力来预防疾病、延长寿命、促进健康和提高效益的科学和艺术。这些努力包括:改善环境卫生,控制传染病,教育人们注意个人卫生,组织医护人员提供疾病早期诊断和预防性治疗的服务,以及建立社会机制来保证每个人都达到足以维持健康的生活标准。以这样的形式来促进健康和提高效益的目的是使每个公民都能实现其余生健康和长寿的权利。2003 年的全国卫生工作会议对公共卫生作了定义,认为 "公共卫生就是组织社会共同努力,改善环境卫生条件,预防控制传染病和其他疾病流行,培养良好卫生习惯和文明的生活方式,提供医疗服务,达到预防疾病,促进人民身体健康的目的。因此,公共卫生建设需要国家、社会、团体和民众的广泛参与,共同努力。其中,政府要代表国家积极参与制定相关法律、法规和政策,对社会、民众和医疗卫生机构执行公共卫生法律法规实施监督检查,维护公共卫生秩序,促进公共卫生事业发展;组织社会各界和广大民众共同应对突发公共卫生事件和传染病流行,教育民众养成良好卫生习惯和健康文明的生活方式;培养高素质的公共卫生管理和技术人才,为促进人民健康服务"。这一解释从国家层面明确了公共卫生是国家和全体国民共同努力的公共事业,需要政府、社会、团体和民众的广泛参与。

因此,公共卫生体系是在一定的权限范围内提供必要的公共卫生服务的公共、民营和志愿组织的总体。公共卫生的具体工作内容一般包括对重大疾病尤其是传染病的预防、监控;对食品、药品、公共环境和职业环境卫生的监督管制,以及相关的卫生宣传、健康教育、免疫接种等。

公共卫生的作用主要有 6 个方面:①预防疾病的发生和传播;②保护环境免受破坏;③预防意外伤害;④促进和鼓励健康行为;⑤对灾难作出应急反应,并帮助社会从灾难中恢复;⑥保证卫生服务的有效性和可及性。

随着公共卫生的发展,对公共卫生的主要功能也有不同的认识。1988 年美国医学会提出公共卫生的核心功能是:①评价(assessment):即定期系统地收集、整理、分析社区的健康信息,包括反映健康状况的统计学资料,社区卫生需求以及有关健康问题的流行病学和其他研究的资料,作出社区诊断;②制定政策(policy development):即推进公共卫生决策中科学知识的运用和引领公共卫生政策的形成,服务大众的利益;③保障(assurance):即通过委托、管理、或直接提供公共卫生服务来确保个人和社区获得必要的卫生服务,达到公众同意预设的目标与其功能相对应,提出了 11 项基本公共卫生职能。它包括:检测人群健康状况和鉴别社会的卫生问题;调查研究社会的卫生问题以及威胁健康的影响因素;宣传和教育人们了解相关卫生知识,使他们有能力去处理健康问题;动员社区成员解决卫生问题;制订政策和计划,支持个人和社区成员为健康而努力;执行法律和规章,保护健康,保障安全;通过有效的措施保证所有人群能得到基本的卫生服务;保障合格的公共卫生和医疗服务的人力资源;评估个体和人群卫生服务的效率、可及性和质量;突发公共卫生事件的应对;研究和创新解决卫生问题的方法。

2000 年,泛美卫生组织/世界卫生组织(PAHO/WHO)根据公共卫生的发展,制定了 11 项公共卫生的基本职能,用以评估卫生部门在发挥公共卫生方面的作用的能力。即:监督、评估和分析人群健康状况;监测、研究和控制威胁公众健康的危险因素;促进健康;社会参与公共卫生;发展公共卫生规划政策和管理制度;加强公众健康的管理和执行能力;评价和促进卫生服务利用的公平性;发展和培养公共卫生的人力资源;保障个人和公众卫生服务的质量;调查研究公共卫生问题;降低突发公共卫生事件和疾病对健康的影响。

开启健康中国新行动后,我国结合工作实际,在国家基本公共服务标准(2021 年版)中,政府制定了新的具有中国特色的基本医疗卫生服务国家标准,见表 6-1。

表 6-1　国家基本公共服务标准(2021 年版)部分内容

服务项目	服务对象	服务内容	支出责任
建立居民健康档案	城乡居民	为辖区内常住居民(指居住半年以上的户籍及非户籍居民)建立统一、规范的电子居民健康档案	中央财政和地方财政共同承担支出责任
健康教育与健康素养促进	城乡居民	提供健康教育、健康咨询、健康科普等服务。每年发布全国居民健康素养水平数据	中央财政和地方财政共同承担支出责任
预防接种	0~6 岁儿童和其他重点人群	免费接种国家免疫规划疫苗,在重点地区,针对重点人群进行针对性接种	中央财政和地方财政共同承担支出责任

续表

服务项目	服务对象	服务内容	支出责任
传染病及突发公共卫生事件报告和处理	法定传染病患者、疑似患者、密切接触者和突发公共卫生事件伤病员及相关人群	及时发现、登记、报告及处理就诊的传染病病例和疑似病例以及突发公共卫生事件伤病员，提供传染病防治和突发公共卫生事件防范知识宣传与咨询服务	中央财政和地方财政共同承担支出责任
儿童健康管理	0~6岁儿童	新生儿访视、新生儿满月健康管理，开展体格检查、生长发育和心理行为发育评估，听力、视力和口腔筛查，进行科学喂养(合理膳食)、生长发育、疾病预防、预防伤害、口腔保健等健康指导	中央财政和地方财政共同承担支出责任
孕产妇健康服务	孕产妇	免费为孕产妇规范提供1次孕早期健康检查、1次产后访视和健康指导等服务	中央财政和地方财政共同承担支出责任
老年人健康管理	65岁及以上老年人	每年为辖区内65岁及以上常住居民提供1次生活方式和健康状况评估、体格检查、辅助检查和健康指导等服务；每人每年提供1次中医体质辨识和中医药保健指导	中央财政和地方财政共同承担支出责任
慢性病患者健康管理	辖区内原发性高血压患者和2型糖尿病患者	为辖区内35岁及以上常住居民中原发性高血压患者和2型糖尿病患者提供筛查、随访评估、分类干预、健康体检服务	中央财政和地方财政共同承担支出责任
严重精神障碍患者健康管理	严重精神障碍患者	为辖区内常住居民中诊断明确、在家居住的严重精神障碍患者提供登记管理、随访评估、分类干预等服务	中央财政和地方财政共同承担支出责任
卫生监督协管服务	城乡居民	为辖区内居民提供食品安全信息报告、饮用水卫生安全巡查、学校卫生服务、非法行医和非法采供血巡查、计划生育信息报告、职业卫生和放射卫生巡查等服务；为城乡居民提供科普宣传、教育服务	中央财政和地方财政共同承担支出责任

2. 公共卫生体系　健康中国战略是全面提高人民健康水平、加强健康治理的重要决策部署，而公共卫生体系现代化是健康中国建设的必由之路。目前我国已经形成了以政府为主导，整合各级各类医疗卫生机构为主体，多个部门配合，全社会参与的公共卫生服务体系。从组成来看，我国公共卫生服务体系形成了较为完善的组织结构，包括专业公共卫生服务网络和医疗保健体系的公共卫生服务职能。

我国专业公共卫生服务网络包括疾病预防控制、健康教育、妇幼保健、精神卫生防治、应急救治、采供血、卫生监督、计划生育等专业公共卫生机构。专业公共卫生机构的主要职能包括：协助政府研究制定公共卫生发展战略和优先干预重点，做好各类传染病、慢性非传染病疾病、地方病、寄生虫病和其他重大疾病的预防控制，突发公共卫生事件应对、院前急救、采供血、公共卫生信息服务，健康危害因素的监测、分析、评估，健康促进和健康教育，妇女儿童、老年保健服务，精神卫生防治，公共卫生监督，计划生育服务和咨询等。

我国公共卫生体系法治建设进入新时期，《中华人民共和国传染病防治法》《中华人民共和国突发事件应对法》《中华人民共和国基本医疗卫生与健康促进法》等法律的陆续出台，为公共卫生体系的法治建设提供坚实保障。

（二）医疗保健体系

医疗保健体系（medical care system）是由向居民提供医疗保健和康复服务的医疗机构和有关保健的机构组成的系统。医疗机构是从事疾病诊断、治疗的卫生专业组织。保健机构常指各级的妇幼保健机构，负责优生优育、儿童保健、妇女保健、计划生育指导等医疗和预防保健工作。医疗保健机构以救死扶伤、防病治病、服务公民健康为宗旨，从事特殊人群保健、疾病诊断、治疗和康复的活动。医疗保健机构应当符合医疗保健机构设置规划和医疗保健机构标准，经卫生行政部门批准，取得《医疗机构执业许可证》，方可开业。任何单位和个人未取得《医疗机构执业许可证》，不得行医。

1. 医疗保健体系的功能　医疗保健体系通过为居民提供医疗、护理、保健和康复服务，达到延长寿命，增进个体健康的功能，缓解患者及其家庭因健康问题带来的心理压力，解释患者及其家庭有关的健康和医学问题，为患者提供有关预后的咨询，为患者及其家庭提供医疗技术支持和健康照护。

2. 医疗保健的组织机构　我国医疗机构实行等级管理，共分三级。一级医院是直接为社区提供医疗、预防、康复、保健等综合服务的基层医院，是初级卫生保健机构。其主要功能是直接对人群提供预防保健服务，在社区管理多发病、常见病现症患者，并对疑难重症做好正确转诊，协助高层次医院做好中间或院后服务，合理分流患者。二级医院是为多个社区提供医疗卫生服务的地区性医院，是地区性医疗预防的技术中心。其主要功能是参与指导对高危人群的监测，接受一级转诊，对一级医疗机构进行业务技术指导，并能进行一定程度的教学和科研。三级医院是跨地区、省、市以及向全国范围提供医疗卫生服务的医院，是具有全面医疗、教学、科研能力的医疗预防技术中心。其主要功能是提供专科（包括特色专科）的医疗服务，解决危重疑难病症，接受二级转诊，对下级医院进行业务技术指导和培训人才；完成培养各种高级医疗专业人才的教学并承担科研项目的任务；参与和指导一、二级预防工作。医院等级的划定、布局与设置，要由区域（即市县的行政区划）卫生主管部门根据人群的医疗卫生服务需求统一规划而决定。医院的级别应相对稳定，以保持三级医疗预防体系的完整和合理运行。此外，还有为妇女儿童提供专门服务的各级妇幼保健机构，即各级妇幼（婴）保健院（所、站）、计划生育技术指导所等。

医院的规模主要指医院开设的床位数。国家卫生健康委根据医院的规模大小不同，对其床位、卫生技术人员数和行政人员数的比例都制定了相应的标准。根据医院的床位数以及规模大小、人员配备、硬件设备、科研能力等不同，将医院分成一、二、三级，每个等级经过评审又确定为甲、乙、丙三等，三级医院增设特等，这样共分为三级十等。医院内部科室的设定根据医院管理的需要而定，一般设行政管理、医务、医疗、护理、科教、财务、设备管理、总务、保卫、病案管理等科室部门。此外，根据不同种类又分为综合性医院和专科医院。

随着我国经济体制的发展，医疗市场进一步开放，医疗机构又可根据其经营性质、社会功能及其承担的任务，分为营利性和非营利性两类。非营利性医疗机构（non-profit medical organization）指为公众利益服务而设置、不以营利为目的的医疗机构，其收入用于补偿医疗服务成本，实际运营中的收支结余只能用于发展。营利性医疗机构（profit medical organization）以投资获利为目的，可以更多地从事特需服务以及某些专科服务，中外合作合资医疗机构、股份制医院和私营医院都属于营利性医疗机构。

三、我国卫生事业的成就及问题

（一）我国卫生事业的主要成就

在新中国成立之前，因瘟疫流行和饥荒，我国人群的健康状况极差。新中国成立后几十年来由于认真贯彻了"预防为主"的卫生工作方针，通过大力开展爱国卫生运动、实施国家免疫规划和重大疾病防控、防治政策，采用免疫接种、消毒隔离、检疫监测、消灭病媒动物、垃圾粪便处理、食物和饮用水安全保障等综合性的预防措施,使传染病得到有效控制,工、矿劳动条件逐步得到改善,中小学生体质得到了提高,食品安全卫生得到了保证,也进一步保障了人群的健康。

我国各级医疗卫生机构也都有了巨大的发展,全国覆盖城乡居民的医疗卫生服务体系已经基本建立。截至 2019 年末,我国医疗卫生机构总数达 100.75 万个,医疗卫生机构床位达 880.7 万张,卫生人员总数达 1 292.8 万人。同时医疗卫生系统的服务和保障能力以及技术水平得到很大提升,我国基本医疗保障制度已基本覆盖城乡居民,人民群众得到发展带来的实惠。城乡医疗服务体系日臻健全完善,为城乡居民提供了综合、连续、安全、有效、方便、价廉的医疗卫生保健服务,在突发公共卫生事件、重大自然灾害中,发挥着维护人民群众生命安全、维护社会稳定的重要作用。随着医改深入进行,近年来互联网医院不断涌现、发展迅速,在新型冠状病毒感染疫情影响下,互联网医院更是迎来了新的机遇和挑战。互联网医院满足了由于客观条件限制不方便线下就诊患者的就医需求,同时缓解了许多大医院的就诊压力,促进了医疗资源更好地调动和整合。互联网医院的发展为医院和患者带来了诸多便利,是未来医疗行业重要发展趋势。

我国的疾病控制取得了举世瞩目的成就,人民健康水平不断提高。1963 年,全国法定传染病报告发病率为 3 200/10 万,死亡率为 20/10 万;到 2020 年,全国法定传染病报告发病率为 413.6/10 万,死亡率 1.9/10 万。早在 20 世纪 60 年代初期,我国在全世界第一个宣布成功消灭天花,比世界范围的天花消灭提早了 16 年;我国也实现了无脊髓灰质炎目标,成功地消灭了丝虫病、致盲性沙眼,并且有效控制了古典生物型霍乱、鼠疫、回归热等严重危害人民健康的传染病。结核病、艾滋病、乙型肝炎等防控工作取得重大成效,地方病严重流行趋势也得到有效遏制。我国经济尚不发达,属发展中国家,而居民的一些重要健康指标如出生率、死亡率、期望寿命等,已超过其他发展中国家,高于世界平均水平,有些指标已接近发达国家的水平。全国人口死亡率已由新中国成立前的 25‰ 降低到 2013 年的 7.16‰;婴儿死亡率也由新中国成立前的 200‰ 下降到 2018 年的 6.1‰。新中国成立前我国人均期望寿命为 35 岁,到 2019 年已达 77.3 岁。

(二) 我国卫生事业面临的挑战和改革

医疗卫生事业关系到人民群众的身心健康和生老病死,与人民群众的切身利益密切相关,党和政府一直把保护人民健康和生命安全放在重要位置,通过实施一系列有力的政策措施,卫生工作取得了巨大成就。但随着经济体制改革的步伐,医疗卫生也被推入市场,政府投入水平逐年下降,政府责任缺位严重,我国的卫生事业出现了一些新的问题,人群健康也受到一些新的威胁。

1. 传染性疾病问题依然严峻 近 30 年来,全球新发现的传染病达 40 余种,平均每年发现 1 种以上新的传染病。其中大部分在我国有病例发生或造成流行,如艾滋病、O139 霍乱、O157∶H7 大肠埃希菌炎,以及新近发生的甲型 H1N1 流感、新型冠状病毒感染等传染病,不但对我国人民的健康和生命构成了很大威胁,对我国政治、经济、社会安定等都有一定的影响。新冠病毒感染是全球近百年影响最为严重的传染病大流行,与 2003 年"非典"相比,新型冠状病毒传播速度更快、范围更广、防控难度更大,给中国社会、经济都带来了明显的冲击。

我国经过几十年的努力,许多传染病得到了有效的控制,如鼠疫、霍乱、结核;或几近消灭,如性传播疾病。但由于种种原因,目前又有多种传染病死灰复燃或卷土重来,如结核病、性传播疾病、血吸虫病、布鲁氏菌病等。我国全国法定传染病疫情数据显示,结核新发病率为 55.5/10 万。我国属于全球 22 个高流行负担国家之一,每年新发结核病将近 100 万人,且耐药结核占比为 14%,位居于全球第二位。国家卫生健康委公布的《2019 年度全国法定传染病疫情情况》报告显示,肺结核发病率和死亡率均居国内传染病第二位。结核病已再次成为我国和全球的重大公共卫生问题。除新发现和再燃的传染病带来的公共卫生问题以外,常见的和多发的传染病目前仍是我国人民健康的主要危害之一,如病毒性肝炎、霍乱、痢疾、感染性腹泻、流感、疟疾等。

2. 慢性非传染性疾病负担不容忽视 在我国,随着人口的老龄化、人群中各种行为危险因素的数量和频率的增加,慢性非传染性疾病已成为威胁人群健康的主要卫生问题(表 6-2)。

表 6-2　2019 年我国城乡居民死因顺位

顺位	城市	农村
1	恶性肿瘤	心脏病
2	心脏病	恶性肿瘤
3	脑血管疾病	脑血管疾病
4	呼吸系统疾病	呼吸系统疾病
5	伤害	伤害
6	内分泌营养代谢疾病	内分泌营养代谢疾病
7	消化系统疾病	消化系统疾病
8	神经系统疾病	神经系统疾病
9	泌尿生殖系统疾病	泌尿生殖系统疾病
10	传染病	传染病

在 20 世纪 80 年代末,无论城乡,恶性肿瘤、脑血管病、心脏病就已经排入前五位死因,且这三类疾病所导致的死亡在总的死亡中所占的比例越来越大。2019 年中国居民营养与慢性病状况报告显示,我国因慢性病导致的死亡占总死亡人数的 88.5%,其中心脑血管疾病、癌症、呼吸道系统疾病死亡比例为 80.7%。慢性非传染性疾病对我国人群造成了很大的死亡负担,同时慢性病的长期带病生存、高医疗消费、高致残率等导致的对社会、家庭、个人的经济、生存负担也不容忽视。

3. **人口老龄化导致的压力**　人口老龄化是当今世界多数国家都面临的社会问题,我国 2000 年的人口普查,65 岁及以上老年人占总人口的 7.1%,到 2020 年,65 岁及以上老年人口已经占总人口的 13.50%,人口老龄化进一步加深。我国老年人口增长快于总人口增长,由成年型向老年型人口过渡英国用了 45 年,瑞典用了 85 年,德国用了 45 年,法国用了 115 年,而我国仅用了 17 年。老年人的高慢性病患病率、多种慢性病并存、特殊的心理、社会健康问题等对卫生保健服务、卫生资源配置提出了新的挑战,对社会负担造成了较大压力。

4. **我国现行医疗卫生服务体系存在的问题**　虽然我国的卫生事业取得了很大成绩,但近年来也出现了一些新的问题,在卫生改革与发展中,制约卫生事业发展的体制性和结构性问题仍未能得到根本解决。随着我国人口老龄化进程的加快、卫生保健需求的增加以及城市化、工业化引发的人口流动、环境污染和意外伤害等问题日益突出,现行医疗卫生服务体系的弊端逐渐显现出来。

(1)卫生资源配置不合理:虽然我国的卫生工作方针强调"预防为主",但长期以来,在医疗卫生资源配置中存在"重医疗,轻预防;重城市,轻农村;重大型医院,轻基层卫生"的倾向,造成卫生资源配置呈"倒三角"型,导致了群众看病难、看病贵的被动局面。我国 70% 的人口在农村,但农村拥有的卫生资源仅占总数的 20%。在城市,卫生资源过分向大医院集中,基层医院和社区卫生服务机构人、财、物等卫生资源相当匮乏。目前我国的经济发展水平和居民的承受能力,决定了我国的医疗保障体系应走"低成本、广覆盖"的路子,应将提供预防保健与基本医疗卫生服务作为卫生事业发展的重点,从源头上控制疾病,是最经济、最有效的卫生投资。

(2)医疗卫生机构发展运行机制不健全:公立医院承担着向群众提供基本医疗服务的社会功能,但由于政府投入不足、缺乏有效的监管机制,受市场化倾向的影响等,形成了主要通过以药养医等补偿机制维持医院运行的现状,削弱了公立医院的公益属性。社区卫生院和乡镇卫生院作为基本医疗服务的主要提供者,在基本医疗设施和基本卫生人力方面存在严重不足。种种原因使得医疗卫生服务对象（尤其是患者）无法合理分流。

（3）药品生产和流通秩序混乱：改革开放后，在计划经济体制下构建的药品生产和流通体系被打破，市场经济体制下的药品生产和流通体系未能很好完善，导致一些企业在药品生产和流通过程中违规操作，虚高定价；并且，在医疗机构出现市场化倾向下，药品收入加成机制刺激了医院买卖贵重药、医生开大处方的不良倾向，更加推动药价虚高，加重了"看病贵"现象。

（4）卫生保障体系尚待健全：卫生保障体系是社会保障体系的重要组成部分，对维护社会的稳定和和谐具有重要意义。目前我国虽已初步建立了覆盖城镇居民的医疗保障体系，从 2003 年起，在农村开展了新型农村合作医疗，但总体来看，筹资力度有限，保障水平不高。

5. 医药卫生体制改革 2009 年国务院发布《关于深化医药卫生体制改革的意见》，标志着新一轮医改正式启动。"十四五"期间，我国进入新发展阶段，进一步发挥健康在经济、社会发展中的作用。深化医改，仍要继续坚持"一个转变、两个重点"的工作思路，即"以治病为中心"转向"以人民健康为中心"，着力解决看病难、看病贵问题。另外，要围绕分级诊疗体系建设的中心目标，以推广三明医改经验为抓手，以推动公立医院高质量发展为重点，统筹推进一揽子改革，彰显中国特色基本医疗卫生制度的优势和活力。

四、我国卫生保障策略

医疗保健制度是医疗保健费用的负担形式以及相应的卫生服务组织管理方式和实施过程。目前，我国正在积极探索和完善多层次的医疗保险保障体系，以满足不同人群对医疗消费的需求。多层次医疗保险保障体系主要包括城镇职工基本医疗保险、城镇居民基本医疗保险、新型农村合作医疗和社会医疗救助等基本制度和相应的措施。目前基本医疗保险制度覆盖人数超过 13.5 亿，参保率高达 97%，建成了世界最大的基本医疗保险安全网。

（吴思英）

第三节 医 疗 保 险

【学习要点】
1. 医疗保险的概念和特点。
2. 医疗保险系统中各方的关系及作用。
3. 医疗保险筹资方式与支付方式。
4. 医疗保险需求与供给的概念及影响因素。
5. 医疗保险监督、评价的概念及作用。
6. 医疗保险的基金管理。

一、医疗保险概述

（一）医疗保险的概念

医疗保险（medical insurance）是转移疾病风险、保障健康的有效方式。狭义的医疗保险定义是指由特定的组织或经办机构与参保人自愿或强制性地缔结契约，在一定区域的参保人群中筹集医疗保险基金，为参保人提供因疾病所需医疗费用的一种保险制度。

广义的医疗保险，通常称为健康保险。在许多国家，健康保险是意外事故引起的人身伤害或死亡，或者针对两者共同导致的损失而进行的保险。广义的医疗保险承保内容主要包括两大类：一类是由于疾病或意外伤害所致的医疗费用的负担；另一类是由于疾病或意外伤害所致的收入损失。而狭义的医疗保险是只对医疗费用进行补偿的保险。

（二）医疗保险的分类

医疗保险由基本医疗保险、医疗救助和补充性医疗保险三大类构成。基本医疗保险和医疗救助是由国家立法统一规范并由政府主导；补充医疗保险则通常是在政府的支持下由民间及市场来主导。

1. **基本医疗保险（basic medical insurance）**　是在生产力、社会经济承受能力、卫生资源和卫生服务供给等达到一定水平的条件下，在国家或地区的基本健康保障范围内，为参保人获得基础性的、必不可少的医疗服务而提供的保险。

2. **医疗救助（medical financial assistance）**　是指国家和社会依据法律规定，面向社会弱势群体提供医疗援助的一项医疗保障制度，在现代医疗保险体系中具有不可替代的地位。

3. **补充性医疗保险（supplementary medical insurance）**　是基本医疗保险的一个相对概念，它指单位、行业或特定人群，根据其经济收入水平、疾病谱的特征、卫生服务需求和利用状况、人群的人口学特点等，自愿参加的一种辅助医疗保险。

（三）医疗保险的特点

医疗保险是各类保险中的一种，因而它既有其他形式的保险所具有的特点，也有医疗本身所具有的特征。医疗保险的特点主要包括：保障对象的普遍性，系统构成的复杂性，保险赔付的短期性和经常性，保费测算和控制的困难性，补偿形式的特殊性，医疗保险服务的商品属性，也是社会保险体系中关联性最强的险种。

（四）医疗保险的制度模式

典型的医疗保险模式主要包括以德国为代表的社会保险模式、以美国为代表的商业保险模式、以英国为代表的全民保险模式和以新加坡为代表的储蓄保险模式。

1. **社会保险模式**　社会医疗保险是国家通过立法的方式强制实施的一种医疗保险形式，它是整个社会保险系统中的一个子系统。德国是世界上第一个建立医疗保险制度的国家，也是世界上第一个以社会立法形式实施社会保障制度的国家。它以健全的法律制度为基础，以宏观调控和监督检查为主要手段，采取一种统一制度、分散管理和鼓励竞争的管理体制。其特点是，国家通过立法强制公民参加社会医疗保险，医疗保险基金由社会统筹（主要由雇主和雇员缴纳，政府酌情补贴），互助共济。目前，世界上已有不少国家采取这种模式，如：日本、法国、韩国等。

2. **全民医疗保险模式**　全民医疗保险是指医疗保险基金由国家财政支出，纳入国家预算，通过中央或地方政府实行国民收入再分配，有计划地拨付给有关部门或直接拨付给医疗服务提供方，被保险对象就医时不需要支付费用或仅需缴纳很少费用。实施此模式的典型代表国家是英国。英国医疗保险模式的特点如下：卫生服务系统基本上为国家所有，卫生资源的筹集与分配、卫生人力的管理、卫生服务的提供等均由国家统一管理；医疗保险基金绝大部分源于财政预算拨款，政府通过税收筹措卫生保健经费。全民保险模式必须以雄厚的国家财力作后盾。

3. **商业保险模式**　商业医疗保险也称为市场医疗保险，它把医疗保险当作一种特殊商品，主要通过市场机制来筹集费用和提供服务。在此模式下，医疗保险资金主要来自于参保者个人及其雇主所缴纳的保险费，医疗服务价格主要是通过市场竞争和市场调节来决定，政府干预很少。美国是实施商业医疗保险制度的典型代表。美国的医疗保险制度具有多元化形式，由公共医疗保险和商业医疗保险组成，但以商业医疗保险形式为主。美国商业医疗保险模式的特点是参保自由，灵活多样；既有高档的保险，也有低档的保险，满足多层次需求。

4. **储蓄保险模式**　储蓄保险是政府通过立法，强制企业和职工进行缴纳保险费，以职工的名义建立保健储蓄账户，用于支付个人及其家庭成员医疗费用的医疗保险制度，属于公积金制度的一部分。典型的代表国家为新加坡，新加坡法律规定，必须把个人消费基金的一部分以储蓄个人公积金的方式转化为医疗保险基金。这部分的缴纳率为职工工资总额的 40%，雇主和雇员分别缴纳 18.5% 和

21.5%。国家则设立中央公积金,分担部分费用。新加坡向所有国民执行统一的医疗保健制度,政府高级官员和一般雇员享受同样的医疗保健服务。

二、医疗保险系统

(一) 医疗保险系统及其形成

1. 医疗保险系统的含义　医疗保险系统是指一个以维持医疗保险的正常运转和科学管理为目的的,主要由医疗保险组织机构、参保人群、医疗服务提供方及有关政府部门组成,以规范医疗保险费用的筹集、医疗服务的提供、医疗费用的支付为功能的有机整体。

2. 医疗保险系统的形成及结构　医疗保险系统的形成是由一个从简单到复杂的过程,医疗保险形成初期主要有两种形式:一是由医疗服务提供者发起的保险业务,二是由医疗服务消费者发起的保险业务。随即又出现了第三方付费的形式,即医疗保险机构通过一定的形式向医疗服务提供方支付被保险人的医疗费用,而不是由被保险人直接向医疗服务提供方付费,从而形成一种三角关系的医疗保险系统。随着政府的干预,现代医疗保险系统逐步建立,形成了一种由保险方、被保险方、医疗服务提供方和政府组成的三角四方关系,政府处于医疗保险其他三方之上的领导地位,起着宏观调控的作用。

(二) 医疗保险系统中各方的关系及作用

1. 保险方与被保险方　保险方向被保险方收取保险费、确定医疗服务范围、组织医疗服务、确定医疗费用的补偿形式和补偿水平。影响这一关系的主要因素有被保险人的参保方式、保险费、医疗保险机构的费用补偿方式等。

2. 被保险方和医疗服务提供方　被保险方向医疗服务提供方选择自己所需的医疗服务,并支付一定的费用(医疗费用中要求被保险人个人支付的部分),医疗服务提供方为其提供服务。影响两者联系的主要因素是被保险人选择服务的自由度、需要支付的服务费用和医疗服务提供者的服务水平。

3. 保险方与医疗服务提供方　保险方可确定医疗服务范围,并通过一定的支付形式向医疗服务提供方支付医疗费用,同时对医疗服务提供方所提供的医疗服务的质量进行监督。影响两者联系的主要因素是医疗服务提供者的服务范围、项目的数量和医疗保险机构的支付方式。

4. 政府与各方　政府与各方的关系主要体现在政府作为管理方对医疗保险系统的其他三方:保险方、被保险方和医疗服务提供方的行为进行监督和管理。影响这一关系的主要因素是政府管理和控制医疗保险的政策方式及程度等。

三、医疗保险筹资与支付、需求与供给

(一) 医疗保险筹资

1. 医疗保险筹资的含义　医疗保险筹资,即医疗保险基金筹集,是医疗保险管理机构按照规定的征缴对象、缴费比例和标准,收缴医疗保险费用的行为过程。医疗保险基金筹集是医疗保险制度的基本内容和首要运行环节,它直接关系到稳定和持续发展的医疗保险基金的建立。医疗保险基金筹集涉及以下基本要素:征缴对象、征缴方式、征缴基金的构成及其积累方式。

2. 医疗保险筹资方式　根据世界各国医疗保险实践,医疗保险基金的筹资方式主要有国家税收式、强制缴费式、储蓄账户式、自由投保式。

(1) 国家税收式:是指政府通过国家税收形式征缴医疗保险基金,由中央政府和地方政府通过逐级预算拨款方式向医疗服务提供方提供资金,国民就医基本不需缴费。这种方式在全民医疗保险国家推行,如英国、加拿大等。

这种筹资方式的优点主要是:法律的强制力较强,资金来源稳定,筹资效果比较好,社会共济性强、社会公平性最高,有利于政府的宏观调控,对医疗费用的控制能力强。存在的问题是:国家财政负

NOTES

担较重,个人费用意识差,服务效率低,受税收政策及经济波动影响较大,灵活性低,形式单一,若保障水平较高,国家财政负担较重,若保障水平低,难以满足多层次的服务需求。

（2）强制缴费式:是指国家通过法律、法规强制性地让在一定收入水平范围内的居民及其单位按个人收入的一定比例缴纳保险费。这种方式主要见于社会保险型国家,并常以社会保障税的形式征收。如中国、德国、韩国等。

这种方式的主要优点是:资金来源稳定,筹资灵活性较高,社会共济性好,社会公平性较高,保险效率较高,有一定的费用增长控制能力。另外,政府只承担有限责任,直接的财政负担和影响较小。其缺点是代际矛盾突出,存在一定的不公平性,不同社会保险组织之间存在负担水平和待遇水平的差异。

（3）储蓄账户式:是指国家通过法律规定,强制性地以个人为单位储蓄医疗基金,通过纵向积累以解决患病就医所需要的医疗保险基金,通过大量人群横向分担风险。这种基金筹集方式见于以新加坡为典型的储蓄型医疗保险国家。

强制储蓄方式的优点主要是:较好解决了老龄人口的医疗保健筹资问题及代际矛盾,提高个人费用意识,利于需方的费用控制,一定程度上减轻政府的负担。其缺点主要是:缺乏社会共济能力,仅在个人生命周期和家庭之间分担风险,因为医疗保险待遇与个人收入直接挂钩,低收入者的保障程度较低,导致低收入者较难承受大病风险,公平性一般。

（4）自由投保式:是指社会人群可根据各自情况自愿参保,并缴纳一定的费用,所缴纳保费的量与所投保的项目和保障水平密切相关。医疗保险基金主要由医疗保险机构分散管理,政府很少干预,供需双方通过市场竞争机制进行调节。这种方式主要见于商业医疗保险国家,如美国。

这种方式的主要优点是:灵活性和多样性较好,能满足社会的多层次需求;消费者对保险选择度较大,促进保险组织和医疗机构间的竞争,商业医疗保险组织对医疗费用的控制能力强,权利和义务对等;国家财政负担较轻。存在问题:资金来源不稳定,社会共济性差,社会公平性差,存在严重的逆向选择问题,高危人群和低收入者缺乏医疗保障,保险效率差,管理分散,管理成本高。

由于任何一种方式都有它的优点和不足之处,并且受社会经济条件的制约,因此世界上大多数国家都不是采取单一的筹资方式,而是以一种方式为主导,辅之以其他方式进行筹资。

（二）医疗保险费用支付

1. 医疗保险费用支付的概念   医疗保险费用支付是指医疗保险机构在被保险人接受医疗服务后对其花费的医疗费用进行全部或部分补偿的方式。也可理解为对医疗机构所消耗的成本进行补偿,包括支付的主体、对象、水平和方式。

2. 医疗保险费用支付的分类   从医疗服务市场角度出发,根据医疗保险支付主体进行划分,将医疗保险费用支付方式分为医疗保险费用需方支付方式和供方支付方式两大类。

（1）医疗保险费用需方支付方式:是指需方在医疗保险过程中分担一部分医疗费用的方式,具体包括起付线、共同付费、封顶线等方式。在具体实践中,一般将三种方式组合使用,形成优势互补,保障参保人对医疗服务的合理利用及控制医疗费用的过快上涨。

1）起付线:又称扣除保险,是指参保人发生医疗服务后,先支付一定额度的医疗费用,超过这个额度标准的费用由医疗保险机构支付,这个额度标准称为"起付线"。

设置起付线的意义在于:一是增强参保人的费用意识,有利于减少医疗资源浪费,控制医疗费用,二是可减少医保结算工作量,降低管理成本。三是有利于保障高额费用疾病风险,即保大病,四是可引导参保患者选择医疗机构,促进分级诊疗,形成合理的诊疗格局。五是促进医保基金使用的公平性和医疗服务的可及性。

2）共同付费:又称按比例分担支付,是指保险机构和被保险人按一定比例共同支付医疗费用。个人支付比例又称共付率。共付率既可以是一个固定的比率,也可以是变动的比率,例如,参保人年医疗费用在 1 000 元以下,个人自付 30%;1 000 元以上 2 000 元以下,个人自付 20%。

共同付费的方式特点：一是简单直观，易于操作。参保人可根据自身支付能力适当选择医疗服务，有利于调节医疗服务行为，控制医疗费用；二是由于需求价格弹性的影响，参保人偏向于选择价格相对较低的服务，有利于降低医疗服务的价格。

3）封顶线：即最高支付限额，指在一定时间内保险机构对参保人偿付的医疗费用限定在一定额度内，只支付限额内的医疗费用，超出限额的医疗费用由被保险人自己负担。

封顶线的优势表现在：一是充分考虑医保基金的承受能力，将参保人的医疗保障限定在一定范围内，避免医保基金超支；二是设置简单，容易实施操作；三是增强参保人的费用意识，有效节约卫生资源；四是有助于增强参保人的健康意识和预防保健意识。缺点：一是不能满足危重症患者的就医需求，限制这部分参保人的平等就医权。二是无法化解大病风险，降低参保人参保积极性。三是不利于降低医疗保险的管理成本。

4）混合支付方式：是指在实践操作中把两种以上的支付方式结合起来使用，形成优势互补，有效地满足参保人的合理需求。如对低额医疗费用采用起付线方式，对高额医疗费用采用最高限额支付方式，对中间段医疗费用实行共同付费方式，共同付费的比例可固定，也可按参保人不同年龄段以及不同的费用段采取按变动比例共同分担的方式。

（2）医疗保险费用供方支付方式：医疗保险供方费用支付方式是指医疗保险机构作为第三方代替参保人向医疗服务提供方支付医疗费用的方法，即医疗保险机构向医疗服务提供方支付医疗费用的方法。主要包括以下九种：

1）按服务项目付费：是指医疗保险机构按参保人接受医疗服务项目的数量及物价部门制定的医疗服务项目价格对医疗机构进行费用支付。这种付费方式可激励医疗机构改善服务质量，较好满足参保人的服务需求；但难以约束医疗服务行为，医疗机构容易产生过度医疗及参保人的不合理服务需求，导致医疗费用的过快上涨。我国长期实行的公费医疗和劳保医疗制度均采用这种支付方式，也称为实报实销。目前，很多国家逐渐摒弃这种支付方式，但部分国家，如德国对妇幼保健等公共卫生服务和英国对部分预防保健项目仍沿用这种支付方式。

2）按人次定额付费：是指医疗保险机构按服务人次（住院、门诊）和人次定额标准对医疗机构进行费用支付。在此支付方式下，每服务人次定额标准是固定的，每人次的服务成本越高，医疗机构获得的差额收益就越低，因此它可促进医疗机构降低服务成本，减少过度用药、过度检查等行为；同时可提高医疗服务效率，缩短患者住院时间。其缺陷是医疗机构的收入与服务次数相关，容易诱导医疗机构分解服务人次、选择患者等行为，从而影响服务质量；另外由于医疗机构发展程度、患者疾病情况及病种存在较大差异，难以制定出科学合理的人次定额支付标准。我国广州、深圳、东莞、武汉、济宁等地曾使用这种支付方式。

3）按住院床日付费：是指医疗保险机构按照协议制定的每住院床日付费标准及医疗机构为参保人提供的实际总床日服务数量来对医疗机构进行费用补偿。这种付费方式可促进医院降低每床日服务成本，提高服务效率，方便结算管理。但它容易诱导医院增加住院人数和延长患者住院时间，不利于医疗费用的控制；并可能使医院减少每床日的服务量，难以保证服务质量；另外，较难制定出合理的床日付费标准。目前，希腊、以色列、克罗地亚等国家将按住院床日付费作为住院服务的主要付费方式。

4）按病种付费：是指依据统一的疾病诊断分类制定各病种的医保定额（或限额）支付标准，并以此为依据进行医疗费用支付。医疗保险机构按确定的病种支付标准与医院实际的医疗服务人次，向医院支付参保人的医疗费用。它有助于评价医院诊疗成本，有效避免过度医疗行为，控制药品、耗材的不合理使用，有利于控制医疗成本支出，有助于体现医务人员的劳务价值。其缺点在于：医院有可能通过减少合理诊疗或降低医疗服务强度的方式来保障经济利益，以及未能充分考虑疾病并发症因素，从而出现推诿患者的现象；束缚新技术、新材料和新药物的临床应用；较难制定科学、合理的病种支付标准。

5）按病种分值付费：是指在基本医疗保险统筹基金支付本统筹地区内住院医疗费的总额预算内，根据各病种均次费用与某固定值（或基准病种）的比例关系确定相应的病种分值，按照医疗机构服务能力和水平确定医院系数，年终医保经办机构根据医院得到的总分值和系数，按约定规则进行住院费用结算的付费方式。它是我国地方根据本地区特殊情况创造的契合DRGs（diagnosis related groups）基本逻辑的住院患者分类系统和费用支付方式，体现了不同病种诊疗所消耗资源的相对差异。按病种分值付费有机地结合了区域总额预算和病种付费，可有效控制医保基金的超支，同时激励医疗机构主动完善医保管理，加强成本控制，控制医疗费用的过快增长。

6）按疾病诊断相关分组（diagnosis related groups，DRGs）付费：即根据国际疾病分类法将住院患者按诊断分为若干组，每组又依据疾病的轻重程度以及有无并发症、合并症分为若干组，分别对每一组的不同级别定价，按这种价格向医院支付费用。按DRGs付费方式平衡了医保机构、医疗机构、患者三方的利益，它可激励医院加强内部协作，提高服务效率与质量，降低医疗服务成本。按DRGs付费方式的实施有助于促进医疗机构加强内部管理，促进临床路径、战略成本管理、数字化医院等方法的推广。目前，按DRGs付费方式是美国、德国、澳大利亚、法国等国家的主流支付方式。近年我国也在北京市、河北省邯郸市、山西省临汾市等地试点DRGs付费方式。

7）按人头付费：是指医保经办机构按照服务协议规定的时间，根据医疗机构提供服务的人头数及其定额标准，预先支付一笔固定额度的费用给医疗机构。按人头付费的特点是结算简便，有利于医院加强成本控制，可促进医院主动开展预防保健服务，降低服务人群的发病率；但管理成本较高，容易使医院为削减服务成本而选择患者，影响服务质量。按人头付费较多应用于对全科医生或家庭医生的服务补偿上，如丹麦、荷兰、意大利、英国的全科医生（GP），美国的健康维护组织（HMO）等。泰国的"30铢计划"对门诊服务也采用按人头付费的方式，它较好地体现了卫生预算的公平性。

8）总额预付制：指医保经办机构和医疗机构通过协商，根据医疗机构近年的费用情况，并考虑物价变动、服务量增长等因素，确定该医疗机构在一定时期的付费总额。这种方式将费用超支风险转移给医院，可促进医院加强费用控制，规范其服务行为。但在实践中，在费用补偿额度的"硬约束"下，如果缺乏医疗质量的监督机制，医院无法获得合理的费用补偿，可能使医院为节省成本而削减服务，降低服务质量。由于变动因素较多，制定科学合理的预付额度较为困难，预算过高会导致医保基金支出增长过快；预算过低会影响医疗机构的积极性，容易导致医疗机构减少医疗服务供给，影响患者的利益。目前，英国、法国、德国、以色列、西班牙等公共保险模式的国家普遍实行总额预付制，我国部分地区也实行总额预付制。

9）按绩效付费：是指医疗保险机构根据医疗服务机构的绩效考核结果进行支付。一般与其他支付方式结合使用，主要目的是激励医疗机构提高医疗服务质量。实施按绩效付费方式的关键在于如何确定科学合理的绩效标准，因为不同的绩效标准会对整个医疗服务和医疗费用控制产生不同的激励效果。作为一种新兴医保支付方式，近年来英国、美国、澳大利亚、法国、坦桑尼亚、卢旺达、巴西等国家都在使用，多国实践表明，按绩效付费方式的实施是一项复杂的系统工程，公共卫生系统、医疗服务系统、医疗管理信息系统、医疗服务反馈和监督系统等的发展程度会影响其实施效果。

医疗保险支付方式决定医疗保险基金的"流向"和"流量"，它直接影响到医疗机构的费用补偿和经济效益，并调控着医疗机构的服务效率、服务质量和可及性。不同支付方式通过其激励机制，对医疗服务行为产生不同的激励效果，对医疗费用控制、提升医疗服务质量和合理配置医疗资源各有其优势和不足。在实践中，应根据卫生体制、医疗服务提供条件、卫生筹资情况、卫生体制改革目标等因素决定支付方式的使用。

（三）医疗保险需求

1. 医疗保险需求的概念　医疗保险需求（medical insurance demand）是指消费者在一定的时期

内，一定医疗保险价格（费率）水平上，愿意并且能够购买医疗保险商品的数量。形成有两个条件：①消费者有购买医疗保险的意愿；②消费者有购买医疗保险的支付能力，这两个条件缺一不可。

2. 医疗保险需求的特点及影响因素　医疗保险需方在医疗保险系统中处于买方地位，他们的需求和消费行为对医疗保险机构和医疗服务提供方的行为起着引导作用。当医疗保险需方可以自由选择保险项目时，医疗保险需求呈现不确定性、多元性、差异性和发展性等特点。医疗保险需求受以下因素的影响：

（1）疾病风险：疾病风险程度对医疗保险需求的影响主要表现为两个方面：①疾病发生的概率。对于确定的事件，消费者往往更愿意选择疾病风险自担的方式；对于不确定的事件，消费者的支付意愿更高。②疾病风险损失的幅度。疾病的预期损失幅度越大，消费者对医疗保险需求量也越大。

（2）医疗保险价格：医疗保险作为一种商品，符合需求的一般规律，在其他条件不变时，医疗保险需求会随着医疗保险费率的上升而减少，随着医疗保险费率的下降而增加。

（3）消费者收入：从一般的需求规律看，收入水平提高，会带来需求的增加；反之减少。但医疗保险需求不完全符合这一规律。对于医疗保险而言，往往收入很高或很低的消费者对医疗保险的需求相对不大。

（4）医疗服务供给：医疗保险需求也受到医疗服务供给种类、质量、价格及医疗费用水平的影响。随着医疗服务价格及医疗费用水平的提高，医疗支出在个人支出中所占的比重不断增加，消费者对医疗保险的需求更加迫切。

（5）医疗费用支付方式：不同的医疗费用负担方式会影响到消费者对医疗保险的需求。医疗费用自付比例越低，人们参保的积极性越高，反之亦然。

（6）医疗保险范围：纳入医疗保险所提供的医疗保险项目是否能满足消费者的需求，也是影响医疗保险需求的因素之一。

（7）医疗保险的实施方式：医疗保险是以强制方式还是自愿方式实施，也将影响到医疗保险需求数量。国家和政府以法律或行政手段强制实施的保险保障方式会人为地扩大保险需求。

（8）其他因素：除上述因素外，消费者的年龄、性别、职业、受教育程度、保险意识、避险心态及健康状况等都会对医疗保险的需求有一定影响。

（四）医疗保险供给

1. 医疗保险供给的概念　医疗保险供给（medical insurance supply）是指医疗保险机构在一定的时期内、一定的医疗保险费率（价格）条件下，愿意并且能够提供的医疗保险量。

形成医疗保险供给有两个基本条件：①医疗保险机构有提供医疗保险服务的愿望；②医疗保险机构必须具备一定的医疗保险服务的提供能力，这两个条件缺一不可。

2. 医疗保险供给者行为　由于医疗保险产品的特殊性，保险提供者在追求利润最大化过程中表现出特有的经济行为：保险供给者通过"风险选择"的方式，尽量吸收收入高、支付能力强，且身体健康的人群参保，而把年龄偏大、疾病发生较为频繁、残疾等高风险、高成本的人群转嫁给社会，致使保险的公平性降低。

医疗保险机构会采取对需方的费用分担方式和对供方费用支付方式改革等多种方式，提高医疗服务供需双方的费用意识，达到控制医疗费用的目的。

此外，医疗保险机构通常会对承保的内容加以限制。医疗保险机构还表现出金融机构所特有的行为规范，即把积累的暂时不需要偿付的保险基金用于短期贷款以及流动性较强的投资和一部分中长期投资，降低其积累的保险基金的机会成本，增加盈利；同时，也为降低保险费提供物质条件。

3. 医疗保险供给的影响因素

（1）医疗保险价格：从供给规律中可以得知，医疗保险的供给与保险价格呈正相关关系。保险价格上升,会刺激医疗保险供给增加,反之,医疗保险供给则会减少。

（2）医疗保险成本:是指承保过程中的一切货币支出,包括医疗保险的偿付费用、医疗保险管理费用、医疗保险其他运行费用等。一般情况下,医疗保险成本与供给之间呈反向变动的关系,即医疗保险成本越高,医疗保险的供给就越低,反之,医疗保险的供给就越大。

（3）承保能力:承保能力是指保险机构能够提供医疗保险这种商品的能力,是决定医疗保险供给的要素。承保能力要素包括:①经济发展水平;②医疗保险筹资;③保险机构数量及分布;④保险从业人员的数量和素质;⑤医疗保险的经办管理效率。

（4）缴费能力:参保人缴纳医疗保险费的能力直接影响着医疗保险供给的规模,参保人缴纳的医疗保险费是衡量医疗保险供给量的主要指标,参保人缴费能力强,医疗保险供给就充足;反之,医疗保险供给就匮乏。

（5）保险业的信誉程度:如果保险业通过其快速、合理的理赔,在社会上享有一定信誉,则会吸引更多的人来投保,进而促使医疗保险供给的增加。

（6）医疗保险供给的难易程度:医疗保险专业性和技术性较高。有些险种很难设计,难以有较大的供给量;而有些保险产品的供给相对来说比较容易,供给量会随价格的上升而增加。

（7）医疗服务供给:医疗保险的运行需要医疗机构的参与和配合,医疗服务供给的数量和质量对医疗保险供给有着非常重要的影响。医疗机构对参保患者因病施治,合理检查,合理用药,就可以增强医疗保险基金的补偿能力,从而扩大医疗保险的供给。相反,参保患者对医疗服务的过度利用,不仅浪费卫生资源,也会削弱医疗保险基金的补偿能力,从而减少医疗保险的供给。

四、医疗保险的监督评价与管理

（一）医疗保险的监督

1. 医疗保险监督的概念和作用　医疗保险监督是医疗保险管理的重要组成部分,也是医疗保险管理过程中不可缺少的环节。医疗保险监督是国家政府有关部门及医疗保险监管机构依法对国家、单位和个人缴纳的医疗保险费及医疗保险基金、医疗服务供方和需方行为、参保人及参保单位、医疗保险行政管理机构和经办机构及医疗保险工作人员等进行监督管理,以确保医疗保险市场的规范运行和保险人的正常经营,保护被保险人利益,促进医疗保险事业健康、有序发展的过程。

医疗保险监督的作用主要是规范单位和个人的参保就医行为,具体来讲包括以下三个方面:①控制作用,医疗保险监督可保证医疗保险各方的行为按照医疗保险的既定目标和要求进行,避免发生偏离;②预防作用,通过分析和发现对医疗保险实施产生不利影响的现实因素和潜在因素,评价其可能造成的危害,以便及时采取有效的预防措施;③反馈作用,通过建立有效的反馈机制以保证监督过程中发现的各种不利于医疗保险正常运行的问题,能及时反馈到相应部门。

2. 医疗保险监督的基本原则　医疗保险监督的基本原则包括:目的性原则、客观性原则、超前监督（主动性）原则、成本效益原则、异体监督（协作性）原则。

3. 医疗保险监督的分类

（1）按监督对象分类:医疗保险运作过程主要涉及医疗保险参保方、提供医疗服务方和提供医疗保险服务方。参保的监督包括参保单位和参保人监督,提供服务方的监督包括定点医疗机构和定点零售药店监督,提供医疗保险服务方的监督,即医疗保险经办事务监督。

（2）按监督形式分类:医疗保险监督的形式一般可以分为经常性监督和专题性监督。经常性监督,即监督组织、机构及有关部门在日常的医疗保险运作过程中进行的实时性监督。专题性监督,一般根据上年或上几年医疗保险的实际运行情况中出现的问题,有重点地进行监督。

（3）按监督主体分类:通常分为一般监督、专门监督和社会监督。一般监督主要是指政府有关部门按照行政关系对医疗保险各方所进行的监督。专门监督是指政府设立专门机构负责组织和实施管辖范围内医疗保险的监督工作。社会监督是指社会团体组织、人民群众和新闻媒体等对社会医疗保险实施的监督。

（4）按政府职能分类：政府的职能部门在其职责范围内对其他没有行政隶属关系的部门实行工作监督，就社会医疗保险来讲主要有财政监督、物价监督和审计监督。财政监督是国家财政部门利用财政手段对政府各部门、事业单位、企业单位的资金活动进行广泛而深入的监督。物价监督是指物价部门对市场价格、物价上涨、产品比价以及商品定价、售价等进行的监督。审计监督是指各级审计机关按照国家财经纪律、制度、政策法令，对国家机关和企事业单位的财务收支和经济活动进行的监督检查，属于较高层次的监督。

（二）医疗保险的评价

1. 医疗保险的评价概念和作用 医疗保险的评价是在尽可能客观的基础上，对医疗保险的质量及社会效益、经济效益作出判断，从而为医疗保险的运作与管理提供决策依据。

2. 医疗保险的评价原则、目的和基本程序

（1）医疗保险评价的原则包括：系统性原则，科学性原则，发展性原则，针对性原则，公平与效率相结合的原则。医疗保险评价为完善政策提供依据，为人们健康需求达到最大的满足和提高提供保障。

（2）医疗保险评价的基本程序：包括目标确定、评价标准的选择、运行状况的分析、政策建议、可行性分析五个步骤。其中运行状况分析又包括政治因素分析、经济激励因素分析、组织机构因素分析、文化传统因素分析。

3. 医疗保险的评价维度和标准 对医疗保险的评价，必须从公平性、效率、可持续性、服务质量和产出五个维度出发，以医疗保障政策投入、医疗保障政策效益、医疗保障政策效率以及医疗保障政策回应为评价标准。

4. 医疗保险的评价内容、指标和方法 医疗保险的评价内容包括医疗保险制度的政策方案、实施过程和实施效果三个层面。其评价的指标体系设计可以从医疗保险政策方案评价、医疗保险制度实施过程及结果三个方面进行设计。主要的评价方法有比较分析法、经济分析法、因素分析法和综合评价法。

（三）医疗保险的运营管理

社会医疗保险运营管理是由国家和政府通过特定的组织机构和制度安排，对社会医疗保险的各种计划和项目进行组织管理、监督实施，以实现社会医疗保险政策的目标与任务的管理系统总称。

1. 行政管理 包括：医疗保险法规及实施办法的制定，医疗保险管理机构的设置及人员配备，医疗保险实施情况的监督与法制管理。

2. 医疗保险基金管理

（1）医疗保险基金管理的意义：第一，医疗保险基金管理是医疗保险制度运行的基础；第二，医疗保险基金的管理是医疗保险制度可持续发展的重要保证；第三，加强基金管理，保证基金安全；第四，加强对医疗保险基金管理是减轻政府经济负担的有效措施。

（2）医疗保险基金管理的原则：医疗保险基金管理的首要目标，也是最重要的目标，就是基金安全。要保证基金安全，首先要保证医疗保险基金专款专用，防止贪污、挪用和挤占；其次在基金支付过程中，要严格执行医疗保险相关规定，防止医疗保险欺诈；同时还要实现基金保值增值。因此，医疗保险基金管理要遵循"集中管理，控制风险；部门协调，各行其责；专款专用，实现收支两条线；量入为出、收支平衡；效率优先"的原则。

（3）医疗保险基金管理的主要内容：由于医疗保险模式不同，基金管理的内容也不同。从业务流程来看，保险基金管理包括征缴管理和偿付管理；从财务上来讲包括基金的预决算管理、筹资管理、支出管理、结余管理等；从风险上来讲，包括基金运行分析，基金预警和相关的监督管理。一般来讲，根据医疗保险基金运行的规律和特点，医疗保险基金的管理包括以下内容：

1）基金筹资管理：主要是基金的征缴和稽核，即根据医疗保险基金不同的筹资来源渠道，制定医疗保险征缴的相关条例法规,向单位、个人征收医疗保险费。由于大多数国家医疗保险缴费是按工资收入一定比例缴纳的,为了保证应保尽保,应收尽收,基金征收管理还涉及参保和缴费基数的稽核。

2)基金支付管理:按照医疗保险制度具体实施方案,医疗保险基金的支付管理主要包括医疗保险基金的分配、医疗费用的审核和支付。审核参保人员的医疗费用支出,并按照医疗保险政策规定支付参保人员就医后发生的医疗费用。同时还需要对医疗机构、药店是否遵守医疗保险、卫生、物价、药监等相关部门的规定进行医疗稽核。医疗保险基金支付管理是医疗保险基金管理的核心内容。

3)基金投资运行管理:医疗保险基金的投资运营是各种不同医疗保险模式国家所采取的共同措施。但是,不同类型的国家,其投资运行的方式、手段等内容均不同,其管理的机构和管理方式也不同。加强对基金投资运行管理,控制基金风险,保障基金安全,是医疗保险基金管理的重要内容。

4)基金风险和预警管理:在医疗保险基金运行过程中,要及时对医疗保险基金的运行情况进行分析,实时监控,一旦发现不安全的因素,基金面临风险时,就必须查找原因,采取相应措施。医疗保险基金的风险管理一般要求建立医疗保险运行分析制度,尤其是医疗费用分析制度,建立医疗保险基金预警系统。

5)基金监督管理:由于医疗保险市场存在的信息不对称,医疗保险基金容易出现骗保行为,因此,加强对医疗保险基金的监督管理显得尤为必要。医疗保险基金要建立有效的监督机制,包括内部监督,外部监督。内部监督指在医疗保险基金的管理上,医疗保险经办机构建立健全有关管理制度,建立相应的制约和协调机制,定期或不定期对医疗保险基金筹集、使用情况等进行检查。外部监督包括行政监督、专业审计监督、人大组织监督、社会监督等,加强对医疗保险基金运行情况的审计监督。

(4)医疗保险基金监督管理

1)医疗保险基金监管的概念:医疗保险基金的风险比其他社会保险基金要高,为了确保医疗保险基金的安全、合理、有效使用,就需建立健全医疗保险基金监督和监测管理机制,对基金的运作进行有效监管,对医保基金进行日常监测。

2)医疗保险基金监管的原则:医疗保险基金的监督必须遵守法制原则、安全原则、公正原则、独立原则、谨慎原则和科学原则。

3)医疗保险基金监管的主要内容:①政策执行情况监督:监督检查医疗保险经办机构执行医疗保险基金征缴、参保人员身份确认、贫困救助人员缴费额度、医疗费用支付范围等方面的相关政策方针、法律法规、规章制度情况。政策执行不严,就会损害参保职工的利益,影响医疗保险制度的正常运转。②基金征缴情况监督:监督检查医疗保险经办机构在参保征费方面是否做到了应保尽保、应收尽收,也是对基金收入户的监督,即是否按时足额将医疗保险基金征收到位,有否擅自增提、减免保险费的行为;企事业单位参保缴费中是否存在违规行为以及稽核情况及其准确性;征缴和稽核的保险费是否及时足额缴入收入户管理,有无不入账、或挤占挪用资金现象;基金收入户资金是否按规定及时足额转入财政专户,贫困救助人口的医疗保险缴费是否足额到位等。③基金支出情况监督:监督医疗保险经办机构支付各项医疗费用是否合规、准确、足额和及时,也是对基金支出户的监督,即经办机构是否按规定的项目、范围和标准支出医疗费用,定点机构和参保人有无骗取保险金行为等。④结余基金情况监督:监督医疗保险结余基金的存放保管、投资使用是否符合相关的财经规定,即是否有截留、挤占、挪用、贪污基金的行为,有无违规动用基金的现象;结余基金的收益状况、结余基金投资收益情况等。⑤预决算情况监督:监督医疗保险经办机构年度预算编制的科学性、准确性,以及预算执行情况;检查医疗保险基金年度决算报告完整性、客观性,以及基金征收、支出、结余等相关数据的真实性等。

4)医疗保险基金监管的组织体系:医疗保险基金的监督管理需要多方位立体性的监督部门和机构来共同完成,我国已经初步形成了以劳动保险部门行政为主,财政、审计、税务、银行、经办机构内部以及社会有关部门共同参与的医疗保险基金监督体系。

5）医疗保险基金监管的方式：目前，医疗保险基金监管的主要方式，包括内部基金监督、行政监督、审计监督、社会监督和信息化监管五种形式。

3. 业务管理　社会医疗保险业务管理机构是社会医疗保险行政管理机构下属的、相对独立的、具有法人资格的事业性业务经办机构。其职能是对医疗保险的具体业务进行管理，包含基本医疗保险药品目录、诊疗项目目录、医疗服务设施目录、基本医疗保险服务范围的界定、定点医疗机构和定点零售药店的管理、医疗服务费用的结算、就医管理、医疗费用的控制等。

五、中国医疗保障制度的改革与发展

（一）中国的基本医疗保障制度

1. 城镇职工基本医疗保险制度　1998年12月，国务院颁布了《关于建立城镇职工基本医疗保险制度的决定》，明确要求在全国范围内建立覆盖全体城镇职工的基本医疗保险制度。城镇职工基本医疗保险制度主要内容包括：①覆盖范围：城镇所有用人单位，包括企业、机关、事业单位、社会团体、民办非企业单位及其职工，以及城镇个体经济组织业主及其从业人员，都要参加基本医疗保险。②基金筹集渠道：由国家资助补贴、用人单位投保、个人缴纳保费三方共同承担。③筹资原则：三方负担；以支定收、收支平衡、略有结余；适当可行和合理增长；保障基本需求；注重公平性和效率性。④基本医疗保险费使用：采用基本医疗保险统筹基金和个人账户相结合的方式。⑤医疗保险费用的支付方式：需方费用支付方式为在统筹基金中设立起付线和最高限额（封顶线），对于超过最高支付限额的医疗费用，可通过商业医疗保险等途径解决。供方费用支付可采取总额预付结算、服务项目结算、服务单元结算等方式。⑥基本医疗保险基金的管理和监督：社会保险经办机构负责基本医疗保险基金的筹集、管理和支付。

2. 城乡居民基本医疗保险制度　2002年10月，中共中央 国务院发布《关于进一步加强农村卫生工作的决定》，提出要建立一种由政府组织、引导、支持，农民自愿参加，个人、集体和政府多方筹资，以大病统筹为主的农民互助共济制度——新型农村合作医疗。2003年，新型农村合作医疗制度在全国部分县（市）正式开始试点。2008年，基本实现全覆盖。2015年，新农合参保人数达到8.02亿，参合率超过98.7%。2007年7月，国务院印发《关于开展城镇居民基本医疗保险试点的指导意见》开始建立城镇居民基本医疗保险制度，并开始在79个城市进行试点。2015年，城镇居民医保参保人数达到3.77亿，参保率超过95%。

2016年，国务院发布《关于整合城乡居民基本医疗保险制度的意见》，提出整合城镇居民医疗保险和新型农村合作医疗两项制度，建立统一的城乡居民基本医疗保险制度。主要内容包括：①保障对象和范围：覆盖范围包括城镇居民医保和新农合所有应参保（合）人员，主要保障符合医疗保险规定范围内的住院医疗费用和门诊医疗费用；②筹资方式：实行个人缴费与政府补助相结合为主的筹资方式；③支付机制：实行统筹管理，统筹基金设置起付标准和最高支付限额。

（二）中国的医疗救助制度

1. 大病保险制度　城乡居民大病保险制度是对城乡居民因患大病发生的高额医疗费用给予报销，2012年正式开展城乡居民大病保险制度试点。主要内容包括：①筹资来源：从城镇居民医保基金、新农合基金中划出一定比例或额度作为大病保险资金；②保障对象及范围：保障对象为城乡居民医保的参保人员，保障范围与城乡居民医保相衔接；③保障水平：降低起付线并统一至居民人均可支配收入的一半，取消农村建档立卡贫困人口封顶线；④承办方式：采取向商业保险机构购买大病保险的方式。

2. 社会医疗救助制度和社会慈善

（1）医疗救助制度是按照"先保险后救助"的原则，对基本医保、大病保险等支付后个人医疗费用负担仍然较重的救助对象按规定实施救助。主要内容包括：①救助对象：包括低保对象、特困人员、低保边缘家庭成员和低收入家庭重病患者以及当地政府规定的其他特殊困难人员。②筹资方式：遵

循积极筹资,量力而行的原则。救助资金来源主要是政府财政支持和社会捐助两个方面。③救助方式:以住院救助为主,同时兼顾门诊救助。

（2）社会慈善与医疗保障:社会慈善是建立在社会捐献基础之上的民营社会性救助事业,是社会保障体系的重要组成部分。慈善事业兼具社会救助和社会福利的功能,是社会保障的重要组成部分,其援助对象的受益范围较小,仅包括社会弱者和不幸者,可以针对性帮助弱势群体,帮助更多人获得最低限度的医疗需求。

（三）中国补充医疗保险制度

1. 补充医疗保险　是指国家和社会建立的基本医疗保险之外的各种医疗保险形式的总称。主要内容包括:①救助对象:企事业单位的职工和没有被纳入社会医疗保险实施范围的人群;②筹资方式:由用人单位为职工向社保机构或商业保险公司缴费;③保险范围:门诊补充医疗保险和住院补充医疗保险;④费用制约机制:目前控制补充医疗保险费用的措施以需方控制为主;⑤承办机构:分为社会医疗保险机构,商业保险公司,单位、企业单独承办,社会医疗保险机构和商业保险公司联合承办等几种方式。

2. 目前中国补充医疗保险的形式主要有以下几种

（1）公务员医疗补助:国家公务员医疗补助是针对国家行政机关工作人员和退休人员、党政机关、人大及其他国家公务员实行的一种医疗补助制度。

（2）企业补充医疗保险:不强求统一费率、统一保险项目和统一待遇标准,可根据单位、职工的需要和承受能力,企业经营效益和行业特点,灵活地选择和确定。经国家社会保险行政管理部门批准设立,其费用由企业和职工按国家和补充医疗保险的有关规定共同缴纳。企业补充医疗保险基金是用于解决企业职工基本医疗保险待遇以外医疗费用负担的补充医疗保险。

（3）商业医疗保险:商业医疗保险是被保险人在投保后,在保险期内因疾病、生育或身体受到伤害时,由保险公司负责给付保险金的一种保险,主要包括普通医疗保险、特种疾病保险和特定人群保险三种类型。在商业性医疗保险中,投保人是自愿参加的,与保险公司之间是依据保险合同确定的契约关系。保险公司为了获得商业利润会对投保人进行风险选择。保险给付标准与投保人所缴纳的保险金呈正相关关系,投保金额越高,获得补偿越高。近年来,国家大力支持商业健康保险发展,鼓励商业保险机构加强产品创新,在产品定价、赔付条件、保障范围等方面对困难群众适当倾斜。

（四）新时期中国医疗保障制度改革与发展

我国的医疗卫生事业改革一直在稳步推进,在医疗方面,加大对医疗卫生的财政投入,减轻个人医疗负担;加快推进分级诊疗体系建设,公立医院管办分开,鼓励社会主办医疗机构参与医疗联合体建设;健全基层卫生服务体系,保证医疗保障的公平性。在医保方面,改革和完善各项医疗保险制度,实现全覆盖;加快健全重特大疾病医疗保险和救助制度;深化医保支付方式改革,推进按疾病诊断相关分组（DRGs）付费、按病种分值付费试点,逐步扩大按病种付费的病种数量。在医药方面,完善国家基本药物制度,增强药品供应保障能力;开展国家药品集中采购试点,完善短缺药品监测预警机制,推动中医药振兴发展,促进医疗保障满足居民医疗需求。此外,统筹推进全民健康信息化建设,促进"互联网＋医疗健康"发展,改善群众服务体验,加强医学人才培养和使用。

伴随医保改革的不断深化和政府财政投入力度的不断增强,我国医保制度体系和制度架构不断完善,以基本医疗保险为主体,医疗救助为托底,补充医疗保险、商业健康保险、慈善捐赠、医疗互助等共同发展的多层次医疗保障制度框架基本形成。当前,人们日益增长的健康福祉需要与医保自身发展不平衡、不充分之间的矛盾逐渐显现;面对人口老龄化、慢病化等新挑战;医疗费用增长趋势引起的医保基金运行风险不容忽视,唯有深化改革才是出路,才能更好地促进健康中国战略实施,满足人民群众的医疗卫生需求,使人民群众有更多获得感、幸福感、安全感。

（徐　坤）

第四节　卫生法与卫生监督

【学习要点】

1. 卫生法的含义及作用。
2. 卫生法的调整对象。
3. 卫生法的制定与实施。
4. 卫生监督的概念、性质、功能。

一、卫生法

现实社会生活中离不开规则,例如全国依据《传染病防治法》《突发事件应对法》等法律法规应对突发传染病疫情卫生监督机构接到职业中毒报告要及时调查取证,采取控制措施。现代社会中涉及人体生命健康活动的社会秩序是如何构建和维护的? 它是如何保障医疗卫生实践中人们的各种权利和利益的? 我们应该如何约束自己的行为才符合医疗卫生社会规范? 回答这些问题,不仅需要从医学角度,更需要从法学的角度去理解,即国家医药卫生管理的重要工具——卫生法。

(一) 卫生法的含义及作用

卫生法(health law)是指由国家制定或认可,并以国家强制力保障实施的,用于调整在保护人体生命健康活动过程中所形成的各种社会关系的法律规范总和。卫生法学概念理论上有广义和狭义两种。广义的卫生法是指卫生法整体,即一切有权机关依照法定职权和程序制定修改的各种卫生规范性文件总称或泛指一切法律规范,包括涉及人体生命健康的法律、行政法规、地方性法规、民族自治地方的自治条例和单行条例、部门规章和地方政府规章等。狭义的卫生法仅指全国人民代表大会及其常务委员会制定的卫生法律。本教材所述卫生法取其广义范畴,从法律属性上考察,这一概念包含以下含义:

1. 卫生法是由国家制定、认可、解释或变更的,并具有普遍约束力的规范　制定或认可是国家创制法的两种主要方式,制定是指有权国家机关依法进行的一种专门直接立法活动;认可是指国家或国家机关根据社会需要,以国家的名义对已存在的某些习惯、行为规范等承认并赋予其法的效力的活动;法的解释是指有权国家机关依法根据一定的标准和原则对法律所进行的阐释;法的变更是指有权国家机关依法根据卫生法实施情况变化所作的修改、补充或废止的活动;法具有普遍约束力是指法作为一个整体在本国主权范围和法所规定的界限内,具有使一切国家机关、社会组织和公民遵行的效力。

2. 卫生法具有国家意志性并以国家强制力保障实施　具有国家意志性并以国家强制力保障实施是任何法律都具有的特点,卫生法也不例外,这也是卫生法律规范区别于其他卫生社会规范的重要特点。这种国家强制性是就卫生法律整体而言的,既表现为对符合卫生法行为的肯定和保护,也表现为对违反卫生法行为的否定和制裁;既表现为国家行政机关依法行使卫生执法权力,也表现为公民在其合法权益受到卫生行政机关具体行政行为直接侵害时的行政救济。

3. 卫生法是以规定人体生命健康权利和义务为内容的法律规范　保护人体生命健康权益是一切卫生立法和卫生执法活动的根本出发点,也是其全部内容。卫生法往往通过合理的权利、义务配置机制和有效运作来指导人们的行为,实现人体生命健康权益的保护。如《中华人民共和国医师法》规定,医师在注册执业范围内,进行医学诊查,预防、保健方案等执业活动中的权利,同时,履行遵守技术操作规范,尊重患者,保护患者隐私的义务。

4. 卫生法调整的是涉及保护人体生命健康活动中形成的社会关系　法律调整的社会关系有多种,这些社会关系分别由不同的法律部门调整,就卫生法而言,其调整的卫生社会关系主要包括卫生行政法律关系和民事法律关系。前者如卫生行政执法主体与相对人的关系,后者如医患关系。

NOTES

5. 卫生法是卫生法律规范的总和　保护人体生命健康活动的内容是多方面的,因而与之相对应的卫生法律规范也是多种多样的,而这一系列卫生法律规范的总和构成了卫生法的全部内容。目前,我国的卫生基本法是 2020 年 6 月 1 日起施行的《中华人民共和国基本医疗卫生与健康促进法》,卫生单行法有《中华人民共和国传染病防治法》《中华人民共和国职业病防治法》《中华人民共和国食品安全法》等 10 余部,还有大量的卫生法规、规章和规范性法律文件等。

6. 卫生法具有规范作用和社会作用　按照一般的法学理论,法的作用是指法对人们的行为以及最终对社会关系和社会秩序所产生的实际影响,是国家权力运行和国家意志实现的具体表现。卫生法的作用同样有行为和社会两部分,因此从内容上划分为卫生法的规范作用和卫生法的社会作用。卫生法的规范作用主要是相对于个体行为而言的,包括指引、评价、预测、制裁、教育等方面;卫生法的社会作用是相对群体而言的,包括国家政权管理作用和公共管理作用。

卫生法所规定的范围是卫生行为相关的活动,与医学工作者的学习、工作和生活息息相关。如今医疗纠纷增多,医患关系紧张,人们呼吁加快医事立法,要求司法介入医疗领域,在这种形势下,卫生法作为科学性、实用性较强的法律知识,在多个方面都具有重要意义,尤其是传染病防治法律制度、食品安全法律制度、医师执业法律制度、医疗纠纷预防与处理法律制度等。卫生法是用来处理卫生活动中事务的根本依据,同时为实现和谐社会提供部分法律依据。医疗卫生机构的设立、医护人员的准入制度、医药价格的高低、医护人员的道德品质、医学教育的质量、人口与计划生育政策等,都是人们普遍关心的问题,而有些问题,单靠政策解决不了,需要依靠法律法规来调整,并做到有法可依、有法必依。

(二)卫生法的调整对象

卫生法调整的对象是指各种卫生法律规范所调整的社会关系,是国家卫生行政机关、医疗卫生组织、企事业单位、公民个人和国际组织,因预防和治疗疾病,改善人们的生产、工作、学习和生活环境及卫生状况,保护和增进公民健康而形成的各种社会关系。主要包括卫生行政法律关系、卫生民事法律关系和卫生刑事法律关系。

1. 卫生行政法律关系　卫生行政法律关系是指卫生法律规范调整的具有行政管理或监督属性的权利义务关系。其主要产生于卫生组织、管理和监督活动之中,卫生行政主体根据卫生法律的授权,对卫生工作进行组织,对相对人从事与人体生命健康相关的活动进行行政管理,依法开展监督检查,对违法行为予以纠正和惩戒。

2. 卫生民事法律关系　卫生法领域的民事法律关系主要指卫生服务关系,即卫生行政机关、医疗卫生机构、有关自然人和其他组织向社会公众提供医疗预防保健服务、卫生咨询、健康相关产品等活动所产生的法律关系。这种卫生服务关系是横向的社会关系,提供服务和接受服务的民事主体之间权利义务关系平等。我国将医疗事故纳入《医疗事故处理条例》,又把医疗侵权损害纳入《中华人民共和国民法典》(侵权责任编),当医疗机构侵害患者的民事权益时,就应当承担一定的侵权责任。

3. 卫生刑事法律关系　卫生法的根本目的是保护人体生命健康,因此将严重侵犯生命健康权的医药卫生行为纳入了刑事法律规范的调整范围。卫生法也规定了相应的刑事责任,如《中华人民共和国传染病防治法》《中华人民共和国药品管理法》《中华人民共和国母婴保健法》等均有关于刑事责任的指示性条款,《中华人民共和国刑法》中还有"危害公共卫生罪"的专章。可见刑事法律关系也是卫生法不可缺少的调整对象。

(三)卫生法的要素

卫生法的要素,即构成卫生法的基本要素,是多样的、多层次的,既相互联系又相互作用的。卫生法的要素可以从不同的角度进行分析、分类,一般由法律规则、法律原则和法律概念三个方面构成。

1. 卫生法律规则　卫生法律规则是指卫生法规定的权利、义务,责任的准则、标准,或者赋予某种事实状态以法律意义的指示、规定。卫生法律规则是构成卫生法律的主要元素。其主要意义在于它将某种事实状态与某种法律后果明确地连接起来,指明了具有法律意义的事件和行为出现后意味着什么。卫生法律规则具有确定性和普遍性的特点:确定性,即卫生法律规则所确定的法律关系的主体与客体、权利与义务、行为与后果均明确;普遍性,即卫生法律规则调整的对象是抽象的、普遍的,而不是特定的和针对某个具体现象的。

2. 卫生法律原则　卫生法律原则是指卫生法律规范体系的基本精神、指导思想,是具有综合性、本原性和稳定性以及普遍指导意义的根本准则,它始终贯穿于各种具体的卫生法律之中。卫生法律原则直接决定了卫生法律制度的基本性质、基本内容和基本价值取向,保障了卫生法律制度内部的协调和统一。卫生法除具有法律面前人人平等、罪罚法定、程序正义等法律的一般性原则外,还特有保护人体健康权益的原则、预防为主的原则、国家卫生监督的原则、中西医协调发展的原则、全社会参与的原则。

3. 卫生法律概念　卫生法律概念是指在长期卫生实践活动的基础上,对具有法律意义的现象和事实进行理性概括和抽象表达而形成的权威性范畴或术语。卫生法律概念具有语言、法律和实践性三大特征,具有表达、认识、改进和提高卫生法律科学化程度的功能。卫生法律概念往往是适用法律规则和原则的前提,根据一系列卫生法律概念的组合和运用,并作为卫生立法、执法的基本词汇单元,形成了约定俗成的"法言法语"。

(四) 卫生法的制定与实施

卫生法制定又称卫生立法(health legislation),是指有权国家机关依照法定职权和法定程序制定、修改、补充或废止卫生法律和其他规范性卫生法律文件的一种专门性活动。卫生法制定在法理学上有广义和狭义两种理解:广义卫生法制定是指有权国家机关依法创制卫生法律规范的活动,既包括国家权力机关制定卫生法律,也包括国家行政机关和地方有权机关等制定卫生法规、规章和其他规范性文件的活动。狭义卫生法制定仅指最高国家权力机关即全国人民代表大会及其常务委员会制定、修改或废止卫生法律的专门活动。

1. 卫生法制定的体制

(1)卫生法律及其制定机关:国家立法权是由最高国家立法机关以国家名义行使的,主要用来制定调整最基本的、带有全局性的社会关系的法律规范,其在立法权体系中居于最高地位。卫生法律的制定就是全国人大及其常委会,现行的卫生基本法、卫生单行法全部由全国人大常委会制定。

(2)卫生行政法规及其制定机关:国务院根据宪法和法律,制定卫生行政法规,国务院有权向全国人大常委会提出医疗卫生立法议案,依法制定卫生法律实施细则等执行性卫生行政法规。

(3)地方性卫生法规及其制定机关:省、自治区、直辖市人民代表大会及其常务委员会根据行政区域的具体情况和实际需要,在不同宪法、卫生法律、卫生行政法规相抵触的前提下,可以制定地方性卫生法规。民族自治地方人民代表大会有权在其职权范围内制定有关卫生方面的自治条例和单行条例。

(4)卫生规章及其制定机关:卫生规章包括部门卫生规章和地方卫生规章。部门卫生规章是国务院各部、委员会及具有行政管理职能的直属机构,可以在本部门权限范围内制定,目前发布的部门卫生规章主要由国家卫健委、国家市场监督管理总局、国家中医药管理局制定。省、自治区、直辖市和设区的市人民政府,可以根据卫生法律、卫生行政法规和省、自治区、直辖市的地方性卫生法规,制定地方卫生规章。

2. 卫生法的实施　卫生法的实施是指卫生法律规范在社会生活中的实际贯彻与具体施行。卫生法实施的方式一般包括卫生守法、卫生执法、卫生司法和卫生法律监督四个方面。

卫生守法即卫生法的遵守,是指国家机关、社会组织、企事业单位和全体公民依照卫生法律法规的规定,行使权利和履行义务的活动。守法是卫生法实施的最基本最主要的形式。卫生执法指国家卫生行政执法主体及其工作人员依法行政,依法管理社会卫生事务的活动,即卫生行政执法。卫生执法需遵循合法合理性、高效率、正当程序的原则。卫生司法即卫生法的适用,是指国家司法机关及其司法人员,依据法定职权和法定程序,运用卫生法律法规处理具体案件的专门活动,卫生司法必须遵循正确、合法、及时、合理和公正的基本要求。卫生法律监督有广义和狭义之分,广义的卫生法律监督是指一切国家机关、社会组织及公民等对卫生法全部运行过程的合法性所进行的监察和督促。狭义的卫生法律监督仅指有关国家机关依法对卫生立法、执法、司法等运行环节的合法性进行的监察和督促。

(五) 卫生法律责任

卫生法律责任是指卫生法律规范的行为主体,对其违法行为所应承担的带有强制性的法律后果。根据行为人违反卫生法律规范的性质和社会危害程度,违法行为主体承担的卫生法律责任主要分为行政责任、民事责任、刑事责任三种。

行政责任指行为主体因违反卫生行政法律规范,尚未构成犯罪时,依法应当承担的不利法律后果。卫生行政法律责任的承担方式有行政处罚(罚款、没收违法所得、责令停产停业、暂扣或吊销有关许可证等)和行政处分(警告、记过、记大过、降级、撤职、开除等)两种。

民事责任是指行为主体因违反卫生法律规范而侵害了自然人、法人和其他组织的民事权益,依法应当承担不利法律后果。卫生违法绝大多数均会造成人体生命健康损害的后果,即侵害了《中华人民共和国民法典》(总则编)所保护的人身权。承担民事责任的方式主要有:停止侵害、返还财产、赔偿损失、赔礼道歉等11种。卫生法所涉及的民事责任多以经济赔偿为主,其具体内容和承担责任方式大多可以由当事人自愿协商解决。

刑事责任是指行为主体违反卫生法的行为,侵害了刑法所保护的社会关系并构成犯罪,依法应当承担的不利法律后果。刑事责任是由犯罪所引起的法律制裁,具有强制性和最严厉的惩罚性。根据《中华人民共和国刑法》规定,实现刑事责任的方式是刑罚,包括主刑和附加刑。主刑有:管制、拘役、有期徒刑、无期徒刑、死刑;附加刑有:罚金、剥夺政治权利、没收财产。主刑只能独立适用,附加刑既可以附加适用,也可以独立适用。

(六) 卫生法的渊源和体系

卫生法学的渊源也称卫生法的法源。从法理学上考察,法的渊源一般主要有实质渊源、效力渊源、形式渊源等不同的解释。法的实质渊源是指法的本质,即法来源于国家意志。法的效力渊源是指法的拘束力来源,即法产生于什么样的立法机关或其他主体。法的形式渊源是指法的表现形式为制定法、判例法还是习惯法等。在我国,对法的渊源的理解,一般指效力渊源,主要是各种制定法。即已被承认具有法律效力的卫生法律规范的各种具体外在表现形式。我国成文卫生法的形式主要有:宪法、卫生法律、卫生行政法规、地方性卫生法规、卫生自治条例、单行条例、卫生规章、国际卫生条约等。

二、卫生监督

卫生监督通过行使卫生行政执法职权,实现对社会卫生事务的行政管理,保护人民的健康。由于卫生监督制度和卫生监督实践内容纷繁复杂,几乎涉及社会经济和社会生活的各个方面,因此,卫生监督研究的范围和领域相当广泛。其主要研究如何综合运用法律手段使卫生要求和卫生措施得以实现,以达到保护人类健康的目的。它与预防医学一样都是以研究如何保护人群健康为最终目的。

(一) 卫生监督的概念和性质

卫生监督(health supervision)是指卫生监督主体依据卫生法律、法规的授权,对自然人、法人和其他组织从事与卫生有关的事项进行行政管理,对违反卫生法律法规、危害人体健康的行为追究法律责任的一种卫生行政执法行为。

卫生监督是国家行政监督的一部分,同时也是国家卫生行政管理的重要环节。卫生监督的主体必须是卫生行政部门或由法律授权的卫生监督机关,这就表明卫生监督是政府行为,行政性是其根本属性;同时它具有技术性,这是卫生监督区别于其他行政工作的显著特点。如在卫生监督的实际工作中,判定是否合法,是以检测检验数据作为判定标准。因此,卫生监督有赖于许多卫生技术手段才得以有效实施。

NOTES

(二) 卫生监督的功能

1. 制约功能　指卫生监督机关的卫生监督行为对相对人有关权力的限制和在具体行为上的牵制。例如,在生产经营活动中对各环节从卫生的角度进行检查、牵制或限制,以及时发现每项具体活动的偏差,从而实现社会活动的良好运作,这种制约作用便是政府公共职能的体现。

2. 规范功能　通过对守法者的认可和对违法者的惩罚引导人们的行为,指出了什么样的行为是合法的,什么样的行为是违法的。卫生监督的规范作用可分为确定性规范和选择性规范。所谓确定性规范是卫生监督机关通过强制相对人的具体行为而体现出来的命令性和禁止性要求;选择性规范则是通过卫生监督保障法律授予人们的选择权。

3. 预防功能　卫生监督是卫生工作中以预防为主的具体表现,通过强制和规范社会卫生事务或行为起到防患于未然的作用。它不是消极被动的、不是孤立单纯地针对一个或某些阶段,而是积极主动地参与或渗透于监督对象的整个运作过程,提前发现和排除可能发生危害健康的各种问题和潜在因素。

4. 促进功能　卫生监督的目的不仅是发现问题,还要通过分析问题,发现工作中的薄弱环节和产生问题的根源,提出有针对性的弥补措施和解决办法,不断改善和调整涉及卫生活动各方面、各环节、各要素之间不和谐的矛盾现象,以促使社会整个运行过程协调一致,和谐同步地发展。

在卫生监督的功能体系中,制约功能显示了卫生监督的目标,规范功能反映了卫生监督的效果,预防功能突出了卫生监督的重心,促进功能明确了卫生监督的结果。它们各自间相互联系,密切配合,共同发挥作用,形成了卫生监督的整体功能。所以,卫生监督的各种功能是一个相辅相成、缺一不可的辩证体系和不可分割的整体。

(三) 卫生监督的特征

卫生监督的特点是由社会生产力的发展水平和现实存在的生产关系所决定的,主要包括以下特征:

1. 健康权与合法权益保护性　保护人体健康,防止各种有毒有害的因素对人体健康的影响和危害是我国卫生行政管理的根本目的之一,卫生监督正是使这一目的得以实现的执行过程,在保障公民享有健康权的实现中,以及保护公民和组织合法权益的获得等方面起着不可替代的作用。其中"公民健康权"是卫生监督特有的作用,这也是卫生监督区别于其他行政执法部门的主要标志。

2. 法定性与授权性　从法律意义上讲,卫生监督是为了管理社会卫生事务过程中正确行使卫生管理方面的职权,卫生监督主体资格的获得是一个复杂的法定过程,必须符合特定的条件。我国实施卫生监督的主体包括行政机关和法律、法规授权组织,例如国家卫健委等卫生健康主管部门、国家市场监督管理总局等市场监督管理部门。

3. 行政性与技术性　卫生监督是对预防和技术等自然科学知识与伦理、卫生政策法规等人文社会科学知识的综合应用。与一般的行政执法相比,有严格的技术性,这是因为卫生法律、法规保护的是人群健康这一特定的对象,因此需要运用自然科学措施与现代科学技术手段。

4. 广泛性与综合性　由于影响健康的因素是多方面的,因此,调整人体健康问题的法律规范纷繁复杂,且相互渗透,既有社会的也有自然的,几乎涉及社会生活的一切领域。

5. 强制性和教育性　监督具有法律强制性。如生产经营《中华人民共和国食品安全法》规定的13类禁止生产经营的食品,一旦发现将给予相应的处罚。行政处罚也具有教育的功能。如《中华人民共和国行政处罚法》第六条规定"实施行政处罚、纠正违法行为,应当坚持处罚与教育相结合,教育公民、法人或者其他组织自觉守法"。

(四) 卫生监督的作用

1. 保护人体健康,提高健康水平　卫生监督是使卫生法律、法规的立法目标得以实现的基本保证。在公众的居住、旅行、工作、生活、饮食、医药等各方面发挥保护者的作用。一方面,通过监管保护促进人体健康的医疗活动、其他与健康相关的产品与活动,控制和改善生存环境的卫生状况,防止各种有害因素对人体健康的危害;另一方面,通过与其他卫生工作和其他行政管理工作相结合,使公众生活在安定、安全和卫生的社会中,从而使人们的健康水平得以提高,实现卫生立法意图。

2. 严格依法行政,打击违法行为 卫生监督作为法律手段之一,是实施国家职能,打击违反卫生法律、法规活动的重要手段。各级卫生监督机关贯彻执行卫生法律、法规的过程本身就是一种国家意志的体现,也是国家职能的行使,且以国家强制力作为保证。因此,对违反卫生法律、法规的行为,给予必要的制裁。

3. 保护国家、团体、个人卫生方面合法权益,促进社会发展 随着工业建设飞速发展,职业卫生问题日益突出,工业有毒物质不断增加,直接威胁从业人员的身体健康。通过卫生监督防止各种有害因素对从业人员的危害,从而实现保护劳动者、促进社会生产发展和间接地为社会创造物质财富的目的。

4. 促进卫生监督制度自我完善,加强法治社会建设 卫生监督可以促进整个卫生系统合理有序、有规律地良好运行,真正做到从"人治"走向"法治"。在实施卫生监督的同时,能为卫生立法反馈有价值的信息,促进卫生立法质量的提高。通过卫生监督实践可以真实地反馈出人员素质的不足,找出人员配备上的差距,有针对性地促进并加强卫生监督队伍的建设。最终形成精简、统一和高效的卫生监督体制,加快我国法治社会进程。

5. 增强法治意识,促进精神文明建设 卫生监督活动的开展,可以提高各级公务人员和人民群众的法治观念、增加依法办事的自觉性,促进公民更好地知法、守法,认真地履行卫生法律、法规所规定的义务,自觉地与违法行为作斗争。特别是通过卫生监督,可以使公民从卫生法律规范中明确判断是非的标准,以指导自己的行为,进而增强卫生法治观念和提高卫生知识水平,促进社会精神文明建设与发展。

(五) 卫生监督的原则

在卫生监督活动中不仅要遵循"有法可依,有法必依,执法必严,违法必究"的基本要求,还应遵循以下原则:

1. 依法行政的原则 依法行政的原则是国家卫生执法机关或被授权的其他机关执法活动的最基本原则。第一,卫生监督机关进行的卫生监督是执行法律赋予的卫生行政权力;一切卫生监督必须依据法律,符合法律,不得与法律相抵触。第二,卫生监督行为所用的卫生法律、法规必须是现行合法有效的。卫生监督行为都要在卫生法律、法规所设定的范围之内。对当事人行为的认定和对事件性质的判断,必须符合卫生法规所确定的要件,有所适用的具体条款。第三,在法定权限范围内正当行使监督权,在行使卫生监督活动中,卫生监督机关不能超越职权、滥用职权,凡是超越职权和滥用职权的卫生监督行为,都是不合法的。

2. 遵守法定程序的原则 根据行政法学原理,执法行为生效要件包括实体要件和程序要件,其程序要件要求执法行为必须符合法定的形式,遵守法定的程序,才能产生相应的法律效力。在卫生行政执法工作中,要求卫生监督行为必须符合卫生行政执法程序。卫生监督程序是卫生行政执法主体依法对行政相对人作出具体卫生监督时应遵循的方法、步骤、期限及其所构成的行为过程。一般违反规定程序主要表现在步骤、形式、方法、时限、顺序等方面。

3. 以事实为依据的原则 以事实为依据,就是要求卫生监督机关和卫生监督人员在运用卫生法律规范处理卫生违法案件时,必须一切从实际出发,尊重客观事实,忠于事实真相,以存在的客观事实为依据,决不能以主观想象为根据,在证据充分的基础上,做到定性准确、处理恰当。以事实为依据,还要求执法者必须坚持实事求是的精神,卫生监督行为在合法的前提下应尽可能合理、适当和公正。卫生法律、法规规定了卫生监督机关有自由裁量权,目前由于我国经济基础和种种客观原因,相对人的行为或产品一时达不到国家卫生要求或标准,一般对轻微超过国家卫生标准的,应以教育纠正为主,处理中既要遵守标准,又要结合实际情况。

4. 独立查处卫生违法案件的原则 卫生监督机关依照卫生法律、法规和规章的规定,独立地处理卫生违法案件,不受任何机关、团体或个人的干涉。第一,卫生违法案件由卫生法律、法规规定的卫生行政执法机关审查和处理,其他机关无权处理;第二,其依据的是卫生法律、法规,按照法定的程序、原则和处罚范围、种类,对相对人进行处理;第三,其他机关、团体或者个人不得干涉卫生监督机关具体处理卫生违法案件。因此,强调独立查处卫生违法案件的原则,是依法行政的需要和要求,对树立卫生监督机关的权威性有着十分重要的意义。

(六) 行政相对人依法享有的权利及救济途径

依据《中华人民共和国行政处罚法》第四十四条,行政机关在作出行政处罚决定之前,应当告知当事人拟作出的行政处罚内容及事实、理由、依据,并告知当事人依法享有的陈述、申辩、要求听证等权利。

第四十五条,当事人有权进行陈述和申辩。行政机关必须充分听取当事人的意见,对当事人提出的事实、理由和证据,应当进行复核;当事人提出的事实、理由或者证据成立的,行政机关应当采纳。

行政机关不得因当事人陈述、申辩而给予更重的处罚。

(骆文静)

小结

本章就儿童及妇女健康问题、传染性疾病流行、慢性非传染性疾病负担加重、伤害增加、人口及环境压力、卫生人力危机等方面简要介绍了目前的全球卫生状况,阐述了WHO及各成员国为预防和控制疾病提出的人人享有卫生保健的全球战略目标、全球卫生策略以及最新的"三个十亿"目标。介绍了我国卫生工作方针及其内涵;介绍了健康中国建设背景下我国的公共卫生体系和医疗保健体系的发展现状;阐述了新中国成立以来我国卫生事业取得的成就以及面临的挑战和对策;对医疗保险进行了介绍,重点是介绍医疗保险的基本概念、医疗保险系统、医疗保险筹资与支付、需求与供给、医疗保险的监督评价与管理、中国医疗保障制度的改革与发展。最后还对卫生法及卫生监督的相关知识作了简要介绍。

思考题

1. 简述"三个十亿"目标的具体内涵。
2. 目前我国卫生事业面临的挑战是什么?
3. 简述各种医疗保险需方支付方式的特点。
4. 什么是医疗保险需求和供给? 其影响因素有哪些?
5. 试述卫生法的含义。
6. 试述卫生监督的功能。

第七章
健康教育与健康管理

健康教育与健康促进被世界卫生组织确定为 21 世纪疾病预防与控制的三大战略措施之一,是提高公众健康水平最根本、最经济、最有效的措施。随着疾病谱的改变和人口老龄化进程的加快,慢性非传染性疾病已经成为人类健康的主要威胁,重大突发传染病疫情全球肆虐和叠加,使得人类比任何历史阶段都高度重视健康教育和健康促进工作。健康教育在慢性病防控以及疫情防控中发挥着重要的先导作用。医疗机构作为健康教育与健康促进主阵地与支撑平台,其提供的健康教育信息对于提升患者和居民健康素养发挥着不可替代的作用。大量研究和实践表明,健康教育是防控不良健康事件投入最小、效益最好的措施,而健康促进是确保健康教育实施效果的重要保障,健康科普是通过健康信息传播来促进健康教育落地。随着社会各界对疾病预防控制重视,需要不断创新健康教育理念和方法,健康管理作为对个体及群体健康风险进行的全面、系统和持续监测评估、提供健康咨询指导和风险因素干预管理的理念与方法,对促进人类的健康具有重要意义,成为未来医疗卫生服务的发展方向。因此,作为医学生需要重视健康教育、健康促进和健康管理基本理论与基本方法的学习,以更好地指导和服务未来的疾病防治工作。

第一节　健 康 教 育

【学习要点】

1. 健康教育、卫生宣传和健康科普的概念及其区别。
2. 健康相关行为的内容和分类。
3. 健康传播的影响因素。
4. 健康教育计划实施的基本过程。

一、概述

(一) 健康教育的概念

WHO 将健康定义为:健康不仅仅是没有疾病或虚弱,而是指身体、心理和社会适应的完美状态。健康教育在维护和促进人类健康中发挥着至关重要作用,而健康教育(health education)是有计划地运用循证的教学原理和技术,为学习者提供获取科学的健康知识、树立健康观念、掌握健康技能的机会,帮助他们作出有益健康的决定和有效且成功地执行有益健康的生活行为方式的过程。健康教育在调查研究的基础上采用健康信息传播、行为干预等措施,促使人群或个体自觉地采纳有益于健康的行为和生活方式,消除或减轻影响健康的危险因素,从而达到疾病预防、治疗、康复,增进身心健康,提高生活质量和健康水平的目的。既是引导人们自愿采取有益健康行为而设计的学习机会,也是帮助人们达成知行合一的健康实践活动。

其核心在于教育人们树立健康意识,改善健康相关行为,进而防治疾病、促进健康。慢性非传染性疾病(如心脑血管疾病)和传染性疾病(新型冠状病毒感染、艾滋病)等许多疾病与人类的行为密切相关,且目前尚缺乏有效的预防控制手段和治愈方法,这使得健康教育成为医疗卫生工作中的一个相对独立和十分重要的领域。健康教育又是一种工作方法,可参与其他卫生工作领域的活动或为其提供相关技术支持。针对健康相关行为及其影响因素的调查研究方法、健康教育干预方法及评价方法已广泛应用于临床医学和预防医学的各个领域。此外,健康相关行为及其影响因素的复杂性决定了健康教育须不断地从其他领域引入新的知识和技术,如卫生政策与管理学、社会营销学、健康传播学、教育学、行为科学、预防医学、心理学等。

与健康教育联系密切的两个重要概念是卫生宣传和健康科普,二者都是实现健康教育的重要手段,但是和健康教育又有很大区别,卫生宣传是利用各种大众传播媒介手段,向社会传播卫生保健知识,或与健康有关的各种健康信息,相对于健康教育而言,是一种单向的健康信息传播。健康科普是以科普的方式将健康领域的科学技术知识、科学方法、科学思想和科学精神传播给公众,旨在培养公众的健康素养,学会自我健康管理的长期性活动,健康科普是全民健康教育的重要组成部分。推动医疗与科普相结合,鼓励和引导临床医生参与健康科普,是当前我国科学传播与普及领域的一项重要措施。

例如,新型冠状病毒感染疫情是全球性大流行病,对全世界是一次严重危机和严峻考验。我国把人民生命安全和身体健康放在第一位,以坚定果敢的勇气和决心,采取全面、严格、彻底的防控措施,坚持防控和救治两个战场协同作战,在防控战场上,我国各级政府采取了包括健康教育、健康科普、社会动员、信息发布等手段,有效阻断了病毒传播链条,取得了疫情防控的重大胜利,再次彰显了健康教育、卫生宣教和健康促进的重要作用。

(二) 健康教育的意义

1. 健康教育是世界公认的卫生保健的战略 健康教育已成为人类与疾病作斗争的客观需要。通过健康教育促使人们自愿地采纳健康生活方式与行为,能够控制致病因素,预防疾病,促进健康。

2. 健康教育是实现初级卫生保健的先导 健康教育是能否实现初级卫生保健任务的关键,在实现所有健康目标、社会目标和经济目标中具有重要的地位和价值。

3. 健康教育是一项低投入、高产出、效益大的保健措施 健康教育引导人们自愿改变不良行为、生活方式,追求健康,从成本-效益的角度看是一项低投入、高产出的保健措施。

4. 健康教育是医学生必须掌握的技能 医疗卫生机构作为健康教育与健康促进的重要阵地,医务人员作为提供健康教育和健康科普的专业人员,其职责和要求在《中华人民共和国基本医疗卫生与健康促进法》和《中华人民共和国医师法》均有明确规定:"医师有进行宣传推广与岗位相适应的健康科普知识,对患者及公众进行健康教育和健康指导的义务" 等。

5. 健康教育是体现医学人文情怀的服务过程 健康教育需要借助信息传播和行为干预手段去影响人们行为,是医学科学和技术转化为公众预防疾病、保护和促进健康的能力和力量的过程,是医学人文化和社会化过程;是医学科学技术和艺术人文融合的过程。

(三) 健康教育工作步骤

健康教育是体现医学科学性和艺术性的实践活动,当健康教育以项目形式开展时,需要有一个系统的设计、计划、实施和评价的全过程,其大体可分为四个阶段:

1. 调查研究与计划设计阶段 通过现场调查、专家咨询、查阅文献等方式收集信息,进行需求分析,以期发现目标人群的生活质量、目标疾病、危险行为和导致危险行为发生发展的因素及其分布等,进而根据这些结果进行健康教育干预计划的设计、制定。

2. 准备阶段 包括制作健康教育材料、动员及培训预试验和实施过程中涉及人员和组织、筹集资源及准备物资材料等。

3. 实施阶段 动员目标社区或对象人群,利用组建的各级组织和工作网络,全面实施多层次多方面的健康教育干预活动。

4. 总结阶段 对健康教育活动进程和结果进行监测、督导、反馈与评价。

当然并非所有的健康教育工作都需要完整经历上述过程,如当健康教育或健康科普工作已将某个健康问题的相关行为及其影响因素解决后,就不必另行组织调查。

(四)健康教育发展概况

健康教育是人类最早的社会活动之一。早在远古时代,为了个体的生存和种族的延续,人类就不断地积累并传承关于伤害避免、疾病预防的行为知识和技能。随着社会经济和科学技术的发展、生活水平的逐步提高、行为与生活方式的改变、健康知识的不断积累,人们对健康的要求不断提高,健康教育越来越受到重视。自20世纪70年代以来,健康教育的理论和实践有了长足的进步,在全世界范围内迅速发展。旨在研究健康教育基本理论和方法的科学——《健康教育学》也被纳入为预防医学专业课程以及临床医学生的选修内容。

有记载我国最早的医学典籍《黄帝内经》中就论述到健康教育的重要性,甚至谈及健康教育的方法。20世纪初健康教育学科理论引入我国,使得健康教育活动开始在科学基础上活跃起来。新中国成立后,我国健康教育在学科建设、人才培养、学术水平、国内外交流等方面取得了长足的进步。健康教育专业机构、人才培养机构、研究机构和学术团体不断发展壮大,如:1984年在北京成立了"中国健康教育协会";1985年《中国健康教育》专业学术期刊创刊;1986年中国健康教育所建立,现在已更名为中国健康教育中心,成为我国健康教育重要的专业指导机构。健康教育领域的专科、学士和硕士人才的招收、培养,以及一批批健康教育工作者到先进国家或地区的学习进修,促进了我国健康教育学科建设、学术水平的提高,增进了国际学术交流。新的理论和工作模式的引进,逐步加强了健康教育工作的横向联系及与其他社会部门的协作,丰富了健康教育途径、方式和方法,促进了国际合作。

世界各国健康教育的发展极不平衡,发达国家起步较早,但真正重视健康教育也是20世纪70年代以后,如:1971年美国设立了健康教育总统委员会,随后国家疾病控制中心设立了健康促进/健康教育中心,联邦卫生福利部设立了保健信息及健康促进办公室等。近年来,西太平洋地区一些国家的健康教育工作进展较快,如:新加坡将健康教育计划纳入全国卫生规划;澳大利亚在健康教育人才培养方面有特色,取得了不少成绩和经验;韩国、马来西亚、菲律宾等国家在制定国家卫生政策、建设健康教育机构、健康教育项目开展等方面有很大的进步。

二、健康相关行为

(一)人类行为

行为是有机体在内外部刺激作用下引起的反应。美国心理学家Woodworth提出了著名的"S-O-R"行为表示式,S(stimulation)代表机体内外环境的刺激,O(organization)代表有机体,R(reaction)代表行为反应。人的行为是指具有认知、思维能力、情感、意志等心理活动的人,对内外环境因素作出的能动反应。人的行为由五大基本要素构成,分别为行为主体(人)、行为客体(人的行为所指向的目标)、行为环境(行为主体与行为客体发生联系的客观环境)、行为手段(行为主体作用于行为客体时的方式方法和所应用的工具)和行为结果(行为对行为客体所致影响)。人类的行为受自身因素和环境因素的影响,与其他动物行为相比,其主要特点是既具有生物性,又具有社会性。著名心理学家Kurt Lewin指出人类行为是人与环境相互作用的函数,用公式B=f(P·E)表示。其中,B(behavior)代表行为,P(person)代表人,E(environment)代表环境,主要指社会环境。人类的行为因其生物性和社会性决定可分为本能行为和社会行为。前者是人类最基本的行为,主要包括摄食、睡眠、躲避、防御、性行为、好奇和追求刺激的行为;后者是由人的社会性所决定的,通过社会化过程确立的。人类行为除了具有生物性和社会性特征,还具有目的性、可塑性、可控制性、差异性、适应性和发展性的特点。

(二)健康相关行为

健康相关行为是指个体或团体与健康或疾病有关联的行为,可分为两大类:

1. 促进健康的行为(health-promoted behaviors) 指个体或团体表现出的、客观上有利于自身和他人健康的一组行为,具有有利性、规律性、和谐性、一致性和适宜性的特点,可细分为:①日常健康行为:指日常生活中有益于健康的基本行为,如合理膳食、充足睡眠、适量运动等;②预警行为:指对可能发生的危害健康事件给予警示,以预防事故的发生并在事故发生后正确处置的行为,如驾车时使用安全带,预防车祸、火灾、溺水等意外事故的发生以及发生后的自救和他救行为;③保健行为:指合理利用现有的卫生保健服务,以实现三级预防、维护自身健康的行为,如定期体检、预防接种、患病后遵医嘱等;④避免环境危害行为:指避免暴露于自然环境和社会环境中的有害健康的危险因素,如不接触疫水、远离受污染环境、积极应对各种紧张生活事件等;⑤戒除不良嗜好:如戒烟、不酗酒、不滥用药物等。

2. 危害健康的行为（health risk behaviors）　指偏离自身、他人乃至社会健康期望方向的,客观上不利于健康的一组行为,具有危害性、稳定性和习得性的特点,可细分为:①不良生活方式:如吸烟、酗酒、熬夜等,对健康的影响具有潜伏期长、特异性弱、协同作用强、个体差异大、存在广泛等特点,研究证实,肥胖、高血压、糖尿病、心脑血管疾病、癌症等疾病的发生与不良生活方式有着密切的关系;②致病性行为模式:是导致特异性疾病发生的行为模式,目前 A 型和 C 型行为模式在国内外的研究较多,前者与冠心病发生密切相关,后者与肿瘤发生有关;③不良疾病行为:指个体从感知自身患病到疾病康复全过程所表现出的不利于健康的行为,如疑病、瞒病、不及时就诊等;④违反社会法律法规、道德规范的危害健康行为:既直接危害行为者自身的健康,也严重影响社会健康与正常的社会秩序,如药物滥用等。

（三）健康教育行为改变理论

健康教育的目的是使受教育对象采纳、建立健康相关行为,帮助人们的行为向有利于健康的方向变化、发展。健康教育行为改变包括终止危害健康的行为和实践、促进健康的行为以及强化已有的健康行为。为使健康教育达到预期目的,必须对目标行为及其影响因素有明确的认识。近来,涉及健康相关行为内外部影响因素及其作用机制等方面的理论快速发展,这为解释和预测健康相关行为,指导、实施和评价健康教育计划奠定了基础。

目前,国内外健康教育实践中常用的健康相关行为理论从应用水平上有三个层次,即应用于个体水平、人际水平及社区和群体水平的理论,应用于个体水平的理论模式有知信行理论、健康信念模式、行为变化阶段理论等,应用于人际水平的理论模式有社会认知理论、社会网络和社会支持理论,应用于群体和社区水平的理论模式有创新扩散理论、社会营销理论等。在医学实践过程中,运用较多、较成熟的行为理论包括知信行模式、健康信念模式、行为变化阶段模式等。知信行模式将人们行为的改变分为获取知识、产生信念、改变态度及形成行为三个连续过程,表示为知→信→行。健康信念模式认为人们要接受健康建议而采取某种有益健康的行为或放弃某种危害健康的行为,首先需要察觉到威胁,认识到严重性,其次坚信一旦改变行为会得到益处,同时也认识到行为改变中可能出现的困难,最后使人们感觉到有信心、有能力通过长期的努力改变不良行为。行为变化阶段模式则认为人的行为改变通常要经过无转变打算、打算转变、转变准备、转变行为和行为维持五个阶段,而且行为改变中的心理活动包括了认知层面及行为层面。从这些健康相关行为理论中可看出,影响人的行为的因素是多层次、多方面的。医务人员在实际健康教育工作中必须考虑到多种因素对目标行为的协同作用,动员各种力量,采用各种策略和措施,对多种关键的、可改变的措施进行干预。

三、健康教育与健康传播

健康教育作为卫生事业发展的战略措施,目的在于帮助个体和群体掌握卫生保健知识,树立健康观念,采取有益于健康的行为和生活方式,从而实现预防疾病、促进健康和提高生活质量的目的。因此,健康教育是由一系列有组织、有计划的健康信息传播和健康教育活动所组成的。

（一）健康传播的概念

健康传播（health communication）是指通过各种渠道,运用各种传播媒介和方法,为维护和促进人类健康而收集、制作、传递、分享健康信息的过程。该概念的提出是从美国开始的,最早出现在美国公共卫生专业刊物上。"治疗性传播（therapeutic communication）"这一概念应用较早,主要针对与疾病治疗和预防有关的医学领域,而不包括诸如吸毒、性乱、避孕、延长寿命等一系列重要的议题,于是20世纪70年代中期被"健康传播"这一涵盖内容更丰富的概念所替代。虽然关于健康传播的概念还有许多提法,每个概念的侧重点不同,但最终目的都是为了预防疾病、促进健康、提高生活质量。

(二)健康传播的特点

健康传播是应用传播策略来告知、影响、激励公众、专业人士、领导以及政府、非政府组织机构人员等,促使相关个人及组织掌握健康知识与信息、转变健康态度、作出决定并采纳有利于健康的行为的活动。健康传播作为一般传播行为在医疗卫生保健领域的具体化和深化,除了具有传播行为的基本特性外,还有其独特的特点和规律,表现为:

1. 健康传播对传播者有着特殊的素质要求　一般来说,人人都具有传播的本能,都可作为传播者,但是健康传播者应是专门的技术人才,有特定的素质要求。

2. 健康传播传递的是健康信息　健康信息泛指一切有关人的健康的知识、观念、技术、技能和行为模式。

3. 健康传播目的性明确　健康传播旨在改变个人和群体的知识、态度、行为,使其向有利于健康的方向转化。根据健康传播对人的心理、行为的作用,按达到传播目的的难易层次,由低到高将健康传播的效果分为知晓健康信息、健康信念认同、形成健康态度、采纳健康行为四个层次。

4. 健康传播过程具有复合性　从信息来源到最终的目标人群,健康信息的传播往往经历了数个甚至数十个的中间环节,呈复合性传播,具有多级传播、多种传播途径、多次反馈的特点。

(三)健康传播的意义

健康传播是健康教育的重要手段和基本策略。有效运用健康传播的方法与技巧有助于健康教育资源的收集、挖掘,为健康教育调研作准备,提高健康教育活动效率,以最有效的投入获得最大的产出。充分运用健康传播的原理可为健康教育决策提供科学依据,从而影响决策者对健康促进政策的制定。而且,健康教育是促进公众健康的手段之一,可从个体、群体、组织、社区和社会多水平、多层次上影响目标人群。它可动员社会各团体,引起群众关注、支持并参与到健康教育活动;针对不同目标人群开展多种形式的健康传播干预,有效地促进行为改变,疾病的早期发现和治疗,从而降低疾病对公众健康的危害;也可收集反馈信息,用于监测、评价、改进和完善健康促进计划。

(四)健康传播的方式

人类健康信息的传播活动形式多样,可从多个角度进行分类。例如,按传播的符号可分为语言传播、非语言传播;按使用的媒介可分为印刷传播、电子传播;按传播的规模可分为自我传播、人际传播、群体传播、组织传播和大众传播。各种传播方式在健康教育与健康促进中有着各自的应用。例如:人际传播是全身心的传播,信息比较全面、完整、接近事实,可用形体语言、情感表达来传递和接受用语言和文字所传达不出的信息,而且反馈及时,可及时了解对方对信息的理解和接受程度,可根据对方的反应来随时调整传播策略、交流方式和内容,在健康教育中常用的形式有咨询、交谈或个别访谈、劝服和指导。群体传播在群体意识的形成中起着重要的作用,主要用于信息的收集、传递以及促进态度和行为改变。组织传播是沿着组织结构而进行的,有明确的目的,其反馈具有强迫性,主要有公关宣传、公益广告和健康教育标识系统宣传三种类型。

(五)健康传播的影响因素及评估策略

健康传播最终要使受传者从认知、心理、行为三个层面上产生效果。从认知到态度再到行为改变,层层递进,效果逐步累积、深化和扩大,这一过程正与健康教育所追求的"知—信—行"改变统一。加强研究影响健康传播效果的因素,提出相应的对策,将有利于健康传播,这也是健康传播学研究的重要内容。从理论依据来说,拉斯韦尔传播模式也即5W模式,基本界定了健康传播学的研究范围和基本内容,有助于帮助我们进一步理解影响健康传播的因素。"5W"模式是:谁来传播,即传者因素(who)→传播了什么,即信息因素(what)→通过什么媒介,即媒介因素(which channel)→受传者是

谁,即受者因素(to whom)→取得什么传播效果,即效果因素(what effect)。具体 5W 环节主要有:

1. **传者因素** 健康传播者的素质直接关系到传播效果,因此健康传播者要严格把关,树立良好的形象,加强传播双方共通的意义空间。

2. **信息因素** 依据传播的目的和受众的需要应适当取舍信息内容,科学地设计,使健康信息内容具有针对性、科学性和指导性。而且,同一信息在传播中须借助不同方式反复强化,并应注重信息的反馈,及时了解受众反应,分析传播工作状况,找寻出问题,提高健康传播质量。

3. **媒介因素** 健康传播活动中,应充分利用媒介资源,多种传播媒介共用,优势互补,提高健康传播效率。

4. **受者因素** 受者间存在着个人差异和群体特征,对健康信息的需求存在多样性,应收集、分析和研究受众的需求,根据受众个体和群体的心理特点制定健康传播策略。

5. **效果因素** 是健康信息到达受众后在其认知、情感、行为各层面所引起的反应。它是检验健康传播活动是否成功的重要尺度。健康传播工作者要对这些因素事先进行研究,深入了解,在实际健康传播计划设计和实施中应加以考虑,实施流程和注意环节可参考图 7-1。

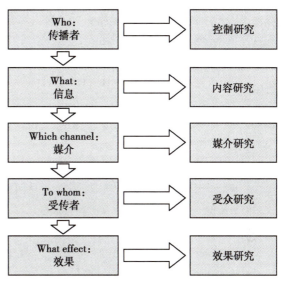

图 7-1 拉斯韦尔五因素传播模式

四、健康教育实施过程

健康教育活动是通过施加一定影响,使目标人群改变原有行为和生活方式中不利于健康的部分、建立/加强有利于健康的部分、使之向促进健康的方向转化而设计的、有机组合的一系列活动和过程。在一项健康教育项目工作中,通过进行健康教育诊断的需求评估,充分了解目标人群健康问题、健康相关行为、可利用资源等情况后,并进行健康教育计划的制订、实施和评价工作。基本流程见图 7-2。

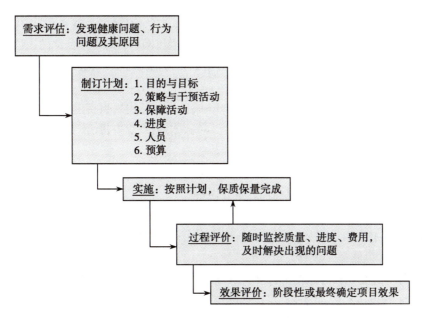

图 7-2 健康教育实施的流程图

(一)健康教育计划的制订

健康教育计划的制订应遵循客观性和系统性的原则,主要有以下步骤:

1.确定优先项目和优先干预的行为因素　优先项目的选择应遵循重要性和有效性两大原则。确定为优先项目的健康问题应是严重威胁着人群健康,对经济发展、社会稳定的影响性较大,并可通过健康教育干预获得明确的健康收益。确定优先干预的健康问题后,紧接着应对该问题有关的心理和行为进行分析、归纳、推断和判断,按照重要性和可变性的原则选择出关键的、预期可改善的行为作为干预的目标行为。对于导致危险行为发生发展的三类行为影响因素:倾向因素、促成因素、强化因素也存在选择重点和优先的问题。

2.确定计划目标　目的和目标是计划存在与效果评价的依据。计划目的是项目最终利益的阐述,具有宏观性和远期性;目标是目的的具体体现,具有可测量性,有总体目标和具体目标之分。目标操作性可衡量的建议,可以归纳为 5 个英文字母(S:special 具体的;M:measurable 可测量的;A:achievable 可完成的;R:reliability 可信的;T:time bound 有时间性的)。具体说,计划目标必须回答 4 个"W"和 2 个"H"。具体包括:

- Who—对谁
- What—实现什么变化(知识、信念、行为、发病率)
- When—在多长时间内实现这种变化
- Where—在多大范围内实现这种变化
- How much—变化程度多大(增加多少、减少多少)
- How to measure—如何测量这种变化

例如:某地区实施妇幼保健项目,目标人群是孕妇;要实现的变化是降低孕产妇死亡率;实现这种变化的时间是 5 年;计划每年降低 4/10 万,5 年内降低 20/10 万,为了实现这一目标,还应当有其他目标,如教育目标(为实现行为改变所必须具备的知识、态度及个人技巧等)和行为目标等。

3.确定健康教育干预框架　包含确定目标人群、三类行为影响因素中的重点和干预策略。其中,策略的制定应充分运用健康教育行为改变理论。干预策略一般可分为教育策略、社会策略、环境策略和资源策略四类。在实际中,要综合应用各类干预策略方可达到事半功倍的效果。

4.确定干预活动内容和日程　依据干预策略合理地设计各阶段各项干预活动的内容、实施方法、地点、所需材料和日程表等。

5.确定干预活动组织网络与工作人员队伍　干预活动所需的网络组织是多层次、多部门参与的,除各级健康教育专业机构外,还应包括政府有关部门、大众传播部门、教育部门、社区基层单位及其他医疗卫生部门等;工作人员队伍以专业人员为主,并吸收网络组织中其他部门人员参加。

6.确定干预活动预算　干预活动预算是干预经费资源的分配方案,必须认真细致、科学合理、厉行节约、留有余地。

7.确定监测与评价计划　监测与评价贯穿于项目始终,是控制项目进展状态、保证项目目标实现的基本措施。在计划设计时就应根据项目目标、指标体系、日程安排、预算等作出严密的监测与评价方案。

8.形成性评价　主要通过专家评估或模拟试验进行,形成对项目本身必要性和可行性的评价,评估计划设计是否符合实际。具体见后面评价性内容。

(二)健康教育计划的实施

健康教育计划的实施是按照计划设计所规定的方法和步骤来组织具体活动,并在实施过程中修正和完善计划。一个完整健康教育计划主要包括:

1.回顾目标　进行项目背景情况、目的与目标的回顾,为后续进一步的目标人群的分析、健康干预场所的选择、干预策略和活动的设计奠定基础,确保项目目标得以实现。

2.细分人群　根据目标人群的社会人口学特征、目标人群中包含哪些亚人群及影响各类亚人群的人文因素和自然环境因素进一步对目标人群进行细分。这有利于我们对目标人群的理解更为清晰,从而使设计的健康教育干预策略和活动能覆盖全部目标人群,易于被不同亚人群所接受,取得预期效果。

3. 确定干预场所　健康教育干预场所是指针对项目目标人群的健康教育干预活动的主要场所,在项目中也经常有许多中间性的干预活动场所。

4. 制订实施进度表　在项目计划的日程安排基础上,在干预实施开始前制订实施进度表,从而从时间和空间上将各项措施和活动整合起来,使得项目计划实施启动后,各项措施和任务能以进度表为指导有条不紊地进行,逐步实现工作目标。

5. 建立项目组织机构　积极动员目标社区或对象人群,建立并完善健康教育协作组织和工作网络。

6. 培训各层次骨干人员　根据项目目的、执行手段、教育策略等对项目有关人员进行培训,促使他们具备胜任健康教育任务所需的知识和技能。培训工作应遵循按需施教、学用结合、参与性强、灵活性高以及少而精原则,内容包括项目管理知识、专业知识和技能,并对培训工作进行明确的过程、近期效果和远期效果方面的评价。

7. 管理健康教育传播资料　根据健康教育计划有目的地制作健康教育传播材料,并选择正确的传播渠道有计划、有准备地发放和使用。认真监测材料的发放和使用情况,调查实际使用人员对材料内容及使用情况的意见,为材料的进一步修改打好基础。

8. 实施干预活动和质量控制　按计划全面展开多层次多方面的健康教育干预活动。在健康教育干预实施过程中,建立质量控制系统,保障项目按计划进度和质量运行,并收集反馈信息和建立资料档案为项目评价作准备。质量控制的内容涉及工作进度监测、干预活动质量监测、项目工作人员能力监测、阶段性效果评估和经费使用监测。

（三）健康教育评价

1. 概述　健康教育评价(health education evaluation)是一个系统地收集、分析和表达资料的过程,旨在确定健康教育计划和干预的价值,为健康教育计划的进一步实施和以后的项目决策提供依据。通过评价,我们不仅可了解健康教育项目的目的效果如何、进展如何,还能对项目进行全面质量监测、控制及效果评估,最大限度地保障计划的科学性、先进性、可行性和适宜性,确保项目目标的最终实现。

健康教育评价贯穿于整个健康教育项目管理过程,是健康教育项目取得成功的必要保障;是改善健康教育计划的手段,从而为决策者提供决策依据;科学地说明健康教育项目对健康相关行为及健康状况的影响,明确项目的贡献与价值;有利于科学地向公众、投资者和社区阐明项目效果,扩大项目影响,改善公共关系,争取更为广泛的支持与合作;有利于项目实施过程中和实施后及时总结经验、纠正偏误以及提出进一步的项目方向;有利于判断项目的产出是否有混杂因素的影响,影响程度如何;也有利于提高健康教育专业人员的理论和实践水平,从而更好地理论结合实际,在实践中丰富和发展理论,完善健康教育项目。

2. 评价的种类和内容　评价是客观实际与预期目标进行的比较。根据内容、指标和研究方法的不同,评价可分为五种类型:

（1）形成评价:是在计划实施前或实施早期对计划内容所作的评价,是一个完善项目计划、避免工作失误的过程,包括评价项目计划设计阶段目标人群的选择、干预策略的确定、活动的可行性等。此外,计划执行过程中及时获取反馈信息、纠正偏差、保障计划的成功也属于形成评价的范畴。形成评价的方法有档案、文献资料的回顾,专家咨询,专题小组讨论等;指标一般包括计划的科学性、政策的支持性、技术的适宜性、目标人群对策略和活动的接受程度等。

（2）过程评价:起始于计划实施开始之时,贯穿于整个计划执行阶段。完整的过程评价资料可为健康教育结果的解释提供丰富的信息,而且可有效地对计划的执行进行监督,保障其顺利实施,确保计划目标的成功完成。过程评价的方法有查阅档案资料、目标人群调查和现场观察三类;指标包括项目活动执行率、干预活动覆盖率、干预活动暴露率、有效指数及评价目标人群满意度和资源使用进度的指标等。

（3）效应评价:又称为近中期效果评价,用于评估健康教育项目导致的目标人群健康相关行为及其影响因素的变化。评价内容涉及倾向因素、促成因素、强化因素、健康相关行为等。评价指标有卫生知识均分、卫生知识合格率、卫生知识知晓率、信念持有率、行为流行率、行为改变率等。

（4）结局评价:又称为远期效果评价,着眼于评价健康教育项目实施后导致的目标人群健康状况乃至生活质量的变化。评价内容主要包括健康状况和生活质量两大方面,涉及的指标有生理和心理健康指标(如身高、体重、血压等生理指标和人格、情绪等心理健康指标)、疾病与死亡指标(如疾病发病率、患病率、死亡率、平均期望寿命等)、生活质量指数、生活满意度指数等。

（5）总结评价:是对上述四种评价的综合以及对各方面资料作出总结性的概括,可全面反映健康教育项目的成功与不足,从而为今后的计划制订和项目决策提供依据。

3. 健康教育项目效果评价　健康教育项目的评价方案的选择主要取决于评价的目的以及项目的具体情况,如项目的周期、技术、资源等。目前有多种方法对设计方案实施效果进行评价,主要包括不设对照组的前后测试、简单时间系列设计、非等同比较组设计、复合时间系列设计和实验研究。其中,最为简单的是不设对照组的前后测试,该方案是通过比较目标人群在项目实施前后有关指标的情况来反映项目效应与结局。优点在于方案设计与实际操作相对简单,节省人力、物力资源,但项目实施后目标人群的表现可能除受干预因素影响外,还同时受到其他因素的影响,如自然环境的变化、目标人群的成熟程度等,因此,较适用于周期比较短或资源有限的健康教育项目的评价。最为理想的评价方案是试验研究,该方案是将研究对象随机分为干预组和对照组,充分地保证了二者间的齐同性,使得结果不受选择因素的影响,同时又克服了历史因素、测量与观察因素及回归因素的影响,但该方案实际操作难度大,随机化不易实现,特别是在社区、学校、工作场所中。

（陈　瑞）

第二节　健 康 促 进

【学习要点】

1. 健康促进的含义、基本领域和基本策略。
2. 健康促进项目计划设计中遵循的原则以及基本步骤。

一、概述

(一) 健康促进的含义

WHO 对健康促进(health promotion)的定义是:"促使人们维护和提高自身健康的过程,是协调人类与环境的战略,它规定个人与社会对健康各自所负的责任"。可见,健康促进对人类健康和医学卫生工作具有重要的战略意义。

健康促进的内涵包括个人行为和社会、政府行为的改变,其重视发挥个人、家庭、社会的健康潜能,通过健康政策的出台和健康支持性环境的创建以改善人们生活环境和人们对健康的态度并提高人们对自身健康的重视程度,促使人们掌握健康知识和自我保健技能,开展健康的生活方式和行为。健康促进着眼于整个人群的健康和人们生活的各个方面,而不仅局限于造成疾病的某些特定危险因素。健康促进主要针对影响健康的各种危险因素,运用多学科理论,采用多种形式相配合的综合方法促进人群的健康。

健康促进的目的是广泛调动一切可以利用的力量,充分发挥个体、家庭、社区以及政府和各部门的健康潜能,促使其履行各自对健康的责任,寻求解决影响人们健康的危险因素的方法,从而增进和保护人们的健康,提高个体和群体的健康水平,进一步提高人们的生活质量和生命质量。

健康促进的特征:

1. **涉及范围广泛**　健康促进旨在全面改善和增进国民健康,包括整个人群和人们社会生活的各个方面,而不仅限于某一部分人群或者仅针对某一疾病的危险因素。

2. **强调全面增进健康素质及促进健康**　在疾病的三级预防中,健康促进重点强调一级预防,即避免暴露于各种行为、心理和社会环境的危险因素,通过增进整个人群的健康素质,达到促进健康的目的。

3. **具有持久性和约束性**　从原则上讲,健康促进最适合那些有改变自身行为愿望的群体。健康促进不仅强调通过教育改变不利于健康的生活方式,而且在组织、政治、经济和法律基础上提供健康支持性环境和规范、约束人们行为的作用。因此,健康促进对行为改变的作用比较持久并且带有约束性。

4. **以健康教育为基础**　从健康教育与健康促进的内涵和领域中可知,社区群众参与是巩固健康发展的基础,而人群的健康知识和观念是主动参与的关键;只有通过健康教育,激发领导者、社区和个人参与的意愿,才能为健康促进营造良好的氛围。

5. **融客观支持与主观参与于一体**　客观支持包括政策和环境的支持,主观参与着重于个人与社会的参与意识、参与水平,因而健康促进不仅包括了健康教育的行为干预内容,同时还强调行为改变所需的组织支持、政策支持和经济支持等环境改变的各项策略。

(二)健康促进的发展历程

健康促进从 19 世纪的萌芽阶段到现在经历了一百多年的历程,这段时间可以分为以下三个阶段:

1. **萌芽阶段**　健康促进的萌芽阶段是在 19—20 世纪期间,当时英国和其他发达国家提出改善健康状况的主要因素并不是医疗条件和技术的进步,而是社会、环境和经济变化的影响。因此 Mckeown 教授提出了促进全人类健康的六项基本原则:①改善卫生条件的不均衡性;②强调疾病的预防;③社区间相互合作,包括降低环境危险性;④公众的参与;⑤对初级卫生保健的重视;⑥国际合作。1977 年,世界卫生组织根据 Mckeown 教授的六项原则制定了“健康为人人”的政策框架,并于 1978 年召开了国际初级卫生保健大会,发表了《阿拉木图宣言》,这是人人健康运动过程中的重要里程碑,也是健康促进发展策略的雏形;宣言为卫生政策的制定指明了新的方向,即强调人人参与、社会各部门协调和以初级卫生保健为基本策略。

2. **形成阶段**　健康促进的形成阶段经历了大约二十年的历程,这期间召开了四届国际健康促进大会,其中以第一届和第四届最为重要。第一届国际健康促进大会于 1986 年在加拿大渥太华召开,会议上制定了《渥太华宪章》,提出了全世界新的公共卫生运动——健康促进,《渥太华宪章》明确指出:“健康促进是促使人们提高维护和改善他们自身健康的过程”。第四届国际健康促进大会于 1997 年在印度尼西亚首都雅加达召开,主题是“新世纪中的新角色:健康促进迈向 21 世纪”。会议确立了 21 世纪健康促进优先地位,发表了《雅加达宣言》并指出:世界各国大量研究和调查结果证明,健康促进策略是十分有效的,它能够发展和改变人们的生活方式以及决定健康的社会、经济和环境状况,健康促进也是实现健康方面更加平等的实践手段。在此基础上,世界卫生组织于 1998 年建立了大国健康促进网络(由 10 个超过一亿人口的国家组成),从此确立了健康促进在人类社会发展中的优先地位,健康促进从此进入发展阶段。

3. **发展阶段**　健康促进的发展阶段至今已经历了十多年历程。2000 年在墨西哥城召开了以“健康促进:建立公平的桥梁”为主题的第五届国际健康促进大会,提出了面向 21 世纪健康促进的六个技术性优先领域,其目的是在国际、国家和地区的发展方程中,将健康促进置于优先地位。2005 年在泰国曼谷召开了第六届国际健康促进大会,发表了《曼谷宪章》,明确提出通过制定政策和合作伙伴行动解决健康的决定因素,把改善健康与健康平等作为全球和国家发展的中心工作;承诺把健康促进作为全球性发展中心;作为各级政府的核心职责;作为社区和社会团体的重点工作;承诺健康促进需要国际、国家所有部门的共同实践。2009 年在肯尼亚首都内罗毕举行了第七届国际健康促进大会,会议指出:"当前健康和发展面临前所未有的威胁",进一步强调了健康促进的重要性。2013 年在芬兰赫尔辛基召开了第八届全球健康促进大会。大会以"将健康融入所有政策(Health in All Policies)"作为主题,并围绕该主题对实现这一策略的理论基础、国家和地区经验、筹资与分配、减少健康不公平等进行了广泛交流与研讨。2016 年 11 月,第九届全球健康促进大会在中国上海开幕,会议围绕"可持续发展中的健康促进"这一主题,深入交流思想观点与实践,共享发展成果与经验,重新确立了健康促进在未来数十年中的重任;明确并优化了健康促进在改善健康及健康公平方面的重要作用及成就;指导各成员国通过对健康促进的实际应用来实现可持续发展目标;动员人民群众、政府及市民社会通过解决影响健康的社会决定因素来实现可持续发展目标;以实现可持续发展目标为途径,鼓励对"人人为了健康"这一理念作出政治承诺;分享并交流了各成员国在提高健康素养、加大部门间合作及社会动员力度以及创建健康城市、健康社区和人居环境方面的宝贵经验。

(三) 健康促进的意义

健康促进是伴随社会的疾病谱变化、医学模式的转变、人们对健康的认识不断加深而提出的,代表了先进的健康观,是社会发展的产物。健康促进有益于促进个人、家庭和社区对预防疾病、促进健康、提高生活质量的责任感,有益于创造健康的外部环境,有益于推动健康服务的发展,有益于在全民中开展健康教育工作。

健康教育和健康促进是最有效、最经济的预防措施。随着科学技术的进步,人们生活水平的不断提高以及生活方式的改变,人类疾病谱发生了很大的改变,特别是慢性非传染性疾病的年轻化和扩大化,给疾病的防治工作带来了巨大的压力和挑战。由于慢性病的危险因素涉及个人行为、生活方式、社会经济文化和环境等众多方面,人们的健康问题应该由全社会共同承担,通过多部门合作,共同运用现有的保健网和其他的健康促进设施,科学合理地开展健康促进工作,避免重复投资,降低成本,提高效益。通过健康促进,提高人们健康意识,改善人们生活环境,改变人们不良生活习惯和方式,预防疾病发生,降低国家卫生投资和减轻国家卫生负担。例如,《柳叶刀·糖尿病与内分泌学》(*The Lancet Diabetes & Endocrinology*)2021 年 10 月发表的中国肥胖专辑(Obesity in China Series)中提到,目前中国成人中已有超过 1/2 的人超重或肥胖,成年居民(≥18 岁)超重率为 34.3%、肥胖率为 16.4%。肥胖及其相关疾病已经成为我国重要的公共卫生问题,但是造成肥胖的原因涉及复杂的生理、心理和社会因素,单纯依靠卫生健康部门力量是不够的,需要通过健康促进手段调动社会各方积极性形成合力。通过图 7-3,我们可以看到影响超重肥胖复杂的社会属性及其关系。

健康促进是初级卫生保健持续发展的体现。WHO 提出的"人人享有卫生保健"是指达到不同国家之间和不同人群之间共同享有卫生保健和健康的平等性。这需要通过健康促进的方式来合理地分配卫生资源、动员社区积极参与,使所有人都有同样的机会来改善和维护自身健康。实践证明,健康促进是初级卫生保健事业发展的必然趋势,是促进社会进步和社区卫生行为必不可少的内容。《阿拉木图宣言》中提到的健康促进是实现初级卫生保健目标的前提,是解决所有卫生问题、完善预防方法及加强控制措施中最为重要的部分,同时也是初级卫生保健任务的基础。

健康促进是公民素质教育和社会主义精神文明建设的重要内容。于 2020 年 6 月颁布实施的《中华人民共和国基本医疗卫生与健康促进法》是我国新中国成立以来卫生与健康领域第一部基础性、综合性的法律,不仅涵盖基本医疗卫生制度建设的主要内容,同时还从更广泛的健康影响因素入手,充分体现大卫生、大健康,以及将健康融入所有政策的新理念。通过开展健康促进相关活动调动人们主动地关心自身和他人的健康,普及健康科学知识,提倡科学、文明、健康的生活方式,改善人们的生活环境,建立强大的健康促进社会支持体系,形成互助互爱、和谐发展的社会环境和生活环境,为人们提供最好的社会服务和保健服务,最大限度地提高人们的健康水平。

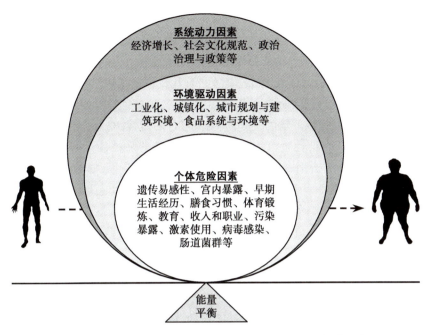

图 7-3 中国肥胖的群体层面决定因素和个体层面危险因素

(四) 健康促进的问题与展望

健康促进作为一种先进的公共卫生观念,是综合性、应用性和系统性的科学理论,是高效率的卫生干预策略和手段。健康促进未来的发展趋势表现在:健康促进理论和策略得到进一步的完善;健康促进将超越疾病控制范围而扩展为对健康环境因素为主的干预,同时将更侧重以社区为基础的综合干预模式,充分发挥社区卫生服务健康"守门人"的作用;由于健康工程是全社会的责任,健康促进将成为跨专业、跨部门的社会事业,应进一步提倡政府主导的多部门合作,动员全社会参与。严密的设计、科学的评价、多方位的综合干预、危险因素和人文环境的监测将成为未来健康促进的四个关键因素。在经济全球化的今天,健康的人民是世界经济发展的基本保证,因此,加强和发展健康促进将是医学模式转变后的重要措施,也是实现"人人参与、共创健康世界"目标最有效的途径。

二、健康促进的基本理论策略和模式

健康促进是在健康教育基础上发展起来的,因而有关健康教育的一些理论和模式,比如行为改变理论和传播理论也是健康促进理论和模式的组成部分。但为了成功地开展健康促进工作,健康促进还有一些基本的理论策略和模式:①健康促进行动的任务领域;②健康促进的基本策略;③健康促进的基本构架和工作过程模式;④健康促进的立体框架综合干预模式;⑤市场营销学。健康促进工作能力主要表现在掌握和应用这些理论策略和模式的程度。此外,掌握和应用社区和组织行为改变的理论和模式,可更好地提高健康促进工作质量。下面主要介绍上述这些健康促进的基本理论策略和模式。

(一) 健康促进的任务领域

1. 制定促进健康的公共政策 健康的公共政策是指所有政策都必须考虑到健康与平等,并对人民健康负有责任。健康促进的含义远超出卫生保健的范畴,需要社会各个部门、各级政府和各个组织的共同参与。因此,健康的公共政策有别于单纯的卫生政策,它是对健康有重要影响的、涉及多部门的政策,由互补的多方面综合而成,包括政策、法规、财政、税收和组织改变等,如环境保护、烟酒销售和税收政策、公共场所禁烟立法、福利基金和住房政策等。这些政策使人民有选择并维护健康的权利,有利于创造一个增进健康的社会环境和自然环境,它们的出台和实施是影响广泛、作用持久的健康促进策略。

2. 创造健康的支持性环境　人类与其生存的环境是密不可分的,这是对健康采取社会-生态学方法的基础。健康促进需要创造一个安全的、满意的、舒适的和愉快的生活和工作环境,以保证社会和自然环境有利于健康的发展。健康的支持性环境包括:①改善人民的社会生活环境;②改善人民的政治生活环境;③良好的经济保障;④充分发挥妇女的作用。创造良好的健康支持性环境需要推行以下公共卫生行动策略:①加强各部门协调合作;②社会动员,尤其是动员妇女同志;③合理运用政策、教育等手段;④创建健康的支持性环境的过程,应当关注各部门、各类人群的利益。全面系统地评估环境变化对健康的影响,可以保证社会和自然环境有益于健康的发展。

3. 发展个人技能　社会各方面,尤其是卫生部门,应当开展各种各样的健康促进的教育活动,改善个人的健康意识、知识、技能、行为水平。发展个人技能主要是通过健康培训、提供健康信息和健康教育来帮助人们提高作出健康选择的技能,从而促进个人和社会的发展。这样使人们能够更好地控制自己的健康和环境,不断地从生活中学习卫生健康知识、有准备地对待人生不同阶段可能出现的各类健康问题。

4. 加强社区行动　促进社区积极有效地参与健康促进工作,是健康促进极其重要的方面。要充分发动社区力量,挖掘社区资源,使他们积极有效地参与卫生保健计划的制订、执行,帮助他们认识自己的健康问题,并提出解决问题的方法。加强社区活动,即通过个人、家庭、社区共同努力,改善社区居民的生活环境、工作环境,增强其自我保健意识及能力,提高社区居民的生活质量和健康水平。

5. 调整卫生服务方向　发展社区卫生服务是调整卫生服务方向的具体体现。改变卫生系统以医院为基础、以医疗为中心的服务体制和模式,使之转变成以健康为中心、以社区为基础、与社区居民密切联系的卫生服务体系;改变医疗保健服务工作职能,克服因重治轻防造成医疗支出不断增加,提高医疗卫生服务效率;积极推动和完善保健队伍,促使医疗部门的作用向提供健康促进服务方面发展,改变长期仅提供单一治疗服务的观念和做法,将强调健康促进工作作为医院管理中一项极为重要的任务。在调整卫生服务方向的过程中,应重视以下几个方面的内容:①政策倡导:倡导高效、可行并能满足健康需求的政策;②全社会积极参与:通过全社会的积极参与,保证更全面、更平等地实现健康目标,提倡健康的生活方式并鼓励个人和集体积极开展有益于健康的行动;③加强自我保健意识:通过提高和改善群众卫生知识、态度和技能增强自我保健意识,促使他们采取明智的行动和行之有效的预防措施,以解决个人和群体的健康问题。

(二) 健康促进的基本策略

1. 倡导　通过领导人、政策制定者、决策人、大众媒体、专业人员、影视明星等具有社会影响力的个人和机构,对某个健康理念、健康信息进行宣传、示范或推荐,从而被大众所接受和实践的过程。倡导的目标是形成能被大家所共同遵守的社会规范,成为人们共同的价值观,形成健康文化。

2. 赋权　通过开展健康传播,使人们具有科学健康的知识和理念、健康技能,具有正确的健康信念,能够有效管理健康决定因素,作出有益于健康的决定。所以,赋权的目标是提高人们的健康素养。

3. 协调　通过调整政策、机构、团体和个人资源,形成跨部门、跨领域、跨地域的联合行动,共同努力,消除有害于健康的社会和环境因素,保护和促进健康。协调的目的是形成和履行高度的政治承诺。

(三) 健康促进的基本构架和工作过程模式

健康促进基本构架可概括为五个组成部分:健康促进政策和结构改革、健康促进人力资源开发、健康促进监测、健康促进干预和健康促进评价。五部分相互联系,健康促进项目的开展即以此为基础。通过结构改革,建立一个职责分明、协调有序的组织管理系统,为健康促进项目顺利实施提供组织保证。健康促进政策和结构改革可为不同部门和组织提供协调行动的指导原则,建立实施项目的良好政治环境。健康促进人力资源开发是对社区和组织、专业人员和基层卫生工作人员进行健康促进能力的建设过程,是社区动员的重要组成部分。健康促进监测通过死亡监测、行为危险因素和环境监测来发现问题、制订解决方案和策略,为评价干预的作用和效果提供科学数据和资料。健康促进干预是创建支持健康的物质和社会环境,促使人们行为改变、建立健康的生活方式的主要手段。健康促

NOTES

进评价是科学地说明健康促进项目策略和活动的实际执行情况以及项目的价值,以便从中总结经验教训,不断改进项目的计划和策略。

健康促进的工作过程可分为六个阶段:①需求评估:在进行健康促进工作过程中,首先考虑的是人群的需要,准确地了解人群的需求信息,详细地掌握、分析资料;②确定优先项目:通过需求评估,可以发现人群的需求是多方面、多层次的,从中确定优先干预的健康问题和可以解决实际需求的多个问题,它真实地反映人群最迫切的需要;③确定目标:健康促进计划必须有明确的远期目标和近期目标,远期目标是指计划理想的最终结果,近期目标一般指教育目标、行为目标和健康目标;④制订干预策略:在需求评估、确定优先项目和确定目标的基础上,全面分析内在的和外界的影响因素,确定干预内容,制定干预策略;⑤项目实施:按照制订的干预策略去实现目标、获得效果的过程,也是体现计划的根本思想的具体活动和行动,通过有效的实施使计划目标得到实现,并获得预期的效果;⑥项目评价:在项目实施和总结等环节上进行全面的监测和评价。

(四)健康促进的综合干预模式

健康促进的综合干预模式是由工作场所、危险因素和干预类型三方面组成的三维立方体。健康促进的工作场所包括社区、学校、卫生机构、厂矿企业、居民委员会及其他;危险因素如高血压、吸烟、酗酒、高盐饮食、超重、肥胖、缺乏运动等;不同类型干预包括公众信息、组织结构、政策改革、环境变化、卫生服务和个人技能发展等。综合干预模式是针对慢性病的多种危险因素,并对各种危险因素在全社区和社区不同场所同时采取多种健康促进策略的干预。

(五)市场营销学

市场营销学是一种运用传播学的原理进行市场分析、执行和评价,达到计划目标的技术,也是促使目标人群接受一种观念和问题的过程。研究运用市场营销学的原则和方法,可使健康促进的目标人群覆盖面更大,成本相对更加低廉,信息更加准确,更有效地支持人们的行为改变。市场营销学根据群众的需要,设计健康促进项目,通过适当的传播手段和途径,实现健康促进的目标。市场营销学的基本技术包括:①研究受众需求:分析具有共同性的人群的需要和需求特点;②实证分析:通过市场调查,获得大量的相关数据,对这些数据进行检查和验证,鉴定信息的有效性;③奖励机制:建立一套完善的奖励制度,对项目的实施者和研究群体进行适当的奖励。

三、健康促进项目的计划、设计与实施

(一)健康促进项目的计划设计

健康促进项目的计划设计(planning)是指一个组织机构根据具体情况采用科学的预测和决策方法,提出在一定时期内健康促进活动计划所要达到的目标及实现这一目标的方法、途径等过程。健康促进项目计划设计有利于选择优先项目,提高资源利用率,明确计划目标,指导各相关部门和相关人员共同行动。健康促进是有组织、有计划、有系统的健康活动,由多学科、多部门的不同专业和不同工种的人员共同完成。在健康促进项目计划设计中要遵循以下原则:

1. **目标性原则** 健康促进项目计划要有明确的远期目标和切实可行的近期目标,强调预期目标可以提高计划的整体性和特殊性,以最小的投入获得最大的成功。

2. **前瞻性原则** 计划设计的制订一定要考虑到健康促进工作长远的发展和要求,面向未来、预测未来和把握未来。

3. **实事求是原则** 计划设计遵循一切从实际出发的原则,既要借鉴历史的经验与教训,又要做周密细致的调查研究,因地制宜地提出计划要求。

4. **重点性原则** 计划的设计必须考虑到整个工作的重点,切忌面面俱到。

5. **科学性原则** 计划设计要建立在科学基础上,要在调查研究的基础上运用正确的理论和干预模式,要注意内容准确无误且引用数据真实可靠。

6. **参与性原则** 要广泛动员社会各部门和人员积极参与项目的制订及项目的各项工作活动,只

有把利益相关者所关心的问题和计划的目标紧密结合起来,才能吸引群众的参与,得到群众的支持,最终才能达到预期的效果。

(二)健康促进项目的计划实施

健康促进项目计划的实施是指按照制订的计划去实现目标和获得效果的过程,也是体现计划的根本思想的具体活动和行动,通过有效的实施使计划目标得以实现,并获得预期的效果。实施工作包括五个环节:

1. 组建计划实施的组织机构　开展健康促进计划实施时,最关键的任务是建立计划实施的领导机构和承担具体实施任务的执行机构,确定协作单位。领导机构主要负责审核实施计划和预算,掌握项目进展情况,提供相应的政策支持,研究解决项目执行过程中出现的困难和问题;执行机构是具体负责操作和运行计划的机构,它的职责是分解项目计划中的每项工作,将计划付诸实施,开展工作和实现项目目标,同时还应定期向领导机构汇报工作进展情况,听取和接受领导机构的意见。

2. 制订计划实施的时间表　时间表是整个执行计划的核心,是实现目标管理的体现。时间表制订完成并批准后,各项工作将以时间表为引导,有条不紊地开展工作,各个部门和单位互相协作,逐步实现近期目标和远期目标。

3. 配备和培训计划实施工作人员　健康促进计划的实施需要有相应的人员,人员的配备既要考虑数量又要考虑专业技能,对选定的人员需要进行管理知识、专业知识和专业技能的培训。

4. 配备和购置所需设备物品　主要包括健康教育的材料和实施工作需要的设备。

5. 控制实施质量　在健康促进项目计划实施过程中,采用一定的手段、方法对实施过程进行监测和评估,了解实施的过程是否合理,实施的效果是否达到预期目标,及时发现并解决实施工作中出现的困难和问题,及时调整实施方案、工作方法和人力、物力、财力的分配。控制实施质量是保证计划顺利实施和取得预期结果的重要环节。

四、健康促进项目评价

(一)项目评价

健康促进项目评价(health promotion program appraisal)是指在健康促进项目实施过程中,为实现项目的总目标,在计划设计实施和项目总结等环节上进行全面的监测和评价,是保证健康促进项目成功的重要环节,也是评价项目水平的重要指标。健康促进项目评价的目的是确定健康促进计划是否适合目标人群、是否达到预期目标;确定计划的先进性与合理性;总结健康促进项目的经验和不足,提出进一步的改善建议;扩大健康促进项目的宣传,推广健康促进项目的实施;获得更多的项目资助者。通过健康促进项目评价,可以科学地说明健康促进计划对改变公众健康相关行为以及健康状况的贡献,明确健康促进计划的价值;可用来完善健康促进计划,使其更适合目标人群;可使公众更好地了解健康促进项目的效果,扩大项目在公众中的影响,促进项目在公众的广泛推广;还可提高健康促进专业人员的理论知识和实践水平,在健康促进项目评价工作过程中,总结成功经验,发现不足,更好地完善健康促进项目计划。

健康促进项目评价是健康促进计划取得成功的必要保障,其评价的基本原理和方法与健康教育评价基本相同。根据评价的内容不同,健康促进项目评价可分为:形成性评价、过程评价、效应评价、结局评价和总结评价。在健康促进计划的过程中,进行形成性评价可以确定健康促进项目实施的必要性和实现的可能性;在计划执行阶段,运用过程评价可以保证计划实施的质量,为项目的效果评价提供依据。根据评价的形式不同,健康促进项目评价又可分为函评、会议评价和现场调查评价。函评是指项目的实施者将待评价的资料以函件的形式寄给评价机构进行评价的形式,其优点是客观、经济、操作性强,缺点是费时、不易交流。会议评价是指全部评价成员、项目实施的主要成员和其他相关成员共同参加的评价会议,是一种简短、内容明确的评价方式,有利于评价人员和项目实施人员的交流与沟通,对项目的相关问题能迅速明确,缺点是由于参加人员较多,会议时间不易安排,所需费用高。现场调查评价是指评价者有目的、有计划地运用自己的感官和其他调查手段和方法,了解健康促进项目的相关情况,又可分为典型评价和集体访谈法,前者是从健康促进项目的实施对象中选择具有代表性的单位作为典型,采用快速评估方法来了解项目的实施情况和效果,优点是可拿到第一手资料,调查手段多样化,所需调查人员较少,节省人力、物力和财力,缺点是很难避免主观性,而且评价对象只有个别或很少几个单位,存在一定的偏倚;后者是评价人员邀请若干项目研究对象,通过集体访谈的形式了解健康促进项目相关情况的方法,优点是了解情况快,工作效率高,缺点是无法避免被调查者之间的社会心理因素的影响,同时调查占用被调查者的时间较多,由于受到时间的限制,很难做到细致、深入的交谈,调查所得到的结论和质量在很大程度上受到调查者素质的影响。

(二) 健康危险因素评价

健康危险因素(health risk factors)是指引起人类疾病和死亡的因素,包括环境危险因素、行为危险因素、生物遗传危险因素和医疗卫生服务中的危险因素四类。环境危险因素是指在自然和社会环境中影响人类健康的危险因素,包括自然环境危险因素和社会环境危险因素;行为危险因素是指由于人类自身的行为生活方式而产生的健康危险因素;生物遗传危险因素是指由于遗传物质的改变而产生的健康危险因素;医疗卫生服务中的危险因素是指医疗卫生服务系统中存在不利于促进健康的因素。健康危险因素具有广泛存在、潜伏期长、特异性差、多因素联合作用的特点。

健康危险因素评价(health risk factor appraisal)是研究危险因素与慢性病发病及死亡之间数量依存关系及其规律性的一种技术方法。开展健康危险因素评价是从预防医学角度,针对健康促进项目实施对健康危险因素干预效果进行的评价。它研究人们的生产和生活环境、生活方式和医疗卫生服务中存在的各种危险因素对疾病的发生和发展的影响程度,通过改变生产和生活环境,改变人们不良的生活方式,降低危险因素对健康的影响,达到延长人们寿命的目的。其基本原理是根据流行病学资料、人口发病率或死亡率资料,运用数理统计学方法,对人们在生活、生产环境及医疗卫生服务中存在的与健康相关的危险因素进行测评,估计个体患病或死亡的危险性,预测个体降低危险因素的潜在可能性及可能延长的寿命的程度,并向个体进行反馈。以此来对健康促进项目实施效果进行评价。

健康危险因素评价分为个体评价和群体评价。个体评价是通过比较实际年龄、评价年龄和增长年龄三者之间的差别,了解危险因素对寿命可能的影响程度以及降低危险因素之后寿命可能增长的程度,其评价结果主要用于健康预测并为健康促进提供依据,指导个体改变不良的行为生活方式,控制并降低健康危险因素,减少疾病发生和疾病危害的可能性。群体评价是指在个体评价的基础上,对人群危险程度、危险因素属性和危险因素对健康的影响进行分析,了解多种危险因素对寿命可能影响的程度,其评价结果主要用于了解危险因素在人群中的分布及对健康影响的严重程度,为确定疾病的防治重点,制订疾病防治策略,进行健康促进干预提供依据。

(三) 健康测量与生命质量评价

健康测量(health measurement)是将健康概念以及与健康相关的事物或者现象进行量化的过程,亦是根据一定规则,依据被检测对象的性质或特征,用数字来反映健康概念以及与健康相关的事物或现象。随着社会的发展进步和医学科学技术水平的提高以及人们对健康认识的改变,健康测量的范围和内容不断扩大,具体表现为:健康测量的范围从对死亡和疾病的负向测量扩大到以健康为中心的正向测量,从单纯对生物学因素的测量扩大到对心理、行为和社会因素的综合测量;健康测量的内容从测量是否患有疾病扩大到测量疾病的结果,从对疾病的客观测量扩大到对疾病的主观测量,从对疾病的单维测量扩大对疾病的多维测量,从对健康的数量测量扩大到对健康的质量测量。目前健康测量包括以下 5 个维度的测量:生理健康、心理健康、社会健康、自测健康和生活质量评价。前 4 个维度的测量方法主要是临床指标测量方法、量表法以及复合测定模式(心理测定工具、行为测定工具、功能状态测定工具、社会指标);而生活质量评价是一个多维的包括主观和客观方面的综合测量指标,包括以下几个维度:身体状态、心理状态、社会关系、环境、独立程度、精神、宗教和个人信仰等,常用的测量方法有量表法、数量估计法、配对比较法、目测或图示类比法。健康测量是从健康促进项目实施对其健康水平影响角度进行的评价,在健康促进领域和临床医学实践中,经常会用到健康评价,其中生命质量评价是其中重要的内容。

生命质量评价是指具有一定生命数量的人在一定时间点上的生命质量表现,主要从生理状态、心理状态、社交功能状态和自身满意度四个方面进行评价。生理状态反映个人的体能和活力,通常包括躯体活动受限、社会角色受限和体力活动适度;心理状态反映疾病给患者带来的不同程度心理变化,包括焦虑、抑郁、认知、幸福感等精神情绪和思想意识的变化;社交功能状态反映个人有无满足社交需要的能力,包括社会网络的大小、社会交往的频率和社会参与的程度等;自身满意度反映个人对事物或事件的满意程度,是人的有意识判断,包括生活环境和生活质量的满意程度等。生命质量的评价主要采用量表进行,常用的有普适性量表和疾病特异性量表。普适性量表包含与健康相关躯体、心理和社会功能等方面的内容,评价的对象是一般人群和多种疾病群体。疾病特异性量表是根据所研究疾病的实际情况而设计,评价的对象是特异疾病群体。生命质量评价主要用于评价人群的健康状况、评价不同疾病群体的生命质量来间接反映健康促进项目实施的效果。

(四) 卫生服务评价

卫生服务评价(health care assessment)是判断制定的卫生服务目标执行的进度、实现的数量和获得的价值的过程,是卫生事业计划和管理工作的重要手段和组成部分。卫生服务评价的主要目的是评价卫生服务工作进展和测量工作成就,可将其分为两类:一类是卫生服务的进展评价,评价卫生服务工作的进展情况;另一类是卫生服务成就评价,评价卫生服务所取得的成就。通过开展卫生服务评价可以借鉴卫生经济学理论进行健康促进项目的评价,更加强调成本意识和价值理念,具有重要实际价值。

卫生服务评价可以从八个方面进行评价:①医疗需要:是人群健康状况指标综合反映,通过对人群患病的频率以及患病的严重程度进行客观的测定,提出对于健康促进项目、医院门诊、住院、疾病预防和康复医疗服务的客观要求;②卫生服务的利用:是依据人群医疗需要,由卫生部门利用卫生资源,为人群提供各种卫生服务数量和质量的统称,是综合描述卫生工作状况和结果的客观指标;③卫生服务资源配置:是指国家、社会和个人对卫生部门投入的人力、物力、财力、技术和信息等资源配置的统称,是衡量这一国家经济实力、文化水准和卫生状况的重要指标;④工作活动:卫生部门为一定健康目的而使用卫生资源,产生相应的工作活动,用于衡量工作活动的指标有工作活动的内容、数量和质量;⑤卫生服务质量:从卫生服务的组织、结构、工作活动、过程、结果和影响等方面进行评价;⑥卫生经济学评价:主要从卫生服务成本效益、成本效果和成本效用角度进行评价,而卫生服务成本和效益是从卫生服务的投入和产出这两方面进行评价,研究投入量和产出量之间的比值是选择方案、作出投资决策的依据,是评价卫生服务的经济效益的重要指标;卫生服务效果和效用:卫生服务的效果和结果评价直接说明卫生服务对居民健康状况以及生命质量改善的程度。

(陈　瑞)

第三节　健康管理

【学习要点】

1. 健康管理的基本概念。
2. 健康管理实施的主要环节。
3. 健康监测、健康风险评估以及健康干预的基本内容。

一、概述

(一) 概念

健康指身体、心理和社会适应的完美状态,而不仅仅是没有疾病和不虚弱状态(WHO,1948),同时,健康是每天生活的资源,并非生活的目的(WHO,1986),既然健康是种稀缺资源,那么一定需要系统管理,而管理是为了实现特定目标而采取的包括制订战略计划和目标、协调管理资源、落实完成目标所需要的人力和财力资源、保证计划实施以及进行效果评价等一系列手段和组织过程。

健康管理(health management)相对临床医学关注疾病的诊断和治疗而言,更加注重是对疾病和健康风险因素管理,具体是指对个体及群体健康进行全面监测、分析、评估、提供健康咨询和指导以及对健康危险因素进行干预的全过程。健康管理通过有机地整合医疗机构、预防保健机构、健康管理相关机构和保险组织等医疗卫生保健服务提供者的资源,为医疗卫生保健服务的消费者提供系统、连续、规范化和个性化的医疗卫生保健服务,有效地降低健康风险、疾病负担和医疗费用支出,使健康资源和健康效益最优化。健康管理是疾病预防控制和健康促进的有效策略和手段,其重点和优势在于疾病一级预防。

(二)健康管理发展简史

健康管理最早出现在美国,到目前已经有了几十年理论和实践的探索。近三十年,美国已经形成相对完善的健康管理理论体系和管理模式。美国健康管理是源自无法遏制的医疗费用疯狂增长,为了达到控制医疗费用目的,美国从20世纪80年代开始通过政府、医疗机构、健康管理机构和保险机构的合作,由健康维持组织(health maintenance organizations,HMOs)、优先提供者组织(preferred provider organizations,PPOs)和个体医师协会(independent practice associations,IPAs)等承担的"管理的保健计划"(managed care plan,MCP)负责人群的健康管理。为进行有效的健康管理和健康促进,美国政府制定了"健康人民"计划。该计划由美国卫生与公众服务部(Department of Health and Human Services)负责,并与地方政府、医疗机构和健康管理相关机构合作,旨在全面提高国民健康素质。例如"健康人民2010"计划,主要目标是提高健康生活质量、延长期望寿命和消除健康差距,该计划包括28个重点领域和467项健康相关指标。

目前在美国主要的健康管理机构包括:美国蓝十字和蓝盾协会、美国凯撒医疗集团、美国密执安大学健康管理研究中心、美国梅奥诊所健康管理资源中心等。美国蓝十字和蓝盾协会为美国最大的健康服务提供者,为全美9 200多万人提供疾病和健康管理服务;美国凯撒医疗集团采用医疗卫生服务/健康管理模式,强调预防和健康维护,以及疾病早期发现和早期治疗。美国健康维护组织(HMO)为十七个州的八百万成员提供优质健康和疾病管理服务;美国密执安大学健康管理研究中心,自20世纪80年代开始与CDC合作开发健康风险评价工具,开展健康管理评价,近年来进行了大量的健康和生产效率管理研究;美国梅奥诊所健康管理资源中心为数以百万计的患者和家属提供健康管理服务,并不断开发健康管理资源。美国实行的健康管理策略包括生活方式管理、需求管理、疾病管理、灾难性病伤管理、残疾管理、综合人群健康管理。通过多年理论和实践的探索,美国形成了一套相对完善的健康管理体系,并通过健康管理在疾病尤其是慢性疾病的预防控制方面取得了良好成效。

(三)我国的健康管理及展望

在我国,无论是传统医学的"上医治未病,中医治欲病,下医治已病"的思想,还是新中国成立后的疾病三级防治网、爱国卫生运动和公费医疗制度,包括新的医疗卫生体制改革近期重点实施方案中的推进基本医疗保障制度建设、健全基层医疗卫生服务体系和促进基本公共卫生服务逐步均等化等基本内容都不同程度体现健康促进和健康管理的理念。在"预防为主,防治结合"的医疗卫生方针指导下,我国医疗卫生事业不断发展,重大疾病的控制已经取得长足进步,国民健康素质和平均期望寿命不断提高。

但同时我们应该清醒地认识到:我国仍是发展中国家,同时面临着新老传染病的双重挑战,随着生活水平的提高和生活方式的改变,慢性非传染性疾病呈逐年升高的趋势。疾病带来的社会和经济损失不断提高,百姓看病贵、看病难的矛盾日渐突出,医疗卫生体制改革已成为摆在政府面前的一项十分艰巨的任务。对一个发展中国家和一个人口大国,如何利用有限的医疗卫生资源搞好疾病控制,保障国民的基本医疗服务和基本公共卫生服务,促进国民健康成为必须破解的一道难题,中国的健康管理正是在这样的背景下应运而生。

健康管理在中国的出现十余年,对我国的疾病控制和健康促进发挥了一定的积极作用。21世纪伊始,健康管理及其相关理念在我国传播,同期以健康体检为主要形式的健康服务业飞速发展助推了中国特色健康管理创新理论的逐渐形成。2007年,中华医学会健康管理学分会成立及《中华健康管理学杂志》创刊标志着健康管理学科开始步入规范有序的发展轨道。2009年,"健康管理概念及学科体系"的专家共识发布和健康管理入选现代医学创新体系,成为中国特色健康管理创新理论及医学创新体系初步形成的里程碑。2014年发布的《健康体检基本项目专家共识》和2019年发布的《慢病健康管理中国专家共识》等系列行业学术规范的发布标志着我国健康管理创新理论研究与实践更为成熟,并开始向学科专业深度和服务新业态发展方向迈进。中国医师学会、中华预防医学会、中华医学会分别设立健康管理专业委员会/分会。有些高等院校开始设立健康管理专业。近10年来,健康管理理念已进入国家政策规划视野,作为关键词已频繁出现于多个国家发展战略规划中。《"健康中国2030"规划纲要》《健康中国行动(2019—2030年)》中均对实施全方位全生命周期健康管理作了明确阐述。在《中国防治慢性病中长期规划(2017—2025年)》、"围绕健康产业重点领域关键环节实施10项重大工程"及《国家积极应对人口老龄化中长期规划》等多个顶层政策规划中,健康管理也成为其中不可或缺的重要内容。

我国健康管理事业虽然起步较晚,但是发展迅速,已成为对我国卫生健康事业和健康产业发展具有一定影响力的学科之一。其在优化医疗资源配置、提高健康服务资源可及性、满足多元化健康服务需要、加强健康促进和慢病防控、推动社会经济可持续发展中作出了令人瞩目的贡献。但总的来说中国的健康管理目前仍处于探索阶段,健康管理的理论体系不够完整,关键技术还很薄弱,专业人员缺乏,管理体制、运行模式经费保障和配套政策都需完善。但我们有理由相信:经过医疗卫生体制改革和全社会的共同努力,未来的健康管理将在我国医疗卫生事业发展和社会经济发展中发挥越来越重要的作用,尤其是随着生物医药技术进步,大数据互联网和物联网为健康管理提供了重要机遇,我们相信中国的健康管理明天将越来越好。下面可以通过如下案例,感受一下当前我国健康管理事业的现状和前景。

案　例

在郑州市金水区未来路社区卫生服务中心,一进门就能看到如沐春风的智慧健康驿站,共建两层,设有健康监测、心理咨询、健康宣教、运动康复、活动中心等项目,里面摆放着各种看起来比较高大上的体检设备。这是河南省老干部康复医院与社区共建的健康小屋,取名"智慧健康驿站",在未来路社区正式投入使用。健康驿站是完全公益性的服务机构,以老干部康复医院常驻医护人员为依托,采用开云健康管理智能检测设备及系统,为附近居民提供"健康档案、健康教育、健康咨询、健康监测、健康干预、慢病防控"等一体化全程医疗服务,最大程度地为居民健康保驾护航。

1. 体检评估　在小区周边宣传引导下,很多居民很乐意到健康驿站进行健康自测,尤其是老年人不用远行,在自己家门口每天5分钟,可以随时了解自己的健康状况,包括身高、体重、BMI、体脂成分(脂肪率、骨骼肌率)、血压、心率、体温、中医体质等二十多项基础健康检查。

2. 建立健康档案　检测结束后,居民还可以得到一份详细的检测报告,这些数据通过互联网传到健康管理平台后,可永久储存,居民也可获得医生提供的在线健康评测和健康指导等。

3. 健康宣教、义诊咨询　老干部康复医院每天都会选派院内知名专家到健康驿站进行疾病分诊咨询,开展免费健康讲座,每天固定2小时。

居民还可以在健康驿站领取多种知识宣传单和宣传小册子,阅读知识宣传栏,自主学习健康知识,了解健康的生活方式。

4. 科学运动　运动是最好的保健方法之一,适量的运动可以强身健体、增强免疫。健康驿站每天组织周边居民一起做做早操、锻炼身体。运动应循序渐进,不同运动基础的居民制订不同的运动规划。

5. 心理咨询与疏导　心理健康是个人幸福、家庭美满、社会和谐的重要方面。阳光再美好,须得打开心房才能感到温暖。为了让居民了解心理健康知识,预防心理精神疾病,健康驿站每周都会举行心理健康咨询会,宣传普及心理健康知识,针对不同人群开展心理疏导。

6. 健康干预与指导 在健康驿站,不仅仅为附近居民提供免费体检服务,更着重于检后的跟踪服务:医护人员结合"开云健康管理系统平台",依据居民个人健康风险评估情况,重点是对糖尿病、高血压等慢性病患者及其高危群体存在的健康危险因素进行检测评估和指导,通过量化饮食和运动等非药物干预手段,帮助他们建立新的健康的生活方式,从而达到降低血糖、血压、体重、血脂等代谢紊乱指标,实现控制疾病及其并发症的发生和发展、改善健康效果。

对于有就诊需要的居民,可开通优先就诊绿色通道方式,让健康驿站真正发挥作用。自2020年12月开始至今,河南省老干部康复医院·未来路健康驿站已经为附近居民建立健康档案,总计服务上千人次,也使我们看到先进健康管理理念和现代科学技术联袂,对提升该社区健康促进工作效率和改善居民健康水平发挥了重要的作用。

二、健康管理的基本内容

(一)健康管理的主要环节

健康管理是针对群体或个体健康的全程化和综合管理,通过健康管理可以监测群体及个体的健康状况,识别和控制健康危险因素,实行个性化的健康教育、健康指导和健康干预,有效衔接疾病预防控制、社区医疗卫生服务和医疗服务各个环节,避免出现管理上的盲区。因此,健康管理对于健康教育、健康促进、疾病预防控制、医疗卫生服务具有重要意义。

健康管理包括3个主要环节,即健康监测(health surveillance)、健康风险评估(health risk appraisal)和健康干预(health intervention)。

1. 健康监测 按卫生行政主管部门制定的规范要求建立标准化健康档案,通过定期的健康体检、健康咨询和健康调查和跟踪随访等方式进行健康监测,对个体及群体健康状态进行动态监测,以收集和管理健康信息。

2. 健康风险评估 为了解疾病的危险性,需要对健康监测收集到的健康相关信息进行整理,综合分析健康危险因素,并利用风险评估数学模型和相关的计算机实用软件,分析判断个体的健康状态和患病危险程度及主要危险因素,为健康干预提供科学依据。

3. 健康干预 在健康监测和健康风险评估的基础上,针对个体的健康和疾病风险状态以及主要健康危险因素,制订健康干预计划,采取预防性干预和临床干预手段,防止或延缓疾病发生及进展,以达到疾病控制和健康促进的目的。

健康管理是个长期、连续、系统和循环的过程,也是一个健康管理工作持续推进和健康水平持续提升的过程,为了及时了解健康干预效果,需要通过动态跟踪随访对管理对象的各个环节及健康干预的效果进行评价,并依据评价结果对健康指导计划和干预措施进行调整和完善。详见图7-4。

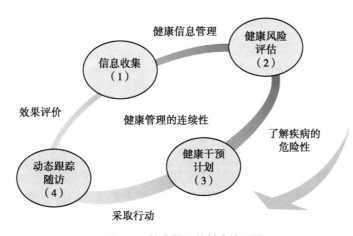

图7-4 健康管理的基本流程图

（二）健康管理服务的基本流程

1. **健康体检**　健康体检是健康管理服务的常见形式和重要前提,本着早发现、早干预、早诊断、早治疗的原则,体检内容可能依据服务个体与群体的特点及健康需求有所不同和侧重。健康体检的目的是进行健康监测和健康风险评估。

2. **健康咨询**　健康咨询是健康监测手段之一,医疗卫生服务机构和健康管理相关服务机构可为服务对象提供多种形式和不同层次的健康咨询服务和其他健康管理服务。

3. **健康评估**　健康管理服务机构可依据健康体检、健康咨询获取的健康相关信息,结合个人健康史、家族病史、生活方式和社会心理因素,采用风险评估手段综合分析个人的健康状态和健康风险,并提供评估报告。

4. **健康指导**　健康管理机构可根据服务对象的需求提供健康指导服务,包括个人健康信息查询、健康提示、健康资讯和个性化的健康改善行动计划。此外,健康教育和疾病控制的相关部门以及医疗卫生机构也有提供健康指导的义务。

5. **专项健康及疾病管理服务**　健康管理服务机构可为健康人群和已患病人群提供专项健康服务和特定疾病管理服务,有针对性地进行健康或疾病监测,通过健康指导、行为生活方式改变和膳食营养调整等手段控制疾病危险因素,促进个体健康或防止病情进展。

（三）健康管理的特点

1. **健康管理的群体化**　健康管理与传统的疾病治疗的主要区别在于健康管理着眼于促进健康而不是治疗疾病,着眼于群体(包括健康人群和临床人群)而不是患者个体或患者群体。健康管理的群体观念及与其相适应的管理模式能够更充分地体现预防为主的思想,发挥一级预防在疾病控制中的作用,能够有效降低发病率,减轻疾病负担和健康损害,缓解有限的医疗卫生资源和不断增长的健康需求之间的矛盾,对慢性非传染性疾病和生活方式疾病的预防和控制有重要意义。

2. **健康管理的全程化**　健康管理是对人群健康进行监测、分析、评估、咨询指导及对健康危险因素进行干预的全过程,这体现了管理过程的全程化。另一方面,由健康到疾病的演变过程是连续性的。因此,广义的健康管理应该是连续全过程的,要从机制上确保由健康到疾病连续性过程中管理的有效性,真正做到预防为主,防治结合。

3. **健康管理的标准化**　健康管理是以健康信息的收集、整理、分析、评估为基础,健康监测需要收集标准化的健康信息,建立规范化健康档案,所获得大量健康相关信息也需要标准化的方法进行分析和健康风险评估,健康指导和对健康危险因素的干预是否有效也需要借助循证医学证据、科学方法和标准规范来证实。因此,标准化是健康管理的重要科学基础。

4. **健康管理的科学化**　健康管理的科学化是保证管理有效性的前提,在健康信息标准化和规范化基础上,对健康信息进行科学的分析处理,采用数学和计算机技术进行深度的数据挖掘,开展科学的风险评估和预测,制订科学的健康指导方案,采取有效措施干预健康风险,进行科学的管理和干预效果评价。这一系列过程不仅有赖于现代医学的发展,而且有赖于现代医学与管理学、计算机、数学、统计学和生物信息学的密切合作,这些交叉学科的发展是健康管理的重要学科基础。

5. **健康管理的个性化**　在健康管理过程中,根据不同个体和健康状态、所暴露的健康危险因素、遗传背景等情况,提供有针对性的健康指导方案和干预措施,这种个性化的健康指导和早期干预是建立在疾病易感性研究、发病机制研究、早期敏感生物学标志的发现的基础之上的,转化医学研究、疾病基因组、药物基因组、多基因疾病环境遗传交互作用、健康风险识别和风险评估技术是实现健康管理个性化的关键。

6. **健康管理的系统化**　健康管理是一个系统工程,除了要有人才队伍、科学理论和相关技术手段支撑外,还需要政府、医疗卫生部门、健康管理机构以及保险业的密切合作,要建立符合中国国情的管理模式,要有体制、机制、政策和投入方面的保障,构建科学、合理、可行的健康管理系统是保证我国医疗卫生事业健康发展的必要条件。

（四）健康管理的意义

1. 提供有效的健康监测　健康管理以健康监测为手段,以健康促进为目的,对健康危险因素进行全面管理。不同于仅仅针对患者群体的医院管理模式,健康管理面向广大人群,强调全过程管理,通过健康监测和风险评估,制订针对个体的健康干预计划,能够对个体由健康到疾病的变化过程进行动态评价和早期干预,从而达到促进健康的目的。

2. 加强疾病预防控制　健康管理是对健康的全过程综合管理,体现在综合健康危险因素评价、综合干预和综合防治。通过健康管理可以减少或延缓疾病的发生,尤其对慢性非传染性疾病等可干预性强、一级预防效果好的疾病,综合管理可在个体发病前进行早期干预,有效控制一般人群和高危人群进入患者群体,从而降低发病率。

3. 减少疾病负担与疾病损失　目前,我国有限的医疗卫生资源和不断增加的健康需求及医疗卫生服务需求的矛盾越来越突出,导致社会疾病负担不断加重。健康管理是基于第一级预防的全面管理,相对疾病的第二级和第三级预防,第一级预防的投入产出效能最佳。进入疾病阶段,医疗成本随疾病严重程度不断增加,而有效的第一级预防和健康管理能够减轻个人和社会的疾病负担,降低医疗费用,减少劳动生产力损失和健康损失。

4. 促进基本公共卫生服务均等化与健康公平　健康管理、疾病控制和医疗服务是我国医疗卫生体系的重要组成部分,合理配置医疗卫生资源是有效开展上述各项服务的基本保障。以往我国的医疗卫生资源主要集中在临床,为患者群体服务,而占人口绝大多数的非患者群体拥有的医疗卫生资源十分有限。进行健康管理,能够进一步优化医疗卫生资源配置,逐步实现全人口的基本公共卫生服务均等化和人人享有健康的全球医疗卫生保健策略,在提高健康水平的同时体现健康公平。

三、健康监测

（一）健康监测

健康监测指对特定目标人群或个人的健康危险因素进行定期的观察,以掌握其健康及疾病状况。健康监测可采用日常健康监测、健康调查和专项调查等形式。健康监测是获取健康相关信息的主要途径,可为健康风险评估提供基础数据和科学依据。因而,健康监测是健康管理的工作基础,对健康危险因素的早期干预和疾病早期发现具有重要意义。

（二）健康监测的目的

1. 获取健康管理对象的健康相关信息及动态变化情况。
2. 为分析健康相关危险因素和健康风险评估提供依据。
3. 根据健康风险评估结果,制订有计划的个性化健康指导方案。
4. 对健康危险因素实施早期干预。
5. 评价早期干预和健康改善效果。

（三）健康监测的基本内容

1. 建立健康档案　个人健康档案的建立应该符合卫生行政主管部门的规范要求,应包括个人信息、个人健康信息、疾病家族史(如有可能包含个人或家族的疾病基因组和疾病易感性信息)、个人疾病相关信息(就诊、检查、诊断等)、生活方式(膳食、运动、饮酒、吸烟等)等内容。例如健康档案建立可以参考表 7-1。

2. 动态健康监测　通过健康体检和健康咨询等多种健康管理服务形式或通过在健康管理服务机构指导下的健康自我管理,对健康状态进行动态监测,并保证健康管理服务机构和管理对象之间健康相关信息及疾病相关信息的及时、有效沟通;做到全面掌握健康状况,及时干预健康危险因素和控制疾病进展。

3. 干预效果评价　健康管理的健康监测、风险评估和健康干预是一个周而复始的动态连续过程,上一个周期的健康管理过程中的干预措施及健康指导计划的实际效果如何,可以通过健康监测的

表 7-1　健康体检信息表（参考）

一级目录	二级目录	主要检查内容
健康体检自测问卷	个人基本信息	年龄、性别、婚否、职业等
	生活习惯	饮食习惯、烟酒嗜好、运动、体力活动、生活起居等
	健康史及症状	疾病现患情况、既往疾病及用药或伤残史、手术史、过敏史、妇女月经及孕育史等
	家族史	遗传病史及早发（男性≤55岁、女性≤65岁）慢性病家族史等
体格检查	一般检查	身高（cm）、体重（kg）、腰围（cm）、臀围（cm）、血压（mmHg）、脉搏（次/min）
	物理检查	内科：心、肝、脾、肺、肾；外科：浅表淋巴结、甲状腺、乳腺、脊柱四肢关节、肛门、外生殖器（男性）；眼科检查：视力、辨色力、内眼、外眼、眼压；耳鼻咽喉科：外耳道、骨膜、听力、鼻腔、咽喉；口腔科：口腔黏膜、牙齿、牙龈、颞颌关节、腮腺；妇科：外阴、内诊
实验室检查	常规检查	血常规：白细胞计数、红细胞计数、血红蛋白、血小板计数；液分析：尿蛋白、尿潜血、尿红细胞、尿白细胞、尿比重、亚硝酸盐便常规 + 便潜血
	生化检查	肝功能：谷草转氨酶、谷丙转氨酶、总胆红素肾功能：血尿素氮、血肌酐血脂：总胆固醇（TC）、三酰甘油（TG）、低密度脂蛋白胆固醇（LDL-C）、高密度脂蛋白胆固醇（HDL-C）血糖：空腹血糖、血尿酸
	细胞学检查	妇科细胞病理学检查
辅助检查	心电图检查	心率及心电图异常结论
	X 线检查	胸片：肺部、心脏、胸廓、纵隔、膈肌
	超声检查	腹部超声：肝、胆、胰、脾、肾
体检报告首页		个人基本信息、体检主要发现、体检结果摘要、慢性病风险筛查

相关数据来验证，使健康指导计划不断得到改善。

4. 专项健康管理和疾病管理的健康监测　健康监测也可用于专项健康管理和疾病管理，与常规健康监测有所不同的是监测对象是特殊群体或患者群体，监测指标依据专项内容或特定疾病的特点来设计，监测频率和形式也应根据管理需要确定。除了健康管理机构提供的管理服务外，自我管理、群组管理和管理手册也是有益的健康监测和健康管理手段。

四、健康风险评估

（一）健康风险评估的定义

风险指某种损失或后果的不确定性。风险识别和风险评估是进行风险管理的基础，风险管理的目标是控制和处置风险，防止和减少损失及不利后果的发生。从这个意义上说，健康管理也就是建立在健康风险识别和健康风险评估基础上的健康风险管理，其目的是控制健康风险，实施健康干预以减少或延缓疾病的发生。

健康风险评估指评定某一个体未来发生某种特定疾病或因某种特定疾病导致健康损害甚至死亡的可能性。健康风险评估是建立在健康风险识别、健康风险聚类和健康风险量化的基础上的。因此，可以通过健康风险评估的方法和量化工具，对个体健康状况及未来患病和/或死亡危险性做量化评估。

（二）健康风险评估的目的

1. 识别健康危险因素和评估健康风险　健康风险评估的首要目的是对个体或群体的健康危险因素进行识别，对个体的健康风险进行量化评估。在疾病发生、发展过程中，疾病相关危险因素很多，正确判断哪些因素是引起疾病的主要因素和次要因素，对危险因素的有效干预和疾病预防控制至关重要。慢性非传染性疾病属多因多果疾病，多危险因素和遗传交互作用，其发病过程隐匿、外显性低、病程较长,持续的健康监测和科学的健康风险评估是疾病早期发现和早期干预的基础,也是疾病预防控制的有效手段。

2. 制订健康指导方案和个性化干预措施　健康风险评估是健康管理的关键技术,其目的是在风险评估基础上,为个体制订健康指导方案和个性化干预措施。健康到疾病的逐步演变过程具有可干预性。因此,科学的健康指导方案和个性化干预措施能够有效降低个体的发病风险,降低或延缓疾病的发生。

3. 干预措施及健康管理效果评价　健康风险评估可以用于干预措施、健康指导方案和整个健康管理的效果评价。健康管理是连续不断的监测—评估—干预的周期性过程,实施健康管理和个性化干预措施以后,个体的健康状态和疾病风险可以通过健康风险评估得到再确认,有效的健康干预和健康管理可以改善健康状态、降低疾病风险,健康管理中出现的问题,也可通过健康风险评估去寻找原因,从而进一步完善健康指导计划和干预方案。

4. 健康管理人群分类及管理　健康管理可依据管理人群的不同特点作分类和分层管理。健康风险评估是管理人群分类的重要依据,可将管理人群根据健康危险因素的多少、疾病风险的高低和医疗卫生服务利用水平及医疗卫生费用等标准进行划分,对不同管理人群采取有针对性的健康管理、健康改善和健康干预措施。一般来说,健康危险因素多的群体或个体的健康管理成本和医疗卫生费用相对较高,基本医疗保障和基本公共卫生服务费用的增加可以有效降低疾病风险和医疗费用。

(三) 健康风险评估的种类

健康风险评估是一个广义的概念,其目的了解健康状态和疾病风险,其核心是评估方法和技术。健康风险评估包含三个基本内容,即健康相关信息和疾病相关信息获取、依据健康危险因素建立疾病风险预测模型和完成健康风险评估报告。健康风险评估可根据其应用领域、评估对象和评估功能进行分类。

1. 按健康风险评估应用领域　可分为:①临床风险评估:主要对个人疾病状态、疾病进展和预后进行评估;②健康状态评估:主要对健康状况、健康改变和可能患某种疾病的风险进行评估;③专项评估:指针对某个健康危险因素或干预因素,如生活方式、健康行为和营养膳食等进行的健康风险评估;④人群健康评估:指从群体角度进行的健康危害和风险评估。

2. 按评估对象　可分为:①个体评估:指对个体进行的健康状况、健康危害和疾病风险的评估;②群体评估:指在个体评估基础上对特定人群所做的健康风险和疾病风险评估。需要强调的是,健康风险评估中的个体评估和群体评估是相对的和相互依存的,群体评估来源于不同的个体评估的集成,而个体评估依据的健康危害识别和预测模型是建立在来自群体的大量数据信息、流行病学研究结果和循证医学证据基础上的。

3. 按健康风险评估功能　可分为:①一般健康风险评估:指针对健康危险因素对个体做出的健康风险评估,主要用于健康危害识别、健康风险预测、健康改善及健康促进;②疾病风险评估:指针对特定疾病及疾病相关危险因素对个体的疾病风险、疾病进程和预后所做的评估。特定疾病的风险评估从危险因素到建立预测模型的指标参数与一般健康风险评估会有较大不同,因而可以用来进行疾病预测预警,并可通过在疾病预测预警模型中设定不同的预警水平实现对患者、高危人群甚至一般人群的预测预警。

(四) 健康风险评估的技术与方法

早期的健康风险评估主要采用流行病学,数学和统计学的原理和方法。以特定人群和特定疾病的患病率或死亡率作为评价指标,评估和预测个体暴露于单一危险因素或综合危险因素可能患这种疾病的风险,疾病风险可用相对危险度和绝对危险度表示。相对危险度是暴露于某种健康危险因素人群患病率(或死亡率)与非暴露于该危险因素人群的患病率(或死亡率)之比,反映的是健康危险因素与疾病的关联强度及个体相对特定人群患病危险度的增减。绝对危险度是暴露于某种健康危险因素人群患病率(或死亡率)与非暴露于该危险因素人群的患病率(或死亡率)之差,反映的是个体未来患病的可能性或概率。从病因学的角度来说,建立在单一健康危险因素和患病率关系基础上的疾病危险性评价和预测方法比较简单,偏倚相对容易控制,不需要很多指标和大量的数据分析。因而成为健康管理和风险评估早期采用的主要方法,现在仍然为一些健康管理项目所采用。但是,疾病尤其是慢性非传染性疾病往往是多种健康危害因素共同作用及环境与遗传交互作用的结果。因此,单一健康危险因素的危险性评估和疾病预测存在着很大的局限性。

后期发展起来的健康风险评估技术主要采用数理统计、流行病学和病因学研究方法,能对多种健康危险因素的疾病危险性评估和预测,更接近疾病发生和发展过程,涵盖了更多的疾病相关参数,对疾病的风险评估也更加准确。这类方法比较经典和成功的例子是弗莱明翰(Framingham)的冠心病预测模型,该方法将重要的冠心病危险因素作为参数列入模型指标体系,采用 logistic 回归分析危险因素与疾病的关联,建立危险评分标准、冠心病预测模型和评估工具,并在冠心病风险评估过程中应用,取得了令人满意的效果。但该模型受人群、地域和年龄的影响造成的预测误差相对较大。在这一经典模型基础上陆续开发出一些改良的危险评分标准和预测模型,如欧洲人心脏手术危险因素评分系统(Euro SCORE)和欧洲心脏病协会推出心血管疾病预测和处理软件(Heart SCORE)和法国的鹰眼心血管疾病监测和评估系统。现在有些疾病风险评估模型和评估工具已经开发成实用软件,对疾病预测和风险评价起到了十分积极的作用,但这些评估工具往往是针对心血管患者,主要预测心脏手术风险、预后和 ICU 费用。虽然能进行危险因素分析和预测,但针对全人群的预测预警功能不强。2016 年,由中国医学科学院阜外医院副院长顾东风教授领衔的团队,顺利完成了中国 ASCVD 风险预测研究(简称 China-PAR)。通过输入年龄、总胆固醇、高密度脂蛋白胆固醇、糖尿病等综合指标数据,便能够借助数学模型,计算出 10 年后个人心血管疾病(ASCVD)的发病风险。不仅综合考虑了既往欧美国家风险预测模型中涉及的年龄、收缩压、总胆固醇等危险因素,还根据中国实际情况和疾病谱特点,考虑了南北方居住地区和城乡差别,并纳入腰围、ASCVD 家族史,以及年龄与各危险因素的交互作用等综合因素。China-PAR 模型为我国心血管疾病的一级预防提供了实用性评估工具。研究者建议,根据既往心血管病防治指南及本项目的队列分析,如果 10 年 ASCVD 发病风险超过 10%,可视为心血管病高危人群;而发病风险在 5%~10%,可视为中危人群;小于 5% 为低危人群。对于低危人群,应该加强自我监测以及 ASCVD 终身风险评估;对于中危人群,应积极改变不良生活方式,如戒烟、控制体重等;对于高危人群,除上述生活方式改变之外,应该针对自身的危险因素,在医生指导下进行降压、调脂、降糖等药物治疗,并在采取相关干预措施一段时间后,评估自身 ASCVD 发病风险的变化。图 7-5 就是该评估工具的网页格式。

随着生物医学和生命科学的发展以及大数据时代的到来,人们对生命和疾病过程认识逐步深刻,计算机技术、网格技术和网络技术的进步使与健康和疾病相关的海量数据的存储、分析、处理和共享成为可能。越来越多的前瞻性队列研究,Meta 分析方法和循证医学的研究方法被用于健康和疾病风险评估。多元数据处理技术和数据挖掘技术的不断成熟为健康风险和疾病风险评价提供了强有力的技术支持。已有贝叶斯模型、人工神经网络和支持向量机技术被用于疾病风险评估和疾病预测,这些系统的疾病数据处理能力和疾病预测效能将会比以往的疾病模型更加强大,也更加"智能化"和"拟人化"。我们有理由相信,未来的科学技术将在个体、疾病群体和全人群疾病风险评估,疾病预测、预警,疾病预防控制和健康管理发挥重要的作用。

五、健康干预

(一) 健康和疾病的可干预性

从现代医学模式的角度看,人的健康状况受生物、心理和社会诸多因素的影响,由健康向疾病的转化过程及疾病的进展和预后同样也受上述因素的影响,是多种复杂健康危险因素协同作用的结果。美国疾病控制中心研究发现,在美国引起疾病和死亡的健康危险因素 70% 以上是可干预的因素。哈

相关介绍

心脑血管病风险评估工具提供了一款针对中国人心脑血管病（包括急性心肌梗死、冠心病死亡和脑卒中）发病风险进行评估和健康指导的实用工具，本工具适用于20岁及以上、无心脑血管病史的人群。

请在评估表格中输入您的信息，本工具将根据这些信息：

1. 评估您未来发生心脑血管病的风险和理想危险因素状态下的参考风险；

2. 给出心脑血管病发病风险分层，包括10年风险分层：低危（<5%）、中危（5%~9.9%）或高危（≥10%）

终生风险（从目前生存至85岁时发生心脑血管病的风险）分层：低危（<32.8%）或高危（≥32.8%）；

3. 针对不同风险分层和单个危险因素水平给出相应提示和建议，详细指导参见"健康指导"部分。

❤ 心脑血管病风险评估

01	性别			○ 男	○ 女
02	年龄（岁）			20-85	
03	现居住地区			○ 南方	○ 北方
				（以长江分界）	
				○ 城市	○ 农村
04	腰围（cm）（测量肚脐以上1公分处）			50-130	
05	总胆固醇	☑ mg/dl	○ mmol/L	80-400	
06	高密度脂蛋白胆固醇	☑ mg/dl	○ mmol/L	20-130	
07	当前血压水平（mmHg）		收缩压	70-200	
			舒张压	40-140	
08	服用降压药			○ 是	○ 否
09	患糖尿病			○ 是	○ 否
10	现在是否吸烟			○ 是	○ 否
11	心脑血管病家族史（指父母、兄弟姐妹中有人患有心肌梗死或脑卒中）			○ 是	○ 否

提交

☺ 温馨提示：本工具仅用于心脑血管病风险的初步评估，不能代替临床诊断，具体治疗措施请咨询专业医师。

图 7-5 基于 China-PAR 的中国人 ASCVD10 年发病风险预测工具

佛大学公共卫生学院疾病预防中心的研究表明，通过有效地改善生活方式，80% 的心脏病与糖尿病、70% 的卒中以及 50% 的癌症是可以避免的。在众多健康危险因素当中，可干预性是健康干预的基础；而有些健康危险是难以改变，例如像遗传基因、性别、年龄和民族等；还有些是需要通过改变可干预因素达到重要疾病干预的目标。以心脑血管疾病为例：国内外研究证实心脑血管病的发生和发展与三类危险因素有关，见图 7-6。

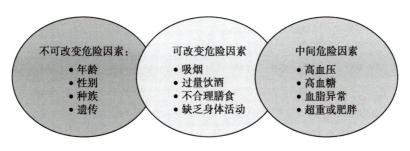

图 7-6 心脑血管疾病的健康危险因素分类

针对不同人群和不同危险因素对心脑血管疾病进行健康教育、健康干预和药物干预，可以有效推迟心脑血管疾病的发病时间和降低发病率。个人的健康危险因素是可以控制并降低的，有效的健康干预所获得的健康效益也将是十分明显的。

（二）健康干预的意义

1. 降低疾病风险 健康管理的意义在于通过健康干预有效控制健康危险因素，降低疾病风险，对一般人群的健康干预能够充分发挥一级预防的作用，从而有效预防和控制疾病。世界卫生组织研究报告表明：人类 1/3 的疾病通过预防保健就可以避免，1/3 的疾病通过早期发现可以得到有效控制，1/3 的疾病通过积极有效的医患沟通能够提高治疗效果。

2. 控制疾病进展 健康干预可以有效降低疾病风险的同时，对患者群体的早期干预可以有效控

NOTES

制病情进展和并发症的出现。美国的健康管理经验证明,通过有效的主动预防与干预,健康管理服务的参加者按照医嘱定期服药的比例提高了50%,医生能采取更为有效的药物与治疗方法的比例提高了60%,从而使健康管理服务对象的综合风险降低了50%。

3. 减少医疗费用   疾病一级预防和早期干预是疾病控制最为有效和性价比最高的手段,通过对一般人群和患者群体的健康干预,可以明显减少医疗费用和降低健康损失。数据证实,在健康管理方面投入1元,相当于减少3~6元医疗费用的开销。如果加上劳动生产率提高的回报,实际效益可达到投入的8倍。

(三) 健康干预的形式

健康管理的目的在于识别和控制健康危险因素,降低疾病风险,促进个体和群体健康。因此,有效的健康干预是健康管理的重点和实现健康管理目标的重要手段。根据干预对象、干预因素的不同健康干预可有多种形式,例如根据干预对象的数量可以分为个体干预和群体干预,前者是指以个体作为干预对象的健康干预,所干预的健康危险因素可以是单一危险因素,如对个体血压的干预,也可以是综合危险因素,如对个体心脑血管疾病危险因素的综合干预。后者则是指以群体为干预对象的健康干预,如在居民中广泛推广使用低钠盐来预防高血压的群体干预措施。

根据干预因素可以分为临床干预、行为干预、心理干预和综合干预。而临床干预是指对特定患者个体或群体在临床上采取的以控制疾病进展和并发症出现的干预措施,临床干预包括对患者实施的药物干预,而药物干预是指以药物为手段,以降低疾病的风险和防止病情进展为目的的干预措施,药物干预既可以是针对患者群体的临床干预也可以是对特殊群体的预防性干预措施,如采用小剂量他汀类药物对心脑血管高危人群的干预。行为干预是指对个体或群体不健康行为如吸烟、酗酒、膳食、运动等健康行为危险因素进行的干预。心理干预是指对可能影响个体或群体心理健康状况并引发身心疾病的危险因素进行的干预。综合干预指同时对个体或群体的多种健康危险因素进行的干预,在健康管理中通过健康监测和风险评估所形成的健康指导方案应包括综合干预措施。

(陈　瑞)

小结

健康教育是旨在帮助目标人群或个体改善健康相关行为的系统的社会活动,是疾病预防控制的重要手段。健康教育工作包括调查研究与计划设计阶段、准备阶段、实施阶段和总结阶段。健康教育计划的制订应遵循客观性和系统性的原则,确定优先项目和优先干预的行为因素、确定计划目标、健康教育干预框架、干预活动内容和日程、干预活动组织网络与工作人员队伍、干预活动预算、监测与评价计划和进行评价。健康教育评价包括:形成评价、过程评价、效应评价、结局评价和总结评价。

健康促进是促使人们维护和提高自身健康的过程,是协调人类与环境的战略,它规定个人与社会对健康各自所负的责任。健康促进的基本策略是发展健康的公共政策、创造健康的支持性环境、发展个人技能、加强社区行动和调整卫生服务方向。在健康促进计划设计中要遵循目标性原则、前瞻性原则、实事求是原则、重点性原则、科学性原则和参与性原则。

健康管理是指对个体及群体健康进行全面监测、分析、评估、提供健康咨询和指导以及对健康危险因素进行干预的全过程。健康管理通过有机地整合医疗机构、卫生保健机构、健康管理相关机构和保险组织等医疗卫生资源,为管理对象提供系统、连续、规范化和个性化的医疗卫生保健服务,有效地降低疾病风险和医疗费用支出,使健康资源和健康效益最优化。健康管理包括3个主要环节,即健康监测、健康风险评估和健康干预。健康管理对于健康促进、疾病预防控制和医疗卫生服务具有重要意义。

思考题

1. 新型冠状病毒感染疫情对世界各国居民生命健康和社会生活带来严重影响。我国在党中央国务院坚强领导下,坚持人民至上、生命至上和动态清零的防控策略,疫情防控取得了举世瞩目成就。请试用本章健康教育和健康促进的基本理论思考造成这场疫情流行的影响因素有哪些? 这场疫情发生对我国健康教育理论和实践有哪些启发?

2. 根据国家卫生健康委员会公布的消息,全国居民健康素养水平稳步提升,从 2012 年的 8.8% 提高到 2021 年的 25.4%,10 年提升了 16.6%,意味着提前完成健康中国行动 2022 年全国居民健康素养水平达到 22% 的阶段性目标。请试用健康科普和健康教育理论解释我国健康素养显著提升的经验和做法有哪些?

3. 随着工业化、城镇化、老龄化和生活方式的变化,慢性非传染性疾病成为影响我国城乡居民健康的主要因素。针对慢性病的发生病因,作为一名未来临床医生,应该掌握哪些健康管理的基本理念和知识,以更好地实现医疗卫生服务和预防医学的整合?

第八章

社区卫生服务

　　《"健康中国2030"规划纲要》所提出的推行健康文明的生活方式、营造绿色安全的健康环境、调整优化健康服务体系,动员全社会参与等无不与社区建设息息相关。在"共建共享,全民健康"的主题下,健康社区建设是全方位推动机制中的一个重要环节。大力发展社区卫生服务是我国卫生改革的重点,不仅可为广大人民群众提供基本卫生服务,还可以通过防治结合的有效方式,将广大居民的多数基本健康问题在基层解决,促进健康服务的均等化。国务院2006年发布的《关于发展城市社区卫生服务的指导意见》指出,将发展社区卫生服务作为深化城市医疗卫生体制改革和构建新型城市卫生服务体系的基础,着力推进体制、机制创新,为居民提供安全、有效、便捷、经济的公共卫生服务和基本医疗服务。作为一名未来的医生,无论在什么级别的医院从医,都应了解有关社区卫生服务的基本知识。本章在阐明社区以及社区卫生服务的概念、特点和内容的基础上,阐明在社区如何通过社区健康管理和社区预防服务维护社区个体和群体健康,随后着重介绍为妇女、儿童、老年人等重点人群提供社区卫生服务的主要内容与路径。

第一节　社区与社区卫生服务

【学习要点】
1. 社区的概念。
2. 社区对于健康促进的意义。
3. 社区卫生服务的目的与特点。
4. 社区卫生服务的基本内容。

一、社区

(一)社区的概念

　　一定数量的个人组成的有机整体称为社会。人们在社会生活中,不仅结成一定的社会关系,而且总离不开一定的地域条件。人们在一定的地域内形成一个个区域性的社会生活共同体,社会学家称它们为社区(community)。因此,所谓社区是指若干社会群体(家庭、氏族)或社会组织(机关、团体)聚集在某一地域里所形成的一个生活上相互关联的大集体。社区内人们关系密切,守望相助,防御疾病。世界卫生组织对社区的解释是:一个有代表性的社区人口在10万~30万人之间,面积在5 000~50 000km^{2}之间。社区相当于"小社会"。社区在结构上是一个以地理和行政管理为依据明确划分的局部区域;在功能上社区是由一群具有强烈的归属感、认同感、凝聚力和文化氛围(价值观念、行为规范、交流与互助等)的居民组成。但社区不等同于"行政区域"。两者有联系也有区别。有的行政区与社区在地域上可能是重合的,如我国城市街道和农村的镇,因为它既是行政区,又由于其主要社会生活是同类型的,所以常把它们称为社区。但行政区是为了实施社会管理、依据政治、经济、历史文化等因素,人为地划定的,边界比较清楚。而社区则是人们在长期共同的社会生产和生活中自然形成的,其边界比较模糊。有时同一社区可划分为不同的行政区,而同一行政区也可能包含不同的社区。

在诸多的社区要素中,社区文化是社区得以存在和发展的内在要素。它是人们在社区这个特定的地域性社会生活共同体中长期从事物质与精神活动的结晶,并渗入到社区生活的各个方面。社区文化不仅体现在人们的物质生活中,更深入地反映在人们的精神生活中。一个社区的风土人情、风俗习惯、管理方式,社区成员的心理特质、行为模式、价值观念等都体现着社区的文化,它是社区内在凝聚力、认同感和社会资本的基础,从而成为开展健康促进和疾病防治的内在动力。

近年来,功能社区逐渐得到关注。功能社区不是按照居住地域来划分,而是由其特定功能决定。功能社区是指职能相同或是处境相似人群所构成的社群共同体,如学校、企业、机关、商业楼宇等相同处境人群构成的社群,是人群聚集的场所。北京、上海等多个城市都在不断探索如何为功能社区人群提供有效社区卫生服务的途径。

(二)社区对于促进人群健康的意义

社区是个人及其家庭日常生活、社会活动和维护自身健康的重要场所和可用资源,也是影响个人及其家庭健康的重要因素。社区的物质环境中的空气、水、绿化等自然环境可直接影响人群健康;而建筑、道路、公共服务设施等建成环境通过影响人们的锻炼方式、生活便利度等影响健康相关行为。以社区为基础的健康教育和健康促进活动对于提升人群的健康素养、培养健康生活方式具有积极意义。我国自然资源部组织制定的《社区生活圈规划技术指南》中提到了一个"15分钟社区生活圈",也就是以15分钟步行范围为空间尺度,配置居民基本生活所需的各项功能和设施。良好的社区物质环境有助于促进居民健康,社区环境的美化、便利和宜居程度都会影响主观幸福感进而影响健康。社区积极的社会环境对于居民健康也有明显的正向作用,良好的社会环境可以为居民提供积极的人际支持,规范社区行为,舒缓心理压力,从而有利于居民健康。近年来随着各种智能技术的发展,智慧社区建设为提供智能化和精准化的社区健康服务提供了更多的途径。

从卫生服务来看,以社区为范围,便于医患交往,便于家庭、亲属对患者的照顾。对卫生资源消费来说,加强社区卫生也有利于节约和减轻患者负担。更为重要的是,通过社区服务网络,能有组织地动员群众参与,依靠社区群众自身的力量,改善社区卫生环境,加强有利于群体健康发展的措施,从而提高社会健康水平。在社区内还可依靠群众的互助共济解决个人无力承担的疾病问题,这既反映了我国团结互助的优良传统,也是健全社会健康保障体系的有效手段。因此,无论是慢性病防控,还是传染病防控,社区都在保护人群健康中发挥了重大作用。所以,以社区为范围开展健康促进和疾病防治具有很强的针对性。

二、社区卫生服务

(一)社区卫生服务的概念与目的

1. 社区卫生服务概念　2006年国务院《关于发展城市社区卫生服务的若干意见》指出:社区卫生服务(community health service)是在政府领导、社区参与、上级卫生机构指导下,以基层卫生机构为主体,全科医师为骨干,合理使用社区资源和适宜技术,以人的健康为中心、家庭为单位、社区为范围、需求为导向,以妇女、儿童、老年人、慢性患者、残疾人等为重点,以解决社区主要卫生问题、满足基本卫生服务需求为目的,融预防、医疗、保健、康复、健康教育、计划生育技术指导等于一体,有效、经济、方便、综合、连续的基层卫生服务。

2. 社区卫生服务目的　开展社区卫生服务的目的主要有以下3个方面:

(1)提高人群健康水平、延长寿命、改善生活质量:通过对不同的服务人群采取促进健康、预防疾病、系统保健和健康管理、疾病的早期发现、诊断治疗和康复、优生优育等措施提高人口素质和人群健康水平、延长健康寿命、改善生活质量。

(2)创建健康社区:通过健康促进,使个人、家庭具备良好的生活方式,在社区创建良好的自然环境、社会心理环境和精神文明建设,紧密结合社区服务和社区建设,创建拥有健康人群、健康环境的健康社区。

（3）促进基本卫生服务全覆盖：通过社区卫生服务实施，可以将广大居民的基本健康问题解决在基层，既保证基本医疗和基本公共卫生服务，又降低成本，符合"低水平、广覆盖"原则，有利于合理配置卫生资源，优化卫生服务体系的结构、功能和布局，提高效率，降低成本，形成以社区卫生服务机构为基础，大中型医院为医疗中心，预防、保健、健康教育等机构为预防保健中心，适应社会主义初级阶段国情和社会主义市场经济体制的城市卫生服务体系新格局。

（二）社区卫生服务的特点

社区卫生服务作为基层卫生服务的主要实现形式，有其特有的服务理念和服务模式，形成了有别于其他卫生服务的特点。

1. **以健康为中心的保健服务**　随着社会经济的发展，人们已不满足于没有疾病，而且还要求健康长寿，提升生活质量，达到生理、心理和社会适应的全面良好状态。社区卫生服务以家庭和社区全体居民为服务对象，以人群健康需求为导向，以实现人人享有卫生保健为己任，在重视疾病治疗的同时，关注环境改变、不良行为生活方式以及社会、家庭等对健康的影响，帮助全体社区居民建立健康的生活方式和良好的行为习惯，消除影响健康的各种有害因素，增进健康。

2. **以家庭为单位的服务**　家庭是社区的基本功能单位，是社区家庭成员在生理、心理及行为上常有共同的特征。家庭可通过遗传、日常生活密切接触和情感反应等影响个人健康，个人健康状况也可影响家庭其他成员乃至整个家庭功能的实现。社区是社区医护人员提供服务的主要场所，社区卫生服务从整个家庭角度分析个体健康状况，重视其父母、子女以及社会关系等对其健康的影响，通过家庭咨询、家庭访视、家庭干预、家庭病床等服务方式，让家庭成员参与或协助预防、保健、治疗和康复过程，实现家庭资源的有效利用。

3. **以社区为范围的服务**　社区卫生服务不仅局限于患者的疾病治疗，还通过开展社区诊断收集社区居民的主要健康问题以及主要影响因素，对重点人群进行健康评价和干预，开展有针对性的健康教育，创建和谐健康的社区环境，提高社区人群整体健康水平。

4. **以社区居民需求为导向的持续性服务**　社区卫生服务各项工作的实施均需以居民需求为导向，通过与居民签订合同固定医患关系，通过预约保证下次就诊时间，通过长期随访开展健康管理和疾病管理，通过急诊或夜间电话值班解决应急性卫生问题，通过建立完整的健康档案实施主动的早期干预，从而实现对生命全程和疾病各个阶段、对各种健康问题的及时有效服务。

5. **提供综合性服务**　社区卫生服务是集预防、医疗、保健、康复、健康教育、计划生育技术服务等于一体的综合性服务。服务对象不分年龄、性别和疾病类型，服务内容涵盖疾病的预防、治疗和康复，服务层面包括生理、心理和社会人文各个方面，服务范围包括个人、家庭和社区，其目标是满足居民日益增长的卫生保健服务需求，实现人人享有初级卫生保健。

6. **充分利用社区内各种资源，提供协调性服务**　社区卫生服务是一种协调性服务，包括社区卫生服务机构内部、与政府各部门、与上级医院和预防保健机构、与街道居委会等社区内各部门的协调等。社区卫生服务的发展离不开政府及社区内各部门的支持，这是社区卫生服务可持续发展及运行的前提，上级医院和预防保健机构的指导是社区卫生服务的技术保障和后盾。通过会诊、双向转诊等措施，调动整个医疗保健服务体系和社区其他力量共同解决社区人群的健康问题。

7. **提供第一线的可及性服务**　社区医护人员是社区居民健康维护的"守门人（gate-keeper）"，在地理上接近，在使用上方便，在关系上亲切，在价格上便宜，在结果上有效，满足居民80%以上的卫生保健服务需求。

8. **在社区成员积极参与下的团队式服务**　社区卫生服务倡导社区全体成员积极参与社区健康促进活动，如健康教育、免疫接种、慢性病管理等，通过社区居民的广泛参与，提高其卫生保健意识和能力。同时通过组成门诊工作团队、社区工作团队（出诊）、医疗社会团队、医疗康复团队等团队合作方式解决社区主要卫生问题、满足居民基本卫生服务需求。

（三）社区卫生服务对象和提供者

1. 社区卫生服务的服务对象

（1）健康人群：社区卫生服务以健康为中心，所以服务人群不仅是患者，也包括健康人群，通过健康促进和疾病预防来维护社区人群健康。

（2）高危人群：高危人群是存在明显的对健康有害因素的人群，其发生疾病的概率明显高于其他人群，包括具有明显危险因素的人群和他们的家庭成员。

（3）重点保健人群：如儿童、妇女、老年人、疾病康复期人群、残疾人等需要特殊保健人群。

（4）患者：各种疾病的患者包括常见病患者、慢性病患者、精神病患者、需急救的患者等。

2. 社区卫生服务提供者　社区卫生服务以全科医师为骨干，但由于其服务的综合性，其服务的提供者包括有：①全科医师、社区专科医师、社区助理医师以及社区中医师；②社区公共卫生人员与防保人员；③社区护理人员；④药剂师、检验师、康复治疗师及其他卫技人员；⑤管理者、医学社会工作者、志愿者。

（四）社区卫生服务的基本内容

我国的 2020 年实施的基本医疗卫生与健康促进法规定，基本医疗卫生服务范围包括基本公共卫生服务和基本医疗服务。我国的社区卫生服务是防治结合、以防为主的新型卫生服务体系，因此社区卫生服务的工作内容同样界定为基本医疗服务和基本公共卫生服务两类。

1. 基本医疗服务　基本医疗服务（essential medical care services）主要是社区常见病、多发病的诊疗、护理和诊断明确的慢性病治疗、管理；社区现场的应急救护；康复医疗服务等。

2. 基本公共卫生服务　基本公共卫生服务（essential public health services）是由政府根据特定时期危害国家和公民主要健康问题的优先次序以及当时国家可供给能力（筹资和服务能力）综合选择确定，并组织提供的非营利的卫生服务项目。2009 年，国家对社区卫生服务机构开展基本公共卫生服务给予了相应的经费保障，并制定了《国家基本公共卫生服务规范（2009 年版）》；2011 年，随着人均基本公共卫生服务经费补助标准由每年 15 元提高至 25 元，为进一步规范国家基本公共卫生服务项目管理，当时国家卫生部在《国家基本公共卫生服务规范（2009 年版）》基础上，组织专家对服务规范内容进行了修订和完善，形成了《国家基本公共卫生服务规范（2011 年版）》，确定社区基本公共卫生服务 11 项内容，包括：城乡居民健康档案管理、健康教育、预防接种、0~6 岁儿童健康管理、孕产妇健康管理、老年人健康管理、高血压患者健康管理、2 型糖尿病患者健康管理、重性精神疾病患者管理、传染病及突发公共卫生事件报告和处理以及卫生监督协管服务。2011—2016 年，人均基本公共卫生服务经费补助标准从 25 元提高至 45 元。为进一步规范国家基本公共卫生服务项目管理，国家卫生计生委在 2017 年颁布了《国家基本公共卫生服务规范（第三版）》，在前一版的基础上增加了中医药健康管理服务和结核病患者健康管理服务。这些服务的具体要求和规范可在国家卫生健康委员会网站查看。

（郑频频）

第二节　社区预防保健服务

【学习要点】

1. 社区预防保健服务内容。

2. 临床预防服务的特点与工作内容。

3. 慢性病管理。

4. 社区预防服务的操作模式。

　　预防保健是社区卫生服务的主要任务之一,它既包括在社区范围内提供传统的公共卫生服务,也包括由全科医生以及其他临床医务人员采取防治结合的方式提供主要针对慢性病防治的健康管理。

　　针对当今慢性非传染性疾病(简称慢性病)所带来的越来越严重的疾病负担,社区在开展预防保健时,在选择干预手段并落实于干预人群时,可以采用针对个体的高危人群策略(high-risk strategy of prevention)和针对人群的全人群策略(population strategy of prevention)。高危人群策略主要针对慢性病整个病因链中的中下游危险因素,重点关注病因链的近端,干预针对性强且效果明显。例如,通过健康危险度评估,让服务对象了解其可能威胁将来生命的健康危险因素,由此可产生健康需求和维护健康内在动力。在此基础上,确定短期和远期维护健康的目标,制订和实施行动计划,结合监督随访和反馈机制,来实现维护健康的目的。这样,就能在科学管理思想的指导下,使一些难以改变的生活行为习惯得到纠正,一些随意或缺失的健康筛检能按计划实施,一些疾病得到系统的管理。这对慢性病的预防、控制和治疗,均起到非常重要的作用。不仅如此,要获得提升人群健康的效果,除了对于高危人群的干预,还必须在病因链的远端(即上游),从宏观政策等方面采取措施,才能从根本上预防慢性病,这也是最具有成本效益的干预策略,即全人群策略。所以,在社区预防保健服务中,高危人群策略的健康策略应该与全人群预防策略相互配合,相互补充而相得益彰。

　　预防措施的落实,可根据干预对象是群体或个体分为社区预防服务和临床预防服务。临床预防服务是在临床场所以个体为对象实施的预防干预措施,包括第一级与第二级预防。社区预防服务是以社区为范围,以群体为对象开展的预防工作,主要是第一级预防。临床预防服务的实施主体是临床医务人员,社区预防服务实施的主体则是公共卫生人员。疾病管理则同时也包括了三级预防的内容。比如,慢性病的发生与人们的行为生活方式和环境因素有关。而慢性病患者的卫生保健活动一般也在社区与家庭完成,因此社区在疾病管理中应该与患者、家庭合作,共同承担疾病管理的任务。下面分别介绍临床预防服务、疾病管理以及社区预防服务的内容。这样不仅涵盖了个体和社区的不同水平,同时涵盖了三级预防的不同级别。

一、临床预防服务

(一)临床预防服务的概念

　　在临床场所,由医务人员尤其是临床医生为主导,在看诊过程对"健康者"和无症状"患者"的健康危险因素进行评价,实施个性化的预防干预措施来预防疾病和促进健康,称为临床预防服务(clinical prevention services)。

　　临床预防服务的提供者是临床医务人员,服务地点是临床场所,服务对象是健康和无症状"患者",服务的内容强调第一级和第二级预防的结合,且是临床与预防一体化的卫生服务。这里需要说明的是,其服务对象中的无症状"患者",并不是说来就诊的人没有症状,而是针对于将来可能危及生命与健康的疾病而言,目前还没有出现明显症状。这样就为医务人员提供了更好的机会在临床场所开展预防工作。

(二)临床预防服务的特点和内容

　　临床预防服务主要针对健康人和无症状"患者",因此,在选择具体措施时应是医务人员能够在常规临床工作中提供的第一级预防和第二级预防服务。其服务的内容主要有:对求医者的健康咨询(health counselling)、筛检(screening)、免疫接种(immunization)、化学预防(chemoprophylaxis)和预防性治疗(preventive treatment)等。

　　在具体实施上,临床预防服务尤其注重不良行为生活方式等危险因素的收集和纠正,强调医患双方以相互尊重的方式进行健康咨询并共同决策,以及疾病的早期诊断和早期治疗,推行临床与预防一体化的、连续性的卫生保健服务。社区卫生服务本身的特点则是实行防治结合、开展临床预防服务的最佳方式。

(三) 临床预防服务的实施步骤

1. 收集健康信息　收集个人健康信息是临床预防服务的第一步。健康危险因素是在机体内外环境中存在的与疾病发生(尤其是慢性病)、发展和死亡有关的诱发因素。这类因素有很多,主要包括环境危险因素、行为危险因素、生物遗传因素和医疗服务相关的危险因素。健康信息一般通过问卷调查、健康体检和筛查等获得,也可通过门诊、住院病历的查阅获得。不论通过何种途径取得,其准确性都是首先需要保证的。临床预防服务中,一般通过门诊询问获得就医者的健康信息。在临床预防服务过程中,由于时间限制,通过门诊询问获得就医者的健康信息有其特殊的方式和技巧。在初次与患者接触时,有必要确定危险因素询问的主要内容,以求在与患者接触后能建立患者的危险因素档案。这些问题一般包括:吸烟、身体活动、日常饮食、性生活、酒精和其他毒品的使用、预防伤害、口腔卫生、精神卫生及其功能状态、疾病史和家族史中的危险因素、接触职业与环境的危险因素、旅游史以及接受所推荐的筛检试验、免疫和化学预防状况。

2. 健康危险度评估　健康危险度评估(health risk appraisal)是一种用于描述和评估个体健康危险因素所导致的某一特定疾病或因为某种特定疾病而死亡可能性的方法和工具。具体的做法见第八章健康管理一节。需要注意的是,这种评估只是估计特定时间发生某种疾病的可能性,无法作出明确诊断,但可以提升患者的行为改变意愿。

3. 个体化健康维护计划的制订和实施　健康维护计划(health maintenance schedule)是指在明确个人健康危险因素分布的基础上,有针对性地制订将来一段时间内个体化的维护健康方案,并以此来实施个性化的健康指导。与一般健康教育和健康促进不同,临床预防服务中的健康干预是个性化的,即根据个体的健康危险因素,以及"患者"的性别、年龄等信息,确定具体的干预措施,包括健康咨询、健康筛检、免疫接种、化学预防和预防性治疗等,由医护人员等进行个体指导,设定个体目标,并动态追踪效果。在决定采取什么干预措施后,还需要确定干预实施频率。有些干预措施实施频率已被广泛认同,如某种免疫接种,而健康指导如劝告戒烟,并没有一个明确的频率。对于多数疾病的筛检,频率过高会增加费用,增加产生假阳性结果可能性,筛检间隔时间太长将增加重要疾病漏诊的危险性。确定筛检频率的主要因素是筛检试验的灵敏度和疾病进展,而不是疾病发生的危险度。危险度更多的是决定是否要做这项筛检,高危人群应得到更多帮助,以保证他们能实施健康维护计划,但不需要更频繁地作筛检。健康维护随访是指在干预计划实施后,医务人员跟踪"患者"执行计划的情况、感受和要求等,以便及时发现曾被忽视的问题。一般而言,所有"患者"在执行健康维护计划3个月后都需要进行定期随访,随访时间应根据具体情况确定。建议50岁以下健康成年人,2年随访一次;50岁以上成年人,每年随访一次。若出现某一健康问题,应根据该健康问题的管理要求来确定。

二、疾病管理

(一) 疾病管理概念

疾病管理(disease management)是指通过整合预防、保健、医疗等多学科的医疗资源和医患双方的有效沟通,来提高患者自我管理效果的管理系统,从而实现对疾病的"全程管理",从根本上控制医疗保健成本,节约有限的卫生资源。美国疾病管理协会(DMAA)将疾病管理定义为:疾病管理是一种通过整合性医疗资源的介入来提高患者自我管理效果的管理系统。疾病管理是以疾病发展的自然过程为基础、综合的、一体化的保健和费用支付管理体系,其特点是重视疾病发生发展的全过程(高危管理,患病后的临床诊治、保健康复,并发症的预防与治疗等),强调预防、保健、医疗等多学科合作,提倡资源的早利用,减少非必需的发病之后的医疗花费,提高卫生资源和资金的使用效率。疾病管理包括慢性病管理、传染病管理及突发公共卫生事件报告和处理服务等不同方面。由于慢性病从诊断到恶化威胁生命往往需要较长的时间,更为强调综合性、一体化以及患者的自我管理,因此,本节以慢性病管理为例介绍疾病管理的内容。

（二）慢性病管理的内容

慢性病管理是以疾病管理的理念，根据慢性病的特点，设计其管理的内容。整个慢性病管理的方案包括设计、实施和评价反馈三个阶段：①在设计阶段应该掌握疾病的基本知识，明确疾病的病因、发生、发展和转归以及在各个过程中采取最适宜的干预措施（最好的成本-效果）；同时应明确患者的划分和评价危险因素，并确定临床指南、实施路径和决策原则，制订患者保健、自我管理和健康教育的计划；②在实施阶段应该具备适宜技术和管理制度，以保证能够顺利开展疾病管理工作，主要包括患者的持续服务计划、信息技术和信息传播的基础结构、医院内部和外部管理等内容；③评价阶段则应用相应的技术和指标体系完成慢性病管理的效果、效益评价和报告，慢性病管理实施的随访和资源管理，并将结果反馈给实施过程，达到持续提高质量的目的。

（三）慢性病自我管理

慢性病自我管理（chronic disease self-management）是指在卫生保健专业人员的协助下，个人承担一些预防性或治疗性的卫生保健活动。在早期得到专业医务人员确诊和制定医疗方案时，以及整个寻求医疗帮助期间，慢性病患者应该摒弃依赖医生而被动接受的保健服务模式，积极参与整个疾病的管理过程，在医生协助下管理自己所患的慢性病。这首先要求慢性病患者要对自己的健康负责，主动学习评价自己的健康状况、如何管理疾病、损伤和症状，以及预防并发症，用以前需要由医生或其他医务人员帮助的方式来治疗、监控、恢复自身健康，促进自身的健康水平。慢性病自我管理以帮助患者学会有效管理各种慢性病的基本技能和提高自信心为主要内容。

1. 慢性病自我管理的技能

（1）应对慢性病所需的技能：患任何慢性病都要求做些与疾病管理相关的事情。如服药、使用空气过滤器，或吸氧等；它还意味着更频繁地与医生和医院打交道；有时还涉及增加新的锻炼活动、改变饮食习惯、戒烟等行为相关的问题。所有这些构成了管理疾病必须要做的工作。

（2）继续正常生活所需的技能：患慢性病并不表明正常生活的结束，患者每天仍然要继续工作，保持与同事和家庭成员的联系。那些以往轻而易举的事情在患病后可能会变得非常复杂。为了维持在工作中能力以及原有的日常活动和享受生活乐趣，需要学习一些新技能。

（3）应对情感变化所需的技能：一旦被确诊患有某种慢性病，便意味着患者的未来有所变化，随之而来还有其对未来打算的改变以及情绪变化。其中大部分的情感是对健康有危害的负性情感，如愤怒、低落、孤独、沮丧等。因此，慢性病自我管理中包括如何掌握克服这些负性情感的相关技能。

2. 慢性病自我管理的方法　慢性病自我管理者还需要掌握下面的具体方法管理自己的疾病。

（1）建立自信：自信心是成为一个积极的自我管理者的关键。一名积极的自我管理者应该愿意根据自己的情况学习各种自我管理的技能，并对自己管理慢性病的能力充满信心，从而担当起每天的保健任务，使自己生活更充实更快乐。自信心的提高能直接影响一个人的信念、态度、情绪，并改善人们的健康功能和症状。因此，注重自信心的提高是成为一名积极的慢性病自我管理者的必备要素。

（2）解决问题的技巧：慢性病患者为了解决工作和日常生活中因患病所致的各种问题，就必须超越过去解决问题的思维方式，学习新的解决问题的技巧。而且由于每个人的经验、知识、能力有限，应该学会从别人处寻求帮助及尽量帮助其他病友走出困境。

（3）设定目标和制订行动计划的技巧：这是自我管理最为重要的技能之一。所谓目标是我们在未来3~6个月中想要完成的事情。在行动计划中，一定要具体到做什么？做多少？什么时候做？一周做几次？以及完成这个计划的自信心有多少？一个没有患者参与的行动计划，注定要流于形式，无法达到改变不健康行为方式的效果。

（4）寻找社区资源的技巧：作为慢性病自我管理者的主要任务之一是了解什么时候需要帮助和如何得到帮助。需要别人的帮助来完成日常事务、协助做家务或完成生活中的其他活动，并不意味着患者已经成为疾病的牺牲者。相反，了解在生活的哪些方面需要特定帮助可使患者更好掌控自己的身体状况和能力。对于大多数人来说，家庭和亲朋好友是获得资源和得到帮助的主要来源。其他的信息资源包括电话号码簿、拨打114寻求帮助、公共卫生公益热线、社区服务中心、老年活动中心、社区图书馆、志愿者服务组织等。

（5）与人交流的技巧：当患有慢性病后，良好交流将变得更为重要。特别是患者必须让医生、护士真正"了解"自己；让家人、朋友理解和帮助自己；需要尽可能地从别人处获取资源，寻求帮助。因此，作为一个自我管理者，学习和掌握必要的交流技巧来帮助自己与人更有效地交流，是每一位患者必不可少的技能之一。

（6）管理行为和情绪的技巧：要学会：①如何戒烟限酒、合理膳食和适度锻炼，养成健康的行为习惯；②如何利用大脑的能力来帮助我们管理躯体的一些症状，包括如何放松身体、减轻压力和焦虑、减少由躯体和情绪方面等症状所引起的不舒适等；③如何改善呼吸，通过呼吸练习锻炼自己控制身体与心思，舒缓焦虑、消沉、易怒、肌肉紧张、疲劳等；④如何管理所服用的药物，包括按医嘱服药（特别是服用多种药物时）、正确理解药物的副作用、如何与医生有效沟通等。

3. 慢性病自我管理的实施　为了帮助患者学会有效管理各种慢性病的基本技能和方法，提高管理的自信心，从而达到在医生协助下管理自己所患慢性病，往往通过开展患者健康教育项目来实施。与传统健康教育方法不同的是，社区慢性病自我管理并不采纳由专业人员授课的方式，而是强调由患者相互交流相互学习，从而实现"医患合作、病友互助、自我管理"。

三、社区预防服务

社区预防服务（community preventive services）是采用健康促进的策略，以健康为中心、以社区为范畴和人群为对象、动员社区内多部门合作和人人参与来促进社区人群健康的综合性服务。与临床预防服务不同，社区预防服务是针对社区全人群。根据以需要为导向的原则，社区预防服务强调社区要根据社区人群各自的需要来确定健康问题的重点，寻求解决问题的方法，并根据自己所拥有的资源制定适合于自己社区特点的健康项目，在执行项目过程中加强监测和评价。其操作模式分为5个相互联系的阶段：社区动员、社区诊断、确定需优先解决的健康问题的重点、制订和实施干预计划以及评估。

（一）社区动员

社区动员（community mobilization）是指通过发动社区人民群众广泛参与，让他们依靠自己力量实现特定社区健康发展目标的群众性运动。群众的参与和支持是任何一项事业成功的基础。因此，要解决社区的健康问题，首先要宣传动员那些在社区和家庭起关键作用的人，让他们了解社区预防服务项目的意义，然后通过自身的积极参与，来促进社区健康的发展。社区动员始于社区预防服务项目的第一阶段，并贯穿于社区预防服务项目整个过程，是持续的、不断进行的行为。社区动员是一个在社会各阶层、各部门之间建立对话机制，建立伙伴式的合作共事关系的过程。其中动员必要的社会资源，有效的信息传递，争取跨部门合作，建立多学科联盟，是社区动员成败的关键。它包括确定需要参与的部门和社区成员、与社区建立关系和进行动员、建立参与机制（参与决策、参与行动以及参与评估）和明确各自职责及任务、对需要解决的问题达成共识。

（二）社区诊断

社区诊断（community diagnosis）是应用社会学和流行病学的方法和手段，收集社区有关健康问题的资料，评估社区群众的需要与愿望以及生活质量，找出存在的健康问题，了解社区卫生资源和卫生服务提供和利用情况，为下一步制订计划提供依据。

1. 社区诊断所需的信息

（1）与健康有关的问题：什么疾病在威胁社区人群生命和健康（what）？ 主要受累的是哪些人群（who）？ 在哪些地方患病危险性特别高（where）？ 在时间分布上有何特点（when）？ 直接和间接的原因是什么（why）？ 如何解决这些问题（how）？

（2）与卫生服务相关的问题：服务针对性和公平性、服务覆盖面（资源可得性、地理可及性、服务完整性);人们对服务的利用以及对服务的需要和满意度、服务质量与效果;服务人员的素质和态度;机构间的相互合作情况;以及经常性的评估制度。

（3）当地资源及自然环境的情况:包括卫生资源(如卫生机构、卫生人员、卫生服务的种类、经济补偿机制等)和非卫生资源(与健康有关的其他部门情况)以及社区内自然环境如交通状况、地理地貌和气象特征。

（4）社会与经济状况:人口学特征(性别、年龄、民族、受教育程度、职业)、人群中健康意识、态度和行为特征、宗教背景、经济状况(国民人均生产总值、人均年收入水平、人均住房面积)、就业情况、教育水平和成人识字率。

（5）有关健康政策:资源的投入与分配是否合理、鼓励社区参与的制度、促进健康的措施等。

2. 资料的来源与收集方法　资料的收集是社区诊断的基础,只有在完整、可靠的信息基础上,才能发现存在的问题,作出正确诊断。

（1）资料的来源有两条途径:现存资料和一时性资料。

（2）资料的收集和分析的方法:可分为定量调查和定性调查两种。

1）定量调查:定量调查的特点是结果以数据表示,客观、说服力强,能够推论一般,但不能获得深入的信息资料。定量调查一般应用流行病学的方法,收集死亡和发病资料,行为危险因素资料,服务利用资料等,详见有关流行病学。

2）定性调查:定性调查特点是结果不用数据表示,有主观性,不能推论一般,但结果可获得深入的信息,是探索式的,可以表明某种趋势或形式。定性调查有许多方法,可根据不同的目的选用。

3. 资料的分析整理

（1）定量资料:发病和死亡资料通常按年龄、性别、民族及其他有关疾病或死亡的变量分组后进行分析,并与相类似社区、省市和全国的资料进行比较。分析整理行为危险因素资料时,要特别注意在本社区中存在的较其他省市或全国平均水平更为严重的不良生活行为,或导致较高死亡、伤残和疾病原因的有关行为。

（2）定性资料:对定性资料按内容进行分类,在每一类中再根据问题被提出的频率来简单确定问题的严重程度,并分出层次。

4. 报告诊断结果　完成了上述步骤后,应将其整理成文向有关项目的领导小组汇报。社区诊断报告一般包括如下内容:社区的基本情况、调查内容、调查方法、调查人群、调查结果和分析、发现的问题及其原因以及解决这些问题的策略和方法。向领导小组汇报时应遵循如下原则:问题尽可能具体;采用形象生动的方式;让尽可能多的人了解情况;针对不同的对象采用不同的方法。

（三）确定需优先解决的健康问题

1. 确定需优先解决的健康问题　大多数的社区都不具备同时解决所有人群所有健康问题的人力、物力及财力。所以必须针对某些重要的健康问题,集中有限的资源来全面综合地解决其中的一个或者几个。因此,判断是否为优先解决的健康问题,要综合考虑其重要性、可改变性以及可行性(社区能提供的资源和解决问题的能力)。

2. 确定社区的目标人群　在确定了优先解决的问题后,还要确定应该干预人群(目标人群)。可根据上述社区诊断的资料以及通过与全市或全国的资料比较,了解:在该社区是否有健康水平更低的人群? 是否有导致影响健康的因素? 如果有,是否该把干预重点放在具有最大危险因素、最严重健康问题的人群? 是否应该在少年儿童中阻止该危险因素的形成? 在社区内有哪些因素可以促使人们选择健康的生活方式? 根据这些问题来考虑应干预的人群,包括促进社区全体成员的健康和促进具体目标人群的健康。

（四）制订社区健康的工作计划

工作计划包括确定目的和目标,以及实现目标的策略和方法。它是一种指导性、科学性和预见性很强的管理活动。

1. 明确总目的与具体目标　目的（goal）是广泛而简短的陈述，它有助于认识想取得什么样的结果。目标（objective）是可测量且特定的陈述，它可导致目的的实现，确定社区会达到什么样的变化。目标是有活力的、有效的工具，而不只是停留于理论上的措施。一项目标应当达到以下要求：①详细明确某关键结果；②明确达到该结果的日期；③用数值定量地表达所预期达到的程度；④明确在何时干什么，不仅是为什么和怎么样；⑤对于人群来说易于理解接受；⑥是确实可行的和可达到的，但具有一定的难度（挑战性）。

2. 确定实现目标的策略　策略是实现既定目标而采取的一系列措施原则。社区预防服务的实施应采用教育、政策和环境（社会和物质环境）三种策略相结合的方法，从而提升干预的效果。

3. 项目实施场所　只有在适当的场所，社区预防服务的干预策略才会发挥最大的效果。这些场所既是沟通目标人群的渠道，又是实施教育、政策、环境策略的场所，包括学校、卫生保健机构、工作场所、居民生活区。

4. 设计干预活动计划　有效的活动计划应指明需要做什么、何时做以及负责人。活动计划的形式可以多样，但要尽可能详细，以便工作组的成员和志愿者能清楚地开展工作。在一览表中将要做的工作分为四步：工作准备、布置任务、实施和评价。一览表还应包括活动时间表和总时间表，并为每一个选定干预的危险因素制定一个单独的活动时间表。同一危险因素的所有活动要列入同一个时间表内，以保证协调。将各活动时间表结合在一起组成总时间表，应注意活动时间的相互协调，避免互相冲突。

（五）社区预防服务的评价

社区预防服务项目的评价是整个项目的一个重要组成部分，它贯穿于项目的每一个阶段。其目的是通过监测和评价各阶段活动的进展情况、干预活动的实施效果，并进行信息反馈，这对及时了解项目实施的进展，调整不符合实际的计划，以保证综合防治的成功非常重要。评价本身不是目的，而是通过评价进一步改进和调整项目的活动，用成功的信息鼓励参与者，使更多的人投入到干预活动中来，因此，如何利用各种渠道让更多的人分享评价的结果，是评价工作的一项重要内容。要使评价结果充分地利用，应解决好三个问题：①如何使有关人员对评价结果感兴趣；②如何利用各种渠道使信息传递给有关人员；③如何总结和撰写评价的结果使有关人员更容易理解。

评价报告要根据读者的不同，撰写不同版本，尤其是送交决策者的版本，要求短小精悍，直截了当，以便于他们用较少的时间就可掌握报告的要点。

（郑频频）

第三节　特定人群的社区预防保健服务

【学习要点】

1. 妇女和老年人社区预防保健服务的概念、特点和内容。

2. 儿童、妇女和老年人保健的基本知识。

本节所指的特定人群（specific population）专指儿童、妇女和老人，他们都是社会弱势群体，为他们提供社区保健服务是政府的责任和社会文明的体现，将他们纳入生命全程的社区保健服务，是满足优生优育的社会需求和应对老年化社会到来的积极举措。

一、社区儿童保健

儿童（child）是处在生长发育阶段中，完全或部分需要成人照顾的人。联合国《儿童权益公约》将 18 岁以下的人界定为儿童，并将健康与发展视作儿童的基本权益。认识儿童生长发育规律和健康状况，以社区为基础，开展儿童保健服务，是维护和促进儿童健康的公共卫生服务内容。

联合国可持续发展目标（sustainable development goals，SDGs）提出到 2030 年新生儿死亡率（neonatal mortality rate，NMR）降低到 12‰ 以下和 5 岁以下儿童死亡率（under-5 mortality rate，U5MR）降低到 25‰ 以下。中国 NMR 及 U5MR 持续下降，2016 年中国 NMR 和 U5MR 分别为 4.9‰ 和 10.2‰，提前实现了 SDGs 关于降低儿童死亡率的目标。2016 年中国政府发布的《中国落实 2030 年可持续发展议程国别方案》和《"健康中国 2030" 规划纲要》，将目标进一步设定为婴儿死亡率和 U5MR 到 2030 年分别实现 5‰ 和 6‰。但儿童肺炎、腹泻、贫血在部分地区仍然是威胁儿童健康的主要问题，出生缺陷发生率仍呈上升趋势，儿童肥胖、意外伤害、心理行为等问题日渐突出，流动儿童和留守儿童的健康问题也需要予以特别关注。

（一）儿童生长发育的基本特征

1. 儿童身体发育　儿童身体发育在出生后的第一、二年延续了人类从胎儿期开始的第一次生长突增（first growth spurt），身高分别增长 25cm（相当于胎儿期的一半）、10cm，体重分别增长 9kg（相当于胎儿期的 3 倍）、3kg；从 2 岁到青春期前，儿童身高大约每年增长 5~7cm，体重增长 2~3kg。在青春期早期，儿童经历第二次生长突增（second growth spurt），身高增速加快，最大年增长值男童达 10~12cm，女童达 7~9cm，称之为身高速度高峰（peak height velocity，PHV），此时对应的年龄为身高速度高峰年龄（peak height age，PHA）。如图 8-1 所示，女童第二次生长突增开始年龄早于男童 1~2 年，一般开始于 10 岁，突增结束时间也较男童早 1~2 年。女童 PHA 多在 11、12 岁组，男童多在 12、13 岁年龄组。进入青春期生长增阶段，体重每年增加 4~7kg，体重生长突增高峰时年增长达 8~10kg。在经历青春期的次第二生长突增以后，生长渐止，在青春发育晚期身高生长停止，体形向成人接近。

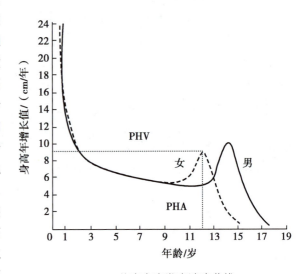

图 8-1　儿童身高发育速度曲线

儿童身体比例的变化也表现为明显的年龄和性别特征。在青春期发育之前，儿童胳膊和腿的生长速度继续快于手和脚的生长速度。进入青春期，身体比例的生长遵循向心律（centripetal pattern），其生长模式表现为手和脚开始快速增长，以后腿和上肢生长并达到成人最终比例，最后是躯干增长并逐渐停止。青春期早期，身体各部增长顺序大致是足-下肢-手-上肢。由于下肢增长早，进入青春期以后坐高指数（坐高/身高）逐渐下降，青春期中期降至最低点，出现长臂、长腿不协调的体态。青春期中、晚期，躯干增长速度加快，坐高指数再度增大。

2. 儿童心理行为发育　儿童心理行为发育具有明显的定向性和严格的程序性，遵循从感知运动到情绪、动机和社会交往能力的发育，从直觉行动思维到具体形象思维而后发展抽象逻辑思维的规律。心理行为的发育可因发育速度、达到的发育高度以及成熟的时间呈现多样性的发育模式。儿童心理行为发育具有明显的年龄特征，人类心理行为发育呈现共同的规律，这为评价儿童心理行为发育提供了理论依据；同时，儿童心理行为发育又有个体差异，形成不同的个性和气质特征。脑功能的发育与儿童心理行为密切相关，脑成熟是一个动态过程，但只有一个关键期，即 6 岁以前。6 岁时儿童脑重量能达到成人的 90% 以上，另外 10% 脑重量是在以后 20~30 年中增加的，因此应抓住儿童脑发育的关键期，加强对儿童各种感觉器官的刺激，避免儿童受到不良刺激，从而促进儿童心理行为的发育。低年龄儿童心理行为的评估主要包括感觉、粗大运动、精细运动、语言和社会适应性行为等方面；高年龄儿童心理行为可从感知、记忆、注意力、执行功能等认知发育，情绪发育、意志品质、个性特征和社会适应性等方面加以评价。

3. 青春期发育　青春期（adolescence）是从童年向成年的生长发育过程中极其重要的过渡阶段，WHO将青春期的年龄区间定为10~19岁，即人生的第二个10年。在青春期，由于内分泌变化，其身体形态、性器官、第二性征及社会心理行为也发生明显变化，展现出青春期生长发育的显著特征。青春期又是一个动态概念，个体差异较大，女性青春期启动的时间早于男性1~2岁。青春期可分为青春发育早期（10~14岁）和青春期晚期（15~19岁）；也有将其分为早、中、晚期，每个时期持续2~3年，早期以生长突增和第二性征出现为主要特征，中期以性器官发育并出现月经初潮（女）和首次遗精（男）为主要特征，晚期以生长逐渐停止和骨骺愈合为主要特征。在青春期发育的最初阶段称之为青春发动期（puberty），最重要的特征之一就是性发育。由于性腺功能初现和肾上腺皮质功能初现，内外生殖器官的形态发生变化、生殖功能的发育成熟和第二性征的发育等。这一时期的各种事件大致按特定的模式进行，男性从睾丸发育、阴茎发育伴身高突增、首次遗精（身高发育速度减慢）、阴毛、腋毛、胡须出现。女性从乳房发育伴身高突增、月经初潮（身高发育速度减慢）、阴毛、腋毛出现。近年来，青春期性发育的提前现象在发达国家停止或者减缓，但中国儿童青春期性发育的提前仍较明显。

青春期是身心发育迅速、个性逐渐成熟、社会适应能力明显增强的阶段。青春期的发育特点主要表现在以下几个方面：①体格生长加速，以身高为代表的形态指标出现第二次生长突增；②各内脏组织器官体积增大、重量增加，功能日臻成熟；③内分泌功能活跃，与生长发育有关的激素分泌明显增加；④生殖系统功能发育骤然增快并迅速成熟，到青春晚期已具有繁殖后代能力；⑤男女外生殖器和第二性征迅速发育，外部形态特征差别更为明显；⑥青春期特有的心理行为问题，冲动冒险行为增加。青春期生长发育非常迅猛，不仅表现为生长突增，还表现为性发育和与之对应的性心理发育。青春期随着外表的成熟，青少年面对的社会准则和期望也不断改变，也包括个性和自我认同的重塑。

（二）儿童社区保健要点

1. 生长监测　生长发育是儿童的基本特征，通过对个体儿童生长监测（growth monitoring）而不是单纯一次性人体测量与评价，以动态观察不同年龄阶段儿童生长发育水平，评价儿童生长发育速度，及时发现生长轨迹的偏离，评价疾病、行为与生活方式、环境等因素对生长发育的影响。群体儿童生长发育监测则可反映不同时期儿童生长发育长期趋势，评价环境和社会因素对生长发育的影响作用。常用的儿童生长监测指标有体格指标、体能指标、心理行为指标和社会适应能力指标。

2. 母乳喂养和辅食添加　母乳营养成分的种类、含量以及比例等对儿童体格发育以及神经功能的发展均具有重要的意义，其优越性其他代乳品无可比拟，因此母乳喂养（breast feeding）成为婴儿喂养的首选喂养方式。WHO制订的《孕产妇、婴儿和幼儿营养全面实施计划（2012）》提出的目标为到2025年将生命最初6个月的纯母乳喂养率提高到至少50%。中国政府历来十分关心和重视母乳喂养问题，国务院颁布的《中国儿童发展纲要（2021—2030年)》，把6个月内婴儿纯母乳喂养率达到50%以上列为儿童与健康的主要目标之一，并普及为6月龄以上儿童合理添加辅食的知识技能。为推动母乳喂养工作，WHO、联合国儿童基金会（United Nations International Children's Emergency Fund，UNICEF）向全世界各国政府提出了"实施、促进母乳喂养成功的十点措施"，包括：①有书面的母乳喂养规定，并常规地传达到全体卫生人员；②对全体卫生人员进行必要的技术培训，使其能实施有关规定；③把母乳喂养的好处及处理方法告诉所有的孕妇；④帮助母亲在产后半小时内开始母乳喂养；⑤指导母亲如何喂奶，以及在需要与其婴儿分开时如何保持泌乳；⑥除母乳外，禁止给新生儿吃任何食物或饮料，除非有医学指征；⑦实行24小时母婴同室；⑧鼓励按需哺喂；⑨不要给母乳喂养的婴儿吸人工乳头，或使用乳头作安慰物；⑩促进母乳喂养支持组织的建立，并将出院的母亲转给这些组织。创建爱婴医院是UNICEF和WHO为促进母乳喂养提出的具体方法。

随着年龄的增加和活动水平的提高儿童所需的营养量也逐渐增多，但母乳的供给量并不能随着儿童的需要量而持续增加，且随着时间的推移母乳的质量也会随之下降。所以WHO建议6个月后的儿童均应该添加辅食。但添加任何一种新的食物对婴幼儿来说都是一种挑战，应循序渐进的原则进行辅食添加，添加辅食品种过多、变换过急会引起婴幼儿消化功能的紊乱。添加遵循辅食应注意

3个字:质、量、时。质:要求辅食应由稀到稠(从流质到半流质,逐渐到固体食物的适应)、由细到粗(如从菜汁开始,过渡到菜泥,适应之后再吃碎菜);量:要求辅食应由少量到多量(如蛋黄从1/4个开始,食后观察4~5天,无不良反应后增至1/2个,逐渐增至1个)、每次添加一种辅食(婴幼儿适应一种食物后,再添加另一种食物,不同时增加两种新的食物);时:要求在哺乳之前喂辅食、在婴幼儿消化功能正常时添加辅食。

3. 新生儿疾病筛查   新生儿疾病筛查(neonatal screening)是指对每个新生儿,通过物理学检测或实验室检查等,发现某些危害严重的先天性或遗传代谢性疾病,从而对这些疾病早期诊断、早期治疗。目前开展的新生儿期筛查的疾病主要有苯丙酮尿症、先天性甲状腺功能减退和先天性听力功能障碍。这3种疾病在新生儿期发生率相对较高,对儿童健康危害严重;而且这3种疾病筛查方法简单,筛查出的阳性患儿可通过有效的治疗得以康复或避免、延缓或减少对儿童不良危害的发生。

(1)苯丙酮尿症:是由于体内缺少苯丙氨酸羟化酶,致使人体不能代谢苯丙氨酸。这样体内就会出现苯丙氨酸蓄积,造成人体器官受损,特别是大脑,严重影响儿童的智力。如果能及早通过筛查发现,及早采用低苯丙氨酸奶粉替代一般婴儿奶粉或母乳,可避免体内苯丙氨酸浓度的升高,从而阻止对大脑的损害。筛查方法为在新生儿开始吃奶72小时(3天)后从足跟取几滴血,使血滴在试纸上进行苯丙酮尿症筛查。

(2)先天性甲状腺功能减退:是由于先天性甲状腺功能发育迟缓,不能产生足够的甲状腺素,致使包括大脑在内的人体器官发育受阻,出现认知发育落后。通过筛查及早发现,并通过合理补充甲状腺素片来避免对儿童智力功能的损害。筛查方法同苯丙酮尿症。

(3)先天性听力功能障碍:可导致续发的发音障碍,引起先天性聋哑。通过筛查早发现(最好在生后6个月内发现),及早使用助听器或进行人工耳蜗植入手术可改善患儿的发音障碍。听力筛查通常采用耳声发射、脑干听觉诱发电位或和行为测听等生理学和行为学检测方法。

4. 计划免疫   计划免疫(planed immunization)是根据某些特定传染病的疫情监测和人群免疫状况分析,按照规定的免疫程序,有计划、有组织地利用疫苗进行免疫接种,以提高人群的免疫水平,预防、控制乃至最终消灭相应传染病的目的。20世纪70年代中期,在全国范围内开始实行计划免疫,使得绝大多数疫苗针对的传染病得到了有效控制,其发展过程详见第十章第一节。

5. 心理保健服务   儿童心理保健服务(mental healthcare service for children)有两个基本内涵,一是指早期发现和治疗心理障碍,降低心理障碍对身心健康和社会适应能力的影响;二是指维护儿童良好的心理卫生状态,在这种状态下,儿童适应社会良好,心理潜能得到最大发挥而采取的一切策略和措施。国家卫生和计划生育委员会办公厅于2013年4月颁布了《儿童心理保健技术规范》,要求社区卫生服务机构辖区内0~6岁儿童,包括健康儿童、高危儿童和心理行为发育偏异儿童,定期对儿童进行心理行为发育评估,及时掌握不同年龄儿童的心理行为发育水平,营造良好环境,科学地促进儿童健康发展。早期发现、及时消除影响儿童心理行为发育的生物、心理和社会不利因素,早期识别儿童心理行为发育偏异,有针对性地开展随访和管理。具体儿童心理保健服务流程见图8-2。

6. 口腔保健服务   国家卫生和计划生育委员会办公厅于2013年4月颁布了《儿童口腔保健指导技术规范》,要求社区卫生服务机构定期对辖区内0~6岁儿童进行口腔健康检查,并对家长进行口腔保健指导,提高家长和儿童的口腔健康意识,帮助家长掌握正确的口腔卫生保健知识和技能,培养儿童养成良好的口腔卫生习惯,预防儿童龋病等口腔疾病,提高儿童健康水平。

良好的饮食习惯在儿童口腔保健中起到重要的作用,鼓励在儿童日常生活中多吃纤维性食物,少吃甜食,降低喝酸性饮料的频率和数量。刷牙是儿童口腔保健的重要内容,3岁以上儿童建议使用含氟儿童牙膏进行刷牙,一般提倡竖刷法,上牙从上向下刷,下牙从下向上刷,咬合面要来回刷;但对学龄前儿童建议采用转圈法刷牙,即在上、下牙轻轻合拢的情况下,用牙刷在牙面上顺时针或逆时针画圈清除菌斑;3岁以下的婴幼儿,应从婴儿第1颗乳牙萌出开始,即用纱布擦洗牙面和牙龈。龋齿和口腔炎症是影响儿童健康和生长发育的两大常见口腔卫生问题,主要与儿童不良饮食习惯和卫生习

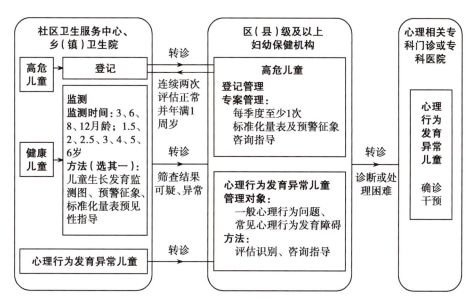

图 8-2 儿童心理保健服务流程图

惯密切相关。

7. 视力、听力保健服务 视觉是人们获得信息的重要来源,因此眼及视力状况对儿童认知的发展显得尤为重要。国家卫生和计划生育委员会办公厅于 2013 年 4 月颁布了《儿童眼及视力保健技术规范》,要求社区卫生服务机构对辖区内 0~6 岁儿童通过眼保健宣传教育、视力评估和相关眼病的筛查,早期发现影响儿童视觉发育的眼病,及早矫治或及时转诊,以预防儿童可控制性眼病的发生发展,保护和促进儿童视功能的正常发育。对于新生儿和婴幼儿要为其创造促进视觉发育的外界环境,提供丰富的视觉刺激的环境;定期对儿童视力进行筛查,早期发现视力不良儿童,并给予及时纠正。

良好的听力是儿童言语发育的前提。国家卫生和计划生育委员会办公厅于 2013 年 4 月颁布了《儿童耳及听力保健技术规范》,要求社区卫生服务机构对辖区内 0~6 岁儿童早期发现听力损失,及时进行听觉言语干预及康复,保护和促进儿童的听觉和言语发育,减少听力和言语残疾,提高儿童健康水平。

8. 伤害与暴力预防 凡因能量(机械能、电能、热能等)的传递或干扰超过人体的耐受性造成机体组织损伤,或窒息导致缺氧以及由于刺激引起心理创伤均称之为伤害(injury)。目前多根据伤害发生的意图,将伤害分为非故意伤害和故意伤害两大类。

非故意伤害(unintentional injury)又称意外伤害,是指外来的、突发的、非本意的、非疾病的事件导致身体受到的伤害,如道路交通伤、溺水、跌落伤、烧(烫)伤、中毒、切割伤、动物咬伤、医疗事故等。伤害是全球范围内导致儿童死亡的主要原因,每年约 95 万 18 岁以下儿童死于伤害,其中 90% 为非故意伤害。非故意伤害是 9 岁以上儿童伤残和死亡的主要原因,即使在高收入国家非故意伤害导致的死亡也占到全部儿童死亡人数的 40%。非故意伤害也是中国儿童的首位死因。研究表明大多数儿童非故意伤害是可以进行事先预防的,防止儿童非故意伤害应该被视为是能够反复获利的投资。发达国家许多干预儿童非故意伤害的措施已被证明是有效的。在 20 世纪 70 年代初期,瑞典开展了一系列预防儿童非故意伤害的活动,30 年间使儿童非故意伤害死亡率从 25/10 万下降到 5/10 万。儿童非故意伤害预防控制的有效性在澳大利亚、美国、中国等也得到有效验证。

故意伤害(intentional injury)是指有目的的、有意的自我伤害行为或他人加害的行为,目前有用"暴力(violence)"一词取代的倾向。故意自伤行为包括各种方式的自杀、自残、自伤等;他人加害行为(assault)包括各种方式的他杀、被虐待/疏忽、被遗弃、家庭/社会暴力、强奸等。2019 年全球疾病负担报告显示,由非传染性疾病和伤害所致疾病负担比例从 1990 年占全部负担的 21%,提高到 2019 年占全部负担的 34%。2018 年 WHO 报告显示,每年全世界约 20 万起凶杀事件发生在 10~29 岁青年中间,占全球凶杀事件总数的 43%。WHO 推荐社会生态学路径加强儿童故意伤害的预防控制,图 8-3 从构成儿童生活的生态系统环境的个体层面、人际关系层面、社区层面、社会层面等多个层面提出了预防儿童暴力与伤害的路径。

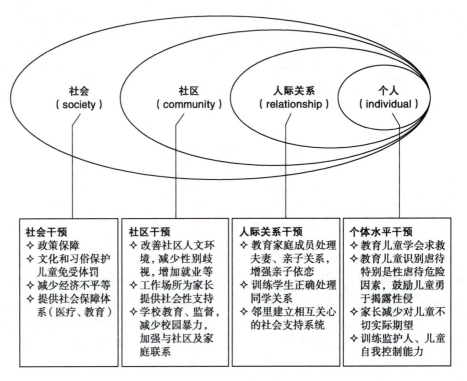

图 8-3　暴力与伤害控制的社会生态学模型

9. 常见疾病综合管理　发展中国家每年约有 1 200 万 5 岁以下儿童死亡,其中 70% 与肺炎、腹泻、麻疹、疟疾和营养不良等 5 种疾病中的一种或几种疾病有关。许多患儿常有一种或几种疾病的合并感染,不同疾病的症状与体征相互重叠,如果只作出单一病种的管理显然不合适,有必要将儿童视作一个整体,进行综合分析与处理,并且能够让基层卫生工作者掌握。为此,WHO 与 UNICEF 合作建立儿童疾病的综合管理(integrated management of childhood illness,IMCI)项目,是 WHO 继儿童急性呼吸道感染和腹泻病例管理之后的又一项全球行动,主要为危及儿童健康的肺炎、腹泻、麻疹、疟疾和营养不良等 5 种常见疾病或多种致病因素进行综合管理。管理对象为 1 周~2 个月内小婴儿以及 2 个月~5 岁以下儿童。IMCI 主要措施为提高卫生保健工作人员病例管理的技能、改善整个卫生系统、改善家庭和社区卫生做法。

二、社区妇女保健

儿童是人类的未来,妇女是人类的母亲。妇女既承担着物质资料再生产的任务,也承担着人类自身繁衍的重担。处于 15~49 岁生育年龄的育龄妇女(women of childbearing age,reproductive age women)在婚后可能要经历妊娠、分娩、哺乳、育儿等生殖活动,在计划生育中也是避孕措施的主要承担者,有时甚至还要承担因非意愿妊娠而不得不采取人工流产所带来的更大和更多的健康风险。女性的健康是贯穿终生、动态变化、复杂的生物—行为—心理—社会—环境因素交互作用的结果,根据妇女一生各阶段身心变化特点做好社区妇女保健工作对促进妇女健康来说非常重要。

WHO 报告显示,2000—2017 年全球孕产妇死亡率下降了约 38%,但 2017 年,全球每天仍有 810 名妇女死于怀孕和分娩,这些死亡中的绝大多数(94%)发生在资源匮乏的地区。此外,2018 年 WHO 对 161 个国家和地区数据显示全球近 1/3 的妇女遭受过亲密伴侣的身体和/或性暴力,暴力会对妇女的身体、心理、性和生殖健康产生不良影响,并与受到伤害、抑郁、焦虑、意外怀孕、性传播感染、艾滋病以及许多其他健康问题的风险增加有关。

(一) 妇女一生身心变化特点

1. 青春期身心变化　女性青春期同样经历着形态、功能、性征、内分泌及心理、行为等方面的巨大变化,生长突增是女性青春期发育最早和最突出的特征之一,最后形成女性独特的体格和体型。在人体各系统发育顺序上,生殖系统发育最晚。生殖系统在青春期前一直处于幼稚状态,功能上也处于静止。伴随着体格生长加速,女性第二性征、性腺、性器官也逐渐发育成熟,具备繁殖后代的生殖功能。月经初潮是青春期最显著的标志,也是女性性发育的里程碑事件。

在生理急剧变化的同时,青春期女性心理和行为也发生深刻的变化,表现为从半幼稚、半成熟的状态发展为成熟状态,在社会生活中扮演适当的女性角色,为未来的职业选取和社会生活奠定基础。然而,青春期又是脑功能发育和塑形的重要阶段,出现独立性和依赖性、自觉性和幼稚性等矛盾和适应现象,也是抑郁症状、进食障碍等心理行为问题的高发时期。

2. 育龄妇女几个重要时期的身心变化

(1) 妊娠期身心变化:妊娠期(gestational period)是指自精子与卵细胞结合形成受精卵至宫腔着床开始,至胎儿及其附属物发育成熟排出母体之前的这一段时间,从末次月经结束算起一般为 280 天左右。

妊娠对妇女来说无论是从生理上还是心理上都承受着很大压力。由于承担了供给胎儿生长发育所需的各种营养的重任,孕妇的各个器官系统都发生了一系列的生理性适应变化。体内变化最大的器官是子宫,子宫肌细胞肥大、增殖、变长,子宫重量从未怀孕时的 50g 左右增加到足月时的 1 000g 左右,宫腔容量与未怀孕时相比增至 1 000 倍左右。乳房、血液及循环系统、呼吸系统、泌尿系统、内分泌系统、皮肤、骨骼、关节、韧带等其他器官系统也都发生了一系列的生理性适应变化。

孕妇的心理健康与胎儿发育密切相关,孕妇压力过大或焦虑、抑郁等不良情绪状态可导致流产、早产、胎儿宫内生长受限、出生缺陷等不良妊娠结局。

(2) 产褥期:产褥期(puerperium)是指胎儿、胎盘娩出后到产妇全身各器官(除乳腺外)恢复或接近正常未孕状态时的一段时期,一般为 6 周左右。

对妇女来说产褥期是一个新的身心转变时期。在生理上,随着胎盘的娩出,乳房泌乳,子宫复旧,身体的各个系统逐渐恢复正常;在心理上,随着胎儿的娩出,母性行为的实践从预期转为现实。产妇不仅要适应全身各器官系统发生的明显变化,还要担负哺育婴儿的重任。

产后生理及心理的一系列变化使产妇对各种生物、心理、社会因素的易感性增大,产后精神障碍的患病风险随之增大。产后抑郁是产后最常见的精神障碍,不仅危害产妇的身心健康,还会对婴儿的身心健康产生不良影响。

(3) 节育期:节育期(birth control period)是指妇女在有生育能力期间进行节制生育的一段时期。在中国,大多数妇女一生只生育 1~2 次,因此节育期长达 30 年左右。不仅如此,我国育龄妇女承担了大部分的计划生育责任,妇女采取各种节育措施的占 85%,而且节育措施失败造成的妊娠及终止妊娠的后果均由妇女去承受。伴随为避孕和节育而手术或长期服药和使用器械带来的副作用和风险,对节育期妇女身心健康均受到负面影响;妇女对节育措施了解不全面和副作用的过度担心也对她们的心理健康造成影响。因此,社区医生要让育龄妇女对每一种节育措施有充分的知晓和选择权利。

3. 围绝经期妇女身心变化特点　围绝经期(perimenopausal period)是指妇女从临床上或血中激素水平开始出现卵巢功能衰退的征兆至最后一次月经后 1 年的时期。围绝经期的长短存在个体差异,大多数历经 2~8 年。

围绝经期是妇女生理上的重要转折,由于性激素水平的变化可出现一系列月经紊乱、血管舒缩、自主神经失调、神经精神及泌尿生殖道症状。主要表现为月经经期、周期、经量改变;潮热、盗汗、心悸、眩晕、头痛、失眠、激动易怒或情绪低落、抑郁;排尿困难、尿急、尿痛、阴道干涩及性交困难等,影响妇女生活质量。

（二）社区妇女保健要点

社区妇女保健服务是以保障生殖健康为目的,为妇女提供以社区为基础的,融预防、医疗、保健、康复、健康教育、计划生育技术服务功能等于一体的,有效、经济、方便、综合、连续的基层卫生服务。

1. 青春期保健　成年妇女面临的许多健康问题源自儿童期,培养青少年健康生活方式可以帮助青少年健康地过渡到成人期。青春期保健的重点是营养指导、健康的生活方式养成和经期保健指导。

（1）营养指导:青春期对各种营养素的需要量达到最大值,需要合理膳食保证营养需求。社区医生要指导青少年多吃谷类,供给充足的能量;保证足量的鱼、禽、蛋、奶、豆类和新鲜蔬菜水果的摄入;平衡膳食,避免盲目节食;积极参加体力活动,保持动静平衡。

青春期也是养成和维持健康饮食的关键时期,由于女性营养不良会导致跨代影响,因此帮助青少年在青春期养成健康的饮食习惯,将使其以后健康受益匪浅。

（2）建立健康生活方式:科学安排作息,保证睡眠充足;坚持体育锻炼,每天体力活动时间达1小时;注意个人卫生,养成良好行为习惯,远离烟酒及毒品。

（3）经期保健指导:开展月经生理和经期卫生知识教育,消除青春期少女对月经的顾虑。月经期间应注意卫生,经常清洗外阴,勤换洗内裤;保持经期用具卫生,勤换卫生纸或卫生巾;注意保暖,不食生冷食物,防止身体受寒;加强营养,食物多样化,少吃辛辣食物;适当运动,避免剧烈运动和过重的体力劳动;保证足够的睡眠,充分休息;保持心情愉快,情绪稳定;养成记录月经周期的好习惯。月经周期紊乱、经量过多或过少时,应注意增强营养,改善体质,避免精神紧张,并向妇科医生咨询,切忌滥服激素类药物。

2. 婚前保健　按照原卫生部颁发的《婚前保健工作规范（修订）》要求,社区婚前保健服务机构应当为准备结婚的适龄男女双方提供婚前保健(premarital healthcare),在结婚登记前进行婚前医学检查、婚前卫生指导和婚前卫生咨询服务。

（1）婚前医学检查:婚前医学检查是对准备结婚的男女双方可能患影响结婚和生育的疾病进行的医学检查。

可能影响结婚和生育的疾病主要包括:①严重遗传性疾病,即由于遗传因素先天形成,患者全部或部分丧失自主生活能力,子代再现风险高,医学上认为不宜生育的疾病;②指定传染病,如《中华人民共和国传染病防治法》中规定的艾滋病、淋病、梅毒以及医学上认为影响结婚和生育的其他传染病;③有关精神病,如精神分裂症、躁狂抑郁型精神病以及其他重型精神病;④其他与婚育有关的疾病,如重要脏器疾病和生殖系统疾病等。

婚前医学检查项目包括询问病史、体格检查、常规辅助检查和其他特殊检查。检查女性生殖器官时应做肛门腹壁双合诊,如需做阴道检查,须征得本人或家属同意后进行。除处女膜发育异常外,严禁对其完整性进行描述。对可疑发育异常者,应慎重诊断。常规辅助检查应进行胸部透视,血常规、尿常规、梅毒筛查,血谷氨酸氨基转移酶、丙氨酸氨基转氨酶和乙肝表面抗原检测,女性阴道分泌物滴虫、霉菌检查。其他特殊检查,如乙型肝炎血清学标志检测、淋病、艾滋病、支原体和衣原体检查、精液常规、B型超声、乳腺、染色体检查等,应根据需要或自愿原则确定。

婚前医学检查单位应向接受婚前医学检查的当事人出具《婚前医学检查证明》,并在医学意见栏内注明:①双方为直系血亲、三代以内旁系血亲关系,以及医学上认为不宜结婚的疾病,如发现一方或双方患有重度、极重度智力低下,不具有婚姻意识能力;重型精神病,在病情发作期有攻击危害行为的,注明"建议不宜结婚"。②发现医学上认为不宜生育的严重遗传性疾病或其他重要脏器疾病,以及医学上认为不宜生育的疾病的,注明"建议不宜生育"。③发现指定传染病在传染期内、有关精神病在发病期内或其他医学上认为应暂缓结婚的疾病时,注明"建议暂缓结婚";对于婚检发现的可能会终生传染的不在发病期的传染病患者或病原体携带者,在出具婚前检查医学意见时,应向受检者说明情况,提出预防、治疗及采取其他医学措施的意见,若受检者坚持结婚,应充分尊重受检双方的意愿,注明"建议采取医学措施,尊重受检者意愿"。④未发现前款第①、②、③类情况,为婚检时法定允许结婚的情形,注明"未发现医学上不宜结婚的情形"。在出具任何一种医学意见时,婚检医师应当向当事人说明情况,并进行指导。

（2）婚前卫生指导:婚前卫生指导是对准备结婚的男女双方进行的以生殖健康为核心,与结婚和生育有关保健知识的宣传教育。婚前卫生指导内容包括:①有关性保健和性教育;②新婚避孕知识及计划生育指导;③受孕前的准备、环境和疾病对后代影响等孕前保健知识;④遗传病的基本知识;⑤影响婚育有关疾病的基本知识;⑥其他生殖健康知识。

（3）婚前卫生咨询:婚检医师应针对医学检查结果发现的异常情况以及服务对象提出的具体问题进行解答、交换意见、提供信息,帮助受检对象在知情的基础上作出适宜的决定。在提出"建议不宜结婚""建议不宜生育"和"建议暂缓结婚"等医学意见时,应充分尊重服务对象的意愿,耐心、细致地讲明科学道理,对可能产生的后果给予重点解释,并由受检双方在体检表上签署知情意见。

3. 孕前保健 孕前保健(pregestational healthcare)是婚前保健的延续,是孕产期保健的前移。按照卫生部 2007 年颁发的《孕前保健服务工作规范(试行)》和国家人口和计划生育委员会 2010 年颁发的《国家免费孕前优生健康检查项目试点工作技术服务规范(试行)》要求,社区卫生机构应当为准备怀孕的夫妇(包括流动人口)提供健康教育、健康检查、咨询指导、追踪随访为主要内容的孕前保健服务,以预防出生缺陷发生,提高出生人口素质。

通过多种方式,向计划怀孕夫妇宣传优生科学知识,增强出生缺陷预防意识,树立"健康饮食、健康行为、健康环境、健康父母、健康婴儿"的预防观念。与计划怀孕夫妇充分沟通,了解需求,建立良好人际关系。积极引导夫妇接受知识、转变态度、改变行为,共同接受孕前优生健康检查,做好孕前准备。

在充分知情的基础上,征得夫妇双方同意,收集夫妇双方基本信息、详细询问病史,进行体格检查、临床实验室检查和影像学检查。对所获得的计划怀孕夫妇双方的病史询问、体格检查、临床实验室检查、影像学检查结果进行综合分析,识别和评估夫妇存在的可能导致出生缺陷等不良妊娠结局的遗传、环境、心理和行为等方面的风险因素,形成评估建议。

社区医生将检查结果及评估建议告知受检夫妇,遵循普遍性指导和个性化指导相结合的原则,为夫妇提供针对性的孕前优生咨询和健康指导。对风险评估未发现异常的计划怀孕夫妇,即一般人群,告知可以准备怀孕,并给予普遍性健康指导。对风险评估为高风险的计划怀孕夫妇,进行面对面咨询,给予个性化指导。在普遍性指导的基础上,告知存在的风险因素及可能给后代带来的危害,提出进一步诊断、治疗或转诊的建议和干预措施,必要时建议暂缓怀孕。

对接受孕前保健的妇女应及时准确其了解怀孕信息,在孕 12 周内进行早孕随访和指导,并随访至妊娠结局,指导夫妇落实避孕措施。

4. 孕产期保健 孕产期保健(perinatal healthcare)是指为确诊妊娠开始至产后 42 天的孕产妇提供的系列保健服务,以保障母婴安全。按照原卫生部颁发的《国家基本公共卫生服务规范(第三版)》要求,乡镇卫生院、村卫生室(所)、社区卫生服务中心(站)等城乡基层医疗卫生机构承担保健任务,其服务流程见图 8-4。

（1）孕早期(孕 13 周前)保健:孕 13 周前为孕妇建立《母子健康手册》,并进行第 1 次产前检查。进行孕早期健康教育和指导。孕 13 周前由孕妇居住地的乡镇卫生院、社区卫生服务中心建立《母子健康手册》。

孕妇健康状况评估:询问既往史、家庭史、个人史等,观察体态、精神等,并进行一般体检、妇科检查和血常规、尿常规、血型、肝功能、肾功能、乙型肝炎检查,有条件的地区建议进行血糖、阴道分泌物、梅毒血清学试验、HIV 抗体检测等实验室检查。

开展孕早期生活方式、心理和营养保健指导,特别要强调避免致畸因素和疾病对胚胎的不良影响,同时告知和督促孕妇进行产前筛查和产前诊断。

根据检查结果填写第 1 次产前随访服务记录表,对具有妊娠危险因素和可能有妊娠禁忌证或严

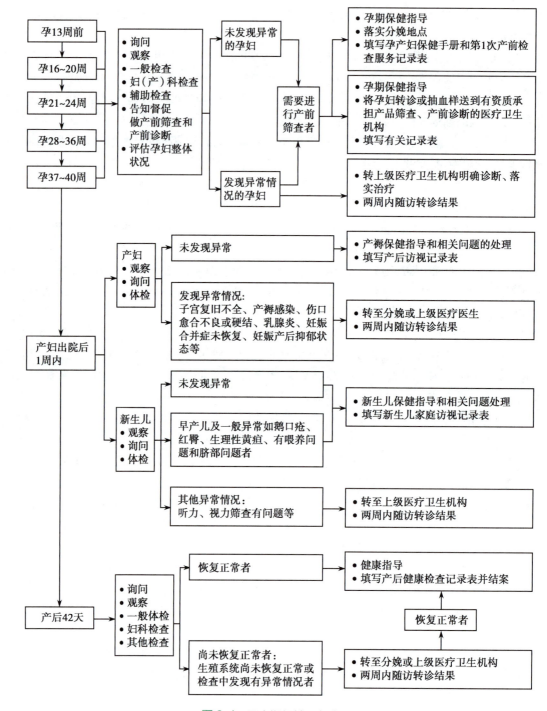

图 8-4　孕产期保健服务流程

重并发症的孕妇,及时转诊到上级医疗卫生机构,并在 2 周内随访转诊结果。

（2）孕中期（孕 13~27^+6 周）保健:进行孕中期（孕 16~20 周、21~24 周各一次）健康教育和指导。

孕妇健康状况评估:通过询问、观察、一般体格检查、产科检查、实验室检查对孕妇健康和胎儿的生长发育状况进行评估,识别需要做产前诊断和需要转诊的高危重点孕妇。对未发现异常的孕妇,除了进行孕期的生活方式、心理、运动和营养指导外,还应告知和督促孕妇进行预防出生缺陷的产前筛查和产前诊断。对发现有异常的孕妇,要及时转至上级医疗卫生机构。出现危急征象的孕妇,要立即转上级医疗卫生机构,并在 2 周内随访转诊结果。

（3）孕晚期（孕 28 周以后）保健:进行孕晚期（孕 28~36 周、37~40 周各一次）健康教育和指导。

开展孕产妇自我监护方法、促进自然分娩、母乳喂养以及孕期并发症、合并症防治指导。对随访中发现的高危孕妇应根据就诊医疗卫生机构的建议督促其酌情增加随访次数。

（4）产后访视：乡镇卫生院、村卫生室和社区卫生服务中心（站）在收到分娩医院转来的产妇分娩信息后，应于产妇出院后1周内到产妇家中进行产后访视，进行产褥期健康管理，加强母乳喂养和新生儿护理指导，同时进行新生儿访视。

通过观察、询问和检查，了解产妇一般情况、乳房、子宫、恶露、会阴或腹部伤口恢复等情况。对产妇进行产褥期保健指导，对母乳喂养困难、产后便秘、痔疮、会阴或腹部伤口等问题进行处理。发现有产褥感染、产后出血、子宫复旧不佳、妊娠合并症未恢复者以及产后抑郁等问题的产妇，应及时转至上级医疗卫生机构进一步检查、诊断和治疗。

通过观察、询问和检查了解新生儿的基本情况，提供新生儿喂养、护理及预防接种等保健指导。

（5）产后42天健康检查：正常产妇到乡镇卫生院、社区卫生服务中心进行产后健康检查，异常产妇到原分娩医疗卫生机构检查。

通过询问、观察、一般体检和妇科检查，必要时进行辅助检查对产妇恢复情况进行评估。对产妇进行心理保健、性保健与避孕、预防生殖道感染、纯母乳喂养6个月、产妇和婴幼营养等方面的指导。

5. 计划生育 计划生育（family planning）是指有计划地节制生育，使人们能够得到期望抚养的孩子数量并决定生育间隔，可以通过使用避孕方法和治疗不孕来实现。提倡计划生育和确保妇女以及夫妇能够使用良好的避孕方法对保障妇女幸福和自主权十分重要，同时也可增进人类健康和社会发展。确保计划生育对包括青少年在内的性活跃者具有广泛的可用性和便利的可及性非常重要。

避孕方法知情选择就是通过宣传教育、培训和咨询，提供充分及时的、科学准确的、通俗易懂的避孕节育信息，提供多种可供选择的避孕方法及规范的技术服务，使妇女以及夫妇了解相关的法律法规，掌握常用避孕方法的基本知识和注意事项，从而自主地选择并采取适合自己的安全、有效的避孕方法。不同避孕方法具有不同优缺点，也有相应的禁忌证和适应证。宫内节育器适用于大多数妇女其优点是长效、简便、可逆，缺点是带环初期可能会使月经期延长，经量稍多，有少数妇女脱环。口服避孕药适用于身体健康、无禁忌证、要求避孕的育龄妇女；其优点是安全、有效，并有调节经期和经量的作用，缺点是有轻微反应，易漏服。避孕套任何人都可使用，特别是暂不想生育的新婚夫妇、肝炎、性病患者，和不宜用其他避孕方法者；其优点是对身体无任何不良影响，但极少数人对乳胶有过敏反应；缺点是使用不当，易导致失败。

6. 围绝经期保健 围绝经期保健（perimenopause healthcare）是针对围绝经期妇女的健康状况和需求特点，对妇女进行健康生活方式、自我监测及心理疏导等综合性社区干预。

（1）建立健康生活方式：通过多种形式的健康教育，帮助围绝经期妇女建立健康生活方式，养成平衡膳食、合理营养的良好的饮食行为；坚持有规律的体育锻炼，控制体重；科学作息，保证良好的睡眠质量；心理平衡，保持良好的心理状态；注意个人卫生，保持外阴清洁；积极乐观，保持和谐性生活。

（2）自我监测：开展围绝经期妇女自我保健指导，帮助围绝经期妇女提高认知水平的同时确立正确的健康信念，掌握自我保健方法，从而提高生活质量。围绝经期妇女自我监测内容包括：①健康自我评定；②定期测量体重和腰围；③记录月经卡；④定期参加妇女常见病筛查；⑤乳房自我检查。

（3）心理保健：关注围绝经期妇女的精神健康，医疗卫生机构在加强围绝经期保健宣传教育和治疗的同时，应尽量提供心理咨询、小组讨论或药物治疗等多种方式帮助围绝经期妇女进行自我调节，保持良好的心理状态，减轻各种症状，从而达到生理和心理的健康状态。

（4）激素替代疗法：严格掌握激素治疗的适应证和禁忌证，采取最小化、个性化剂量，用药之前要完善相关的体格检查和辅助检查，用药过程中要定期随访。

7. 妇女常见病筛查与群体防治 妇女常见病是指发生在女性生殖器官或乳腺的常见疾病，主要包括宫颈疾病、乳腺疾病、生殖道感染及其他生殖系统疾病，是危害妇女生命安全和影响生活质量的重要因素。

妇女常见病筛查是指对适龄妇女实施的至少每 3 年 1 次的生殖器官和乳腺常见病专项检查,是一项以早期发现、早期诊断和早期治疗子宫颈癌和乳腺癌等妇女常见病为目的的重要措施。医疗保健机构在提供妇女常见病筛查过程中应当开展多种形式的健康教育,普及妇女常见病防治知识,为有需求的群体提供妇女常见病的咨询。医学检查的基本内容包括病史采集、临床妇科检查、乳腺检查及辅助检查。医疗保健机构应当针对妇女常见病筛查结果出具医学报告,提出医学意见。对筛查阳性者,及时进行追踪,提出进一步诊治的医学建议,并及时转诊和随访。在妇女常见病筛查服务过程中,应当及时、准确和完整地记录服务对象的筛查信息,同时对服务对象个人信息保密。

三、社区老年人保健

老年是人类生命历程的最后阶段,细胞、组织、器官渐趋衰老,生理功能日趋衰退,认知功能开始退化,但存在较大的个体差异。联合国以 60 岁以上老人占总人口的 10% 或 65 岁以上老人占 7%,定义为该社区(国家)进入老龄化社会(aging society)。2015—2050 年期间,世界 60 岁以上人口的比例将增加近一倍,从 12% 升至 22%。人口老龄化速度急剧增加,所有国家都面临重大挑战。

老年人生理健康通常呈现传染病易感、慢性病多病共存的特征,且营养不足问题较为突出,是虚弱、跌倒的高发人群。此外,老年人日常生活自理能力受限和认知功能受损广泛流行,心理健康和精神卫生问题相对普遍。目前,60 岁及以上的老年人中超过 20% 患有精神或神经系统疾病(不包括头痛疾病),其中最常见的精神和神经系统疾病是痴呆和抑郁症,分别影响世界上大约 5% 和 7% 的老年人口。全球有 5 000 万老年人患有痴呆症,预计到 2030 年,痴呆症患者总数将增加到 8 200 万,到 2050 年将增加到 1.52 亿。

(一) 老年人身心变化特点

在老年阶段,机体内将发生一系列的生理改变,主要是器官的实质细胞数慢慢地减少引起器官萎缩,从而导致其功能下降。老年人机体老化的同时,认知能力也开始下降。

1. 老年人生理特征

(1)老年身体一般变化:老年人的基础代谢减低 11%~25%,合成代谢比分解代谢低。随着年龄的增加,老年人体成分逐渐改变,最明显的是体脂增加、瘦体重减少。瘦体重反映肌肉蛋白质,老年人肌肉占体重的比重比壮年期减少 40% 以上。肌肉纤维萎缩的结果是出现肌力衰退、易疲劳和腰酸腿痛等现象。老年人骨密度降低,骨总矿物质减少,使骨质变松、变脆,极易发生骨折。一些软骨变硬,失去弹性,使关节的灵活性降低,脊柱弯曲,形成驼背。体细胞减少、水分含量降低和皮肤胶原纤维变性使皮肤出现皱纹。发根毛囊组织萎缩则易导致毛发脱落,色素减少导致头发发白。同时老年人还普遍出现精力不济、体力下降、记忆力下降、牙齿松动脱落、听力减退等。老年人的消化系统、呼吸系统、心血管系统、肾脏、神经系统、内分泌系统、免疫功能都随年龄增高而有不同程度的下降,心血管和糖尿病等慢性累积,阿尔茨海默病等退行性疾病增多。老年人群生理、心理和社会角色的改变,影响其生活质量(quality of life,QOL)。如图 8-5 所示。

(2)老年人消化系统变化:随着年龄的增长,老年人由于牙齿逐渐松动脱落、牙龈萎缩而影响对食物的咀嚼和消化。同时舌表面味蕾萎缩,味觉和嗅觉功能降低,消化液及消化酶分泌减少,故食欲减退,消化能力降低。消化道的平滑肌和黏膜萎缩,腺体和细胞数量减少,对营养物质的

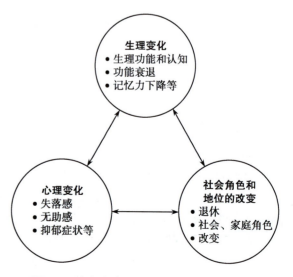

图 8-5　老年人生理、心理和社会角色的改变

消化和吸收能力降低。胃肠蠕动减慢,食物在胃内排空速率降低,易在胃内发酵,进入肠腔充气而发生腹胀。食糜进入小肠迟缓,且因消化不完全,大便通过肠道时间延长,增加了肠道对大便的水分吸收,而使大便变硬,因此经常出现老年性便秘。有的老年人还因慢性肠功能紊乱出现过敏性肠炎。另外,老年人肝脏重量减轻、功能性肝细胞减少、肝血流量也减少,肝脏解毒和合成蛋白质的功能均有所下降。胆囊与胆管增厚,收缩和排泄胆汁的功能下降,使胆汁变浓,诱发胆石症、胆囊炎等疾病。胰液分泌减少和胆囊功能减退还容易导致脂肪消化不良。

（3）老年人呼吸系统变化:随着年龄增长,老年人呼吸系统的功能逐渐衰退,至60岁后这种变化更为明显,主要表现为气管及喉软骨、肋软骨钙化,呼吸肌萎缩无力,呼吸道黏膜萎缩,黏膜纤毛功能减退,肺组织弹性减退,肺泡扩大、变薄,肺的通气功能和换气功能下降。这些改变使慢性气管炎、肺气肿、肺心病成为老年人常见病。

（4）老年人心血管系统变化:老年人心肌萎缩、心率减慢、结缔组织增生,脂肪沉积,使得心肌及瓣膜增厚、硬化,心脏输出量随年龄增长而逐渐减少,心肌收缩能力减弱,代偿能力降低,易发生心功能不全。而且随年龄增加血管变得狭窄硬化,外周阻力增加,导致血压升高。

（5）老年人肾脏结构与功能变化:老年人肾脏改变主要是肾组织进行性萎缩,肾实质重量减轻,肾血流量减少,肾小管的分泌功能、肌酐清除率和水、钠调节能力下降。因此,老年人若应用主要经肾排泄的药物时应根据其肾脏清除率调节剂量或给药间隔时间,部分药物应进行血药浓度监测,以保护肾脏功能。

（6）老年人神经系统变化:老年人神经系统的改变主要是由脑萎缩和血管硬化引起,表现为记忆力减退、易疲劳、易失眠、步态不稳、手指颤抖等。有研究表明,老年人大脑重量比青年时期减少6.6%~11%,大脑表面积减少10%,脑神经细胞可减少10%~30%,但人脑细胞有足够的储备,而且脑细胞功能具有代偿能力,因此尽管有相当比例的退化,在一般情况下仍可保持正常功能。

老年人的脑血管阻力增加,大脑血流量下降,耗氧量及代谢率亦明显降低,从而影响脑的调节功能并构成对其他器官和组织功能的负面影响。因此,老年人会出现整体反应迟钝,对外界环境变化的调节与适应能力下降,而视觉、听觉、嗅觉功能也减退。有部分老年人也可能因脑动脉硬化、脑栓塞等原因造成大脑供血不足,导致脑组织软化坏死、大脑皮层萎缩,使智力及逻辑思维能力降低。

（7）老年人内分泌系统变化:老年期内分泌系统的改变使激素分泌发生改变,明显影响机体代谢功能。老年人胰岛素受体减少和结合能力下降影响糖的代谢,易使血糖升高,故老年人要特别注意精神心理、饮食、药物对血糖的影响,积极防治糖尿病。而维持生命的垂体-肾上腺系统和垂体-甲状腺素系统基本保持正常,只是敏感性有所改变。此外,绝经期后随着卵巢退化,女性体内雌激素水平大幅度减少,故还应当重视女性激素的退化。

（8）老年人免疫功能变化:老年人的免疫功能随年龄增长而下降,易患各种疾病,主要是因为老年人胸腺萎缩,重量减轻,T细胞数目明显减少。老年人70岁以后未成熟的T细胞几乎绝迹,增加了感染的易感性,还可产生自身免疫现象,引起多器官的损伤而衰竭。

（9）其他:此外,老年人的泌尿、生殖系统也出现明显变化。感觉系统功能逐渐减退,表现为视力和听力随衰老而下降。运动系统也相应发生一定变化,骨骼变脆,韧性降低,关节表面粗糙不平整、变形,使老年人站立不稳,行动不便,更易发生骨折。

2. 老年人心理特征　心理健康在生命的每个阶段都很重要,随着年龄的增长、伴随生活变化如退休或健康状况的退化,老年人的心理特征呈现特定变化。老年人心理健康包括情绪、心理活动的改变,它会影响老年人在应对日常生活时的思考、感受和行为方式。老年人心理特征的改变包括:情绪或能量水平的变化;饮食或睡眠习惯的改变;退出日常喜欢的社交活动;感到异常困惑、健忘、生气、不安、担心或害怕;感觉麻木或无所谓;有无法解释的疼痛;感到悲伤或绝望;比平时更多地吸烟、饮酒或吸毒;愤怒、易怒或好斗;有无法摆脱的想法和记忆;幻听或相信不真实的事情;想伤害自己或他人等。

此外,1/4的老年人患有抑郁症,但不到1/6向专业卫生服务提供者寻求帮助。疗养院中的更多人受到影响,大约 4/10 的居民患有抑郁症。老年失智表现为智力下降,影响记忆、思考、解决问题、注意力和感知能力。老年人还容易出现饮酒过量,过量饮酒会导致情绪低落和焦虑,并导致睡眠问题、头晕、记忆问题并损害心脏和大脑。

(二) 社区老年人保健要点

1. 健康老龄化和积极老龄化　根据第七次全国人口普查数据显示,我国 60 岁以上人口已达 2.64 亿,占比 18.7%,与 2010 年相比上升了 5.44 个百分点;其中 65 岁以上人口达 1.9 亿,占比 13.5%,表明我国将由轻度老龄化社会迈向中度老龄化社会。时代背景下的老年人保健新要求提出社区卫生服务可为老年人提供人性化、个性化、综合连续的基层卫生服务,有效地预防疾病、防治伤残、节约卫生费用,让多数老年人健康生活和有生命质量高的长寿,体现老年人的社会价值,促进健康老龄化(healthy aging)的实现。

(1) 提供连续性、综合性、协调性的卫生保健服务:老年人常患的疾病主要是慢性病,慢性病的预防与控制已成为老年社区保健的主要任务。而慢性病通常病程长,多数难以自愈而终生带病或伴有严重并发症,慢病患者需要长期医疗指导,根据病情需要给予生理、心理、社会各方面的协助,必要时施以康复手段使患者能够自我照顾。

老年人患病率高且行动受到限制,迫切需要简捷、方便、低费用的医疗保健家庭化就医方式。社区医生是社区卫生服务的主体,以患者为中心,以家庭为单位,以社区为范围,为社区中的集体、家庭和个人,尤其是老年人提供持续的、个性化的、及时的和全方位的综合医疗保健服务,对老年患者发病、恢复、残疾和临终的全过程进行悉心的照料和护理,是控制慢性病、提高老年人生活和生命质量的最有效途径。

(2) 提供定期访视和全面的家庭护理服务:社区卫生服务中心(站)建立家庭病床符合中国社区居民老龄化、慢性病患病率高、致残人数多的特点,解决了慢性病患者需要长期的医疗指导、生理-心理-社会医学模式的协调、疾病恢复、残疾、临终全过程的悉心照顾问题。不但可以缩短住院时间、降低医疗费用、减轻家庭负担、维持家庭的完整性和治疗的连续性、减少复发和再住院机会,而且有利于老年患者保持良好心境,加快康复。家庭医生除全面负责老年人疾病的预防、治疗和康复外,还关心影响老年人健康的生理、心理及社区环境因素,对老年患者提供全方位的照顾和帮助。因此,社区卫生服务通过家庭访视、家庭病床向老年人、慢性病患者、残疾人提供卫生服务,是控制慢性病,提高老年人生活和生命质量的最佳途径。

(3) 开展心理健康咨询:社区卫生服务可以通过心理咨询门诊和热线咨询电话等形式,解除老年人的精神、心理负担。同时,在社区开发利用老年人力资源,提倡低龄老年人为高龄老年人提供储蓄性服务,如生活照料、精神慰藉等,不仅可以改善老年人的经济状况,而且对他们精神健康的作用也是不可低估的。利用社区中各种老年团体、活动中心等机构,组织老年人开展丰富多彩的文娱活动,可以大大减少退休后的失落感,有利于老年人身心健康,实现真正意义上的健康老龄化。

(4) 社区应主动为老年人提供社会参与机会:例如建设社区老年活动中心,成立老年协会,开展社区公益活动,组织社区老年人参与社区公共事务,积极征询老年人社区治理意见等。此外,社区也应起到联结者的角色,既可以与公益组织、行业协会相互合作,又能够在政府的主导下,以社区为平台、社会组织为载体、社会工作者为支撑的"三社联动"机制来链接各方资源,实现优势互补,共同拓展老年人社会参与的路径,提供参与机会。

(5) 全社会努力迈进积极老龄化:在健康老龄化的基础上,WHO 提出了"积极老龄化"的口号,为老龄化政策提供了一个全新的视角。积极老龄化(active aging)是指人到老年时,为了提高生活质量,尽可能获得最佳健康、参与和保障机会的过程。要求老年人在整个生命周期中不仅要在机体、心理方面保持健康,而且要积极地面对老年生活,老年群体作为家庭和社会的主要资源,应继续为社会作出有益的贡献。"积极"是指老年人在身体健康、具有参加体力活动和劳动队伍的能力之外,还要参加社会、经济、文化、精神和公益事务。积极老龄化既适用于个体,也适用于人群。积极老龄化的观

点是以联合国提出的"独立、参与、尊严、照料和自我实现"的原则为理论基础而概括出来的一个政策
理论,为老龄政策提供了一个全新的视角,见表8-1。

表8-1 积极老龄化的政策框架(WHO)

维度	内容
健康	<ul><li>预防和减少伤残、慢性疾病和早卒造成的疾病负担</li><li>整个生命历程中减少与重要疾病相关的危险因素,增加促进健康的保护因素</li><li>发展一种可负担、易获得、高质量、友好的健康和社会服务连续体,解决老年人群需求和权益</li><li>提供护理人员的培训和教育</li><li>预防疾病、减少疾病、减少致病因素,增加有益健康的因素</li><li>用鼓励社会多方面参与的方式,来促进老年人的心理健康</li><li>完善老年健康服务体系,对老年人进行长期照护</li></ul>
参与	<ul><li>整个生命历程中提供教育和学习机会</li><li>根据个体需求、爱好和能力,促进老年群体积极参与正式或非正式工作以及志愿活动</li><li>鼓励老年人群完全参与到家庭和社区生活</li><li>鼓励老年人参与社会,实现老年人的价值</li><li>从政府、社会、家庭形成全方位的老年人参与支持体系</li><li>按照老年人自己的能力、需要和喜好,参与社会经济、文化和精神活动</li></ul>
保障	<ul><li>通过解决老年人群的社会、财产和人身安全,确保老年人群安全和尊严</li><li>减少老年女性在安全和需求上的不平等</li><li>消除老年人在保障权利和需要中的不平等</li><li>保障不仅指经济保障,还包括医疗保障、社会救助、长期照护等,涵盖了人身安全、食品安全、居住安全等各个方面</li></ul>

参考文献:JOHN R,BEARD S B,DAVID E,et al. Global Population Ageing:Peril or Promise. Geneva:World Economic Forum,
2011.

2. 老年人身体保健 随着增龄、机体衰老和体力状况的日趋下降,老年人各种疾病逐渐增多,如
高血压、冠心病、糖尿病、脑血管病等;出现不同程度的残疾,如脑卒中后偏瘫和失语;慢性疾病引起的
功能障碍和后遗症增多,如各脏器功能不全、慢性骨关节疾病、慢性精神疾病等。这些老年病的形成,
不仅与衰老有关,而且常是生活方式、环境因素及供养水平联合作用的结果。

老年人口的高龄化,慢性病的累积效应将会进一步加强,但慢性病的发生与发展除与年龄有关
外,还与环境污染、高节奏的紧张生活和竞争机制带来的心理负荷以及不良的行为和生活方式有关。
WHO(2011)估计60岁以上人群中一半以上的疾病负担可通过改变生活方式而避免(图8-6),社区

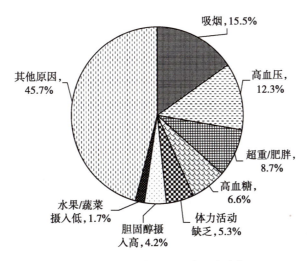

图8-6 60岁以上人群疾病负担相关生活方式(WHO,2011)

医生要加强对老人的生活和行为方式的指导,倡导科学文明的生活方式,干预人群行为危险因素,降低疾病特别是慢性病的负担。

3. 老年人心理保健   如何使老年人保持健康的心理状态,预防与及早发现、治疗老年期的精神障碍,是老年护理中极为重要的一项精神卫生工作。

老年期心理保健的重点包括:防止老年期心因性疾病的产生,包括创造尊重老人的社会文化环境,提高其物质生活水平,丰富其精神文化活动,协调其家庭关系,减少心理社会应激;积极治疗相关躯体疾病,防止一些缺血性脑疾病导致的精神障碍,训练脑功能,必要时可以进行预防性治疗,如降血脂、减轻血管脆性、促进小动脉扩张等;开展老年心理卫生的科普教育和咨询,增加老年人的适应能力。

4. 老年人性保健   对健康状况良好的老年人,衰老并不意味着性欲必然减退和获得性高潮能力的丧失,老年人有性生活的需求十分正常。

当人们进入老年期后,人体各器官功能将逐渐减退,这是自然规律,但也并不是每个器官都同时衰老。绝经后,妇女性兴趣及性能力并没有完全衰退。男性进入老年后,睾丸萎缩退化的过程是相当缓慢的,性功能是逐渐减退的,生殖能力可以继续存在。老年男性对性的反应时需要更长时间来达到阴茎勃起和性欲高潮,外生殖器在性交时痉挛减少,射精的数量和力量也降低。老年女性对性的反应时阴道滑润和弹性均减小,阴道黏膜较易受到刺激,在性高潮时,同时出现子宫收缩并伴有疼痛。上述改变,并没有减少老年男性与女性在性交时的性欲高潮。因此,有节制、规律、和谐的性生活,可延缓性器官的衰退,有益于老年人群的健康长寿。

5. 老年人护理   人口老龄化带给家庭和社会最大的难题是日益增多的老年人口的抚养和照料问题。

从中国国情出发,强化全社会的老龄意识、养老意识和法治意识,采取国家、社会、家庭和个人共同承担以及吸引国外投资的办法,大力举办老年福利事业。同时,在完善和坚持家庭养老的同时,推进以社区为中心的社会化养老服务体系。维持老年人的健康是社区护理工作的重点,可以借鉴国外的先进经验,结合中国实际国情,形成老年人预防、保健、护理、康复和健康教育为一体的连续性综合性的服务网络。逐步建立以"居家养老为基础、社区服务为依托、机构养老为补充"的养老服务体系,为老年人提供全面、系统、规范的护理服务。加强健康教育,增强老年人自我保健意识和能力。医护人员在医院、社区、养老机构、家庭等场所都要对老年人进行健康教育,教会他们健康的保健知识,改变不健康的生活方式和习惯,掌握基本的家庭自我护理措施,学会初步的自救和他救方法,以提高老年人的生活质量,促进健康老龄化。

同时重视医院提供的老年患者护理,重视建立托老所、老人公寓、家庭病床等服务机构与项目,重视发展和完善老年医疗保险事业。

(陶芳标)

小结

社区是在心理特质、行为模式、价值观念等方面具有相似特性的若干社会群体或社会组织聚集在某一地域里所形成的一个生活上相互关联的大集体。社区的物质环境、文化环境以及人们的支持与互助等对于健康具有深远影响。社区卫生服务是融预防、医疗、保健、康复、健康教育、计划生育技术指导等于一体,针对特定聚集性人群通过提供基本医疗服务和基本公共卫生服务,采用防治结合的有效方式,强化临床预防服务和疾病管理,将广大社区人群的多数基本健康问题解决在基层,消灭在萌芽中的卫生服务。

社区在开展预防保健时,可以将针对个体的高危人群策略和针对人群的全人群策略结合。在实施内容上,临床预防服务以医生为主导,针对个体开展,融合第一级预防与第二级预防内容;疾病管理包括关注疾病发展的全过程,涵盖三级预防。其中慢性病自我管理强调以帮助患者学会有效管理各种慢性病的基本技能和提高自信心,从而实现改善预后和提升生活质量的目的。社区预防服务则是强调针对社区的全人群需要来确定健康问题的重点,制定适合于社区特点的健康项目。

儿童正处在生长发育阶段,生理和心理功能尚在完善之中,面临多重健康问题;妇女在生殖生育阶段和绝育过渡时期其内分泌和神经功能产生剧烈变化,并需要应对心理冲击和社会适应;而老人的器官功能发生退行性变化,认知能力下降,慢性病高发。同一社区的儿童、妇女、老人等,由于其生长发育、孕育或衰老等特定生物学以及健康需求的普遍性,需要通过社区提供专门的保健服务,以维护和促进儿童健康并发掘发育潜能,保障妇女生殖健康和安全分娩,实现健康老龄化,从而达到增强人口素质,延长人均期望寿命,提高生命质量的社区卫生服务目标。随着健康与疾病发育起源(developmental origins of health and disease,DOHaD)理论和生命全程理论(life course perspective)的引入,增强了人们对社区特定人群保健服务的现实与长远意义的认识,即生命早期的健康促进为终身健康打下基础,生命全程任何一个时期提供的保健服务和个人养成的良好行为与生活方式,利在当下,功在一生,甚至通过代际传递(intergenerational transmission)对后代产生积极影响。

思考题

1. 如何通过社区规划与建设来提升人群健康?
2. 临床预防服务的服务对象是什么? 如何理解临床预防服务的实施内容?
3. 如何在社区开展高血压的预防项目?
4. 特定人群的内涵有哪些?
5. 社区妇女保健对儿童健康积极影响如何?
6. 社区老年人保健要点有哪些?

第九章

疾病预防与控制

人类的健康面临着来自传统传染病、新发传染病以及慢性非传染性疾病的威胁。公共卫生的目标之一是预防和控制疾病,促进人群健康。疾病的预防控制既包括策略层面,又包括具体的措施层面。疾病三级预防策略、健康促进策略、全人群或高危人群策略、公共卫生监测和全球共同应对等是常用的策略,而预防接种、改善环境卫生、促进健康生活方式(如戒烟限酒、控制体重、平衡膳食、规律运动)等则是具体的预防控制措施。

第一节 传染病预防与控制

【学习要点】

1. "三环节"和"两因素"在传染病流行过程中的作用及意义。
2. 基本传染数、有效传染数、新发传染病、传染病监测、5苗防7病的概念。
3. 《中华人民共和国传染病防治法》规定法定报告传染病种类。
4. 针对传染源、传播途径和易感人群的措施。

人类的历史是一部与传染病作斗争的历史。传染病(communicable disease,infectious disease)是指由各种病原体引起的,能在人与人、动物与动物或人与动物之间相互传播的一类疾病。病原体(pathogen)是指能够引起宿主罹患传染病的各类生物,包括细菌、病毒、立克次体、支原体、衣原体、螺旋体、真菌、朊病毒等各类微生物以及寄生虫等,通过感染的人、动物或储存宿主直接或间接地引起传播,感染新的易感者,导致传染病的暴发或流行。传染病严重侵害人类的生命健康,干扰正常社会秩序,造成巨大的经济损失。

一、传染病传播基本条件与流行过程

传染病的流行过程必须具备3个条件,即传染源、传播途径和易感人群,这是传染病流行过程的基础。

(一)传染源

传染源(source of infection)是指体内有病原体生存和繁殖,并能排出病原体的人或者动物。传染病患者、病原携带者和受感染的动物都可以成为传染源。传染源能够排出病原体的整个时期称为传染期(communicable period)。传染期的长短、病原体排出数量的多少、排出频率等会影响到传染病预防控制措施的制定。

传染病患者通过咳嗽、咳痰、腹泻等方式促进病原体的排出,其传染力的大小与其所处的病程阶段有关,传染病的发生过程可经历潜伏期、临床症状期、恢复期,见图9-1。

潜伏期(incubation period)是指从病原体侵入机体到最早出现临床症状或体征的时间。有些传染病,如麻疹、痢疾、霍乱等,患者在潜伏期末即可排出病原体而具有传染性。处于潜伏期的感染者没有明显的临床症状,不容易被发现。确定潜伏期的长短对于传染病的预防控制工作有重要的意义,是检疫工作中观察、留验接触者的重要依据。

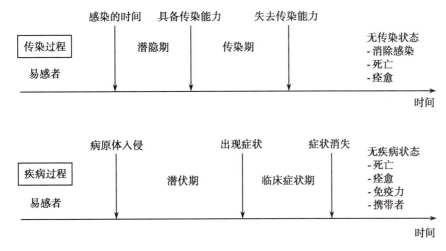

图 9-1　传染过程与疾病过程的时间示意图

临床症状期(clinical stage)是指患者出现特异性临床症状和体征的时期。处于该时期的患者体内病原体大量生长繁殖,是传染性最强的时期,同时出现了有利于病原体排出的临床症状(如咳嗽、咳痰、腹泻等),因此容易被发现,及时的处置可以有效减少传染病传播的风险。

恢复期(convalescence period)是指患者临床症状逐渐消失,免疫力开始出现,清除体内病原体的时期,此时患者一般不再具有传染性,但也有一些传染病(如乙型肝炎、痢疾等)患者在恢复期仍可排出病原体,传染性还要持续一段时间。

病原携带者(pathogen carrier)是指没有任何临床症状但能排出病原体的人。病原携带者按携带的病原体类型不同而相应地称为带菌者、带病毒者、带虫者等。病原携带状态虽不使人发病,但这些携带者可起到传染源的作用,如果不通过专门检查,很难被发现,甚至携带者自身也不知道自己能够传播疾病,因此,病原携带者在一些传染病中仍具有重要的流行病学意义。

能够作为传染源的动物包括家畜、野生哺乳动物、家禽及野禽等。部分传染病可以通过动物传给人,如疯牛病、禽流感、埃博拉出血热、轮状病毒病、狂犬病、结核病、炭疽、布鲁氏菌病和鼠疫等。在脊椎动物与人类之间能自然传播,由共同的病原体引起的,而流行病学上又有关联的这一类疾病称为人畜共患病(zoonosis),分为 4 种类型:①以动物为主,病原体在动物间传播保持延续,在一定条件下传播给人,但不会在人与人之间引起传播,例如狂犬病、钩端螺旋体病等;②以人为主,病原体主要靠人保持延续,例如阿米巴病;③人畜并重,人和畜可互为传染源,如血吸虫病;④真性人畜共患病,病原体必须以人和动物分别作为终宿主和中间宿主的人畜共患病,如猪绦虫病。

(二) 传播途径

病原体被传染源排出后到侵入新的易感宿主前,在外界环境中所经历的全部过程称为传播途径(route of transmission)。目前医学上将传播途径分为 8 类,即经空气传播(air-borne transmission)、经水传播(water-borne transmission)、经食物传播(food-borne transmission)、经接触传播(contact transmission)、经节肢动物传播(arthropod-borne transmission;又称虫媒传播,vector-borne transmission)、经土壤传播(soil-borne transmission)、医源性传播(iatrogenic transmission)和垂直传播(vertical transmission)。传染病可以通过一种或多种途径传播,具体会通过哪一种途径传播取决于病原体所处的环境。

不同传播途径引起的传染病具备不同的流行特征,通过分析传染病的流行特征可以推测其传播途径,为进一步采取预防控制措施提供指导。如经空气传播是呼吸道传染病的主要传播方式,大多有季节性特点,多见于冬春季,传播范围较广,居住拥挤或人口密度大的地区高发,传播容易实现,发病率高。经食物传播是肠道传染病、某些寄生虫病和少数呼吸道传染病的传播方式,流行特征表现为:患者有进食受污染的食物史,没有食用者不发病;潜伏期相对较短,进食污染食物人数多则易形成暴发;停止食用污染食物后,暴发即停止。

(三) 易感人群

易感人群(susceptible population)是指对传染病病原体缺乏特异性免疫力,易受感染的人群。一个群体对于传染病易感的程度可以用人群易感性(herd susceptibility)表示。人群易感性的高低与人群中每个个体的特异性免疫状况有密切关系,因此可以用人群中非免疫人口占全部人口百分比来间接地反映。与之相对应的则是群体免疫(herd immunity),其反映了人群对传染病的抵抗力。

人群易感性高低可直接影响传染病的流行过程。当人群中免疫人口较少时,疾病容易形成暴发。新生儿增加、易感人口的迁入、免疫人口的减少、免疫人口免疫力的自然消退以及病原体变异都会使人群易感性升高,而免疫接种和易感者感染后获得免疫力则是导致人群易感性降低的主要原因。因此,通过预防接种提高人群免疫力是防止传染病流行的重要措施之一。

传染病的流行过程是通过传染源、传播途径及易感人群三个基本环节实现的,只有这三个环节相互连接、共同作用时才会使流行过程得以延续。传染病的流行过程本身又受自然因素和社会因素的影响。自然因素包括气候、地理和生态等条件;社会因素包括与人相关的一切活动,例如社会制度、法律和政策、生产和生活环境、医疗卫生条件、人口流动、个人社会经济状况、生活方式和卫生习惯等,其他一些社会因素例如宗教信仰和风俗习惯等也会影响到传染病的流行情况。

(四) 人群中传染病的流行过程

在传染病流行过程中,人群中的个体一般依次经历三种状态,即:易感状态(X)、受到感染并具有传染性状态(Y)和获得免疫状态(Z)。在由 N 个个体组成的人群中,假设每个人均处于这三个状态中的任意一种,则 t 时的人群数为 $N_{(t)}=X_{(t)}+Y_{(t)}+Z_{(t)}$。传染病动力学模型是采用数学手段对不同传染病传播动态进行模拟,已成为当今揭示传染病流行规律的重要手段。1927 年,Kermack 和 McKendrick 首次提出经典的 SIR(易感—感染—恢复;susceptible 易感者,infected/infective 染病者,removed/recovered 移除者,包括痊愈而获得免疫、隔离或死亡)模型来模拟孟买岛黑死病的流行趋势,成为传染病动力学模型的里程碑。针对不同传染病的特征差异以及防疫措施的区别,在传统的 SIR 模型的基础上也衍生出了更多更复杂的仓室模型(compartment model),如将人群根据流行病学状态分为易感者(S,susceptible)、潜伏者(E,exposed)、感染者(I,infected)、恢复者(R,recovered)、无症状感染者(A,asymptomatic)、住院人群(H,hospitalized)、隔离人群(Q,quarantine)等仓室。模型在实际应用中仍需考虑更多现实因素的影响,例如人口的出生与死亡、迁入与迁出、易感人群的年龄分布、不同人群对疾病的易感性、患者症状的严重程度、人口密度、医疗卫生水平、检验检疫措施等。这些因素可对人群在不同仓室之间的转换速率有着直接或间接的影响。

传染病的流行过程与两个概念紧密相关,即基本传染数和有效传染数。基本传染数(basic reproductive number,R_0)又称基本再生数或基本繁殖数,指在完全易感人群中,没有干预措施的情况下,平均每个传染源在传染期内新感染的人数,它是传染病群体生物学的核心概念。在传染病中,R_0 由三个重要因素组成,即接触率(单位时间接触的数量 c)、每次接触传染的概率(p)和传染期时长(d),$R_0=c \times p \times d$。R_0 的估计对了解传染病在人群中的流行状况具有重要意义:①$R_0>1$,传染病将以指数方式扩散,不断增加;②$R_0<1$,传染病得到有效控制,逐渐消失。

有效传染数(effective reproductive number,R_t)又称有效再生数。R_t 是指人群非完全易感或者在 R_0 的基础上采取了防疫措施(如隔离传染源、戴口罩、社交疏离和预防接种等)后的平均传播数。在实际防疫过程中疫情是否可以得到控制,取决于 R_t 是否持续 <1。

二、当前传染病的流行特点

从 16 世纪末到 19 世纪末,微生物学得到了长足的发展。从安东尼·列文虎克(Antoni van Leeuwenhoek)改进显微镜、创立微生物学,到爱德华·詹纳(Edward Jenner)发明了牛痘接种术预防天花,再到贝林(Emil von Behring)发现白喉抗毒素并成功用于白喉的治疗与预防,人们对于传染病的病原体、传染过程、流行过程、影响因素、预防和治疗有了逐渐深入的了解。青霉素等抗生素的发明以及疫苗的普遍使用使得曾经在历史上引起巨大灾难的烈性传染病得到了控制。然而，随着影响传染病流行的自然环境和社会环境发生了巨大的变化，近几十年来全球传染病出现了新的流行趋势，一些已基本控制的传染病再度肆虐，同时新发传染病不断涌现。

(一)旧的传染病死灰复燃

结核病、疟疾等传染病曾经一度受到有效控制，但近年来，随着病原体的耐药性增强、自然环境和社会环境的明显变化、全球化导致的人口流动等因素，这些传染病又开始在全球范围内流行起来。

结核病是由结核分枝杆菌感染引起的慢性传染病，是一种古老的疾病，在漫漫的历史长河中一度造成了严重的灾难，又被称为痨病或"白色瘟疫"。直到 20 世纪，卡介苗的成功研制及链霉素的出现使得结核病成了可防可治的疾病。自此，结核病在全球范围内得到了有效的控制，也让人们看到了遏制甚至消灭结核病的希望。然而，过度的乐观使世界许多地区的结核病防治系统被削弱，抗生素的滥用也导致结核病耐药菌株的不断产生，同时艾滋病感染者等免疫缺陷人群的增多使得结核病发病风险迅速增加，结核病很快又在全球范围内流行起来。1993 年 4 月，WHO 发布了"全球结核病紧急状态宣言"，将结核病列为重点控制的传染病之一。经过近 30 年的努力，结核病的上升势头得到了遏制，但目前仍然是全球最主要的传染病之一。据 WHO 估算，目前全球结核潜伏感染人群接近 20 亿，2020 年全球估算新发结核病患者 987 万(其中中国约 84 万)，约 130 万人死于结核病，结核病防控工作任重而道远。

(二)新发传染病不断出现

新发传染病(emerging infectious disease)是指近年来在人群中新认识到或新发现的、能造成地域性或国际性公共卫生问题的传染病。自 20 世纪 70 年代以来，至少有 30 种影响人类的新发传染病出现，其中大多数为人畜共患病，如表 9-1 所列。新发传染病具有不可预测的特点，往往缺乏特异性的治疗药物及疫苗，不仅对全球公众健康和安全构成重大威胁，也给全球经济和社会发展造成巨大损失，是 21 世纪人类所面临的最大的威胁与挑战之一。

表 9-1 几种危害严重的新发传染病

疾病名称	病原体	发现年份	典型症状
埃博拉病毒病(既往称为埃博拉出血热,Ebola)	埃博拉病毒(Ebola virus)	1976 年	发热、肌肉疼痛、头痛、恶心、呕吐及腹泻等症状
获得性免疫缺陷综合征(艾滋病 acquired immunodeficiency syndrome,AIDS)	人类免疫缺陷病毒(human immunodeficiency virus,HIV)	1981 年	免疫力全面低下
丙型肝炎(hepatitis C)	丙型肝炎病毒(hepatitis C virus,HCV)	1989 年	食欲缺乏、呕吐、黄疸等
牛海绵状脑病(疯牛病,bovine spongiform encephalopathy,BSE)	朊病毒(prion)	1996 年	进行性痴呆、行动异常等
人感染高致病性禽流感(human infection with the highly pathogenic avian influenza)	禽甲型流感病毒[influenza A(H₅N₁)virus]等	1997 年	发热、咳嗽、多脏器衰竭
严重急性呼吸综合征(severe acute respiratory syndrome,SARS)	SARS 病毒(SARS-CoV)	2002 年	发热、咳嗽、呼吸系统异常等
甲型 H_1N_1 流感[influenza A(H_1N_1)flu]	甲型流感病毒[influenza A(H_1N_1)virus]	2009 年	发热、肌肉疼痛、咳嗽、喉咙痛、鼻塞等
中东呼吸综合征(Middle East respiratory syndrome,MERS)	中东呼吸综合征冠状病毒(MERS-CoV)	2012 年	发热、咳嗽、喉咙痛或胸痛、腹泻或呕吐
新型冠状病毒感染(COVID-19)	新型冠状病毒(SARS-CoV-2)	2019 年	发热、咳嗽、乏力、味觉或嗅觉丧失、呼吸困难等

NOTES

　　新发传染病一般传播速度快,波及范围广。艾滋病从 1981 年在美国首次被发现到 2021 年,全球感染人数达到约 3 840 万,感染者分布在全球各地。一些新发传染病病死率高,如埃博拉病毒病病死率高达 90%,人感染 H_5N_1 禽流感病死率达 50% 左右。新发传染病目前已成为全球重要的公共卫生问题,即使是一些经济发达、医疗卫生水平高的国家也未能幸免。新发传染病不仅危害人类健康,也给很多国家和地区的畜牧业和旅游业带来巨大的冲击,造成极大的经济损失。

三、传染病的预防控制策略与措施

　　预防和控制传染病需要合适的策略和措施,策略相当于整体上的指导思想,属宏观层面,而措施是一些具体的方法、手段,属微观层面,策略合适则措施将会发挥更大的作用。

(一) 经典实例

　　1959 年 WHO 开始执行"全球接种天花疫苗"策略,大力推行疫苗接种,提高人群疫苗的接种率,但并未达到预期效果。1967 年 WHO 开始调整预防策略,即在执行"全球接种天花疫苗"的基础上,增加了对天花的监测,并采取包围种痘防止人传人的策略,即新的天花病例一旦被确诊,马上进行隔离,并对密切接触者接种疫苗并隔离。这项策略的实施最终根除了天花。1977 年索马里报告了最后一个自然发生的病例,随后各大洲都进行了大规模的监测,未发现新的病例出现。1980 年 5 月 8 日在第 33 届世界卫生大会上 WHO 正式宣布实现了天花的根除。

(二) 传染病预防策略

　　传染病的种类很多,每种传染病的传染、流行过程及影响因素都不尽相同,所以对于传染病的预防控制策略是因病而异、因时而异的,有时针对某一种传染病,不同时期会采取不同的预防策略,以适应传染病预防控制的需要。

　　1. 扩大免疫规划　疫苗(vaccine)是指对接种后能使机体对特定疾病产生免疫力的生物制品的统称。免疫接种(immunization)又称疫苗接种(vaccination),是将疫苗制剂接种到人体,使机体产生针对该病原体的特异性抗体和细胞免疫应答,并使机体获得特异性免疫记忆能力的方法,是预防传染病的最重要、最经济和最有效的手段。为了预防和控制传染病,WHO 大力推行免疫接种,并于 1974 年提出了扩大免疫规划(expanded program on immunization,EPI),要求各成员国通过对儿童注射疫苗来预防和控制天花、白喉、百日咳、破伤风、麻疹、脊髓灰质炎、结核病共 7 种传染病。中国在 20 世纪 70 年代中期将儿童免疫纳入国家卫生计划,采用"计划免疫"策略,按照一定的免疫程序,有计划地对 7 周岁及以下儿童进行卡介苗、脊髓灰质炎三价糖丸疫苗、百白破三联疫苗和麻疹疫苗的基础免疫并及时加强免疫接种,使儿童获得对结核、脊髓灰质炎、百日咳、白喉、破伤风和麻疹的免疫力,称为"4 苗防 6 病";1992 年进一步将乙型肝炎疫苗纳入计划免疫管理范畴,称为"5 苗防 7 病"。随着免疫接种工作的不断推进,传染病的防治效果也逐渐显现出来:1980 年 WHO 正式宣布天花在全球范围内已经被消灭,目前脊髓灰质炎的消灭即将成为现实(2015 年和 2019 年 WHO 宣布 II 型和 III 型脊灰野病毒已经被消灭,目前仅 I 型脊灰野病毒在阿富汗和巴基斯坦这两个国家仍存在本土流行),消灭麻疹计划也正在积极推进中。2019 年,全世界百白破三联疫苗覆盖率达到 85% 左右。据估计,免疫接种使得全球每年能避免 200 万至 300 万例因白喉、破伤风、百日咳和麻疹导致的死亡。

　　随着人类科技的发展,新的疫苗不断出现,免疫规划的内容在不断扩大。2012 年 5 月世界卫生大会审议通过了《全球疫苗行动计划(2011—2020)》,意在消灭疫苗可预防的疾病。尽管在过去十年取得了重大进展,免疫接种覆盖率有所提高,但仍远低于目标水平,且国家之间和国家内部仍存在分配不均现象。因此,2021 年 4 月 26 日,WHO、联合国儿童基金会、全球疫苗与免疫联盟联合发布了《2030 年免疫议程》,旨在推动疫苗接种,挽救更多生命。中国在 2007 年 12 月 29 日印发了《扩大国家免疫规划实施方案》,将甲肝、流脑等 15 种可以通过接种疫苗有效预防的传染病纳入国家免疫规划,其主要内容包括:①在乙肝疫苗、卡介苗、脊灰疫苗、百白破疫苗、麻疹疫苗、白破疫苗等 6 种原国家免疫规划疫苗的基础上,以无细胞百白破疫苗替代百白破疫苗,将甲肝疫苗、流脑疫苗、乙脑疫苗、麻腮风疫苗纳入国家免疫规划,对适龄儿童进行常规接种;②在重点地区对重点人群进行出血热疫苗接种。发生炭疽、钩端螺旋体病疫情或发生洪涝灾害可能导致钩端螺旋体病暴发流行时,对重点人群进行炭疽疫苗和钩体疫苗应急接种。通过接种上述疫苗,预防乙型肝炎、结核病、脊髓灰质炎、百日咳、白喉、破伤风、麻疹、甲型肝炎、流行性脑脊髓膜炎、流行性乙型脑炎、风疹、流行性腮腺炎、流行性出血热、炭疽和钩端螺旋体病共 15 种传染病。

疫苗研究是一个漫长而复杂的过程,传统的疫苗研发周期可能长达十余年,且研究成本很高。目前疫苗研发的主要路径包括灭活疫苗或减毒活疫苗、蛋白亚单位疫苗、重组病毒载体疫苗、核酸疫苗(mRNA 或 DNA 疫苗)等。随着技术的不断进步和成熟,疫苗研发的时间在不断缩短。

2. 传染病监测策略 传染病监测(infections disease surveillance)是公共卫生监测的一种,其目标主要有三个:①描述疾病的负担及流行病学特征;②监测疾病的趋势;③确定暴发和新病原体。

(1)传染病监测网络:WHO 设立了一些传染病的全球监测网络,如 1952 年建立全球流感监测网(2011 年更名为"全球流感监测和应对系统",GISRS)。中国国家流感中心成立于 1957 年,1981 年加入 WHO 全球流感监测网络,2010 年被 WHO 任命为全球流感参比和研究合作中心,是全球第五个、发展中国家唯一一个 WHO 全球流感参比和研究合作中心。国际监测网的工作过程首先从医生给患者看病开始,从流感患者身上取得标本,如果分离到流感病毒,就把这些数据传送给各个国家的流感中心实验室进行鉴定。这些国家实验室的数据首先报给流感研究协作中心,通过他们把数据进行总结、收集、分析,然后报给 WHO。WHO 每年在日内瓦召开两次会议,流感专家首先要追踪病毒在全球各个国家一年中是如何变化的,预测变化趋势,进而确定下一年的流感流行株并进行疫苗的研制。全球各个国家大都建立了自己的传染病监测系统,这些监测系统通过不断搜集、分析数据,对特定传染病进行监测,并发布信息。

20 世纪 50 年代,中国建立了法定传染病的报告系统。2004 年,"中国疾病预防控制信息系统"上线运行;2020 年,该系统升级为"全民健保系统"。传染病疫情信息通过系统,自医疗机构实时报告传递至区、市、国家疾病预防控制中心,并于近年逐步以平台数据交换等方式实现信息交互。

(2)法定传染病报告病种:《中华人民共和国传染病防治法》规定,"国务院卫生行政部门根据传染病暴发、流行情况和危害程度,可以决定增加、减少或者调整乙类、丙类传染病病种并予以公布。"随着新发传染病的出现,报告的法定传染病也发生了变化,数量在不断增加。截至 2020 年 2 月,我国的法定报告传染病分为甲类、乙类和丙类共 3 类 40 种:①甲类传染病 2 种,鼠疫和霍乱;②乙类传染病 27 种,包括 SARS、艾滋病、病毒性肝炎等,人感染 H_7N_9 禽流感和 COVID-19 也于疾病暴发后被列为乙类传染病;③丙类传染病 11 种,包括手足口病、流行性感冒、流行性腮腺炎等。部分乙类传染病由于疫情防控的需要,可采取甲类传染病的预防、控制措施,由国务院卫生行政部门及时报经国务院批准后予以公布、实施,如 SARS、炭疽中的肺炭疽和人感染高致病性禽流感。

(3)责任报告单位和责任疫情报告人:各级各类医疗机构、疾病预防控制机构、采供血机构均为责任报告单位;执行职务的医护人员和检疫人员、疾病预防控制人员、乡村医生、个体开业医生均为责任疫情报告人。执行首诊负责制,责任疫情报告人在执行职务的过程中发现有法定传染病患者、疑似患者或病原携带者,必须按传染病防治法的规定进行疫情报告,履行法律规定的义务。

(4)报告时限:责任报告单位和责任疫情报告人发现甲类传染病和按甲类管理的乙类传染病的患者、病原携带者或疑似患者时,或发现其他传染病和不明原因疾病暴发时,应于 2 小时内将传染病报告卡通过网络报告;未实行网络直报的责任报告单位应于 2 小时内以最快的通信方式向当地县级疾病预防控制机构报告,并于 2 小时内寄送出传染病报告卡。对其他乙、丙类传染病患者、疑似患者和规定报告的传染病病原携带者在诊断后,实行网络直报的责任报告单位应于 24 小时内进行网络报告;未实行网络直报的责任报告单位应于 24 小时内寄送出传染病报告卡,区县级疾病预防控制机构收到传染病报告卡后,应于 2 小时内进行网络直报。

3. 全球共同应对策略 随着国际化的不断深入发展,传染病通过国际旅行和贸易进行远距离和大范围传播,如 SARS、人感染高致病性禽流感、埃博拉病毒病、COVID-19 等曾经或正在对人类健康构成重大威胁,需要各国联合起来共同抵御。为此,WHO 在 2005 年 5 月召开的第 58 届世界卫生大会上通过了《国际卫生条例(2005)》,并于 2007 年 6 月 15 日正式生效。该条例是一个国际法律工具,规定了 196 个国家和 WHO 如何共同应对疾病的全球传播并避免对国际交通和贸易的不必要干扰。《国际卫生条例》规定了在任何情况下成员国都必须通报的 4 种疾病:天花、由野毒株引起的脊髓灰质炎、新亚型病毒引起的人类流感和 SARS。2020 年 1 月 30 日,WHO 依据《国际卫生条例(2005)》规定的相关程序,宣布 COVID-19 的全球疫情为国际关注的突发公共卫生事件,2020 年 3 月 11 日宣布 COVID-19 已构成全球大流行。

针对传染病全球疫情,WHO 全球暴发预警和应对机构"全球疫情警报和反应网络(global outbreak alert and response,GAR)"追踪不断演化的传染病疫情,在必要时发出警报,分享技术专长,并开展所需类型的应对工作以保护人群免遭无论何种起源和何时发生的流行病后果的影响。该机构的工作内容包括流行的疾病情报:系统地发现事件、核实事件的真实性、信息管理和传播、实时预警、快速暴发应对及后勤支持。另外,COVID-19 大流行也再次昭示我们,人类荣辱与共、命运相连,全球各个国家必须要团结合作,携手共建"人类卫生健康共同体",共同守护人类健康美好未来。

(三) 传染病预防措施

传染病的预防措施可以通过针对传染病流行的三个环节来具体制定,即控制传染源、切断传播途径、保护易感人群。

1. 针对传染源的措施 对于传染源所制定的预防措施要根据传染源的类型、传染病流行过程中的不同危害程度而区别对待。

《中华人民共和国传染病防治法》规定,医疗机构发现甲类传染病时,应当及时采取下列措施:①对患者、病原携带者,予以隔离治疗,隔离期限根据医学检查结果确定;②对疑似患者,确诊前在指定场所单独隔离治疗;③对密切接触者,在指定场所进行医学观察和采取其他必要的预防措施。

针对患者,要做到早发现、早诊断、早报告、早隔离、早治疗,简称"五早"预防。只有做到"五早",才能有效地控制传染源,防止传染病在人群中扩散、蔓延。

动物传染源:对危害较大的病畜或野生动物予以捕杀、焚烧、深埋,如患狂犬病的狗、患禽流感的鸡、患疯牛病的病牛、患炭疽病的家畜和老鼠等;对危害较小且有经济价值的动物进行隔离治疗。

此外,对曾经接触传染源而有可能被感染者,都应该接受检疫。检疫期限从最后接触之日起到该病的最长潜伏期。对甲类传染病的接触者采取留验,对乙类和丙类传染病的接触者采取医学观察。必要时对接触者可进行应急接种、药物预防等措施。

2. 针对传播途径的措施 即使是同一种传染病,传播途径也可能有多种,因此每一种传染病的预防措施都可能会不一样。

对经空气传播的传染病(如肺结核、流行性感冒等),主要通过飞沫或飞沫核传播,可以通过保持居住或公共场所的空气流通,对空气进行消毒的措施来进行预防;对经水传播的传染病(如霍乱、钩端螺旋体病、副伤寒、血吸虫病等),主要通过饮水或接触疫水传播,饮水消毒、保护水源、管理粪便、污水处理是重要的预防措施;经食物传播的传染病(如肠道传染病和一些寄生虫病),应加强饮食管理、餐具消毒、积极开展爱国卫生运动,加强对粪便、垃圾和污水的管理,发动群众灭蝇、灭蟑螂等。疟疾、丝虫病、流行性乙型脑炎、登革热等经媒介节肢动物传播的传染病,应进行防虫、杀虫、驱虫的卫生运动。

消毒(disinfection)是有效切断传播途径、防止传染病扩散或蔓延的重要措施之一。消毒是指用化学、物理、生物的方法杀灭或者消除环境中的病原微生物。消毒分为预防性消毒和疫源地消毒。预防性消毒指在未出现传染源的情况下,对有可能被病原微生物污染的物品、场所和人体等进行的消毒,如对家庭、公共场所及交通工具等的空气、物体表面、餐具、饮水、粪便污水进行消毒处理。疫源地消毒指的是对存在或曾经存在传染源的场所进行的消毒。消毒方法的选择应考虑病原微生物的特点、消毒对象的性质、消毒现场的特点和卫生防疫的要求。一般首选物理方法，包括火烧、煮沸、流动蒸汽、高热蒸汽、干热灭菌、紫外线、红外线、微波消毒等；其次是化学方法，常用的有酒精、氢氧化钠、石灰、碘、甲醛、环氧乙烷以及目前在医疗、疾病预防工作中应用最广的含氯消毒剂和过氧化物类消毒剂等；而生物方法是利用生物因子去除病原体，作用缓慢，且灭菌不彻底，一般不用于传染病的疫源地消毒。

3. 针对易感人群的措施　对于能通过接种疫苗进行有效预防的传染病，对易感人群进行免疫接种是预防措施的首选。各种传染病流行季节前进行相应的预防接种，如流感、肺炎、麻疹、流脑等传染病的疫苗接种可以预防相应的传染病。通过注射疫苗使机体产生保护性抗体的方式称为主动免疫，接种的物质是抗原（免疫原），形成免疫力的时间一般较慢（2~4 周），但免疫力维持的时间相对较长（数月至数年）。与主动免疫相对应的是被动免疫，接种的物质是抗体或细胞因子，免疫作用可以在接种后立即出现，但免疫力维持时间较短（2~3 周），一般用在治疗疾病或紧急预防时，比如易感者在接触麻疹患者后 5 天内给予免疫血清球蛋白制剂，可预防麻疹发病。除了免疫预防之外，少数疾病还可以通过一些药物来进行预防，如要去疟疾高发国家旅游或工作，可以服用乙胺嘧啶预防疟疾。需要注意的是，服用药物预防传染病要防止药物滥用，以免增加病原体的耐药性。

对于没有合适免疫预防或药物预防手段的传染病，个人防护就显得尤为重要。在医院感染科的医务工作者，依据传染病的传染力和致病力，可选择防护服或隔离衣、口罩、防护面屏、护目镜和手套等个人防护用品，同时严格执行操作规程也是预防传染病的重要手段。控制通过空气传播的呼吸道传染病，要经常开窗通风、保持室内空气流通、避免在人群密集的场所长时间逗留、佩戴口罩等。控制通过蚊虫传播的传染病，可以使用蚊帐、喷驱蚊剂来防虫叮咬。对肠道传染病，应养成并保持良好的个人卫生习惯，如饭前便后勤洗手、不喝生水、不乱倒垃圾、不到被污染的河塘中洗澡等。另外，个人也需要保持充足的睡眠、健康的饮食及合理的运动来提高及维持自身免疫力。

（潘　安）

第二节　医院感染控制

【学习要点】
1. 医院感染的定义和流行病学特征。
2. 医院感染的监测体系。
3. 医院感染的预防和控制措施。

医院是救死扶伤的场所，但自有医院以来就存在着医院感染问题，医院感染的发生给患者、医院、医护人员、医疗安全等带来严重的不良影响，如增加感染发病率和患者病死率，加重患者的痛苦及医务人员工作量，降低病床周转率，给患者及社会造成重大的经济损失。

医院感染控制是在近现代医学发展过程中萌芽、实践、发展、壮大的多学科综合体系。医院感染控制工作对降低患者以及医护人员的院内院感染风险都发挥了巨大的作用，尤其是新型冠状病毒肺炎疫情的发生，更加凸显了医院感染控制的重要性。

一、概述

（一）医院感染的定义

医院感染（hospital acquired infection，hospital infection 或 nosocomial infection）是相对社区获得

感染（community acquired infection）而言。广义而言,医院感染的对象包括住院患者、医院工作人员、门/急诊就诊患者、探视者和患者家属等,这些人在医院的区域里获得感染性疾病均可以称为医院感染,即医疗保健相关感染（healthcare-associated infection, HCAI）。但由于门/急诊就诊患者、探视者和患者家属在医院的时间短暂,获得感染的因素多而复杂,常难以确定感染是否来自医院,故监管层面的医院感染主要是指住院患者在医院内获得的感染,包括在住院期间发生的感染和在医院内获得出院后发生的感染,但不包括入院前已开始或入院时已存在的感染;医院工作人员在医院内获得的感染也属医院感染。

（二）医院感染的分类

医院感染按照其病原体来源分为内源性感染和外源性感染两大类。

1. 内源性感染　内源性感染（endogenous infection）,又称自身感染（self-infection）是指各种原因引起患者在医院内遭受自身固有病原体侵袭而发生的感染。病原体来自患者自身的体内或者体表,如来自肠道、泌尿道、生殖道等,通常为定植或者寄生的正常菌群。在正常情况下这些病原体对人体无感染力,并不致病,但当个体的免疫功能受损或抵抗力下降时,使得原来存在于患者体内的正常菌群失调或者由于诊断和/或治疗措施引起的损伤为自身非条件致病菌提供了侵入门户的机会而发生感染。如肿瘤、免疫功能缺陷、使用免疫抑制剂、使用呼吸机、导尿管、深静脉置管、使用广谱抗菌药物等患者易发生此类感染。

2. 外源性感染　外源性感染（exogenous infection）,又称交叉感染（cross infection）是指各种原因引起患者在医院内遭受非自身固有病原体侵袭而发生的感染。病原体来自患者以外的个体或环境,如其他患者、医院环境、诊疗器具、诊疗操作、医务人员、探视者等。

（三）医院感染的诊断

医院感染的诊断依据临床症状体征、实验室检查、影像学等。医院感染以临床诊断报告为主,力求作出病原学诊断。卫生部于2001年制定了《医院感染诊断标准（试行）》。

1. 属于医院感染的情况　①无明确潜伏期的感染,规定入院48小时后发生的感染为医院感染;有明确潜伏期的感染,自入院时起超过平均潜伏期后发生的感染为医院感染;②本次感染直接与上次住院有关;③在原有感染基础上出现其他部位新的感染（脓毒血症迁徙灶除外）,或在原感染已知病原体基础上又分离出新的病原体的感染（排除污染和原来的混合感染）;④新生儿在分娩过程中和产后获得的感染;⑤由于诊疗措施激活的潜在性感染,如疱疹病毒、结核分枝杆菌等的感染;⑥医务人员在医院工作期间获得的感染。

2. 不属于医院感染的情况　①皮肤黏膜开放性伤口只有细菌定植而无炎症表现;②由于创伤或非生物性因子刺激而产生的炎症表现;③新生儿经胎盘获得（出生后48小时内发病）的感染,如单纯疱疹、弓形体病、水痘等;④患者原有的慢性感染在医院内急性发作。

（四）医院感染的现状及面临的挑战

无论是发达国家还是发展中国家,医院感染都是危害患者健康、损害医疗质量和增加医疗费用的重要原因。随着医疗技术的不断发展,医院感染的预防与控制面临着更多的挑战。大量的侵入性诊断、治疗技术普遍应用于临床,放疗、化疗以及抗菌药物广泛应用,加之疾病谱的变化和人口老龄化,医院感染在传染源、传播途径和易感人群等方面不断演化。在病原学方面,医院感染病原体的复杂性、多样性及其新的演变趋势给医院感染的管理和临床诊疗工作提出了许多新的课题,原来已经被控制的一些传染病死灰复燃,同时新发传染病不断出现,如严重急性呼吸综合征（SARS）、新型冠状病毒感染（COVID-19）等。随着病原体的变异和抗菌药物的推陈出新,导致多重耐药菌不断增加,甚至超级细菌的产生。如耐甲氧西林金黄色葡萄球菌（MRSA）、耐万古霉素金黄色葡萄球菌（VRA）、产超广谱 β 内酰胺酶（ESBL）的肺炎克雷伯菌等。在易感人群中,由慢性非传染性疾病患者、老年人口以及儿童构成的易感人群队伍在迅速增加。医院感染的问题愈来愈突出,管理难度越来越大,对医院感染的管理和专业人员的专业技术水平提出了更高的要求。

二、医院感染的流行病学特征

(一) 流行过程的三环节

1. 感染源　医院感染的主要传染源是感染患者和病原携带者。

(1) 感染患者:感染的患者是医院感染的重要传染源。因为患者体内有大量的病原体在生长繁殖,同时,从感染患者体内排出的病原体较其他来源的病原体具有更强的毒力,而抗生素的不规范使用导致微生物容易产生耐药性。这些因素都是患者成为重要传染源的条件。感染患者在诊断和治疗过程中未规范实施个人防护、消毒隔离、手卫生等措施,容易通过含有病原体的血液、体液、分泌物、排泄物等污染诊疗器械、周围环境与物品、医护人员双手等,进而通过一定的传播途径导致病原体定植或者引起感染。

(2) 病原携带者:病原携带者本身无临床症状,却能向外界持续排出、播散病原体,是医院感染的重要传染源。临床上由慢性病原携带者所引起的医院感染事件屡见不鲜。

2. 感染途径　病原微生物从传染源体内排出后,除少数几种病原体可以直接传播给新的宿主外,大多数都需要依赖外界环境中的一些媒介的帮助才能实现传播。

(1) 接触传播:可分为直接传播途径和间接传播途径。

1) 直接接触传播:指不经外界任何因素,直接由医务人员与患者或者患者与患者间相互接触所发生的感染,如金黄色葡萄球菌、巨细胞病毒感染等。患者的自身感染也可认为是自身直接接触传播,如病原体从已感染的切口传递至身体的其他部位;粪便中革兰氏阴性菌传递到鼻咽部等。

2) 间接接触传播:指通过医务人员的手、被褥、医疗器械等,接触了带病原体的污染物而发生的感染,如链球菌、金黄色葡萄球菌、铜绿假单胞菌、沙眼衣原体、真菌等。在间接传播中,医务人员的手在传播病原体上起着非常重要的作用,因为手经常接触感染性物质及其污染物品,很容易将病原体传播给其他医务人员和患者。如某市医院妇产科婴儿室发生了一起鼠伤寒沙门菌的暴发流行,经调查,医护人员的手、医护人员粪便、医疗用具和母亲乳头均检出鼠伤寒沙门菌。这起事件相继持续了三个月,其间虽已采取隔离消毒等措施,但由于只注意了患者本身的隔离,而医护人员及医疗器械均未与其他病室分开,故通过医务人员的手及医疗用具导致其他病室儿童受到感染而发病。

(2) 呼吸道传播

1) 经飞沫传播:带有病原体的飞沫(直径 >5μm)可以近距离(一般 <1m)感染患者和医务人员,如流行性感冒、SARS 等。

2) 经空气传播:病原体通过直径小于 5μm 的微粒子(气溶胶)在空气中流动而造成的传播。某些呼吸治疗装置(如湿化器或雾化器)、微生物实验操作及空调系统等也可以产生微生物气溶胶,引起某些呼吸道传染病的医院感染。

(3) 消化道传播

1) 经水传播:医院的供水系统因各种原因受到不同程度的污染(如粪便、污水及管道破裂等),或使用了未经严格消毒的水导致医院感染的发生。

2) 经食物传播:多见于肠道传染病。主要因医院中供应的食物被病原体污染所致。由医院供应的食物可经多种途径受到污染,一种可能是食物在生产、加工、运输、储存、烹调、供应过程中被患者或鼠类、苍蝇等传染媒介污染,有时也可被不洁的水、容器、炊具、食具等污染;另一种就是食物本身带有病原菌,使得患者食用后导致医院感染的发生。经食物传播的疾病常见的有鼠伤寒沙门菌病、细菌性痢疾、金黄色葡萄球菌、诺如病毒等污染引起的食物中毒等。

(4) 医源性传播:医源性传播是医院感染传播的特点之一。常见的传播方式主要是以下几种:

1）医疗器械和设备：未经规范清洁消毒的医疗器械及设备是医源性传播的重要方式之一。现代医学诊疗常需要借助各种器械，如纤维内镜、呼吸机、血液透析装置等，而这些器械及设备多具有结构复杂、清洁及消毒难度大等特点，加之这些侵入性诊疗操作常损伤人体皮肤、黏膜的防御屏障，增加了患者感染的机会。此外，有的医疗器械在使用过程中也可能被各种病原体污染。

2）血液及血液制品：可经此途径传播的常见病原体有乙型肝炎病毒、丙型肝炎病毒、巨细胞病毒、弓形虫及 HIV 病毒等，其中以输血后肝炎和输血后引起的艾滋病传播为预防重点。近年来，国内外大量流行病学和分子生物学研究表明，不安全输血（含血液制品）是导致丙型病毒肝炎感染的主要原因。

3）药品及药液：各种输液制品在生产或使用过程中受到病原微生物（尤其是各种条件致病微生物）的污染。近年来，静脉高能营养在临床上应用日益广泛，这种液体易受微生物的污染，可能导致患者产生菌血症甚至败血症，导致医院感染的发生。消毒剂污染也是值得关注的传播途径。

3. 易感人群　病原体侵入机体后是否引起感染主要取决于病原体的毒力和宿主的易感性。宿主的易感性由病原体的定植部位和宿主的防御功能所决定。宿主的免疫功能在医院感染的防御中起着非常重要的作用，常见的医院感染的易感人群主要有以下几种：

（1）机体免疫功能减退者：此类易感人群常常是指那些各种恶性肿瘤、糖尿病、造血系统疾病、慢性肾病和肝病等的患者；接受各种免疫抑制剂治疗（化疗、放疗、皮质激素及抗癌药等治疗）的患者；以及婴幼儿、老年人和营养不良者。

（2）接受各种侵入性操作的患者：侵入性操作，易使机体的皮肤、黏膜遭受损伤，使人体的天然屏障遭到破坏，为病原体的侵入提供了有利条件。

（3）长期使用广谱抗菌药物者：长期使用广谱高效抗菌药物，可导致患者菌群失调，细菌产生耐药性，从而导致耐药性细菌及真菌的感染，这种情况在消化道、泌尿道和呼吸道感染中常见。

（4）手术时间或住院时间长的患者：手术时间的长短与手术部位感染的危险性成正比，即时间越长，感染的机会越大。因为手术时间越长，切口暴露的时间越长，切口组织受损越重，易致患者局部及全身抵抗力下降，加之时间越长，手术操作准确性越难以保证，手术患者的无菌屏障容易被破坏等因素均易造成患者对病原体的易感状态。此外，住院时间越长，病原微生物在患者体内定植的机会越大，患者发生医院感染的危险性就越大。

（二）流行类型

1. 散发型　主要危害受感染的个体，是医院感染长年不断的重要原因。多由病原携带者及媒介物污染所引起。

2. 暴发型　多由一次共同暴露而引起，发生比较突然，且危险较大，若采取有效措施后感染可迅速平息，流行曲线常表现为单峰。如果医院感染为同一来源而多次暴露则出现多批成簇的患者，流行曲线可呈多峰。超过最长潜伏期还可出现因接触传播的散发病例。

（三）流行病学特征

1. 地区分布　医院感染的分布不仅可表现出国家间的差别，且在同一国家内不同等级医院里发生的频率也有所不同。同一所医院不同科室间的感染率也有所不同，如重症监护病房、血液科、烧伤科、神经外科、新生儿科等感染率比较高。

2. 时间分布　由于医院处于特殊环境，医院感染可长年发生，无明显的周期性。医院感染的季节性分布主要取决于病原体的特点，如医院内呼吸道疾病的暴发多在冬春季节，且多与社会人群的流行季节相一致，如流感；还有一些能引起医院感染的病原体无季节发病特点，如大肠埃希菌、厌氧菌、化脓性链球菌及金黄色葡萄球菌等。

　　医院感染的长期趋势是从一个较长的时期来考察医院感染的演变过程,包括感染率、病原体及其耐药性等方面的变化趋势。院内感染的病原菌长期以来也发生了菌谱的演变,20 世纪 30 年代初主要以革兰氏阳性球菌为主,如 B 族溶血性链球菌和葡萄球菌;20 世纪 50 年代以后,医院感染的病原体又转变为以耐药的金黄色葡萄球菌多见,且致病性较强,常可引起医院感染的流行与暴发。然而自 20 世纪 60 年代初起,医院感染的病原菌中革兰氏阳性球菌的比例不断下降,取而代之的是革兰氏阴性杆菌和真菌的比例不断上升。20 世纪 90 年代以来,革兰氏阳性球菌尤其是耐药性甚至多重耐药的革兰氏阳性球菌所占比例在回升,还有一些新发、再发病原体如 HIV 病毒、丙肝、肠道病毒、卡氏肺孢菌、结核分枝杆菌、新型冠状病毒等也成为医院感染不容忽视的病原体。近年来多重耐药菌如产 ESBL 的肺炎克雷伯菌、产 ESBL 大肠埃希菌,耐碳青霉烯酶的革兰氏阴性杆菌的感染比例增加,由酵母样真菌引起的全身性感染也呈上升趋势,这些已成为各种疾病患者发病率和死亡率升高的重要病原菌。

　　3. 人群分布　医院感染的人群分布特点为:①不同年龄人群中医院感染的发生率存在很大差别,其中以婴幼儿和老年人的感染率最高;②不同性别人群中分布没有明显差别,但某些部位感染可表现出性别上的差异,如泌尿道感染女性较男性高;③不同疾病的住院患者中,医院感染的发生率有明显差别,如恶性肿瘤、血液疾病、颅脑损伤等患者感染率高;④具有侵入性操作的患者医院感染发生率高,如气管插管容易发生肺部感染;⑤医务人员的高感染风险也是医院感染人群分布特点之一。

三、医院感染的危险因素

　　医院感染的危险因素是指能够增加易感人群获得医院感染风险的因素。包括:

　　1. 患者自身因素　年龄、基础疾病及免疫功能减退等;

　　2. 医疗因素　侵入性操作,如气管切开、气管插管、留置导尿管或血管导管以及手术等;抗菌药物的使用等;

　　3. 医疗管理与流程等因素　主要有如下几个方面:

　　(1)对医院感染预防和控制的重要性缺乏足够的重视:没有建立严格的规章管理制度及设置专职人员;未能对医护人员进行培训;医护人员对医院感染的防控观念淡薄等。

　　(2)消毒隔离制度及无菌操作不严格:消毒灭菌未达到规定的要求,如消毒设备陈旧、性能不达标,操作人员对操作规程不够熟悉,压力蒸汽灭菌器未达到有效的压力和温度,手术及换药的无菌操作不严,化学消毒剂未达到有效浓度,配置好的药液未能在有效时限内使用等。

四、医院感染监测

　　医院感染监测是指长期、系统、连续地收集、分析医院感染在一定人群中的发生、分布及其影响因素,并将监测结果报送和反馈给有关部门和科室,为医院感染的预防、控制和管理提供科学依据。医院感染监测是控制医院感染的"眼睛",是控制医院感染的重要手段。

(一)监测的目的

　　监测目的主要包括:①降低医院感染率,减少医院感染的危险因素;②建立医院感染的发病率基线;③发现暴发流行:综合性监测及目标性监测对于暴发流行的发现具有一定的时间差,而临床科室医务人员和微生物实验室的操作人员敏锐发现可疑病例、可疑病原体,并及时上报能为暴发流行的发现提供早期依据;④促进医务人员遵守感染控制规范和指南:利用监测资料及结果,用事实说话,可以更好地使医务人员理解并接受推荐的预防措施,降低医院感染率;⑤通过持续的监测,评价控制措施的有效性,及时进行控制措施的调整和修改;⑥进行不同医院间医院感染率和感染控制效果的比较,找出医院感染的危险因素并进行控制。

(二)监测的类型

　　医院感染监测可分为全院综合性监测和目标性监测两大类。

1. 全院综合性监测　全院综合性监测(hospital-wide comprehensive surveillance)是指连续不断地对所有临床科室的全部住院患者和医务人员进行医院感染及其有关危险因素的监测。目的是了解全院医院感染的情况,通过监测了解各科室的感染率,感染部位,易感因素,病原体等。

2. 目标性监测　目标性监测(target surveillance)是指针对高危人群、高发感染部位等开展的医院感染及其危险因素的监测,是在全院监测基础上产生的针对性监测,如重症监护病房、新生儿病房、手术部位感染、呼吸机相关肺炎、静脉置管相关血流感染、留置尿管相关尿路感染、抗菌药物临床应用与细菌耐药性监测等。

(三) 监测的常用指标

1. 医院感染(例次)发病率　是指一定时期内,在所有同期住院患者中新发的医院感染病例(例次)的频率。医院感染常出现一个患者发生多次或者多部位感染,此时可以用感染例次发生率来表示,即指的是在一定时期内,同期住院患者中新发生医院感染例次的频率。其计算公式:

$$医院感染(例次)发病率 = \frac{观察期间医院感染新发病例(例次)数}{同期住院患者人数} \times 100\%$$

此公式适合应用于医院内各科室及各部门,可按月、季度和年进行统计,住院患者人数是指同期出院人数与期末在院人数之和。

日医院感染发生率是一种累计暴露时间内的发病密度,指单位住院时间内住院患者新发医院感染的频率,单位住院时间通常用 1 000 个患者住院日表示。其计算公式:

$$日医院感染(例次)发生率 = \frac{观察期间医院感染新发病例(例次)数}{同期住院患者住院日总数} \times 1\,000‰$$

2. 医院感染患病率(现患率)　是观察期内医院感染的总病例(例次)数占同期住院患者总数的比例。其计算公式:

$$医院感染患病率 = \frac{观察期间存在的新旧医院感染例(次)数}{同期实际调查的住院患者数} \times 100\%$$

3. 医院感染漏报率　是指在一定时期内应当报告而未报告的医院感染病例数占同期应报告医院感染病例总数的比例。其计算公式:

$$医院感染漏报率 = \frac{一定时期内应报告而未报告医院感染病例数}{同期应报告医院感染病例总数} \times 100\%$$

医院感染漏报率的高低是评价一所医院感染监测质量好坏的重要指标,一般要求漏报率不要超过 10%。

(四) 医院感染监测数据统计、评估、反馈

对监测数据,要定期进行统计分析,发现问题,总结经验,写成有关报告,为制定和调整有关医院感染防控措施提供依据。

五、医院感染的报告和处置

(一) 散发报告

临床医师要及时发现医院感染的散发病例。当出现医院感染散发病例时,经治医师应于 24 小时内填写《医院感染病例报告表》报送医院感染管理科,由医院感染管理科专职人员核实,科室医护人员根据情况采取相应的消毒隔离措施。

(二) 暴发报告和处置

1. 医院感染暴发　医院感染暴发指的是在医疗机构或其科室的患者中,短时间内发生 3 例或以上同种同源感染病例的现象。其中同种同源指易感人群同时或先后暴露于同一感染来源(同种医疗护理操作,使用相同批号的一次性物品、同批血液/输液制品,使用同一种消毒灭菌方法的物品、经同

一医师或护士治疗的患者,同种微生物感染怀疑同一来源等)。

2. 疑似医院感染暴发的定义　疑似医院感染暴发指的是在医疗机构或其科室的患者中,短时间内出现3例或以上临床综合征相似、怀疑有共同感染源的感染病例;或者3例或以上怀疑有共同感染源或感染途径的感染病例的现象。

3. 医院感染暴发的报告　各科室短时间内发现医院感染聚集性病例(同类病例3例或以上)时,临床科室的临床医生、护士应填写《(疑似)医院感染暴发报告表》,并立即报告医院感染管理科。相关科室如检验科有关人员发现上述聚集性阳性病例结果,应及时给予临床医生和医院感染管理科提示和预警。

医院感染管理科初步核实情况后,及时报告主管院长,并组织本院感染控制专家组及相关领域专家进行调查确认和处理。

4. 医院感染暴发的处置　医院感染管理科专职部门应在收集的医院感染散发病例中,进行暴发相关信息的调查和分析,及时发现高危因素及暴发迹象;当短时间内出现3例以上疑似医院感染暴发病例时,立即组织医院感染相关专家对疫情信息进行核实,并开展流行病学调查,查找导致感染并造成传播流行的原因及相关因素,并协助卫生行政部门开展暴发疫情的流行病学调查,调查的具体步骤有:

(1)初步了解现场基本信息,包括发病地点、发病患者数、发病患者群体特征、起始及持续时间、可疑感染源、可疑感染病原体、可疑传播方式或途径、事件严重程度等,做好调查人员及物资准备。

(2)分析医院感染聚集性病例的发病特点,计算怀疑医院感染暴发阶段的感染发病率,与同期及前期比较,确认医院感染暴发的存在。具体如下:

1)与疑似医院感染暴发前相比发病率升高明显并且具有统计学意义,或医院感染聚集性病例存在流行病学关联,则可确认医院感染暴发,应开展进一步调查。疾病的流行程度未达到医院感染暴发水平,但疾病危害大、可能造成严重影响、具有潜在传播危险时,仍应开展进一步调查。

2)应排除因实验室检测方法或医院感染监测系统监测方法等的改变而造成的医院感染假暴发。

3)应根据事件的危害程度采取相应的经验性预防控制措施,如消毒、隔离、手卫生等。

(3)结合病例的临床症状、体征及实验室检查,核实病例诊断,开展预调查,明确致病因子类型(细菌、病毒或其他因素)。

(4)确定调查范围和病例定义,开展病例搜索,进行个案调查。具体方法如下:

1)确定调查范围和病例定义,内容包括:时间、地点、人群分布特征,流行病学史,临床表现和/或实验室检查结果等。病例定义可进行修正;病例搜索时,可侧重灵敏性;确定病因时,可侧重特异性。

2)通过查阅病历资料、实验室检查结果等各种信息化监测资料以及临床访谈、报告等进行病例搜索。

3)开展病例个案调查,获得病例的发病经过、诊治过程等详细信息。个案调查内容一般包括基本信息、临床资料、流行病学资料。

(5)对病例发生的时间、地点及人群特征进行分析。

(6)综合分析临床、实验室及流行病学特征,结合类似医院感染发病的相关知识与经验,可采取分析流行病学(如病例对照研究、队列研究、现场实验研究)和分子流行病学研究方法,查找感染源及感染途径。

(7)医疗机构应建立医院感染暴发报告责任制,明确法定代表人或主要负责人为第一责任人,制定并落实医院感染监测、医院感染暴发报告、调查和处置过程中的规章制度、工作程序和处置工作预案,明确医院感染管理委员会、医院感染管理部门及各相关部门在医院感染暴发报告及处置工作中的职责。

六、医院感染的预防和控制

医院感染的预防和控制措施主要包括以下七个方面。

1. 建立医院感染管理的规章制度　医疗机构应根据有关医院感染法律法规与技术性规范,结合本院的实际情况,制定适合本院的可具操作性的规章制度。主要包括医院感染管理组织及其职责、医院感染管理病例监测报告制度、医院消毒隔离制度、消毒药械的管理制度、手卫生制度、抗菌药物合理应用制度、重点部门(重症监护室、母婴室、手术室、产房、消毒供应中心、血液透析中心等)的感染管理制度等。

2. 消毒与灭菌　各级医疗机构应当按照《医院消毒卫生标准》(GB 15982—2012)、《医疗机构消毒技术规范》(WS/T 367—2012)、《病区医院感染管理规范》(WS/T 510—2016)、《血液透析及相关治疗用水》(YY 0572—2015)、《软式内镜清洗消毒技术规范》(WS 507—2016)等技术性规范,相关制度及工作流程,严格执行消毒、隔离、防护等工作,切断传播途径,有效防止医院感染的发生。

3. 隔离措施　在诊疗及护理等医疗活动过程中,严格执行隔离技术规范,采取标准预防或基于传播方式采取隔离措施。

(1)标准预防

1)进行有可能接触患者血液和体液的诊疗、护理、清洁等工作时应戴清洁手套,操作完毕,脱去手套后立即洗手或者进行卫生手消毒。

2)在诊疗、护理操作过程中,有可能发生血液、体液飞溅到面部时,应戴医用外科口罩、防护眼镜或防护面罩;有可能发生血液、体液大面积飞溅或污染身体时,应穿戴有防渗透性能的隔离衣或者围裙。

3)在进行侵袭性诊疗、护理操作过程中,如在置入导管、经椎管穿刺等时,应戴医用外科口罩等医用防护用品,并保证光线充足。

4)使用后针套不应回套针帽,确需回帽应单手操作或使用器械辅助,不应用手直接接触污染的针头、刀头等锐器。废弃的锐器应直接放入耐刺、防渗漏的专用锐器盒中;重复使用的锐器,应放在防刺的容器内密闭运输和处理。

5)接触患者黏膜或破损的皮肤时应戴无菌手套。

6)应密封运送被血液、体液、分泌物污染的被服。

7)有呼吸道症状(如咳嗽、鼻塞、流涕等)的患者、探视者、医务人员等采取呼吸道卫生(咳嗽礼仪)相关感染控制措施。

(2)基于传播方式的隔离:对于确诊或者可疑的感染患者在标准预防的基础上,根据传播方式的不同采取基于传播方式的隔离预防。根据病原体传播途径不同采取相应的隔离措施,如SARS、流行性腮腺炎等患者,在标准预防的基础上采取飞沫传播隔离和接触传播隔离的预防措施。对于耐甲氧西林金黄色葡萄球菌、耐万古霉素肠球菌等多重耐药菌患者采取接触传播隔离措施。

4. 无菌操作　医务人员的无菌操作技术贯穿于整个医疗活动,应当严格落实无菌操作技术规范,减少感染的发生。医疗机构定期进行培训和考核,使医务人员养成良好的无菌操作习惯。

5. 手卫生　手卫生是预防和控制医院感染、保障患者和医务人员安全最重要、最简单、最有效、最经济的措施。按照《医务人员手卫生规范》(WS/T 313—2019),医疗机构应明确感染管理、医疗管理、护理管理及后勤保障等部门在手卫生管理工作中的职责,加强对手卫生行为的指导与管理,将手卫生纳入医疗质量考核,提高医务人员手卫生的依从性。医疗机构应制定并落实手卫生管理制度,配备有效、便捷、适宜的手卫生措施。医疗机构应定期开展手卫生的全员培训,医务人员应掌握手卫生知识和正确的手卫生方法。手消毒剂应符合国家有关规定,并在有效期内使用。手卫生消毒效果监测应达到以下要求:卫生手消毒,监测的细菌菌落数≤10CFU/cm²;外科手消毒,监测的细菌菌落数≤5CFU/cm²。

6. 合理使用抗菌药物和加强耐药监测　医疗机构应当根据《抗菌药物临床应用指导原则(2015年版)》和《抗菌药物临床应用管理办法》制定本院的抗菌药物应用制度,实行分级管理。医生根据患者感染状况、生理病理状态等实际情况选择合适的抗菌药物品种和给药方案进行治疗或者预防。抗菌药物的应用以病原学监测为基础,根据监测结果选择敏感的抗菌药物。

7. 加强日常监测　医疗机构应当根据建立的有效监测制度,定期分析医院感染的危险因素,针对危险因素采取预防与控制措施,监测和控制相辅相成,缺一不可。在监测过程中及时发现医院感染病例和医院感染暴发,一旦发现医院感染暴发,立即报告,积极开展流行病学调查,分析感染源,感染途径,采取有效的处理和控制措施,同时积极救治患者。

(张　波)

第三节　慢性非传染性疾病的预防与控制

【学习要点】

1. 慢性非传染性疾病的基本概念、流行现状、主要危害及三级预防。
2. 高血压的诊断、分级及预防与控制。
3. 糖尿病的分类、诊断及预防与控制。
4. 恶性肿瘤的危险因素及预防与控制。

慢性非传染性疾病(noncommunicable chronic diseases,NCDs),简称为"慢性病",不会在人与人之间传播,是一组长期存在,缺乏明确的病因证据,不会自愈且很少能完全被治愈的疾病的概括性总称。

一、概述

慢性非传染性疾病的主要特点:①病因复杂,与遗传、环境和生活行为方式密切相关;②潜隐期较长,没有明确的患病时间;③病程长,随着疾病的发展,表现为功能进行性受损或丧失,对健康损伤严重;④大多不能自愈或很难彻底治愈,表现为不可逆性。随着中国人口老龄化进程的加快和人们生活方式的改变,慢性非传染性疾病已经成为中国居民面临的最主要的健康问题,当前主要包括心脑血管疾病(高血压、脑卒中和冠心病)、糖尿病、癌症、慢性呼吸系统疾病(如慢性阻塞性肺疾病和哮喘)和口腔疾病,以及内分泌、肾脏、骨骼及神经疾病等。

(一)流行状况

1. 全球流行状况　慢性非传染性疾病已成为全世界几乎所有国家成人的最主要死因。世界卫生组织估计,慢性病每年使全球4 100万人失去生命,心血管疾病、癌症、呼吸系统疾病和糖尿病引起的死亡占所有慢性病死亡的80%,由于慢性病引起的"过早"死亡(30~69岁)有85%发生在中低收入国家(WHO,2018)。

2. 我国流行状况　世界卫生组织国际癌症研究机构(IARC)发布的数据显示,2020年中国新发癌症病例457万例,癌症死亡病例300万例,新发癌症人数、癌症死亡人数均位居全球第一。《中国心血管健康与疾病报告2020》显示,中国心血管疾病患病率处于持续上升阶段,目前患者数为3.3亿,其中脑卒中1 300万,冠心病1 100万,高血压2.45亿。2020年"甲状腺疾病、碘水平和糖尿病流行病学调查"显示,中国成人糖尿病患病率为12.8%,中国大陆糖尿病患者总数估计为1.298亿。《中国成人肺部健康研究（CPHS）》的数据显示,我国慢阻肺患者人数为 9 990 万（约 1 亿人）,已经构成重大疾病负担。

随着人口老龄化以及社会经济发展所引起的人们生活方式与习惯的变化,慢性病已成为影响我国人民健康和死亡的首要原因。《中国卫生健康统计年鉴（2020）》公布的 2019 年部分市县前十位疾病死亡率及死亡原因显示,癌症、心脏病、脑血管病、呼吸系统疾病、内分泌营养和代谢疾病、消化系统疾病及神经系统疾病占据了死亡原因的较大比例。《中国居民营养与慢性病状况报告（2020 年）》显示,2019 年我国因慢性病导致的死亡占总死亡的 88.5%,其中心脑血管疾病、癌症、慢性呼吸系统疾病死亡比例为 80.7%,因癌症、心脑血管疾病、慢性呼吸系统疾病和糖尿病四类重大慢性病导致的过早死亡率为 16.5%。

（二）慢性非传染性疾病的社会危害

1. 对健康的危害　慢性病的发病率和死亡率在不断上升,而且病程长,预后差,并常伴有严重并发症及残疾,多为终身性疾病。2018 年,中国脑卒中死亡率为 149.49/10 万,带病生存的脑卒中患者高达 1 300 万,脑卒中已成为造成过早死亡和疾病负担的首位原因。随着糖尿病患者寿命的延长,糖尿病的慢性并发症的发生率显著上升。在美国,糖尿病致盲率是一般人群的 25 倍,糖尿病也是肾衰竭的主要原因,占所有肾衰竭病例的 44%。

2. 对心理的创伤　慢性病首次发作,可使患者产生不同程度的心理反应,轻的出现适应障碍及主观感觉异常等,重的可出现愤怒、失助、自怜等心理过程。在慢性病反复发作或出现严重的功能障碍时,还可能发展为抑郁症、焦虑症甚至出现自杀倾向。

3. 对家庭的压力　慢性病对家庭的影响是长期的,当家中出现一个长期卧床不起的患者,长时间的陪护、转诊,帮助料理生活起居,患者各类异常心理的发泄等都会严重影响家庭成员的生活,包括对情感、家庭经济积蓄、家人精力、家庭活动及社交生活等方面的影响。

4. 对社会的经济负担　我国慢性病死亡占总死亡的比例已由 1991 年的 73.8% 上升到 2019 年的 88.5%,导致的疾病负担占总疾病负担的 70%,随之而来的则是个人、家庭及社会所面临的沉重医疗和经济负担。据推算,2013 年中国 14 个省原发性高血压的直接经济负担高达 2 319.47 亿/年,间接经济负担为 107.11 亿元。目前我国每年用于癌症患者的医疗费用已近千亿元。据世界卫生组织估计,2005—2015 年,我国由于心脏病、脑卒中和糖尿病导致过早死亡而损失的国民收入约为 5 580 亿美元。近十年来,我国居民因重大慢性病导致的过早死亡率逐年下降,但随着经济社会发展、卫生健康服务水平的提高以及人口老龄化的加剧,慢性病患者的基数仍将不断扩大,仍面临着慢性病造成的沉重经济负担。

（三）慢性病的危险因素及其与疾病的关系

慢性病通常有着共同的危险因素（图 9-2）。年龄,性别、种族和遗传等因素虽然无法改变和干预,

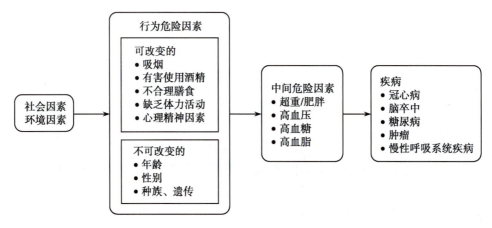

图 9-2　常见慢性病及其共同危险因素之间的内在关系

但因为不同因素间患病的风险有很大的区别,它们对疾病风险的预测有很大的参考意义。行为因素属于可改变的危险因素,例如吸烟、有害使用酒精、不健康的膳食、缺乏体力活动、心理精神压力等,都影响慢性病发病风险。因此,行为危险因素是开展人群健康教育和干预的重点。行为危险因素可能导致超重或肥胖、高血压、高血糖、高血脂等疾病发生,这些疾病又是中间危险因素,会导致某些疾病终点,如冠心病、脑卒中、糖尿病、肿瘤或慢性呼吸系统疾病。而社会经济因素、自然环境因素都与行为有关,并会间接影响到疾病的中间危险因素。这也是为什么在同一生态环境下,不同人群的健康和疾病流行状况会存在差异。

各种危险因素之间以及各种慢性病之间的内在关系已经被揭示,往往是多因多果。肥胖、高血压、高血糖和高血脂作为中间危险因素可能会增加冠心病、脑卒中、糖尿病和乳腺癌等疾病的风险,但高血压、高血脂和糖尿病还会受长期的精神紧张、心理压力、体力活动少、饮食不合理(高盐、脂肪和能量摄入过剩)和年龄增加等的影响。乳腺癌的危险因素还包括家族史、月经初潮早、停经晚、无生育史、有生育但未哺乳、未婚或无性生活、晚婚晚育以及曾接受过雌激素替代治疗等。往往是多种危险因素引发多种慢性疾病,识别这些共同的危险因素是慢性病防控的基础。

(四) 慢性病的三级预防

在没有干预的情况下,疾病从发生、发展到结局(痊愈或死亡等)的全过程称为疾病自然史(natural history of disease),共分为四个阶段(图9-3):①易感期(stage of susceptibility),在这一阶段,疾病尚未发生,但存在导致疾病发生的风险因素,例如饮酒可能导致肝硬化,肥胖可能导致心血管疾病;②亚临床疾病期(stage of subclinical disease),是指从疾病发生到出现最初症状或体征,通常被称为慢性病的潜隐期,这一阶段进行干预往往比在疾病发展后期阶段进行治疗更为有效;③临床疾病期(stage of clinical disease),机体出现形态或功能上的明显异常,从而出现典型的临床表现;④康复期、残疾或死亡(stage of recovery, disability or death),疾病可以发展至缓解、痊愈、伤残或死亡。早期诊断、干预和治疗可以改变疾病的自然史。某些疾病可能有一定的先兆,早于病理改变阶段,表现出对某病的易患倾向,如血清胆固醇升高可能是冠心病的先兆。

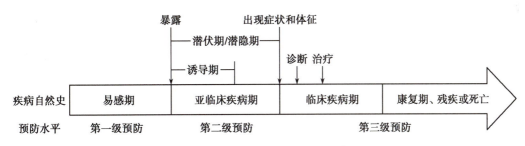

图 9-3　疾病自然史和疾病预防阶段

危险因素作用于机体到疾病临床症状的出现,有一个时间的过程。人的健康问题的出现,是一个从接触健康危险因素,机体内病理变化从小到大,最后导致临床疾病发生和发展的过程。根据疾病发生发展过程以及健康决定因素的特点,把预防策略按等级分类,称为三级预防策略(prevention strategies at three levels)。慢性病的预防不仅仅是指阻止疾病的发生,还包括疾病发生后阻止或延缓其发展,最大限度地减少疾病造成的危害。慢性病的预防实践证明,慢性病的发生和流行可通过三级预防加以控制。三级预防体现在个体或群体慢性病发生前后的各个阶段。

二、高血压的预防与控制

高血压是一种以动脉血压持续升高为特征的进行性心血管损害的疾病,是人类最常见的慢性病,是心脑血管疾病最主要的危险因素。原因不明的高血压称为原发性高血压,大都需要终身治疗。由某些疾病引起的血压增高称为继发性高血压,约占高血压的 5%~10%,其中许多可经特异性治疗获得根治。

(一) 高血压诊断标准

临床上高血压诊断标准为:在未使用降压药物的情况下,经非同日 3 次测量诊室血压,收缩压≥140mmHg 和/或舒张压≥90mmHg。初诊高血压时,应尽可能排除继发性高血压。血压测量有 3 种方式,即诊室血压测量(clinic blood pressure monitoring,CBPM)、家庭血压监测(home blood pressure monitoring,HBPM)和动态血压监测(ambulatory blood pressure monitoring,ABPM)。诊室血压测量是指患者在医疗单位由医护人员测量血压,是我国目前临床诊断高血压、进行血压水平分级和观察降压疗效的常用方法。动态血压监测通常是指患者佩戴动态血压监测仪记录 24 小时血压,并有多次重复测量,可准确反映血压的昼夜节律及变化。动态血压测量应使用符合国际标准(BHS、ESH 和 AAMI)的监测仪。家庭自我测量血压(自测血压)是指受测者在诊室外的其他环境(通常是家庭)所测量的血压,可获取日常生活状态下的血压信息,并可增强患者诊治的主动参与性、改善患者治疗依从性。动态血压监测和自测血压均可避免白大衣性高血压或隐蔽性高血压。

白大衣性高血压是指患者反复出现诊室血压升高,而诊室外动态血压监测或家庭自测血压正常。反之,诊室血压正常,而动态血压监测或自测血压升高,为隐蔽性高血压。

(二) 血压分类和高血压分级

《中国高血压防治指南(2018 年修订版)》,将 18 岁以上成人的血压按不同水平进行分类(表9-2),将高血压分为 1、2、3 级;将收缩压≥140mmHg 而舒张压 <90mmHg 的单列为单纯性收缩期高血压;将收缩压 120~139 和/或舒张压 80~89mmHg 列为正常高值,血压处于此范围内者,应认真改变生活方式,及早预防,以免发展为高血压。

表 9-2　《中国高血压防治指南(2018 年修订版)》中高血压定义和分类

类别	收缩压/mmHg	舒张压/mmHg
正常血压	<120 和	<85
正常高值	120~139 和/或	80~89
高血压	≥140 和/或	≥90
1 级高血压("轻度")	140~159 和/或	90~99
2 级高血压("中度")	160~179 和/或	100~109
3 级高血压("重度")	≥180 和/或	≥110
单纯收缩期高血压	≥140 和	<90

注:若收缩压与舒张压分属不同级别时,则以较高的分级为准。

(三) 高血压的危险分级

确诊高血压后,要首先进行临床评估,确定高血压的可能病因、潜在危险大小及适宜的治疗措施等。高血压患者的治疗决策不仅根据血压水平,还要根据以下诸方面:①其他心血管危险因素的数量和程度;②靶器官损害;③并存临床情况如心脑血管疾病,肾病及糖尿病;④患者个人情况及经济条件等。根据高血压患者的血压分级,结合危险因素、靶器官损害以及并存的临床情况等影响预后的因素(见表 9-3)确定危险分级。

表 9-3　影响高血压患者预后的因素(《中国高血压防治指南(2018 年修订版)》)

心血管疾病的危险因素	靶器官损害	伴发临床疾病
• 高血压(1~3 级) • 男性 >55 岁;女性 >65 岁 • 吸烟或被动吸烟 • 糖耐量受损(2 小时血糖 7.8~11.0mmol/L)和/或空腹血糖异常(6.1~6.9mmol/L) • 血脂异常 TC≥6.2mmol/L(240mg/dl)或 LDL-C≥4.1mmol/L(160mg/dl)或 HDL-C<1.0mmol/L(40mg/dl) • 早发心血管疾病家族史(一级亲属发病年龄 <50 岁) • 腹型肥胖(腰围:男性≥90cm,女性≥85cm)或肥胖(BMI≥28kg/m²) 高同型半胱氨酸血症(≥15μmol/L)	• 左心室肥厚 心电图:Sokolow-Lyon 电压 >3.8mV 或 Cornell 乘积 >244mV·ms 超声心动图 LVMI: 男≥115g/m²,女≥95g/m² • 颈动脉超声 IMT≥0.9mm 或动脉粥样斑块 • 颈-股动脉脉搏波速度≥12m/s(*选择使用) • 踝/臂血压指数 <0.9(*选择使用) • 估算的肾小球滤过率降低[eGFR 30~59ml/(min·1.73m²)]或血清肌酐轻度升高:男性 115~133μmol/L(1.3~1.5mg/dl),女性 107~124μmol/L(1.2~1.4mg/dl) • 微量白蛋白尿:30~300mg/24h 或白蛋白/肌酐比:≥30mg/g(3.5mg/mmol)	• 脑血管疾病: 脑出血 缺血性卒中 短暂性脑缺血发作 • 心脏疾病: 心肌梗死史 心绞痛 冠状动脉血运重建 慢性心力衰竭 心房颤动 • 肾脏疾病: 糖尿病肾病 肾功能受损,包括 eGFR<30ml/min/1.73m² 血肌酐升高: 男性≥133μmol/L(1.5mg/dl) 女性≥124μmol/L(1.4mg/dl) 蛋白尿(≥300mg/24h) • 外周血管疾病 • 视网膜病变: 出血或渗出 视乳头水肿 • 糖尿病 新诊断: 空腹血糖≥7.0mmol/L 餐后血糖≥11.1mmol/L 已治疗但未控制: 糖化血红蛋白 HbA$_{1c}$≥6.5%

按危险因素、靶器官损伤及并存临床情况的合并作用,将高血压患者按心血管风险水平分为低危、中危、高危、很高危四层(表 9-4)。

(1)低危层:高血压 1 级、无其他危险因素者。

(2)中危层:高血压 2 级或 1~2 级同时有 1~2 个危险因素者。

(3)高危层:高血压 1~2 级同时有 3 种或更多危险因素、或慢性肾脏疾病(chronic kidney disease, CKD)3 期或兼患糖尿病或靶器官损伤者;或高血压 3 级而无其他危险因素者。

(4)很高危层:高血压 3 级同时有 1 种以上危险因素或靶器官损害,或高血压 1~3 级并有临床并发症者或 CKD≥4 期,有并发症的糖尿病。

表 9-4　血压升高患者心血管风险水平分层

其他心血管危险因素和病史	血压/mmHg			
	SBP130~139 和/或 DBP85~89	1 级 SBP 140~159 和/或 DBP 90~99	2 级 SBP 160~179 和/或 DBP 100~109	3 级 SBP≥180 和/或 DBP≥110
无	—	低危	中危	高危

续表

其他心血管危险因素和病史	血压/mmHg			
	SBP130~139 和/或 DBP85~89	1 级 SBP 140~159 和/或 DBP 90~99	2 级 SBP 160~179 和/或 DBP 100~109	3 级 SBP≥180 和/或 DBP≥110
1~2 个危险因素	低危	中危	中/高危	很高危
≥3 个危险因素,靶器官损害,或 CKD3 期,无并发症的糖尿病	中/高危	高危	高危	很高危
临床并发症,或 CKD≥4 期,有并发症的糖尿病	高/很高危	很高危	很高危	很高危

注:SBP. 收缩压;DBP. 舒张压;CKD. 慢性肾脏疾病。

(四) 高血压发病的预防与控制

高血压发病机制尚未明确,现有研究认为危险因素包括遗传因素、年龄和环境因素,比较明确的是超重/肥胖或腹型肥胖,高钠饮食,长期过量饮酒,长期精神过度紧张。以上为可改变的危险因素,而性别、年龄和家族史是不可改变的危险因素。

1. 健康体重　中国成人正常体质指数(BMI)为 18.5~23.9kg/m², BMI 24.0~27.9kg/m² 为超重, ≥28.0kg/m² 为肥胖。其中男性腰围≥90cm、女性腰围≥80cm 者称为腹型肥胖。我国一项大样本人群随访研究显示,超重和肥胖人群的高血压发病风险是体重正常者的 1.16~1.28 倍。腹型肥胖与代谢综合征关系密切,并可致高血压患病风险增加。合理的饮食、避免久坐和有规律的体力活动可有助于保持健康的体重和防治高血压。

2. 限制钠盐　我国人群食盐摄入量高于西方国家。过去 40 年期间,中国各年龄段人群的食盐摄入量保持在较高的水平,成年人平均每天摄入 10g 盐,3~6 岁儿童平均食盐摄入量也达到了 5g。膳食钠摄入量与血压水平呈显著相关性,一项大样本研究显示,中国居民食盐消费量与收缩压、舒张压呈显著相关关系,与正常盐摄入量人群相比,高盐摄入人群更易发生高血压。在中国,钠摄入量过高(>2g/d)被认为可导致 1/7 以上的心血管疾病死亡,同时 70 岁以下的人群中约有 30% 的致命性卒中归因于钠的高摄入量。世界卫生组织及中国一般居民膳食指南(2022 版)均建议将成年人钠摄入量减少至每天 <2g(每天盐摄入量 <5g),以降低成年人的高血压、心血管疾病、卒中和冠状动脉疾病的患病风险。盐替代品和卒中研究(the salt substitute and stroke study,SSaSS)以有既往卒中史或 60 岁及以上血压控制不佳的成年人为研究对象展开了一项整群随机试验,结果显示,与常规食盐(100% 氯化钠)相比,使用盐替代品(75% 的氯化钠和 25% 的氯化钾)降低了卒中风险和主要心血管事件的发病率及总死亡率。

3. 合理膳食　含有丰富膳食纤维、富含钾和低脂肪的食物有助于保持健康血压。已有多项随机对照试验证实 DASH(dietary approaches to stop hypertension)饮食模式是高血压治疗的有效饮食策略。这一饮食模式是由美国国家心肺和血液研究所提出,特点是富含新鲜的蔬菜、水果、全谷物和低脂乳制品,一定量的肉类(瘦肉、禽类和鱼类)、坚果和豆类,并限制红肉、含糖饮料和脂肪。

4. 限制饮酒　过量饮酒包括危险饮酒(纯酒精摄入量:男性 41~60g/d,女性 21~40g/d)和有害饮酒(纯酒精摄入量:男性 60g/d 以上,女性 40g/d 以上)。我国 18 岁以上居民有害饮酒率为 9.3%。近年来研究显示,长期饮用酒精(30g/d)与高血压发病率增加和心血管疾病风险增加有关。荟萃分析显示,限制饮酒与血压下降显著相关。

5. 增加运动　缺乏体力活动已被证实是非传染性疾病的危险因素,减少久坐、适当增加运动有助于改善血压水平。有系统综述指出等长运动训练（isometric exercise training, IET）和高强度间歇训练（high-intensity interval training, HIIT）可有效地调整静息状态下的血压。队列研究发现，定期锻炼可降低高血压患者全因死亡风险。《中国高血压防治指南（2018年修订版）》建议，除日常生活外，应适当增加运动，每周4~7次，每次30~60分钟中等强度运动，例如快走、慢跑、游泳等。还可采取 IET 和 HIIT 运动形式，常见的 IET 包括瑜伽、平板支撑及靠墙静蹲等，HIIT 则是将高强度运动拆分为每小节10~20分钟来进行。运动形式和运动强度须因人而异。

三、糖尿病的预防与控制

糖尿病（diabetes mellitus, DM）是一组以高血糖为特征的代谢性疾病，是由于胰岛素分泌缺陷或其生物作用受损，或两者兼有引起。糖尿病表现为长期存在的高血糖，导致碳水化合物、脂肪、蛋白质代谢紊乱，造成各种组织特别是眼、肾、心脏、血管、神经的慢性损害和功能障碍。

（一）分类

按照 WHO 及国际糖尿病联盟（International Diabetes Federation, IDF）专家组的建议，糖尿病可分为1型、2型、其他特殊类型及妊娠糖尿病4种。1型糖尿病发病（type 1 diabetes mellitus, T1DM）可能与 T 细胞介导的自身免疫导致胰岛 β 细胞的选择性破坏，胰岛素分泌减少和绝对缺乏有关。2型糖尿病（type 2 diabetes mellitus, T2DM）原名叫成人发病型糖尿病，多在35~40岁之后发病，占糖尿病患者90%以上。2型糖尿病患者体内产生胰岛素的能力并非完全丧失，有的患者体内胰岛素甚至产生过多，但胰岛素的作用效果较差，因此患者体内的胰岛素是一种相对缺乏，可以通过某些口服药物刺激体内胰岛素的分泌。但到后期仍有一些患者需要使用胰岛素治疗。下面主要介绍2型糖尿病，其发病除遗传易感性外，主要与生活方式有关。

（二）诊断

血糖的正常值和糖代谢异常的诊断切入点，主要依据血糖值与糖尿病并发症的关系来确定。1999年 WHO 提出了基于空腹血糖水平的糖代谢分类标准（表9-5）。

表9-5　糖尿病诊断及糖代谢分类（WHO, 1999）

糖代谢分类	静脉血浆葡萄糖值/（mmol/L）	
	FBG	2hPBG
正常血糖（NGR）	<6.1	<7.8
空腹血糖受损（IFG）	≥6.1, <7.0	<7.8
糖耐量减低（IGT）	<7.0	≥7.8, <11.1
糖尿病（DM）	≥7.0	≥11.1

注：FBG. 空腹血浆葡萄糖；2hPBG. 餐后2小时血浆葡萄糖。

糖尿病常用的诊断标准和分类有 WHO 1999年标准和美国糖尿病学会（American Diabetes Association, ADA）2003年标准。糖尿病诊断应尽可能依据静脉血浆血糖，而不是毛细血管血的血糖检测结果。其中 IFG 或 IGT 统称为糖调节受损（impaired glucose regulation, IGR），即糖尿病前期。近年来倾向将糖化血红蛋白作为筛查糖尿病高危人群和诊断糖尿病的一种方法。糖化血红蛋白（HbA_{1c}）结果稳定，不受进食时间及短期生活方式改变的影响，变异性小，检查不受时间限制，患者依从性好。2021年4月19日，中华医学会糖尿病学分会公布了《中国2型糖尿病防治指南》，同时更新了糖尿病诊断标准。在新版指南中，糖化血红蛋白（HbA_{1c}）被纳入诊断标准中（表9-6）。

（三）2型糖尿病的预防与控制

2型糖尿病主要是由遗传和环境因素引起外周组织（主要是肌肉和脂肪组织）胰岛素抵抗和胰

表 9-6　糖尿病的诊断标准(《中国 2 型糖尿病防治指南》,2020 年版)

诊断标准	静脉血浆葡萄糖或 HbA$_{1c}$ 水平
典型糖尿病症状(烦渴多饮、多尿、多食、不明原因的体重下降)	
加上随机血糖	≥11.1mmol/L
或加上空腹血糖	≥7.0mmol/L
或加上葡萄糖负荷后 2h 血糖	≥11.1mmol/L
或加上 HbA$_{1c}$	≥6.5%
无糖尿病典型症状者,需改日复查确认	

* 空腹状态指至少 8h 没有进食热量;随机血糖指不考虑上次用餐时间,一天中任意时间的血糖。

岛素分泌缺陷,导致机体胰岛素相对或绝对不足,使葡萄糖摄取利用减少,从而引发高血糖,导致糖尿病。2 型糖尿病的遗传易感性存在种族差异。许多研究提示,与西方人群相比,中国人群对 2 型糖尿病的遗传易感性更高,且主要与胰岛 β 细胞功能减退有关。遗传因素是糖尿病发生的潜在原因,具有遗传易感性的个体在肥胖、体力活动缺乏、高能膳食、膳食纤维素摄入不足及生活水平迅速提高等环境危险因素的作用下,更易于发生 2 型糖尿病,控制这些危险因素是 2 型糖尿病的一级预防目标。

1. 健康体重管理　肥胖是 2 型糖尿病最重要的易患因素之一。大量的横断面研究和纵向研究都表明体质指数(body mass index,BMI)与发生 2 型糖尿病的危险性呈正相关关系。研究显示,体重管理可以显著改善肥胖 T2DM 患者的血糖及胰岛素抵抗。

2. 适当增加体力活动　许多研究发现体力活动不足增加糖尿病发病的危险。前瞻性研究发现,久坐的时间与 2 型糖尿病风险的增加有关,而当采取结构化锻炼来替代久坐后,2 型糖尿病的风险可降低 6%~31%。有规律的体育锻炼能增加机体对胰岛素的敏感性和改善糖耐量。

3. 合理膳食　高能量饮食是明确肯定的 2 型糖尿病的重要膳食危险因素。目前认为,摄取高脂肪、高蛋白、高碳水化合物和缺乏纤维素的膳食也可能与发生 2 型糖尿病有关。研究显示,增加蔬菜摄入,减少酒精和含糖食物的摄入,有益于降低 2 型糖尿病发生的风险。

4. 自我监测　定期的血糖监测对于控制糖尿病病情是至关重要的,它可帮助了解机体对食物和体力活动的血糖反应,是调整糖尿病治疗方案的重要依据。

5. 健康与心理教育　作为一种长期慢性疾病,日常生活方式与行为是影响糖尿病风险和病情控制的关键。健康教育能帮助人们充分认识糖尿病并提高自我管理能力。对于患者而言,可帮助积极治疗、控制病情、改善临床结局。对于糖尿病高风险人群或一般人群而言,可帮助降低糖尿病的发生风险。

四、恶性肿瘤的预防与控制

恶性肿瘤(癌症)是一大类疾病的统称。这些疾病的共同特征是体内某些细胞丧失了正常调控,出现无节制地生长和异常分化,并发生局部组织浸润和远处转移。恶性肿瘤从组织学上分为上皮性的癌和非上皮性的肉瘤及血液癌。恶性肿瘤可发生于任何年龄,任何器官的任何组织,其发病与有害环境因素暴露、不良生活方式及遗传易感性密切相关。早期发现的癌症多数预后较好。

(一)恶性肿瘤的危险因素

癌症发生的原因非常复杂,但大体可分为遗传因素和环境因素。少数癌症的发生主要和遗传及先天性因素有关,但大多数癌症,主要和后天环境及个人生活方式因素有关。除了人口老龄化外,我国癌症的主要危险因素依次为吸烟、乙肝病毒感染、膳食不合理及职业危害等。

1. **吸烟** 吸烟是多种癌症主要或重要的危险因素。大约80%以上的肺癌和80%的肺癌死亡都是由吸烟引起。吸烟也是口腔癌、喉癌、食管癌及胃癌等恶性肿瘤的重要危险因素。

2. **乙肝病毒及其他病毒感染** 全球每年约有近40万人死于乙肝病毒感染引起的原发性肝细胞癌。据估算,目前我国慢性乙肝病毒感染者约7 000万人,是造成慢性肝炎、肝硬化及肝癌的主要原因。其他与人类恶性肿瘤有关的病毒感染包括:人乳头状病毒与宫颈癌,巨细胞病毒与卡波西肉瘤,EB病毒与伯基特(Burkitt)淋巴瘤,以及免疫母细胞淋巴瘤和鼻咽癌等。

3. **膳食营养因素** 热量摄入过多和体力活动不足引起的肥胖和多种癌症,如大肠癌、子宫内膜癌、绝经后乳腺癌等肿瘤的发生有关。超重和肥胖是结直肠癌与乳腺癌上升的重要原因;而在贫困地区,一些营养素的缺乏仍然与某些癌症的高发密切相关,如硒的缺乏与食管癌。另外,过量或经常饮酒与口腔癌、咽癌、喉癌、食管癌、直肠癌等有关,长期饮酒可导致肝硬化继而可能与肝癌有联系。由于食物污染、变质、人工添加或食物加工过程中产生的一些化学物质,如丙烯酰胺、亚硝胺、黄曲霉毒素、杂环胺和多环芳烃等,也和多种癌症的发生有关。

4. **职业危害** 有些职业性接触的化学物具有致癌性。我国卫生部已将石棉所致肺癌、间皮瘤,苯所致白血病,砷所致肺癌、皮肤癌等明确为职业性恶性肿瘤。

5. **其他环境因素** 电离辐射,包括医源性X射线,可引起人类多种癌症,如急性和慢性细胞白血病、多发性骨髓瘤、恶性淋巴瘤、骨肉瘤、皮肤癌、肺癌、甲状腺癌、乳腺癌、胃癌、胰腺癌、肝癌、喉癌、脑瘤、神经母细胞瘤、肾脏细胞瘤及鼻窦癌等。

(二)恶性肿瘤的预防与控制

1. **一级预防** 癌症预防的理想目标是抑制癌症的形成,一级预防属于针对病因的预防,对于实现这一目标至关重要。要加强对恶性肿瘤危险因素的控制,广泛开展防癌的健康教育,减少各种危险因素的暴露,包括接种乙肝疫苗、防止环境污染、改变不良生活方式(戒烟)、增强体力活动、均衡饮食、避免阳光过度照射、防止食品污染及减少不良饮食行为等。

2. **二级预防** 癌症的早期发现、早期诊断及早期治疗是降低死亡率及提高生存率的主要策略之一。首先应加强居民的防癌意识,重视癌症的早期信号:可触及的肿块并逐渐增大、有不正常的出血或分泌物增多、持续性干咳或痰中带血、进食有异物感或吞咽困难、食欲减退、原因不明的消瘦、便血或血尿、黑痣或赘生物短期内增大或破溃、久治不愈的溃疡、鼻出血或单侧头痛或伴有复视等。其次,应加强对易感人群的监测并对癌前病变进行治疗,如结肠息肉、慢性肝炎、肝硬化、消化道炎症或上皮重度增生等。对于一些发病率高、并能在早期有效治疗的肿瘤,应开展社区普查和高危人群筛查,如子宫颈癌的筛查及早诊早治在世界范围内得到认同,WHO推荐各国均可开展,我国亦将其作为重点筛查项目。但65岁以后患子宫颈癌的危险性极低,因此一般不主张对65岁以上的妇女进行常规的子宫颈癌筛查。此外,乳腺癌的筛查及早诊早治在发达国家已有定论,我国乳腺癌的流行特点与西方国家有所不同,绝经期后其发病率逐渐下降,而不像西方国家妇女随年龄增高而上升。因此,我国有专家推荐妇女乳腺癌的筛查年龄以35~70岁为宜。大肠癌的筛查及早诊早治在一些发达国家也得到积极施行,我国近年来大肠癌发病的上升趋势显著,因此应是重点筛查的肿瘤。食管癌、肝癌及鼻咽癌尚无国际公认的筛查及早诊早治方案,我国的肿瘤防治工作者在这方面做了大量的工作,如有研究提示,对乙肝病毒感染者,恰当使用甲胎蛋白测定,有可能降低肝癌死亡率,可考虑在相应的高发区特定的人群中筛查。

3. **三级预防** 积极治疗以提高癌症患者的治愈率、生存率及延长生存时间,开展康复治疗以提高生命质量。对于晚期癌症患者,有效的止痛治疗和临终关怀具有重要的意义。

（林 茜）

第四节　突发公共卫生事件

【学习要点】
　　1. 突发公共卫生事件的定义、基本特征、分类和分级。
　　2. 突发公共卫生事件的应急预案、应急管理体系及应急管理机制。
　　3. 突发公共卫生事件现场应急医疗救援及现场流行病学调查。

　　我国地域辽阔，人口众多。传染病疫情、群体性不明原因疾病、食品安全、职业危害、动物疫情以及其他严重影响公众健康和生命安全的事件频繁发生。如何有效应对各种突发公共卫生事件，已成为当今世界各国政府和公众所关注的重大问题之一。

一、概述

　　突发公共卫生事件不仅给人民的健康和生命造成重大损失，对经济和社会发展也产生重要影响。严重的突发公共卫生事件往往造成多人群患病、伤残或死亡，以及巨大的经济损失。突发公共卫生事件的频繁发生或处理不当，可能对国家和地区的形象产生很大的负面影响，也可使医疗卫生等有关单位和政府有关部门陷入严重的公共信任危机，甚至可能影响地区或国家的稳定。

(一) 突发公共卫生事件的定义

　　《中华人民共和国突发事件应对法》提出，"突发事件，是指突然发生，造成或者可能造成严重社会危害，需要采取应急处置措施予以应对的自然灾害、事故灾害、公共卫生事件和社会安全事件。"突发事件可以由自然因素、社会因素或人为因素所造成。主要分为自然灾害、事故灾难、社会安全事件、公共卫生事件四类。

　　我国《突发公共卫生事件应急条例》中规定，突发公共卫生事件（public health emergency，PHE）是指突然发生，造成或者可能造成社会公众健康严重损害的重大传染病疫情、群体性不明原因疾病、重大食物和职业中毒以及其他严重影响公众健康的事件。

(二) 突发公共卫生事件的基本特征

　　1. 突发性和意外性　突发公共卫生事件多为突然发生，难以事先预知其发生的时间、地点。虽然存在着发生征兆和预警的可能，但很难对其作出准确的预警和及时的识别。

　　2. 群体性或公共性　在公共卫生领域发生，危害的不是特定的个体，而是不特定的社会群体，具有公共卫生属性，往往同时波及多人甚至整个工作或生活的群体。

　　3. 严重性　当突发公共卫生事件涉及范围及人群较大时，一方面对人们身心健康产生危害，甚至冲击医疗卫生体系本身，可在很长时间内对公众心理产生负面影响；另一方面，某些突发公共卫生事件涉及社会不同利益群体，敏感性、连带性很强，处理不当对社会稳定和经济发展产生重大影响。

　　4. 复杂性　我国地域辽阔，人口众多，自然因素和社会因素均复杂，突发公共卫生事件发生的原因繁多。引起传染病暴发的微生物多种多样，全球已登记的可引起中毒的化学物质种类超过 4 000 万种，对其毒性认识较深刻的近数千种，且各类公共卫生事件的表现形式、发展速度和处置措施亦存在差异，很难用同样的模式来框定。

　　5. 阶段性　突发公共卫生事件不论大小，根据其发生、发展的过程均可大致分为四个阶段：潜伏期，即事件发生前的先兆阶段，若先兆现象处理得好，事件有可能避免；暴发期，即事件发生期，由于未能在潜伏期对其发生时间、地点进行识别和预测，导致事件迅速演变，出现暴发；处理期，即事件控制期，包括对传染病疫情的处理及人为事故的处理；恢复期，即事件平息期，尽快让事件发生或波及地区恢复正常秩序，针对受害人群可能产生的"创伤后应激障碍"进行预防和

NOTES

处理。

6. 决策的紧迫性和时效性 突发公共卫生事件往往事发突然、情况紧急、危害严重,如不能采取迅速的处置措施,事件的危害将进一步加剧,造成更大范围的影响。

7. 处理的综合性和系统性 许多突发公共卫生事件不仅是一个公共卫生问题,还应当视为社会问题进行处理,需要各有关部门共同协作,甚至全社会都要动员起来参与处置工作。因此,突发公共卫生事件的处理涉及多系统、多部门,政策性很强,必须在党和政府的领导下协调各部门和人民群众的力量,才能最终控制事态发展。

(三) 突发公共卫生事件的分类和分级

1. 突发公共卫生事件分类 根据突发公共卫生事件的定义,可将突发公共卫生事件分为四类:重大传染病疫情、群体性不明原因疾病、重大食物中毒与职业中毒、其他严重影响公众健康的事件。

(1) 重大传染病疫情:是指某种传染病在短时间内发生,波及范围广泛,出现大量的患者或死亡病例。其发病率远远超过常年的发病水平。比如,2003 年全球范围内出现的严重急性呼吸综合征(SARS);2020 年 1 月 30 日,世界卫生组织宣布,将新型冠状病毒感染疫情列为"国际关注的突发公共卫生事件(public health emergency of international concern,PHEIC)";以及 2022 年 7 月 23 日,世界卫生组织宣布,在多个国家和地区发生的猴痘(Monkeypox)疫情构成"国际关注的突发公共卫生事件"。

(2) 群体性不明原因疾病:指一定时间内(通常是指 2 周内),在某个相对集中的区域(如同一个医疗机构、自然村、社区、建筑工地、学校等集体单位)内同时或者相继出现 3 例及以上相同临床表现,经县级及以上医院组织专家会诊,不能诊断或解释病因,有重症病例或死亡病例发生的疾病。

(3) 重大食物中毒或职业中毒:指一次中毒人数超过 30 人或发生 1 例以上死亡的饮用水或食物中毒;或短期内发生 3 人以上或出现 1 例以上死亡的职业中毒。

(4) 其他严重影响公众健康的事件:①医源性感染暴发;②药品或免疫接种引起的群体性反应或死亡事件;③严重威胁或危害公众健康的水、环境、食品污染;④有毒有害化学品、生物毒素等引起的集体性急性中毒事件;⑤放射性、有毒有害化学性物质丢失、泄漏等事件;⑥生物、化学、核辐射等恐怖袭击事件;⑦有潜在威胁的传染病动物宿主、媒介生物发生异常;⑧学生中发生自杀或他杀事件,出现 1 例以上的死亡;⑨突发灾害/伤害事件;⑩上级卫生行政部门临时认定的其他重大公共卫生事件。

2. 突发公共卫生事件分级

(1) 突发公共卫生事件分级:根据突发公共卫生事件性质、危害程度、涉及范围,突发公共卫生事件划分为特别重大(Ⅰ级)、重大(Ⅱ级)、较大(Ⅲ级)和一般(Ⅳ级)四级。

(2) 医疗卫生救援事件的分级:根据突发公共事件导致人员伤亡和健康危害情况将医疗卫生救援事件分为四级。

1) 特别重大事件(Ⅰ级):①一次事件出现特别重大人员伤亡,且危重人员多,或者核事故和突发放射事件、化学品泄漏事故导致大量人员伤亡,事件发生地省级人民政府或有关部门请求国家在医疗卫生救援工作上给予支持的突发公共事件;②跨省(区、市)的有特别严重人员伤亡的突发公共事件;③国务院及其有关部门确定的其他需要开展医疗卫生救援工作的特别重大突发公共事件。

2) 重大事件(Ⅱ级):①一次事件出现重大人员伤亡,其中死亡和危重病例超过 5 例的突发公共事件;②跨市(地)的有严重人员伤亡的突发公共事件;③省级人民政府及其有关部门确定的其他需要开展医疗卫生救援工作的重大突发公共事件。

3) 较大事件(Ⅲ级):①一次事件出现较大人员伤亡,其中,死亡和危重病例超过 3 例的突发公共事件;②市(地)级人民政府及其有关部门确定的其他需要开展医疗卫生救援工作的较大突发公共事件。

4)一般事件(Ⅳ级):①一次事件出现一定数量人员伤亡,其中,死亡和危重的病例超过1例的突发公共事件;②县级人民政府及其有关部门确定的其他需要开展医疗卫生救援工作的一般突发公共事件。

二、突发公共卫生事件应急管理

突发公共卫生事件的应急管理(public health emergency management,PHEM),宏观上包括应急预案、应急管理体系、运行机制、应急管理指导原则等;微观上包括资源管理、预案管理、教育培训、人员疏散等。

(一)应急预案

应急预案是针对可能发生的突发公共卫生事件,在风险分析与评估的基础上,预先制定的应急计划与应急行动方案。自2003年11月国务院办公厅成立应急预案工作小组,2004—2006年国务院经多次审议并通过《国家突发公共卫生事件应急预案》。截至2012年底,全国(不含党委、军队系统)共编制各级各类应急预案550余万件,涵盖了自然灾害、事故灾难、公共卫生事件和社会安全事件等各个领域。2018年3月,根据第十三届全国人民代表大会第一次会议批准的国务院机构改革方案,设立中华人民共和国应急管理部。组织编制国家应急总体预案和规划,指导各地区各部门应对突发事件工作,推动应急预案体系建设和预案演练。

1. 编制目的　《国家突发公共卫生事件应急预案》总则中提出,预案编制是为了有效预防、及时控制和消除突发公共卫生事件及其危害,指导和规范各类突发公共卫生事件的应急处理工作,最大程度地减少突发公共卫生事件对公众健康造成的危害,保障公众身心健康与生命安全。

2. 编制依据　主要依据《中华人民共和国传染病防治法》《中华人民共和国食品卫生法》《中华人民共和国职业病防治法》《中华人民共和国国境卫生检疫法》《突发公共卫生事件应急条例》《国内交通卫生检疫条例》和《国家突发公共事件总体应急预案》。

3. 工作原则　突发公共卫生事件的四项工作原则:①预防为主,常备不懈。提高全社会对突发公共卫生事件的防范意识,落实各项防范措施,做好人员、技术、物资和设备的应急储备工作;②统一领导,分级负责。根据突发公共卫生事件的范围、性质和危害程度,对突发公共卫生事件实行分级管理;③依法规范,措施果断。地方各级人民政府和卫生行政部门要按照相关法律、法规和规章的规定,完善突发公共卫生事件应急体系,建立健全系统、规范的突发公共卫生事件应急处理工作制度,对突发公共卫生事件和可能发生的公共卫生事件作出快速反应,及时、有效开展监测、报告和处理工作;④依靠科学,加强合作。突发公共卫生事件应急工作要充分尊重和依靠科学,要重视开展防范和处理突发公共卫生事件的科研和培训,为突发公共卫生事件应急处理提供科技保障。

(二)应急管理体系

应急管理体系是为应对突发公共卫生事件而建立的组织机构,是保证应急管理工作有效运行的一系列组织安排和条件保障,是应急管理的核心和基础。应急管理体系的组织原则:统一领导,有常设的管理机构,属地管理,分级管理(行政管理分级与事件分级),协调整体应急工作。

1. 指挥系统　按照《国家突发公共卫生事件应急预案》的规定,应急指挥部按两级结构组建,分为全国应急指挥部和省级行政区应急指挥部。

2. 监测预警系统　通过长期不间断地监测公众健康和公共卫生问题,发现危机的蛛丝马迹或突发事件的苗头、迹象,迅速、准确地作出突发公共卫生事件预警报告,制订防范的具体措施,作好应对的准备。科学的监测是有效预防和控制事件的基础,也是做好应急处置工作的前提。

3. 反应系统　事件一旦发生,各系统都应根据事先制订的计划和相关法律法规进行程序化运作,快速启动反应系统,从而使各项救援工作有条不紊地进行。主要反应系统包括:应急医疗救治体系、实验室检测体系、疾病预防控制体系、卫生执法监督体系、医疗卫生应急救援队伍等。

4. 信息发布系统　国家突发公共卫生事件应急决策指挥的信息技术平台,承担突发公共卫生事件及相关信息的收集、处理、分析、发布和传递工作,采取分级负责的方式实施。

5. 保障系统　我国突发公共卫生应急管理体系正在逐步建立一个全面的保障系统,包括物质保障、经费保障、通信与交通保障、法律保障和社会公众的宣传教育等。

（三）应急管理机制

突发公共卫生事件应急管理机制是为做好应对工作而制定的一套行为准则和规范,明确各机构的职责和相互间的联系,以及用来协调各管理层面工作的规则、法律、法规、政策等。

1. 指挥决策机制　特指突发事件发生后,在救援与处置阶段成立应急指挥中心或应急指挥部之后,由应急管理机构及其领导者根据突发事件的发生情况,借助一定的科学方法和手段,就下级的各类应急活动进行组织领导和综合协调,并在比较、权衡多个可行方案后从中择出或组合制订出最优方案,将之付诸实施的过程。

2. 组织协调机制　建立组织协调机制有利于优化资源配置,降低管理成本,提高快速响应能力与效率。组织协调机制主要有以下三方面:①中央与地方的组织协调,区域联防联控、重大疾病联防联控等;②政府部门间的组织协调;③卫生部门内的组织协调,卫生部门与医疗机构、疾病预防控制机构、卫生监督机构的协调与沟通。

3. 预测预警机制　主要包括建立预警机制、预测预警系统和进行风险分析三项内容,做到早发现、早报告、早处置。预测预警机制的基本步骤:①识别突发事件的类别和级别;②评估事件可能涉及的范畴和态势;③确定预警范围和领域;④预警级别的设定及表达方法的规定;⑤预警信息的发布次序、范围和方式。

4. 应急响应机制

（1）响应过程:响应过程基本上分为应急准备、先期处置、应急响应和应急终止四个部分。应急准备主要包括应急救援队伍的建设,开展卫生应急专业人员的培训,公众的应急准备,卫生应急物资的储备。先期处置包括按照有关应急条例和预案向上一级政府报告;迅速组织协调应急救援力量,救治伤病员,紧急疏散(或隔离)居民;实施必要的管制措施;调研与控制同步,核查原因、追溯源头、动态监测、判断趋势等。应急响应主要包括启动响应的预案,根据突发公共卫生事件的性质、级别和特点,以及当地当时的具体情况落实各项应急响应措施。应急终止即一旦突发公共卫生事件被有效控制,并且没有衍生事件发生的可能时,在经过专家评估确认之后,按一定的程序由政府宣布终止应急。

（2）响应分级:各级卫生行政部门组织应急专家委员会对突发公共卫生事件的性质以及危害性确定响应级别。

（3）响应程序:根据响应级别启动应急预案,实施现场紧急救援;一旦事态可能进一步扩大或属于特别重大(危急)的突发公共卫生事件,需要采取扩大应急行动;应急响应结束。

（4）应急措施:突发公共卫生事件涉及地区的政府和各有关医疗卫生机构(包括出入境检验检疫机构)按国家与地方的应急条例/预案各司其职;非事件发生地区则做好重点地区、要害部门和脆弱人群的监测和预防(如免疫预防),开展有关应急知识的宣传教育,实施交通检疫与地区的卫生检疫,准备必需的药品、消毒器具和疫苗等。

三、突发公共卫生事件现场应急处置

突发公共卫生事件现场处置涉及面广,包括医疗救援、现场流行病学调查、现场的洗消处理、安全防护、心理干预和卫生保障等方面。

（一）医疗救援

1. 医疗救援的特点　现场应急医学救援不同于临床医疗急救,具有自身的特点。

（1）现场救援资源有限：重特大突发事件中，批量伤员突然发生、伤病种类复杂、伤情不一，救援现场环境复杂，救治场所不稳定，原有的卫生设备、卫生人力资源以及生命给养系统可能遭到破坏甚至瘫痪，医疗需求与可用的医疗资源之间短期存在巨大差距。

（2）现场救援组织困难：救援现场条件艰苦、任务紧迫、救援组织结构松散、救援医护人员配合不够默契。而且现场救援工作是一项错综复杂的工程，不仅需要有多种医疗技术的综合运用，还需要整个救灾系统各个部门之间的密切配合，在高度统一的指挥下，实施高效救援。因此，现场应急医学救援组织工作是一项复杂而艰巨的工作。

（3）现场救援流程不同：现场应急医学救援流程不同于院外急救，包括四个基本步骤，即搜索与营救、检伤分类、现场有针对性地医疗救治以及安全转运。应急医学救援需要依据突发事件发生的时间、地点、性质和伤害的特点，按照应急医学救援流程，争取在最短的时间内作出最佳的救援选择。

（4）现场危机心理干预：灾害现场公众所受巨大的精神刺激，易造成创伤和各种应激性身心疾患，需要在早期进行应急与危机心理干预。

（5）现场卫生防疫问题：灾害现场的卫生防疫是防止灾后疫情暴发的根本手段，是现场应急医学救援重要工作内容之一。

2. 医疗救援原则

（1）及时性：现场伤员救治过程中，医疗急救技术和确定性治疗措施原则上越快实施越好，就近、就地、安全、高效，力求最佳的救治时机。

（2）适宜技术：现场救治目的是延续伤员生命，一般只能采取通气、止血、包扎、固定、搬运、基础生命支持等适宜的救治技术。

（3）分级救治：分级救治的基本特征是伤病员从现场紧急救治到确定性治疗和康复治疗的过程中，实施分工、分阶段、连续不间断救治。

（4）阶梯后送：分级救治的实施需要阶梯后送作为保障，是通过多种运输工具，包括水运、陆运、空运等多层次立体空间的联合运输保障；是根据不同的运输条件，在严密的医疗监护下，运用信息化手段，连续实施的安全转运。

（5）救治与防护相结合：在现场救治伤病员与救治人员保护好自身安全同样重要，只有保证自身安全，才能高效开展现场救援工作。

（6）共同参与：应急医学救援需要全社会共同参与，要充分发挥公众以及志愿者等社会力量作用，在搜寻伤员与后送、自救互救、卫生防疫、血液供应、生活保障等方面，充分调动社会力量的积极性。

经历了汶川地震等重大灾难救援实战，我国应急医学救援能力十年来显著增强。国家紧急医学救援队与国家突发急性传染病防控队、国家突发中毒事件处置队、国家核事故和辐射突发事件卫生应急队共同构成了我国卫生应急队伍的核心力量。为有效应对各种突发公共卫生事件和灾难，减轻各类突发事件对人民群众身心健康和生命安全的危害，保障社会和谐稳定与经济平稳发展提供了强有力的保障。

3. 医学救援分级　突发公共卫生事件的应急医学救援大体可分为三级救治（rescue by three stages）：第一级为现场抢救，第二级为早期救治，第三级为专科治疗。

（1）一级医疗救治：又称为现场抢救。主要任务是迅速发现和救出伤员，对伤员进行一级分类诊断，抢救需紧急处理的危重伤员。抢救小组（医务人员为主）进入现场后，搜寻和发现伤员，指导自救互救，在伤员负伤地点或其附近实施最初的救治，包括临时止血、伤口包扎、骨折固定、搬运、预防和缓解窒息、简单的防治休克、解毒以及其他对症急救处置措施。首先要确保伤员呼吸道通畅，同时填写伤票，然后将伤员搬运出危险区，就近分点集中救治，后送至现场医疗站和专科医院。

（2）二级医疗救治：又称为早期救治或就地救治。在现场医疗站对现场送来的伤员进行早期处理,检伤分类。主要任务是对中度和中度以下急性中毒、复合伤伤员、有明显体表和体内污染的人员进行确定诊断与治疗;对中度以上中毒、复合伤伤员进行二级分类诊断,并将重度和重度以上中毒和复合伤伤员以及难以确诊和处理的伤员,在条件允许下尽早后送到三级医疗救治单位。

（3）三级医疗救治：又称为专科治疗。由国家指定的具有各类伤害治疗专科医治能力的综合医院负责实施。主要任务是收治重度和重度以上的急性中毒、严重复合伤、体表和体内污染的伤员,进一步作出明确的诊断,并给予良好的专科治疗。继续全面抗休克和全身性抗感染,预防创伤后肾衰竭、急性呼吸窘迫综合征、多器官功能障碍综合征等并发症,对已发生的内脏并发症进行综合治疗,酌情开展辅助通气,心、肺、脑复苏等,直至伤员治愈。有些伤员治愈后留下残疾,尚需作进一步康复治疗。

根据分级救治的特点,必须正确处理伤病员完整性治疗与分级救治、后送与治疗的关系。为此,应遵循下列基本要求：①及时合理,力争早日治愈;②前后继承,确保救治质量;③相辅相成,医疗与后送相结合,要实现分级救治,使伤病员获得完整救治。

（二）现场流行病学调查

1. 基本目的及意义　突发公共卫生事件常以疾病暴发或聚集性疫情的形式出现,尽快开展现场流行病学调查（field epidemiological investigation,FEI）,有利于判断突发公共卫生事件的源头,其中以传染性疾病的流行病学调查尤为重要。只有开展流行病学研究,才能寻找病因线索,获得更多有关宿主、病因和环境之间相互关系的信息,才能探究疾病在人群发生的全部过程,同时采取流行病学调查方法及分析推理的逻辑思维,对突发公共卫生事件进行三间分布描述及其影响因素分析,尽快获得突发公共卫生事件发生的原因、规律,基于基线资料及监测数据,评估干预措施的效果,控制疾病进一步发展。

2. 主要开展工作　疾病预防控制机构接到突发公共卫生事件报告后,应立即进行信息核实和上报工作,迅速组织进行现场调查和实施控制措施。对达到相应级别的突发公共卫生事件,应建议卫生行政部门报当地政府启动突发公共卫生事件应急预案。其工作流程如图9-4所示。

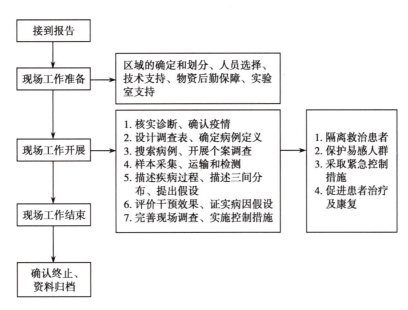

图 9-4　突发公共卫生事件现场调查与处置流程

（1）现场工作准备:流调人员进入调查现场前尽可能了解事情的性质、发生的时间、地点、发病人数等信息,针对事件严重程度制订现场工作方案,并从人员、技术、实验室、物资和后勤等方面开展准备工作。

（2）现场工作开展:流调人员应按要求完成调查培训及有效个体防护,沿消毒通道按规定进入现场。具体工作实施分为以下几个步骤：①先到收治患者的医疗机构与病例的就诊医师进行沟通，收集患者的基本信息、临床症状、体征和实验室检查结果。②结合实际情况设计调查表，确定病例定义。③开展病例搜索，根据病例定义将调查对象分为确诊病例、临床诊断病例、可疑病例。流调人员开展详尽的流行病学个案调查，同时动态收集新发病例资料，对传染病疫情应及时收集密切接触者信息并进行信息推送。④根据事件类型，采集患者、环境、宿主动物和传播媒介等标本，开展实验室血清学和病原学检测，提出病因线索。⑤通过描述疾病在时间、人群和地区的分布，分析疾病的发生过程，确定高危人群，描述与疾病之间可能存在关联的因素，建立初步的病因假设。依据现场调查信息及监测数据，应用分析性流行病学方法或通过评估控制措施的干预效果验证因果假设。⑥进一步完善调查，对于新发或不明原因疾病，要及时采取特定的公共卫生措施，做到边调查边防控，控制事态进一步发展。⑦在调查过程中，完成初次报告、进程报告及结案报告。

在上述过程中，临床急诊或其他接诊医生要积极配合流调工作，需要与疾控中心的人员共同完成病例的核实及疫情的初步判定。需要对接诊患者进行详细的问诊并根据临床表现、实验室检查结果初步判断疾病的类型，可能的发病原因、病情的严重程度等。疾控人员需要综合病例的临床表现、实验室检查、流行病学调查资料提出可行的干预措施，尽快控制事件避免疫情的扩大化。

（3）现场工作结束。

（4）确认终止、资料归档：在确定突发公共卫生事件应急反应终止后，将材料报送上级机关存档备案。

（三）现场的洗消处理

现场洗消（field decontamination，FD）是突发公共卫生事件应急中的重要环节。应及时开展恢复活动，对直接受事件影响的人员加以保护，恢复环境和公众的生活条件。恢复活动主要包括以下几个方面：

1. 环境监测和巡测　对污染事故造成的环境污染，继续进行不间断的环境监测和巡测，对可能被污染的各类食品和环境物质样品进行分析。估算事故受污人员的个人和群体剂量，对事故定性定级。

2. 对事件现场分区管制　在应急干预的情况下，为了便于迅速组织有效的应急响应行动，以最大限度地降低突发公共卫生事件可能产生的影响，应尽快将事件现场进行分区管理。根据现场侦检和流行病学调查结果，对突发公共卫生事件性质、区域、污染物性质及污染程度进行分析，将事件现场划分为控制区、监督区和非限制区。

3. 区域环境现场去污与恢复　应急去污洗消小组赶赴事故现场对道路、建筑物、人员、车辆等受污染的场所与物品进行去污洗消，切断污染和扩散渠道。在监督区与非限制区交界处，设立污染洗消站。洗消站配备监测仪、洗消液等去除污染设备和用品。

4. 人员撤离时的洗消处理　应急处置结束后，受污染的人员、车辆、装备、服装等进行统一彻底的洗消，一般在划定的洗消场地进行。洗消站通常由人员洗消场、装备洗消场和服装洗消场组成。

（四）安全防护

安全防护是指用物理手段阻止有害因子及其传播媒介对人体的侵袭，防止有害因子通过呼吸道或皮肤、黏膜等途径侵入人体，免受污染或感染的措施。可分为处置时的个人防护、医院病房或隔离区防护和实验室防护等不同层次。

个人防护装备（personal protective equipment，PPE）分成三个级别：一级防护，穿工作服、隔离衣，戴12~16层纱布口罩；二级防护，穿工作服，外罩一件隔离衣，戴防护帽和符合N95或FFP2标准的防护口罩，戴乳胶手套和鞋套，必要时戴护目镜，尽量遮盖暴露皮肤、口鼻等部位；三级防护，在二级防护的基础上，将隔离衣改为标准的防护服，将口罩、护目镜改为全面呼吸型面罩。生物防护措施主要针对两个方面：一是对气溶胶的防护，二是对媒介昆虫的防护。在生化防护中，如有相应疫苗或药物储备，可紧急接种疫苗或预防性服药，化学防护可着防毒服；在放射医学防护中，除使用铅制屏障外，还可服用稳定性碘，配备能报警的探测仪器、个人剂量仪。

患者或感染者应在有良好防护设施的病房或区域进行治疗或隔离，如高致病性传染病患者应在负压病房中进行治疗,放射损伤患者应在专科医院或综合性医院相应的专科进行治疗。

针对危险因子的实验操作具有高风险性,预防实验室污染或感染是处置工作的重要一环。实验室安全相关的工作理应贯穿于实验的整个过程,尽量减少实验室感染和污染环境的危险。感染性物质的运输要遵循国家《可感染人类的高致病性病原微生物菌(毒)种或样本运输管理规定》的要求。

(五)心理干预

突发公共卫生事件往往不仅对生命、财产以及社会生活环境造成极大破坏,同时会给灾难人群带来巨大的心理创伤和心理危机,主要为急性应激反应和创伤后应激障碍。可能表现为情绪、认知、行为活动等一系列转变,如害怕、焦虑、恐慌、无助感、愤怒、重复回忆、逃避反应、高度的警觉性、不明原因的生理问题等等。

"应急心理救援",也称为心理危机干预或灾后心理救援,是指由医学专家、心理专家对处于危机状态中的个体或群体,运用心理学知识,通过科学的心理疏导,缓解危机带来的紧张和压力,重建心理平衡。应急心理救援的首要目标是让个体感受到稳定、安全的环境及关系,推动适应行为的开始,缓解应激障碍相关症状,预防创伤后应激障碍的发生。

应急心理救援组可根据灾后个体的需求给予帮助和关怀,旨在提供安全、信任关系,提供躯体照顾和情感支持。如提供基本生活保障,倾听和关注灾后个体的交流需求、隔绝恐惧源(将受害者带离现场或组织带入其他社会活动)、适当的躯体接触(拥抱、握手)给予个体心理安抚等多种方式。同时,要了解受灾人群的社会心理状况,对可能出现的紧急群体心理事件及时采取措施,促进公众心理健康,维护社会稳定。

(王　帆)

小结

传染病是由传染性病原体或它们的毒性产物,通过感染的人、动物或储存宿主直接或间接地发生传播,使易感者感染或发病。传染病的流行以及流行过程的性质与强度等特征,除了传染源、传播途径和易感人群三个必要环节外,还受到自然因素和社会因素的制约。传染病的预防措施可以通过控制传染源、切断传播途径、保护易感人群等路径实施,其中疫苗接种、改善卫生条件、国境卫生检疫等是一级预防措施,早期筛查、及时隔离患者并对密切接触者进行观察或免疫接种是二级预防措施。预防策略对传染病的预防控制更为重要,WHO扩大免疫规划倡议得到包括我国政府在内会员国的积极支持;国际和国内的传染病监测系统日益健全,预警和响应更为有效;全球建立共同应对机制共识增多,WHO和各成员国信息和技术分享在共同应对新发传染病中的作用进一步得到发挥。

医院感染是指包括住院患者、医院工作人员、门/急诊就诊患者、探视者和患者家属等在医院的区域里获得感染性疾病均可以称为医院感染。可分为内源性感染和外源性感染。本节介绍了此类感染的感染源,感染途径和易感人群,以及地区分布,时间分布和人群分布等的流行病学特征。分析了医院感染发生的危险因素,如患者免疫功能减退、侵入性操作、医疗管理与流程。描述了医院感染监测的目的、类型、常用指标、报告与处置,以及预防与控制。

慢性非传染性疾病简称"慢性病",是一组长期存在、缺乏明确病因证据、不会自愈且很少能完全被治愈的疾病的概括性总称。本节介绍了慢性病的主要特点、流行状况、对社会的危害以及三级预防。描述了对高血压病、糖尿病、恶性肿瘤的预防与控制策略和方法。

突发公共卫生事件是指突然发生,造成或者可能造成社会公众健康严重损害的重大传染病疫情、群体性不明原因疾病、重大食物和职业中毒以及其他严重影响公众健康的事件。本节介绍了该类事件的基本特征、分类和分级。分析了突发公共卫生事件的应急管理体系和应急管理机制。描述了现场应急处置,包括医疗救援、现场流行病学调查、现场的洗消处理以及安全防护等基本内容。

思考题

1. 试述"三环节"和"两因素"在传染病流行过程中的作用及意义。
2. 试述基本传染数、有效传染数对于了解传染病在人群中的流行状况的主要意义。
3. 试述医院感染的诊断标准及其预防和控制的主要措施。
4. 试述慢性非传染性疾病的定义、特点及其危险因素。
5. 以癌症为例,谈谈如何从疾病自然史的各阶段来实施慢性病的防控策略。
6. 突发公共卫生事件应急医学救援分为三级,每一级别医疗救治的具体职责范围有哪些?

第十章
传染病监测预警体系

扫码获取
数字内容

高质量的传染病监测预警体系是传染病防控的基石。生物医学的进步,特别是在检测、诊断、治疗和免疫等方面的发展,使传染病的预防和控制取得了重大进展。近年来,信息技术的创新,包括移动设备和互联网的广泛使用,使得监测预警体系的基础设施得以发展。医疗信息系统的不断发展,尤其是电子病历的使用,使监测预警体系更加完善。同时,病原体鉴定的分子诊断技术的进步,扩充了公共卫生专业人员的监测工具和知识库。完善的疾病监测预警体系对于预防和控制新发突发传染病、已知传染病的威胁至关重要。

第一节　概　　述

【学习要点】

1. 传染病监测的定义及内容。
2. 常用的传染病监测预警体系的用途。
3. 国外及我国监测预警体系的起源与发展。

人类发展的历史也是与传染病斗争的历史。近 20 年来,一些新发传染病不断涌现,不少曾被控制的传染病死灰复燃。在 20 世纪下半叶,随着洁净水、公共卫生设施、疫苗和抗生素的广泛使用,传染病的发病率和病死率急剧下降。正当人们对传染病放松警惕之时,包括人类获得性免疫缺陷病毒(HIV)在内的新病原体的出现,以及耐药性结核分枝杆菌和疟疾等的再燃给人类敲响了警钟,传染病所带来的问题和挑战依然严峻。

一、传染病监测的定义

公共卫生监测一般用于预防和控制传染病、慢性非传染性疾病和伤害。《国际卫生条例(2005)》中将监测定义为:为实现公共卫生目的而不断系统性地收集、整理和分析数据,并在必要时及时公布相关信息以进行评估和公共卫生应对。

在本章中,我们重点关注传染病监测。传染病监测(infectious disease surveillance)是指有计划地、持续地和系统地收集、整理、分析和解释传染病在人群中的发生及其影响因素的相关数据,并及时将信息发送、反馈给相关的机构和人员,用于传染病预防控制策略和措施的制定、调整和效果评价,是公共卫生监测的重要组成部分。

传染病监测主要内容包括:①系统地收集重要数据(如特定疾病的病例报告数据);②对收集的数据进行分析;③及时公布结果以指导干预措施。

传染病监测是传染病预防和控制最基本的活动之一,是传染病防控的第一职能。有计划的传染病预防控制活动包括监测、干预及流行病学研究三个组成部分。有效的传染病预防和控制依赖于传染病监测。传染病风险评估和管理更离不开监测,只有敏感的传染病监测系统才能为传染病防控提供及时有效的预测预警信息。

二、常用的传染病监测预警体系的用途

传染病监测预警体系的主要用途是及时了解传染病及其病原体和相关影响因素的分布特征、变化趋势,预测和预警疾病的发生发展,为疾病防控措施的制定提供科学依据,并对措施执行的效果进行评估。

根据监测对象的不同,不同传染病监测预警体系的目的和用途有所区分。下面列举几类监测预警体系的用途。

1. 指导疫苗规划及接种策略　通过对病原体的监测,了解其变异规律和趋势,及时制定疫苗研发和接种策略,达到有针对性预防疾病的目的。例如,截至 2022 年 1 月,世界卫生组织全球流感监测和应对系统(global influenza surveillance response system,GISRS)已发展成为包括 148 个国家流感中心、7 个世界卫生组织流感研究合作中心、4 个基本监管实验室和 13 个 H5 参考实验室在内的全球网络。该系统每年在全球范围内对流感病毒和疾病进行持续监测分析,基于分析结果,世界卫生组织每半年对南北半球的季节性流感疫苗组分提出建议,以便使疫苗能应对最近流行的流感病毒。

此外,疫苗接种的成功与否取决于公众的接种意愿,疫苗风险效益比是影响接种意愿的主要因素,因此,疫苗安全性的评价就非常重要。对疫苗接种后不良事件的监测使公共卫生部门能够发现并调查与特定疫苗有关的问题。因此,很多国家都建立了疫苗不良事件报告系统,用于监测疫苗上市后的安全性。

2. 指导抗菌药物管理、控制耐药性微生物的出现　抗生素耐药性是全世界公共卫生面临的重要威胁,因此,世界卫生组织、许多国家与地区、相关组织呼吁部署监测系统来指导监测和干预。例如,欧洲疾病预防和控制中心(European Centre for Disease Prevention and Control,ECDC)支持建立了一个监测网络,在全球 32 个国家收集了关于抗菌药物消费的数据,用于指导抗生素管理项目。

在畜牧业中广泛使用抗菌药物是动物或人体的病原分离株对抗生素耐药性增加的原因之一。欧洲食品安全管理局(European food safety authority,EFSA)、ECDC 和其他合作伙伴共同监测欧洲各地动物和食物中微生物的抗生素耐药性。2006 年,欧洲食品安全局对两种重要的食源性病原体——沙门菌和弯曲杆菌的耐药性监测进行了标准化。2012 年,EFSA 和 ECDC 发布了一份关于抗生素耐药性的联合报告,其中记录了人体和食品中的空肠弯曲杆菌分离株对氟喹诺酮类药物的高耐药率。

3. 早期识别及确定疾病暴发并指导疾病控制措施　随着实验室检测方法的进步,人类可以从空间分散的病例中获得病原提取物,并将这些提取物联系起来,增强监测在暴发预警中的作用。例如,美国公共卫生和食品监管机构实验室的国家网络 PulseNet,通过脉冲场凝胶电泳(PFGE)对致病食源性细菌进行标准化分子分型。将分离菌株的 PFGE 模式与数据库中的其他模式进行比较,以识别可能的暴发。在 1993 年一次涉及美国多州的大肠埃希菌 O157:H7 大型暴发中,PFGE 首次被用于将病例与一家连锁餐厅的火腿汉堡消费联系起来。根据这一线索,华盛顿州采取了公共卫生行动,阻止了超过 25 万个可能受污染的汉堡的销售,减少了约 800 个病例。

4. 指导传染病防控的资源配置　监测数据可用于指导各类传染病防控资源的分配。例如,联合国艾滋病规划署每年会对不同国家的艾滋病负担进行估计,根据评估结果,一些基金组织可以更有针对性地将资源用到最需要的地方,像全球抗击艾滋病、结核病和疟疾基金,比尔和梅琳达·盖茨基金会等组织可将资源投入到受艾滋病影响最严重的国家,开展公共卫生干预项目。此外,还可以根据监测数据,动态了解疾病的变化趋势,评估项目的实施效果。

三、传染病监测预警体系的起源与发展

(一)国外传染病监测预警体系

早在古希腊时期,希波克拉底认为监测是观察、记录、收集事实,然后分析它们,为合理的行动提供依据。然而,第一个与监测有关的公共卫生行动直到 13 世纪初的鼠疫流行时期才发生,当时公共

卫生部门在威尼斯共和国附近的港口设置卡点,防止患有类似鼠疫的人下船。在中世纪晚期,西欧各国政府承担起了对其城镇居民进行健康保护和医疗保健的责任。基本的疾病监测系统制定了禁止污染街道和公共用水的规定,此外还有其他关于人类墓地、食品处理和提供某些类型的护理的规定。1766 年,约翰·皮特·弗兰克(Johann Pete Frank)在德国倡导了一种更全面的公共卫生监督形式,它涵盖了学校卫生、伤害预防、孕产妇和儿童健康以及公共用水和污水处理。此外,他还牵头制定了政府保护公众健康的措施。

在美国历史上,公共卫生监测的重点是传染性疾病。1741 年,罗得岛就出现了监测的措施,当时该殖民地通过了一项法案,要求酒馆老板报告其顾客中的传染病患者。两年后,该殖民地进一步要求报告天花、黄热病和霍乱。在美国大陆与疾病报告相关的活动直到 1850 年才开始,当时联邦政府首次公布了基于死亡登记和 10 年一次人口普查的死亡率统计数据。从 1874 年起美国开始系统地报告疾病病例(发病率),当时马萨诸塞州卫生部门要求医生使用标准的报告格式,每周提供流行疾病的报告。到 1901 年,所有州和市的法律都规定要向地方当局报告选定的传染病,包括天花、肺结核和霍乱。1914 年,公共卫生局人员被任命为合作流行病学家,在各州卫生部门服务并每周向公共卫生局总部报告。1999 年美国 CDC 开始启动国家疾病监测信息系统(national electronic disease surveillance system,NEDSS)的建设,以实现多个监测信息系统的无缝衔接,监测并评估疾病发展趋势、确定公共卫生突发事件、指导疾病的预防与控制。

(二)我国传染病监测预警体系的起源与发展

1. 第一阶段(新中国成立后至 20 世纪 70 年代末)　新中国成立初期我国传染病防控形势严峻,20 世纪 50 年代初,传染病居死因顺位第二位,因此 1955 年卫生部制定了《传染病管理办法》,1959 年我国开始建设全国传染病报告系统,最初由各级各类医疗机构向基层卫生防疫机构报告,基层卫生机构汇总整合后逐级上报至卫生部(现国家卫生健康委员会,以下同),要求报告病种为 15 种。1978 年,卫生部发布《中华人民共和国急性传染病管理条例》,规定了在全国范围进行报告的两类 25 种传染病病种,并对报告时限与方式作出相应要求。20 世纪 70 年代后期,随着西方国家疾病监测概念的引入,我国先后开始实施鼠疫、肾综合征出血热、疟疾等传染病的单病种和设点监测。

2. 第二阶段(20 世纪 80 至 90 年代)　在此期间,我国传染病监测的主要进展有三个部分:

(1)建立综合疾病监测点系统(disease surveillance point system,DSP):1980 年中华预防医学科学院(现中国疾病预防控制中心)首先在 13 个省(自治区、直辖市)建立了 70 个综合疾病监测点。1995 年扩大至 145 个监测点,覆盖了全国约 1% 的人口,建立全国传染病报告系统,成为我国最重要、最基本的传染病宏观监测系统。DPS 还开展出生死亡监测、吸烟等危险因素监测、病毒性肝炎等疾病的血清流行病学调查以及法定传染病漏报调查。

(2)引进计算机技术,改进数据报告方式:1985 年前我国传染病报告方式为逐级寄送纸质报告卡和统计报表,1986 年建立全国省级疫情微机通讯网,1993 年建立全国范围内的数字通信和电子信箱系统。虽然到 2001 年报告内容仍然为汇总统计月报表,但报告方式已转变为电子文件传送。

(3)扩大法定报告病种:法定报告传染病病种随着防控需求的变化也在不断调整和扩大。1989 年法定报告传染病病种由两类 25 种扩大为三类 35 种,2009 年扩大至 39 种,2020 年,新型冠状病毒感染纳入法定报告传染病病种。同时慢性传染病(如肺结核)与新发传染病(如艾滋病)也被纳入法定管理。

3. 第三阶段(20 世纪末至今)

(1)法定传染病报告系统(notifiable disease report system,NDRS):2003 年非典型肺炎暴发,在应对过程中暴露出我国传染病防控的诸多缺陷。为弥补当时我国传染病报告中存在的问题,国家开始建设一套实时的传染病网络直报信息平台——中国疾病预防控制信息系统,并于 2004 年投入使用。该系统克服了此前 NDRS 的诸多缺陷,极大地提高了报告的及时性与完整性。与此同时,国家建立了包括传染病暴发及不明原因疾病暴发在内的各类突发公共卫生事件网络直报系统。截至 2022 年 6

月,传染病网络直报系统覆盖了全国几乎100%的二级以上各级各类医疗卫生机构,法定传染病报告及时率达99.7%,诊断到报告的平均时间约为4小时。

（2）专病监测系统:中国疾病预防控制中心于2005年前后针对20余种传染病相继建立或扩大了专病监测系统。目前,我国专病监测系统就内容而言均为强化监测,即在病例被动报告的基础上对报告病例进行个案调查和实验室诊断,部分病种还要求在监测点开展血清学调查、收集动物宿主和传播媒介等相关资料。就监测模式而言,主要是为多病种设立固定监测点(多以地区或县区为单位)的形式,各病种监测点数量不等且每年略有调整。

（3）实验室检测网络:在国际和国内疾病防控项目的支持下,近年来针对特定疾病的实验室检测网络得到建设和发展。如针对流感、麻疹和肠道病毒等的检测网络覆盖了全国地市级以上疾控机构,而针对HIV/AIDS、结核等的网络则覆盖几乎所有县区级以上疾控机构。

（4）新兴监测技术:近年来,互联网搜索和媒体监测等监测方法的引入,丰富了我国传染病监测的数据来源,对提高传染病暴发发现能力起到了重要作用。

（郝元涛）

第二节　常用的传染病监测预警体系

【学习要点】

1. 主动监测的定义、具体实施及其优缺点。

2. 被动监测的定义、具体实施及其优缺点。

3. 哨点监测的定义、具体实施及其优缺点。

传染病监测体系常分为主动监测、被动监测和哨点监测三类。

一、传染病主动监测

（一）定义

主动监测(active surveillance)是指因为公共卫生问题的特殊需要,为了收集特定地理范围内确诊的每一个病例信息,上级单位亲自组织调查收集资料,或者要求下级单位收集某方面资料的监测过程。为了足够全面地收集数据,必要时基于人群的主动监测需要对临床实验室提交的病原分离株进行重新检测,并收集额外的流行病学和临床信息。进行主动监测需要耗费大量的资源,限制了其广泛应用。

（二）主动监测的意义

基于人群的主动监测通常被认为是监测的"金标准",其在整个人群或有代表性的样本中开展,可以提供全面、准确的疾病发病数据。理论上,此类监测方式能够收集人群总体中所有的确诊病例信息。主动监测收集的健康数据可以用来估计疾病负担,所得结论不仅适用于受监测人群,也适用于更大区域范围内具有相似人口特征和流行病学背景的人群;所收集的健康数据还能用于计算疾病的年龄别、性别发病率,监测疾病的长期趋势,评估各种公共卫生干预措施的影响等。

（三）建立主动监测系统的关键点

在建立监测系统时,需要确定的主要关键点包括:目标疾病或病原体的选择、与利益相关者的沟通、确保数据质量的方法,以及分析和传递数据的方法。此外,为确保数据可靠性,还必须明确病例定义,准确描述和匹配病例与监测人群,收集和管理流行病学和临床数据(包括收集致病菌或病毒分离物),以及开发对监测系统的检查和评估方法。

1. **监测疾病的选择**　用于建立和维持任何监测系统的资源总是有限的,因此必须仔细考虑传染

NOTES

病对人群的影响,以确定选择何种传染病进行监测。选择合适的目标疾病对于设计一个资源密集型、基于人群的主动监测系统极为重要。

2. 吸纳共同参与监测的合作者 在建立基于人群的主动监测系统早期就吸纳潜在的合作伙伴,有助于更彻底地了解监测的需求以及潜在的资源、人员和政治限制。除了公共卫生机构以及负责监测的专职工作人员外,监测往往还需依赖于地方公共卫生人员、实验室人员、临床医生、科研人员以及政府的广泛合作。同时还需要了解监测的潜在困难,包括工作量的增加、实施新信息系统所需的培训,并与合作伙伴不断沟通以确定各类问题的解决方案。

3. 病例定义 与所有的监测系统一样,在基于人群的主动监测系统中,被监测疾病的病例定义必须包括人物、地点和时间,具有可衡量的、标准化的病例定义。病例的诊断检测手段最好具有高度敏感性和特异性,且能够被广泛使用。因此,许多基于人群的监测系统都是以实验室为基础的,依赖于病原培养、核酸检测或针对相关抗体试验来鉴定细菌或病毒。在没有适当的实验室检测方法,或检测方法没有得到广泛应用时,基于人群的主动监测需要制定完全依赖临床判断的标准临床病例定义。

4. 病例发现 病例的发现和报告依赖于医疗工作者或者临床实验室。在实验室基础设施健全的国家,收集实验室确诊病例信息最有效的方法是与处理患者标本的实验室保持例行联系。在实验室检测能力不足的国家,如果病例需要住院,并且重症病例只在监测医院就医,则基于医院的监测可被视为基于人群的监测。

5. 疾病发病率的计算 主动监测需要准确定义和收集病例与监测人群的数据,即发病率计算中分子与分母的数据。病例和监测人群应来自同一监测区域内的居民。为了获得所有的病例信息,需要了解监测人群寻求和接受医疗保健服务的方式和机构,确保获得完整可靠的病例数据。

6. 资料收集 一旦发现病例,可以使用标准化表格收集病例的人口统计学和临床数据,例如年龄、民族、感染类型、疾病结局(如住院、死亡)和潜在合并症(如糖尿病、心脏病、艾滋病毒感染)等信息。

7. 数据管理 监测数据应保存在一个共同的数据库中。监测人员可以通过完成纸质病例报告再电子化或直接将数据输入电子数据库的方式存储数据。在电子化时,使用自动的电子数据输入系统,如可扫描表格,有助于减少数据输入错误。在建立资料管理系统时,需要考虑的因素包括:①各变量的格式和编码;②数据文件的大小和可管理性;③数据与其他数据源(如人口普查文件)的兼容性;④数据管理的安全性。

8. 系统检查和评估 包括定期评估数据的准确性和完整性,建立绩效指标量化和反映系统绩效,以此激励监测工作人员,提高工作质量,并向公共卫生领域的合作者和决策者汇报结果。

9. 数据分析与反馈 定期复审和分析数据至关重要,其有助于:①最大限度地提高数据质量;②发现重要的疾病趋势;③为监测工作人员提供及时的反馈和激励。在进行数据分析之后,需要通过多种形式向参与监测的流行病学家、实验室工作人员、政府或机构管理人员提供数据核查结果。

(四) 主动监测系统的主要优势

主动监测系统常被作为"金标准",其主要优势包括:

1. 可用于计算年龄别、性别、民族别等的发病率和患病率。

2. 可用于研究疾病流行病学特征和变化趋势。

3. 当不同监测人群获得的医疗保健服务相似时,使用类似的病例定义有利于不同人群疾病发病率的比较。当监测地区能够代表整个国家时,可使用疾病监测数据和全国人口普查数据估计国家疾病负担,也能够衡量公共卫生干预措施的有效性。

4. 监测系统相关的基础设施不仅能够更好地调查疫情和新发传染病,还可用作进一步研究的基础平台。

5. 收集到的病原分离株数据可用于确定抗菌药物的耐药率、帮助疫苗开发以及及时发现罕见致病菌。

（五）主动监测系统的现存挑战

主动监测系统最主要的缺点是资源需求极大,需要大量的人员、时间和资金成本。如果没有外部资金援助,低收入国家可能无法负担。由于成本高昂,公共卫生人员必须定期审查监测收集的信息,以确保其对目标疾病的监测质量,还需对监测系统进行修改或调整,使其能够监测新发疾病。

二、传染病被动监测

（一）定义

被动监测（passive surveillance）是指下级单位按照既定的程序向上级机构报告监测数据和资料,而上级单位被动接受报告的监测方式。被动监测能够覆盖更多的人口且成本相对较低,可以为监测区域的健康状况提供关键信息。

（二）传染病被动监测系统实例

1. 常规法定传染病报告　我国的常规法定传染病报告属于被动监测。为应对新中国成立初期严峻的传染病防控形势,我国于 1950 年建立了全国传染病报告系统。该报告系统要求各级各类医疗卫生机构向基层卫生防疫机构报告传染病相关信息,经基层卫生机构汇总后,逐级上报至卫生部。从医生作出传染病诊断到国家决策部门获知该信息,至少需要 5 天时间。在 2003 年非典型肺炎的疫情出现之后,为了提高报告的及时性和完整性,我国于 2004 年启用"中国疾病预防控制信息系统"传染病网络直报信息平台。根据《传染病信息报告管理规范》的规定,各级各类医疗卫生机构为责任报告单位,其执行职务的人员和乡村医生、个体开业医生均为责任疫情报告人。责任疫情报告人对传染病患者或疑似患者进行诊断,首诊医生或其他执行职务的人员按要求填写《中华人民共和国传染病报告卡》后登录"中国疾病预防控制信息系统"进行网络直报,不具备网络直报条件的医疗机构及时向属地乡镇卫生院、城市社区卫生服务中心或县级疾病预防控制机构报告。通过传染病网络直报信息平台,传染病疫情信息从医疗机构报告到国家数据中心的报告时间平均为 0.47 天。

常规法定传染病报告的内容主要包括个人信息、诊断信息与病例分类（疑似病例、临床诊断病例、确诊病例和病原携带者）等。各级疾病预防控制机构利用报告的内容和信息系统,可以对传染病疫情进行动态监测分析,对日、周、月、年监测数据进行全面分析,了解疾病的三间分布（人间、空间、时间）,对流行趋势进行预测等。

2. 突发公共卫生事件报告　突发公共卫生事件报告也属于被动监测范畴。我国于 2006 年建立了一套包括传染病、食物中毒和不明原因疾病在内的各类突发公共卫生事件被动监测系统。根据《国家突发公共卫生事件相关信息报告管理工作规范（试行）》,与常规法定传染病报告类似,各级各类医疗卫生机构负责报告发现的传染病相关突发公共卫生事件。获得突发公共卫生事件相关信息的责任报告单位和责任报告人,应当在 2 小时内以电话或传真等方式向属地卫生行政部门指定的专业机构报告,具备网络直报条件的同时进行网络直报,直报的信息由指定的专业机构审核后进入国家数据库;不具备网络直报条件的责任报告单位和责任报告人,应采用最快的通信方式将《突发公共卫生事件相关信息报告卡》报送属地卫生行政部门指定的专业机构,接到《突发公共卫生事件相关信息报告卡》的专业机构,应对信息进行审核,确定真实性,2 小时内进行网络直报,同时以电话或传真等方式报告同级卫生行政部门。

突发公共卫生事件相关信息报告的主要内容包括:事件名称、事件类别、发生时间、地点、涉及的地域范围、人数、主要症状与体征、可能的原因、已经采取的措施、事件的发展趋势和下步工作计划等。

（三）被动监测的优势

作为传染病监测中最常用的方法之一,被动监测已被证明在识别传染病的暴发和长期趋势方面具有重要意义。被动监测是传染病监测中最基础的方法,在一个国家或地区传染病病例的长期趋势监测中有着举足轻重的作用。它的主要优势包括:

1. 所需资源较少,具有较强的可持续性。

2. 获取信息及时,疾病监测部门能够尽早发现聚集性病例等异常报告情况,提早发出预警。

(四) 被动监测的不足

1. 无法及时发现未在监测网络覆盖的医疗卫生机构就诊的传染病病例,从而常导致病例数的低估。

2. 由于被动监测的结果取决于不同机构提供的数据,所以上报数据的质量和时效性会受所在医疗卫生机构的诊断技术的影响。可通过加大经费投入、完善各项传染病信息报告管理规范、加强培训、开展报告质量督导检查等多项措施,提高报告数据的质量。

3. 由于上报单位信息系统的开发缺乏统一规范与标准,导致许多单位的传染病登记项目设置不统一、填写不规范,难以满足传染病网络报告的需求;这一问题可通过将网络直报系统和上报单位的内部系统如医院信息系统(hospital information system,HIS)进行有效对接来解决。

三、传染病哨点监测

(一) 定义

哨点监测(sentinel surveillance)是指通过一定数量的报告单位或报告人(学校、医院、诊所或医生)作为哨点,进行特定疾病的监测报告。根据被监测疾病的流行特点,选择若干有代表性的地区和/或人群,按照统一的监测方案连续地开展监测,以了解某些疾病在不同地区、不同人群的分布以及相应的影响因素。

(二) 哨点监测系统实例

我国针对流感样病例(influenza-like illness,ILI)的监测属于哨点监测,主要以多个医院门诊为监测哨点。流行性感冒,简称流感,是由季节性流感病毒引起的急性呼吸道传染病。ILI 是指发热(体温≥38℃),伴咳嗽或咽痛之一的人。由于流感病毒的变异性、流感病毒感染的普遍性、流感相关临床疾病的非特异性,每年与流感流行相关的病例非常之多,因此难以对所有病例进行检测。然而,对易识别的临床综合征(如 ILI)进行哨点监测有利于及早发现流感及其他呼吸道病毒传播的增加并提示疾病发生地点,追踪流感流行季呼吸道病毒的传播过程,以及为病毒分离提供样本。如果已知受监测人群,可以计算基于人群的 ILI 发生率;如果系统地在哨点采集样本,就可以确定流感导致的比例、需要医疗护理的流感感染率、流感的门诊就诊负担等,ILI 的哨点监测为呼吸道传染性疾病的早发现和早期防控提供了重要信息,是流感监测的重要组成部分。

2009 年甲型 H1N1 流感暴发后,我国的国家级 ILI 监测哨点医院迅速由 197 家扩展到 556 家,行政区划变更后现存 554 家,它们与 410 家流感监测网络实验室共同组成了国家流感中心,覆盖了我国 31 个省的所有地市级和部分县级医院和 CDC。哨点医院按规范要求在内科和/或儿内科的门诊、急诊和发热门诊设置监测诊室。监测诊室的医务人员,按照流感样病例的定义,每天按科室登记各年龄组的流感样病例数和门急诊病例就诊总数,填写"医院科门(急)诊流感样病例数和门急诊病例就诊总数原始登记表",并上报医院主管科室。主管科室每周一 24 时前将本院各监测诊室数据分诊室录入"中国流感监测信息系统"。数据收集必须保证流感样病例数和门急诊病例就诊总数在每家监测医疗机构的来源一致。此外,哨点医院应按要求开展流感样病例标本采集、初检、保存和运送工作;一旦发现阳性病例,必须在 24 小时内上报;明确监测工作日常管理科室,指定专人负责;按要求保持监测数据原始记录至少 2 年;对本院监测人员开展培训;加强医院信息系统建设,利用医院信息系统开展流感样病例登记、报告等工作,提高监测工作质量等。

与此同时,各级疾控中心应按要求定期对本辖区监测数据进行统计分析并反馈上报,对哨点医院的 ILI 样本进行及时地检测鉴定与报送,对哨点医院进行督导考核与培训指导,并及时处置暴发疫情。省疾控在流行季节的每周和非流行季节的每月对本省监测数据和结果进行分析反馈,并报送国家流感中心,中国疾控中心每周编发流感监测周报。国家流感中心负责"中国流感监测信息系统"的管理和维护。各级卫生行政部门负责组织、协调、督导、考核、评估本辖区的流感监测工作,并提供人力、财力、物力支持。

近年来我国医疗卫生水平不断提高,对呼吸道传染性疾病防控日益重视,尤其是新型冠状病毒感染疫情以来,我国加大了对新型冠状病毒感染及流感的监测,流感监测体系日益完善,监测方案日益标准化、规范化,流感监测哨点医院数量日益增加。除了国家流感中心下的国家级 ILI 监测哨点医院,各省根据自身条件及实际需要还设立了省市级流感监测哨点医院和重点场所监测哨点,例如《北京市流感监测与疫情处置工作方案(2017 年版)》要求全市一级以上医疗机构的内科(和/或儿内科)门急诊和以及发热门诊均为监测诊室;2020 年,为加大对新型冠状病毒及流感的监测,武汉在全市 59 家二级以上综合医院门诊和住院部开展流感哨点监测,加强秋冬季常见呼吸道传染病监测分析;东莞市在学校、工厂、养老院和儿童福利院等重点场所设置监测哨点。

(三) 哨点监测的优势与不足

相比于主动监测,哨点监测的费用较低,报告质量更易得到保障,可收集到更详尽的流行病学信息。对于在病例分布特征有所改变时才需要引起警觉的疾病,或不需要针对个别病例采取公共卫生行动以防止其传播的疾病,可以采用哨点监测的方式;而对于列入消灭或消除目标的传染病,则需发现和报告所有病例,不能只采用哨点监测,必须实行全面报告。

(郝元涛　潘 安)

第三节　常用的传染病监测理论与方法

【学习要点】

1. 传染病监测数据的特点,常用的统计分析方法及其用途。
2. 传染病监测系统中的信息技术的应用。
3. 分子流行病学方法和技术在传染病监测中的应用。

公共卫生机构对传染病监测系统收集的数据进行科学高效的分析解释,有助于政府相关部门作出正确的决策。随着科技水平的提高,通信技术的进步为传染病监测体系的发展提供了技术支撑。分子流行病学相关理论和方法的发展也为传染病监测提供了新的工具和支持。

一、传染病监测数据与分析

(一) 监测数据的基本要素

公共卫生机构通常使用标准的疾病病例报告表,规范疾病报告人提供的信息,以实现数据收集、存储和分析的标准化。病例标准化报告表和数据库通常有一些共同的变量或数据元素字段,包括:病例的人口学信息(姓名、性别、年龄、民族、住址、出生日期等)、实验室检测结果和临床症状(用于将个体分类为疑似或确诊感染)、症状发生或实验室检测日期,以及报告人和报告机构的信息。虽然病例报告表通常包括病例基本信息,但收集的危险因素信息类型因疾病而异。数据元素可以是连续型变量(如年龄、时间、距离等)、分类变量(如性别、民族、职业等)或字符型的(发病前一天内的活动及其轨迹)。

(二) 监测数据的分析指标

1. 汇总指标(summary measures) 对监测数据的描述通常使用描述性统计指标。常见的指标包括百分数(percentage)、比例(proportion)、发病率(incidence rate)和患病率(prevalence rate)。百分数(或比例 ×100%)是指在统计的时间范围内(如当年第一季度)的病例数除以全部时间范围内(如全年)的病例总数;发病率是测量一定时期某地区人群中某病新发病例出现的频率。可用来衡量某时期某地人群发生某病的危险性大小,通常用于传染病(慢性感染性疾病除外)。

$$发病率 = \frac{一定时间内观察人群中新发病例数}{同时期内观察人群总数或年平均人口数} \times 100\%;$$

患病率通常是通过现况研究或横断面调查获得,分为时点患病率和其间患病率。时点患病率指横断面调查在某一时点进行,如 2020 年 1 月 1 日,在调查或检测的人中发现患某种疾病的人数所占的比例。

$$时点患病率 = \frac{该人群发现患某病的人数}{调查或检查的人群总数} \times 100\%;$$

其间患病率指横断面调查在一段时间进行,检查出的病例是在一段时间内发现的病例数占总调查或检查人数的比例。

$$其间患病率 = \frac{同期该人群发现患某病的人数}{一定时期调查或检查的人群总数} \times 100\%;$$

患病率常用于描述病程较长的慢性病在一定时期的患病情况,但也适用于具有慢性结果的传染病,如乙型肝炎、丙型肝炎和 HIV。发病率和患病率通常以每 10 万(即 10^5)人中的病例计算。

2. 分子和分母的定义　分子是观察到的病例或事件的总数,根据疾病的情况,分子可能只代表确诊病例,也可能代表着确诊和可能病例。保持病例定义的一致性有利于汇总不同地方的数据并进一步分析。分母是在观察到病例或事件的时间范围内,可比人群总数或某个地区的总人口数。一些常用的分母数据来源为人口普查数据和生命统计数据;若无法获得适当时间段的分母,分析人员可以构建人口估计的数学模型用以获得人口估计数。

(三) 数据的质量评价

1. 数据中的缺失值　数据分析人员必须熟悉来源于目标人群的数据,了解数据的完整性。若数据中变量存在缺失情况,应该考虑对缺失值进行插补,常用的缺失值插补方法包括均值/中位数插补、随机插补、多重插补等。

2. 数据中的离群值(outlier)　一组数据中如果个别观测值与其他数值相比差异较大,远远偏离大多数数据的平均水平,这样的观测值称为离群值。通常可通过直方图、箱式图、统计检验等手段进行核查。

3. 数据中的重复记录　常见的处理方式是删除重复记录,然而,在删除记录时要注意病例识别码的唯一性,如:使用姓名和出生年月日来识别可能出现错误。此外,在基于事件(event-based)的监测数据中,同一患者可能多次感染,也可能单次感染后去多个机构做检查。因此去重时要区分是多次感染还是单次感染;另外,在基于病例的监测系统中,可能出现同一患者被多次监测,同一病例被多次诊断的情况,应对这些记录进行合并。

(四) 监测数据分析

1. 制订分析计划　内容包括研究的关键问题、回答这些问题所需的变量、数据来源、抽样调查方案、数据分人员、所需经费和时间等。

2. 数据描述　数据收集和清洗完成后,分析人员应该进行数据的探索性分析,并确认这些数据能否用于回答研究的问题。随后描述关键变量的分布,通常围绕三间分布(时间、空间、人群)来进行。数据描述应该采用的指标取决于变量的分布特征:分类变量用构成比来描述,连续型变量的集中趋势常用均值、中位数或众数来描述,离散度用标准差和标准误来表示。若分析目的是检查病例特征随时间的变化,判断观察到的改变是由于偶然发生,还是由于真实的生物学或社会学变化导致,可采用趋势卡方检验(chi-square test)或时间序列分析(time series analysis)。若分析目的是检验疾病与危险因素的关系,则用双变量分析来检验变量间的关系。双变量分析是指预测变量/自变量和结局变量/因变量之间的关联性分析。这些分析取决于变量的类型(分类变量或者连续型变量)。常用的分析方法包括:对于分类变量间关联性分析的卡方检验、对于两组间连续型变量均数的比较用 Student's t 检验以及对于两连续型变量间的关联性分析——相关分析(correlation analysis)。

3. 因果关联探索　探索预测变量和结局变量之间的关系时考虑潜在的混杂因素非常重要,这样做可以避免得出虚假的结论。控制混杂因素的方法包括:分层分析、直接/间接标准化和多变量分析等。多变量分析方法是指同时分析多个预测变量与一个结局变量之间的相关性。监测数据中常用的多变量模型包括:logistic 回归、线性回归模型、比例风险模型(proportional hazard model)。模型的选择取决于科学问题和数据特征。例如,为了检验各种预测变量(如:年龄、性别、传播方式和初始机会性感染)对 AIDS 确诊患者生存时间(确诊到死亡的时间)的影响,可以采用比例风险模型。

(五) 数据分析结果的解释

1. 图表呈现　统计图和统计表是分析人员展示分析结果的有用工具。统计表一般为三线表(由表号、标题、标目、线条、数字和备注构成),绘制统计表时要注意内容清晰、层次分明、列表规范。统计图是用点的位置、线段的升降、直条的长短、面积的大小、颜色的深浅等表达统计数据的一种形式。绘制统计图要根据资料性质和分析目的选择最适合的图形。常用于定量变量的统计图包括频率直方图(描述连续型定量变量的频率分布)、累计频率分布图(描述连续型定量变量的累积频率分布)、箱式图(描述定量变量的平均水平和变异程度)等。常用于定性变量的统计图包括饼图(描述分类变量的构成比)、直条图(可描述离散型定量变量和定性变量的频率分布)和热图(用不同颜色或深浅表示观测值的大小)等,除此之外也可根据研究目的和分析结果来选择呈现时间序列图(长期趋势、周期波动和残差趋势)、空间分布图等。

2. 统计学意义　在对分析结果进行解释时,应明确统计学方法,各个统计指标的含义,并且需要对统计学意义(P 值)进行解读,常将假设检验的结果和置信区间结合提供一个更加全面的解释。

3. 公共卫生意义解读应谨慎　在解释监测数据分析结果时,需要清楚其局限性,包括数据收集过程中可能存在的偏差、季节性变化、亚人群分析以及特定地理区域的疾病趋势。此外,对监测社区和人群的了解至关重要,大部分报告的传染病只有在患者就医时才会被确认,这取决于当地人群寻求医疗服务的行为和临床检测方式。因此,数据分析时发现异常发病趋势或信号,应该及时与当地传染病监测人员进行核实。

(六) 常用统计分析方法

时间和空间是传染病监测数据的重要属性。在时间属性上,主要呈现出长期趋势、季节性和偶尔暴发,即时间自相关。在空间属性上,主要呈现出聚集性,高风险地区邻域的传播风险更高,即空间自相关。在统计建模过程中必须考虑上述自相关的特征。

1. 单一时间序列的传染病模型　基于差分的整合移动平均自回归模型(autoregressive integrated moving average model,ARIMA model)是常用的时间序列模型之一,其主要目的为预测疾病的发病率。ARIMA 模型包含 3 个重要参数(p,d,q),其中 AR 为"自回归",p 为自回归项数;MA 为"滑动平均",q 为滑动平均项数,d 为使之成为平稳序列所做的差分次数(阶数)。"差分"一词虽未出现在 ARIMA 的英文名称中,却是关键步骤,例如通过在 ARIMA 模型中增加季节性差分(即 SARIMA 模型)可对传染病监测数据的季节性分布特征进行拟合,该模型表示为(p,d,q)×(P,D,Q)s。ARIMA 模型假定计数资料近似正态,或在适当的数据变换之后服从正态分布,对于服从泊松分布的数据,常用的变换为平方根变换;对于负二项分布数据,可以进行反双曲正弦变换。

若数据计数较少且经过转换也不符合正态性假设,则可选择泊松回归(poisson regression)模型和负二项回归(negative binomial regression)模型。例如,某地区流感发病率的时间序列数据,有较长时间无新发病例,即使对计数资料进行适当转换,仍不能用正态数据的模型对这类数据进行建模。此时,使用泊松回归模型是最为简便的方法,该模型还允许疾病传播的假定病因机制与观察到的发病率直接相关。在过度分散的情况下(即数据波动变异超过泊松定理的预期),可以使用更高级的计数数据模型,如负二项分布。季节性因素可以使用谐波波形自变量进行纳入。

HHH 模型(model promoted by Held,Höhle and Hofmann)是 Held、Höhle 和 Hofmann 提出的另一种自回归方法。该模型的主要特点是通过自回归将数据的条件均值分解为两个可加部分,即可能引起流行的 epidemic 部分,以及局限在地方流行的 endemic 部分。

不同模型的拟合及预测效果可通过均方预测误差(mean squared prediction error,MSPE)和连续排

NOTES

序的概率得分(continuous ranked probability score,CRPS)等指标评价预测的精度。另外,也可同时通过模型的95%预测区间包含观测数据的比例来评估预测的校准度。

2. 多个时间序列的传染病模型 为进一步了解传染病动力学,往往需要考虑对时间序列进一步分层。例如,可以将疾病的发病率时间序列数据进行年龄分层,然后基于多个时间序列的联合模型来研究该疾病的发病率和传播中的年龄差异。又如,基于广义可加模型(generalized additive modeling,GAM)的方法,可以将疫苗接种的时间序列与疾病发病的时间序列联合建立计数回归模型(如泊松回归模型、负二项回归模型、HHH 模型等),以考虑疫苗接种对于疾病发病的影响。但是,对于有突然暴发可能的传染病(如麻疹),数据往往是过度离散的,可加的或对数线性的泊松回归模型不适合对此类数据进行统计分析。此时,仓室模型(如 SIR 模型)灵活且可拓展性强的优势凸显,对传染病在两个物种之间的传播流行建模成为可能。例如,可通过建立包含牛和獾结核病发病率时间序列的仓室模型,分析捕杀獾对于牛结核病发病率的影响。此外,多个时间序列的传染病模型还可以探讨几种疾病间的相互依存关系。例如,传播途径相同的病毒性和细菌性呼吸道病原体之间的关联,流感感染容易导致脑膜炎球菌疾病等。

3. 时空模型 随着经济社会的发展,人口流动更加频繁,传染病的时空传播成为了常态,这让统计建模更具挑战。空间 SIR 模型(spatial SIR model)被越来越多地应用,当前的研究主要通过在模型中增加人口流动的信息来拟合空间效应。例如,航空运输信息是最常被用于模拟地区间人类流动的指示变量。

前述带有自回归的多个时间序列计数回归模型可以拟合传染病监测数据的时空传播特性。自回归项为研究地区和其他相关地区的历史病例数据的组合,地区 i 到地区 j 的年平均人数占地区 i 总人数的比例作为权重。若能监测到每个病例在时间和空间上的具体位置,点过程模型(point process model)则可应用于该时空监测数据。但是考虑到伦理问题,人类传染病监测数据中这种情况较少,但在兽医的监测数据中经常用到。

针对时间自相关、空间自相关,甚至是时空自相关的问题,贝叶斯时空模型(Bayesian spatiotemporal model)可能是更好的处理方法。随着计算机技术的发展,基于计算机密集型的 INLA(integrated nested laplace approximation)算法和 MCMC(Markov chain Monte Carlo)方法的贝叶斯时空模型可以处理复杂的时空数据情况。

二、传染病监测中的信息技术

(一) 传染病报告系统

过去的 40 年里,信息和通信技术的进步为全球疾病监测系统的发展作出了巨大的贡献。疾病报告方式从传统的电话、邮件、电报、传真,逐渐发展到网络报告,极大提升了疾病报告信息承载量、准确性和及时性。

1. 我国法定传染病报告系统 我国法定传染病报告系统于 2004 年正式投入运行,监测系统在国家、省及地市级疾病预防控制中心建立局域网,从乡镇级到县级疾病预防控制机构建立计算机工作站;在区域一级通过建设区域信息共享体系,实现区域内各级各类机构用户信息的共享。形成一张"纵向到底,横向到边"的疾病预防控制及监测网络。

2. 公共卫生统一数据采集交换平台 为提升传染病报告信息采集效率和报告及时性,我国建立了公共卫生统一数据采集交换平台,使医院、社区各级疾病预防控制机构和区域卫生信息平台接入,并在医疗机构医院信息系统增加防保模块或者嵌入智能插件,动态监控院内业务,在符合相应触发标准时,自动弹出传染病报告卡,并从挂号系统自动导入患者信息,也可以从区域卫生平台调用患者健康档案进行整合,大大提升了传染病报告的自动化水平,降低了漏报的可能性。

(二) 电子实验室报告网络

实验室在传染病监测中发挥着重要作用,因为实验室检测结果往往是诊断疾病的金标准。实验室迅速、准确地向公共卫生机构上报疾病对传染病监测是极其重要的。

NOTES

信息传输包括以下几个过程:①实验室检测到法定传染病时,有关患者、样本及检测结果的信息将被输入并存储在实验室信息管理系统中。信息可由实验室人员手动输入或实验室仪器直接与系统接口,自动将结果转移到系统。②将电子信息进行标准化格式编码。③将标准化格式的电子信息通过安全传输机制发送到公共卫生机构和政府相关部门。④政府和公共卫生部门采取相应的行动。

(三)信息与数据安全管理

传染病监测信息一般具有机密性。以我国为例,传染病监测信息涉及疾病预防控制业务和行政管理综合信息、个人隐私和健康状况等。信息泄露会损害公众利益、对社会秩序造成不良影响。虚拟专用网络(virtual private network,VPN)和数字认证服务(certificate authority,CA)是目前防范信息泄露的两种有效技术手段。

(四)基于非正式信息的疫情监测工具

基于非正式信息的疫情监测工具指运用基于网络的智能手段,收集、整合、分析非传统传染病监测来源(如互联网平台、新闻媒体、几乎未接受医学训练的观察员、移动大数据等)的疾病和疫情信息,并进行预警的监测工具。表 10-1 介绍了一些基于非正式信息的疫情监测工具。

表 10-1   部分基于非正式信息的疫情监测工具

名称	工作模式
InfluenzaNet (欧洲流感监测网)	InfluenzaNet 是一个监测流感样疾病的网络,接纳 9 个欧洲国家的居民作为志愿者,注册志愿者每周报告自身健康状况,系统将预测当地流感情况并以图表形式向公众公布
MedISys (Medical Intelligence System,医学情报系统)	MedISys 是欧盟科学中心研发的媒体监测系统。它以媒体报道为信息源,若机器识别公共卫生相关报道构成警报,则向用户推送报道原文
HealthMap(健康地图)	HealthMap 由美国波士顿儿童医院的团队于 2006 年创建。它抓取源于 Google 的新闻、医学专家的非正式报告和官方疫情报告,处理出公共卫生事件预警信息并结合在线地图予以发布

在基于非正式信息的疫情监测工具中,全球公共卫生情报网络(global public health intelligence network,GPHIN)是最早出现的工具之一。20 世纪 90 年代早期,加拿大政府认识到新型通信技术和信息技术将极大提高健康信息系统的效率和效能,于 1997 年建立了 GPHIN。

GPHIN 由自动部分和人工分析部分构成。自动部分负责将全球新闻报道翻译成英文,并判断机器翻译的可理解性,而后使用检索词识别、收集、过滤和分类相关新闻报道,最后对新闻报道进行相关性评分,相关性高的报道将自动发布,相关性中等的报道由人工部分的分析师审查。人工分析部分负责修改可理解性低的译文、审查报道相关性、识别严重公共卫生事件相关报道并标记为"警报",警报将以电子邮件形式发送给用户。

GPHIN 关注人类疾病、动植物疾病、生物制剂(如疫苗和基因工程)和自然灾害等所有可能引发公共卫生事件的报道,并且已被证明有助于突发公共卫生事件的处理。如在 2002—2003 年 SARS 暴发期间,GPHIN 比受影响国家更早向世界报告了异常公共卫生事件正在暴发。目前,加拿大公共卫生署、美国疾病控制和预防中心、世界卫生组织均采用 GPHIN 作为疾病监测的工具之一。

(五)传染病监测中移动通信技术

随着移动通信技术的蓬勃发展和移动设备的普及,移动通信技术越来越多地应用于传染病监测。这里"移动通信技术"一词指代指移动设备的硬件组件、系统和应用程序,其中移动设备包括手机、掌上电脑(personal digital assistant)、笔记本电脑等。

在传染病监测中应用移动通信技术,较传统的监测方法有以下优势:

1. 群众参与程度高   随着各类软件的开发使用,非公共卫生专业人士可以更多地参与到监测中来,一些软件允许用户通过移动设备上传、分享和接收公共卫生事件信息。

2. **可收集数据类型广**　移动设备可以收集种类丰富的信息,如手机 GPS 记录位置信息,手机上安装的光学显微镜可观察红细胞和痰标本,另外,移动设备与芯片实验设备相结合,可将传染病实验室带入现场进行初步检测,提高病例确诊的及时性。

3. **数据传递速度快**　相关数据可以通过无线数据传输实现实时更新,相较于人工收集纸质数据再手动输入中央数据库,无线数据传输更加及时。有研究模拟了疫情期间信息传播的速度,证明了移动通信技术在快速数据收集和早期发现疫情方面的潜力。

4. **信息传递私密性强**　移动通信技术的应用降低了监测工作中人的参与程度,能更好地保护患者隐私,更容易发现被歧视的疾病或症状。如美国某卫生部门开发手机应用程序 SexinfoSF,以遏制黑人社群中淋病的传播。

但在传染病监测中应用移动通信技术也可能存在信息安全问题。如通过 GPS,手机可以成为名副其实的跟踪设备,2008 年,一项为了解和预测疾病传播情况的人类流动模式研究监测了 10 万名手机用户的活动轨迹,存在侵犯他人隐私的可能。

此外,大数据与云计算、物联网、区块链等应用科技的发展,也为预防和控制传染病大流行提供了新的思路和技术储备。

三、分子流行病学在传染病监测中的应用

(一)分子流行病学概述

分子流行病学(molecular epidemiology)是应用先进的技术测量生物学标志物的分布情况,结合流行病学现场研究方法,从分子或基因水平阐明疾病的病因及其相关的致病过程,并研究疾病的防治和促进健康的策略和措施的科学,是公共卫生领域的重要研究方法之一。分子流行病学的出现主要是由于传统流行病学无法有效测量生物学标志物或暴露效应,如:一些传统的表型(phenotype)检测方法已不能完全满足传染性疾病传染来源与传播途径精确辨别的需要,也不能完全适应非传染性疾病病因及其致病机制的探讨。随着测序和检测技术的迅速发展,越来越多的科学家从宏观视野转换到微观层面来研究疾病的发生、发展及转归过程。而传染病监测则是分子流行病学的主要应用领域之一。

(二)分子流行病学在传染病监测中的应用

分子流行病学方法用于传染病监测,主要以确定病因、疾病源头、传播途径和制定防控策略,具体包括:病原体的分离和鉴定、分子分型、传染病溯源、传染病防治效果评价、病原体的遗传变异规律监测等。接下来,我们将分别对其进行阐述和举例。

1. **病原体的分离及鉴定**　在传染病暴发的早期,及时识别出病原体对于疫情的防控及治疗有着决定性的作用。早期的病原体分离鉴定是经过搜集患者样本,通过镜检或者培养的方式来进行鉴定,如疟原虫的血涂片镜检、大肠埃希菌 O157∶H7 的培养基鉴别;而随着检测技术的进步与快速检测的需要,抗原-抗体结合的免疫学检测方式在实际的检测过程中应用更广泛,如:酶联免疫吸附试验(ELISA)试剂盒检测乙肝表面抗原和检测 HIV 感染;近年来,随着测序技术的快速发展,聚合酶链式反应(PCR)检测、实时荧光 PCR 检测、微流控 PCR 平台、二代测序技术(NGS)、三代纳米孔测序技术、16S RNA 及宏基因组测序技术的出现,极大地方便了传染病的病原体发现,其中 NGS、16S RNA 及宏基因组测序技术在未知病原体的识别中发挥着重要作用。

2. **病原体分子分型**　同一种病原体的不同亚型在致病性、耐药性和免疫逃逸方面有着显著差异,而分子分型是传染病的常规监测内容之一,它主要通过免疫学和核酸检测来鉴别,前者因特异度不足而应用范围较小。比如:手足口病由多种肠道病毒(EVA71、CVA16、CVA6、CVA10 等)引起,其中 EVA71 感染导致的重症风险更高,哨点医院会定期将搜集的样本送到疾控中心或专业机构进行检测,后者对病毒 VP1 部分基因片段进行测序和分型,最终结果将报告给上级机构用于汇总和分析。这对于了解传染病的分子流行特征及制定相关的疫苗和治疗策略有非常大的帮助。

3. 传染病的溯源　对于新发传染病,溯源有着非常重要的意义,它有助于找出并切断新发传染病的源头。分子流行病学在这个过程中起到关键作用,主要是通过采集不同来源的样本进行全基因组测序,通过基因组比对技术和系统发育进化树等方式来评估样本间的病原体的遗传进化关系。2002 年出现的 SARS-CoV 最早在中间宿主果子狸体内检测到,直到 2017 年在蝙蝠体内发现了SARS-CoV 的祖先;同样,2012 年在中东地区暴发中东呼吸综合征疫情,与 MERS-CoV 基因组高度相似的冠状病毒也在蝙蝠和骆驼中流行。接着,2014 年西非暴发了埃博拉疫情,经动物和环境采样和测序,最终在村庄附近的蝙蝠和猿类体内发现了埃博拉病毒(EBoV)。

4. 传染病防治效果评价　传染病防治的措施主要包括疫苗接种、药物治疗、非药物性干预措施(口罩、隔离、限制社交距离等),分子流行病学对它们的效果评价主要是针对前两者。它可通过对群体血清中抗体对病原体的中和滴度来判断疫苗或自然感染带来的免疫保护效果,对于慢性感染性病毒,如乙肝病毒和 HIV,可通过测量患者体内的病毒载量、抗原/抗体水平、肝损伤标志物、CD4+/CD8+细胞计数等生物学标志物来评估抗病毒药物的治疗效果。面对传染性疾病,群体内部的生物标志物水平可以帮助卫生部门决策者了解防治效果并作出科学的应对策略,如:扩大疫苗接种水平、调整治疗方案等。

5. 监测病原体遗传进化和变异规律　对于重要的传染病病原体,全球及各个国家也成立了专门的病原体监测平台(如:沙门菌、结核分枝杆菌、新型冠状病毒、流感病毒、HIV、疟疾等),这些平台系统地搜集病原体的样本,并通过分离鉴定、培养储存、测序分型和生物信息学分析等流程,对病原体的遗传变异和进化方向进行监测,保证了公共卫生措施的及时响应。以新型冠状病毒为例,WHO 相关部门及各国专家团队会对公开数据库(GISAID)或者本国监测平台获取的病毒全基因组数据进行分析,通过变异识别(variant calling)及注释(annotation)等生物信息学分析得到病毒基因组的遗传变异位点及特征,汇总便可以得到全球或地区水平的突变特征和流行趋势,当出现优势突变位点及突变株时(如:WHO 定义的关切变异株:Alpha、Beta、Gamma、Delta 和 Omicron),便可以进一步对它们的传染力、诊断灵敏度、致病性、治疗效果和疫苗免疫逃逸能力进行综合评估,以支持积极的公共卫生响应。

(郝元涛　张　波)

第四节　传染病监测中的其他问题

【学习要点】

1. 传染病监测中伦理、法律相关的原则,我国已经颁布的相关法律法规。
2. 传染病监测中不同类型机构之间的沟通与合作。
3. 未来传染病监测发展的重点和方向。

传染病监测,需要对人群进行系统地观察和数据收集,如何收集资料、如何利用数据、应当干预何种传染病、应该采取何种干预措施,绝非单纯的技术问题,往往还涉及一系列社会问题,涵盖伦理、法律、沟通、合作等议题,影响着传染病监测相关工作的开展和未来发展。

一、传染病监测中的伦理与法律

(一) 伦理问题

开展传染病监测,一方面为了指导当前疫情暴发的公共卫生管理,另一方面可帮助预防和应对未来的疫情暴发。通过传染病监测,还可评价传染病防控措施的效果。然而,在传染病监测过程中,政府部门和相关团体应该进行伦理分析,以确保个人信息受到保护,不对其身体、心理和其他方面造成伤害。传染病监测的伦理规范,是指导收集和使用传染病监测个体信息的价值观和一般原则。

传染病监测的伦理是公共卫生机构和工作人员行动的规范,涉及监测系统的建立运行、数据采集、分析利用、信息传播等全过程。一般原则包括:

1. 使目标人群受益　传染病监测的出发点是促进和维护公众健康,相关部门通过传染病监测使目标人群避免感染疾病,加强个人和群体防护,使感染率下降,健康水平提升,保证目标人群受益。

2. 不伤害目标人群　传染病监测工作中的相关措施不应该伤害目标人群。

3. 成本-效益最优化　开展传染病监测,需要一定人力、物力、财政投入,必须考虑成本效益原则,力求以最低成本获取最大收益。既要考虑经济效益,又要考虑社会效益。

4. 受益和负担公平分配　开展传染病监测应该是谁受益,谁就成为成本负担主体,其中包括目标人群和政府。但由于传染病监测的被动性,以及效果体现于群体的特征,政府往往成为监测成本的负担主体。

5. 尊重原则　确保受监测者、研究参与者的权利得到尊重,特别是本着尊重知情权的原则保持监测信息的透明。

6. 保护隐私和秘密　数据收集和利用过程需要重视对个人隐私权的保护。只有必要情况下,如当隐私内容对其他人生命构成威胁时,才能有选择性地将相关内容对受威胁对象公开。

7. 互助原则　通过互帮互助、相互支持,以社群为基础,体现社会、集体、个体的利益一致。

8. 相称性原则　要求传染病监测措施必须在法律法规范围内满足合适、必要和合理的原则。

上述伦理原则构成传染病监测的义务,是评价传染病监测工作以及制定法律法规的依据。

(二) 法律问题

我国的传染病监测建设初期以被动地收集、汇总全国辖区内法定传染病数据为监测任务。目前我国传染病监测所依据的主要法律法规有:1955年卫生部制定的《传染病管理办法》、1978年国务院颁布的《中华人民共和国急性传染病管理条例》、1986年人大常委会颁布的《中华人民共和国国境卫生检疫法》、1989年人大常委会颁布的《中华人民共和国传染病防治法》、1991年卫生部颁布的《中华人民共和国传染病防治法实施办法》、2003年卫生部颁布的《传染性非典型肺炎防治管理办法》、2003年国务院颁布的《中华人民共和国突发公共卫生事件应急条例》、2004年修订的《中华人民共和国传染病防治法实施办法》、2003年卫生部发布的《突发公共卫生事件与传染病疫情监测信息报告管理办法》、2005年的《国家突发公共卫生事件相关信息报告管理工作规范(试行)》、2007年人大常委会通过的《中华人民共和国突发事件应对法》、2012年卫生部发布的《突发事件公共卫生风险评估管理办法》。基于上述法律法规的颁布实施,我国已系统地建立了对传染病的预防、疫情监测与报告、风险评估与预警、通报和公布、疫情控制、应急处置、医疗救治、监督管理、应对准备与保障措施的法律制度。

其中,传染病监测制度在整个传染病防治体系中具有基础性地位,但该制度并非仅用于传染病管理,也非单纯的医疗卫生技术问题,往往涉及对患者的法律保障、医疗卫生机构报告义务的规定、患者隐私权利的平衡和信息保护范围的确定。值得关注的法律问题如下:

1. 从患者角度看　传染病监测需要考虑的基本法律原则是,有关措施不能是对患者个人权利的"过分"侵犯,判断依据主要是:①监测措施必须是必要的,若不进行传染病监测则会带来不可避免的后果;②监测必须是合理的,不能超出公众安全的合理要求,且必须以合理方式进行;③监测必须是有实质关联性的,即监测与公共卫生威胁要有实质性关系,并且监测本身对个人自主权的影响不得与预期收益不成比例;④监测必须是免伤的,不得对个人造成不合理的伤害。

2. 从医疗卫生机构角度看　对于法定传染病,《中华人民共和国传染病防治法》系统地规定了医生、医疗机构、卫生机构(如疾病预防控制机构等)的主体报告义务,相关主体有义务将监测到的法定传染病纳入疫情报告体系并依法采取相应的干预措施。

3. 从隐私权利和信息保护角度看　保护个人隐私和信息，从来都是公共卫生领域必须遵守的伦理和法律原则，也是对人权尊重最基本的表现。在依法进行传染病监测中，应充分考虑对患者个人可识别健康信息的保密，避免患者污名化，避免其受到媒体或其他人员的舆论霸凌。

然而，当前传染病监测的法律制度仍然面临挑战，主要表现在对新发传染病的监测和对其纳入法定传染病的程序上。一方面，我国政府在《中华人民共和国传染病防治法》等法律法规基础上，虽已建立传染病疫情和突发公共卫生事件网络直报系统，但由于缺乏针对新发传染病系统化的监测标准，该系统难以覆盖新发传染病的报告。另一方面，是否纳入法定以及纳入何种类别管理仍需要一定法律程序，中间难免存在时间差，对于疫情暴发控制时间窗口小的新发传染病，可能会带来严重后果。此外，我国目前的传染病监测体系尚不完善，一些地区信息报告的及时性和规范性较差，瞒报、漏报现象时有发生。传染病监测信息系统与其他系统相对孤立、缺乏信息整合，缺乏传染病监测系统理论、案例总结研究和国际交流机制等问题也是传染病监测工作亟待解决的挑战。

二、传染病监测中的沟通与合作

(一) 监测机构的类型

1. 政府或公共机构　即依照国家法律设立并享有行政权力，担负行政管理职能的部分国家机构。在我国，亦称为国家行政机关，包括中央人民政府和地方各级人民政府。国际上，如世界卫生组织、世界银行等跨国机构也属于此类机构。

2. 营利性组织　以营利为目的，自主经营、独立核算、自负盈亏的具有独立法人资格的单位，如企业、公司及其他各种经营性事业单位。营利性组织的资金来源多为出资人直接投资或根据市场情况自主开展经营活动、提供服务而获得的收入。

3. 非营利性组织　是以促进公益事业为宗旨，不以营利为目的而组织的私人机构，涉及艺术、慈善、教育、学术、环保等各领域。资金主要来源于政府资助、社会捐赠等；盈余必须按照规定的目的在内部使用或分配。在我国，非营利性组织是独立于政府和营利性组织之间的第三部门，是指在政府部门和以营利为目的的企业之外的一切志愿团体、社会组织或民间协会。

(二) 机构间合作

机构间合作是传染病监测的基础。传染病监测离不开政府、非营利性组织与营利性组织等多方力量的参与。在传染病的监测中，政府起主导作用，及时出台措施进行组织协调，监督管理。营利性组织按照价值规律配置资源，提供监测数据、资金和技术支持。非营利组织在传染病监测中起到补充作用。机构间合作能更好地监测传染病的发生发展，如建立和运行各类疾病如结核病、人类免疫缺陷病毒（HIV）/获得性免疫缺陷综合征（AIDS）、疟疾和其他疾病等的疾病监测系统。

在全球卫生的视野下，全球健康已成为人类社会的共同愿景。全球卫生以提高全球范围内的健康水平、实现全球健康公平为宗旨，重点关注超越国界的健康问题、健康决定因素和解决方案，涉及医学领域在内的多学科，提倡不同学科间的通力合作和人群预防与临床治疗的综合，同等对待不同地域、不同经济水平、不同的种族的所有人群。在国际上进行传染病监测合作，可以帮助资源有限的国家开展公共卫生事务，如在新型冠状病毒肺炎疫情期间，很多国家对非洲以及其他一些资源匮乏的国家提供了医疗物资援助、医护人员援助、专家援助、政策援助、公共卫生监测援助等。同时，在传染病监测中开展国际合作也建立了一个基于信任、合作和强有力沟通的工作平台，可用于促进其他卫生领域和相关社会服务的区域合作。因此，在传染病监测中开展合作可以促进全球公共健康，帮助消除健康障碍，缩小人群健康差距。

(三) 传染病监测合作案例

1. 新药和疫苗研发　新药和疫苗的研发和推广在很大程度上依赖于传染病监测。要发现病例、了解传染病的分布及其决定因素、评估药物疗效和成本效益,这些需要政府、非营利组织、营利组织的共同参与。以 2001 年研制的新型脑膜炎疫苗为例,不同类型的相关机构,包括健康适用技术项目(Program for Appropriate Technology in Health,PATH)(非营利性组织)、盖茨基金会(非营利性组织)、世界卫生组织(公共机构)、需扩大免疫计划的当地代表机构(政府)、FDA(政府)和印度血清研究公司(营利性组织)均参与了新型脑膜炎疫苗的研发。PATH 从盖茨基金会获得初始资金,随后与世界卫生组织合作提供研究成果,并从 FDA 获得生物技术许可,委托印度血清研究所生产疫苗并以预先协商的价格出售。在 2010 年,在全球疫苗和免疫联盟(非营利性组织)和戴尔基金会(非营利性组织)的资助下,世界卫生组织和布基纳法索卫生部领导了第一次大规模疫苗接种运动,为马里、尼日尔和布基纳法索约 2 000 万人接种了疫苗。

2. 湄公河流域疾病监测计划　湄公河流域疾病监测计划(the Mekong basin disease surveillance)是湄公河流域的柬埔寨、老挝、缅甸、泰国、越南和中国这 6 个国家建立的湄公河流域疾病监测网络。湄公河流域不同国家及地区经济和政治的多样性,使得这些国家传染病的发病率存在差异。有些低收入国家控制传染病暴发的能力较为薄弱,专业人员储备较为不足;各国的流行病学家也很难在国家之间交流传染病的相关信息。因此,在 1999 年 2 月,这 6 个国家建立了湄公河流域疾病监测网络,并在 2001 年正式签署了《谅解备忘录》(memorandum of understanding,MOU)。该监测网络的主要目的是:①通过共享监测数据、共享识别和报告疾病的最佳方法,共同应对疫情,改进跨境传染病暴发的调查和响应;②增加各国流行病学监测方面的专业知识;③加强国家间的交流。该网络由洛克菲勒基金会(非营利性组织)和世界卫生组织(公共机构)赞助建立。参与者包括 6 国卫生部(政府),这些机构在流行病学培训、跨境信息交流、暴发调查和大流行性流感演习方面开展合作。后期,还有东南亚国家联盟、亚太经济合作组织、美国疾病预防和控制中心等多个政府或私人机构提供资金及技术等方面的支持。该网络在 2005 年老挝和越南暴发的伤寒和疟疾、2007 年泰国暴发的霍乱、2009 年在 6 国暴发的 H_1N_1 流感等传染病的应对与调查、国家间信息交流等方面都发挥了重要的作用。

三、传染病监测的未来方向

(一) 定期评估

如今,即便我们在特定传染病的防控方面取得了重大进展,传染病依然是威胁人类健康的重要因素。传染病监测是传染病防控的重要手段。定期评估监测系统确保系统以最佳方式运行以及判断数据是否得到有效利用非常重要。公共卫生服务资源是有限的,高效地利用现有资源来确定干预措施并监控这些干预措施的效果是公共卫生专业人员的重要工作。未来在定期的系统评估中,需不断对监测系统进行完善——提高数据质量,降低资源需求,以促进各国健康事业的发展。

(二) 技术发展

目前,使用移动设备收集和传输数据、增强的计算能力以及可以筛选电子报告以追踪疾病暴发的算法已经改变并大大加强了传统的疾病监测。计算技术的进步和互联网的广泛应用使得数据的分析和传播取得了巨大的进步,但是不能忽略这些方式收集数据的局限性,要确保对数据进行充分保护。

近年来,随着疾病预防控制难度的提升,对疾病监测能力也提出了更高要求,建立传染病智慧化预警多点触发机制和多渠道监测预警机制已成为未来我国疾病监测领域的主要发展目标。所以如何实现多渠道、跨区域间卫生及相关信息互联共享是当前亟待解决的问题。

(三) 有效合作

一个系统的成功离不开多个合作伙伴的参与——从数据的报告者到分析者再到传播者和使用者。跨学科以及公共、私人和学术部门之间的合作对于优化监测系统及其应用非常重要。相关学科包括公共卫生与预防医学、临床医学、微生物学、分子生物学、兽医学、野生动物学、昆虫学、环境科学、农业、法律、公共安全、伦理学、传播学和卫生经济学等。与当地媒体建立牢固的联系对于信息的传播也很重要。地方、地区和中央政府各级层面的公共卫生相关机构的有效合作非常重要。由于传染病不分地理边界,跨国家和政治边界的合作通常对于项目的成功至关重要。了解主要合作伙伴的需求和关注点可以打破监控系统的屏障。

(四) 全球化

近年来,伴随着全球化的发展,人类社会的互动关系越来越密切,人口、商品、劳务在全球范围内的流动越来越普遍,使原来仅限于一地的疾病能够迅速传播与蔓延,这不但会引起社会恐慌,而且会导致经济衰退、政治动荡。因此,在全球日益一体化的今天,疾病在全球范围内的迅速传播与蔓延成为各国所关注的全球化问题之一。

食品生产的工业化和全球化,可能导致传染病在多国和多地区暴发。例如,2011 年德国和法国由于进口葫芦巴芽(fenugreek sprouts)而暴发了大肠埃希菌 O104:H4 感染,导致 4 300 多人患病、其中 850 多名发展为溶血性尿毒症综合征和 50 人死亡。国际旅行也可以加速病原体在全球的传播,不同地区之间传染病的传播只有一个航班的距离。2009 年 4 月至 6 月期间甲型 H_1N_1 流感在全球范围内快速传播,造成了 21 世纪第一个流感大流行。全球性的传染病暴发需要广泛开展跨国合作以及跨国界的信息共享,监测系统也需要在应用范围和灵活性方面取得进步以应对这些挑战。

(郝元涛)

小结

传染病监测是指有计划地、持续地和系统地收集、整理、分析和解释传染病在人群中的发生及其影响因素的相关数据,并及时将监测所获得的信息发送、反馈给相关的机构和人员,用于传染病预防控制策略和措施的制定、调整和评价,是公共卫生监测的重要组成部分。

传染病监测主要分为主动监测、被动监测和哨点监测三类。主动监测是指根据特殊需要,上级单位亲自调查收集资料,或者要求下级单位尽力去收集某方面的资料,旨在收集特定地理范围内确诊的每一个病例信息。被动监测是指下级单位按照既定的程序向上级机构报告监测数据和资料,而上级单位被动接受报告的监测方式。哨点监测是指通过一定数量的报告单位或报告人作为哨点,根据被监测的疾病的流行特点,选择若干有代表性的地区和/或人群,按照统一的监测方案连续地开展监测。

对传染病监测数据进行分析时,需要根据目的选取合适的数据、统计指标和分析方法。数据质量的评估非常重要。随着科学技术的发展,传染病报告方式从传统的电话、邮件、电报、传真,逐渐发展到网络报告,极大提升了疾病报告信息承载量、准确性和及时性,丰富了传染病监测数据的来源。实验室研究与现场流行病学研究并举,整合彼此的结果能更好地支持传染病监测。

在传染病监测过程中,政府部门和相关团体应该进行伦理分析,应当遵守相关法律法规,以确保个人信息受到保护,不对其身体、心理和其他方面造成伤害。机构间的合作是传染病监测的基础,传染病监测离不开政府、非营利性组织与营利性组织等多方力量的参与。定期对监测系统进行评估、不断发展新技术、积极开展各方合作才能在全球化的今天更好地进行传染病监测预警。

思考题

1. 传染病监测的定义、作用、主要内容分别是什么？

2. 传染病监测的主要类型有哪些？各有何优缺点？

3. 传染病监测数据有何特点？常用的统计分析方法有哪些？

4. 传染病监测涉及到哪些不同类型的机构？这些机构的作用各有何不同？它们之间如何更好地开展合作？

5. 传染病监测的伦理是公共卫生机构和工作人员行动的规范，其一般原则包括哪些？我国已经颁布的相关法律法规有哪些？

6. 现代科学技术的发展将会为传染病监测系统带来哪些变化和突破？

推荐阅读

［1］胡志斌,顾爱华,王建明,等.新形势下公共卫生与预防医学发展的新机遇.中华疾病控制杂志,2018,22（03）:215-216,239.

［2］刘珏,刘民."一带一路"背景下公共卫生风险防范面临的挑战与应对［J］.中华流行病学杂志,2019,40（03）:255-258.

［3］杨克敌.环境卫生学.8版.北京:人民卫生出版社,2017.

［4］邬堂春.职业卫生与职业医学.8版.北京:人民卫生出版社,2017.

［5］匡兴亚,贾晓东.职业中毒检验与临床应用.上海:同济大学出版社,2018.

［6］曹佳.程天民.军事预防医学.北京:人民军医出版社,2014.

［7］中国营养学会.中国居民膳食指南（2022）.北京:人民卫生出版社,2022.

［8］中国营养学会.中国营养科学全书.2版.北京:人民卫生出版社,2019.

［9］孙长颢,凌文华,黄国伟,等.营养与食品卫生学.8版.北京:人民卫生出版社,2017.

［10］刘辉,任婧寰,伍雅婷,等.2018年全国食物中毒事件流行特征分析.中国食品卫生杂志,2022,34（1）:147-153.

［11］张伯源.医学心理学.北京:北京大学出版社,2010.

［12］洪炜.医学心理学.2版.北京:北京大学医学出版社,2009.

［13］华莱士.公共卫生与预防医学.15版.尹力,王陇德,译.北京:人民卫生出版社,2012.

［14］姚树娇,杨艳杰.医学心理学.7版.北京:人民卫生出版社,2018.

［15］肖荣.预防医学.4版.北京:人民卫生出版社,2019.

［16］陈捷,陶明.医学心理学学习指导与习题集.北京:人民卫生出版社,2013.

［17］白丽萍.医疗保险学.广州:暨南大学出版社,2020.

［18］陈滔,叶小兰,方辉军.社会医疗保险.成都:西南财经大学出版社,2019.

［19］樊立华.卫生法律制度与监督学.4版.北京:人民卫生出版社,2017.

［20］孙东东.卫生法学.3版.北京:高等教育出版社,2021.

［21］傅华.健康教育学.3版.北京:人民卫生出版社,2018.

［22］李鲁.社会医学.5版.北京:人民卫生出版社,2017.

［23］傅华.预防医学.7版.北京:人民卫生出版社,2018.

［24］孙贵范.预防医学.3版.北京:人民卫生出版社,2015.

［25］季成叶.儿童少年卫生学.7版.北京:人民卫生出版社,2012.

［26］詹思延.流行病学.8版.北京:人民卫生出版社,2017.

［27］付强,吴安华.医院感染防控.北京:人民卫生出版社,2019.

［28］中华医学会糖尿病学分会.中国2型糖尿病防治指南（2020年版）.中华内分泌代谢杂志,2021,37(04):311-398.

［29］中国高血压防治指南2018年修订版.心脑血管病防治,2019,19（01）:1-44.

［30］熊玮仪,冯子健.中国传染病监测的发展历程、现状与问题.中华流行病学杂志,2011,32（10）:4.

［31］ DE NADAL E，AMMERER G，POSAS F. Controlling gene expression in response to stress. Nature Reviews Genetics，2011，12（12）：833-845.

［32］ ROSINO M. ABC-X model of family stress and coping. Hoboken：John Wiley & Sons，Ltd，2016.

［33］ WORLD HEALTH ORGANIZATION. World No Tobacco Day 2018：tobacco breaks hearts-choose health，not tobacco. Geneva：World Health Organization，2018.

［34］ HOLSTAD M M D，DIIORIO C，MCCARTY F. Adherence，sexual risk，and viral load in HIV-infected women prescribed antiretroviral therapy. AIDS Patient Care and STDs，2011，25（7）：431-438.

［35］ WORLD HEALTH ORGANIZATION. World Health Statistics 2021. Geneva：World Health Organization，2021.

［36］ PAN X F，WANG L，PAN A. Epidemiology and determinants of obesity in China. The Lancet Diabetes & Endocrinology，2021，9（6）：373-392.

［37］ YANG X，LI J，HU D，et al. Predicting the 10-Year Risks of atherosclerotic cardiovascular disease in Chinese population：the China-PAR project（prediction for ASCVD risk in China）. Circulation，2016，134（19）：1430-1440.

［38］ JOHN R. BEARD S B，DAVID E. BLOOM L P F，PAUL HOGAN A K，S. JAY OLSHANSKY. Global Population Ageing：Peril or Promise. Geneva：World Economic Forum，2011.

［39］ WORLD HEALTH ORGANIZATION. Trends in maternal mortality 2000 to 2017：estimates by WHO，UNICEF，UNFPA，World Bank Group and the United Nations Population Division：executive summary. Geneva：World Health Organization，2019.

［40］ WORLD HEALTH ORGANIZATION. Global action plan on the public health response to dementia 2017-2025.［2023-04-21］. https：//www.who.int/publications/i/item/9789241513487.

［41］ WORLD HEALTH ORGANIZATION. Mental health of older adults.［2023-04-21］.https：//www.who.int/news-room/fact-sheets/detail/mental-health-of-older-adults.

［42］ WORLD HEALTH ORGANIZATION. Violence against women prevalence estimates，2018. Global，regional and national prevalence estimates for intimate partner violence against women and global and regional prevalence estimates for non-partner sexual violence against women.［2023-04-21］. https：//www.who.int/publications/i/item/9789240026681.

［43］ NEAL B，WU Y，FENG X，et al. Effect of Salt Substitution on Cardiovascular Events and Death. N Engl J Med，2021，385（12）：1067-1077.

［44］ WORLD HEALTH ORGANIZATION. Statement on the second meeting of the International Health Regulations（2005）Emergency Committee regarding the outbreak of novel coronavirus（2019-nCoV）.［2023-01-30］. https：//www. who. int/news/item/30-01-2020-statement-on-the-second-meeting-of-the-international-health-regulations-（2005）-emergency-committee-regarding-the-outbreak-of-novel-coronavirus-2019-ncov）.

［45］ WORLD HEALTH ORGANIZATION. Director-General's statement at the press conference following IHR Emergency Committee regarding the multi-country outbreak of monkeypox.［2023-07-23］. https：//www. who. int/director-general/speeches/detail/who-director-general-s-statement-on-the-press-conference-following-IHR-emergency-committee-regarding-the-multi-country-outbreak-of-monkeypox-23-july-2022.

［46］ NKUCHIA M M，RUTH L，CHRIS A，et al. Infectious Disease Surveillance. 2nd ed. Chichester，West Sussex，UK：John Wiley & Sons，Ltd，2013.

中英文名词对照索引